临床医师实用丛书

外科医师手册
Waike Yishi Shouce

主　编　陈积圣　陈汝福

北京科学技术出版社

图书在版编目(CIP)数据

外科医师手册/陈积圣,陈汝福主编.—北京:北京科学技术出版社,2010.11 重印
ISBN 978-7-5304-3505-2

Ⅰ.外… Ⅱ.①陈…②陈… Ⅲ.外科学-手册
Ⅳ.R6-62

中国版本图书馆 CIP 数据核字(2007)第 028399 号

外科医师手册

主　　编：	陈积圣　陈汝福
责任编辑：	李金莉　杨　毅
责任校对：	黄立辉
封面设计：	耕者设计工作室
出 版 人：	张敬德
出版发行：	北京科学技术出版社
社　　址：	北京西直门南大街 16 号
邮政编码：	100035
电话传真：	0086-10-66161951（总编室）
	0086-10-66113227（发行部）
	0086-10-66161952（发行部传真）
电子信箱：	bjkjpress@163.com
网　　址：	www.bkjpress.com
经　　销：	新华书店
印　　刷：	三河国新印装有限公司
开　　本：	889mm×1194mm　1/32
字　　数：	660 千
印　　张：	22.125
版　　次：	2007 年 5 月第 1 版
印　　次：	2010 年 11 月第 2 次印刷
ISBN 978-7-5304-3505-2/R·968	

定　价：48.00 元

京科版图书,版权所有,侵权必究。
京科版图书,印装差错,负责退换。

编者名单

主　　编	陈积圣　陈汝福
副 主 编	郭　英
编　　者	丁　悦　王　辉　王铭辉　方天翎 石德金　叶卓鹏　丘日升　刘　璐 华　平　纪凤涛　李文胜　杨　斌 陈积圣　陈汝福　张　杰　张红卫 张　斌　张　磊　周泉波　郭　英 贾卫娟　商昌珍　梁伟强　韩金利 霍景山
编写秘书	霍景山

主编简介

陈积圣教授　男,汉族,海口市人。1965年毕业于北京医学院医疗系。现任中山大学附属第二医院(孙逸仙纪念医院)主任医师、教授、博士、博士后导师。中华医学会外科学会常委、中华医学会全国脾外科学组副主任委员,广东省外科学会副主任委员,世界肝胆胰外科学会,国际门脉高压症研究会资深委员,广东省"五个一"科教兴医工程学术带头人。为"国务院突出贡献专家特殊津贴"享受者。《岭南现代外科杂志》副主编,《中华普通外科杂志》、《癌症》、《中国微创外科杂志》等10种杂志编委。曾任中山医科大学附属第二医院(孙逸仙纪念医院)副院长,外科主任。

陈积圣教授长期从事肝胆脾疾病的研究与外科治疗,尤其着重于三大难治性肝病——肝癌外科治疗、肝硬化门静脉高压症诊治研究及肝胆管结石症外科治疗研究。在国内外杂志上共发表论文180余篇,主编《原发性肝癌治疗》、《现代外科学》、《外科学词典》等五部专著,参编《最新门脉高压症外科治疗》、《外科学原理与实践》、《普通外科医师进修必读》等10部专著。

陈教授多年来一直注重言传身教,诲人不倦,目前已培养硕士、博士31人,博士后8人。其中多数人已成为专业领域的中流砥柱和学科带头人。

陈教授坚信,成功之源在于不屈不挠。他对事业执着追求,治学严谨,临床医术精湛,对病人高度负责,深受患者信赖。现在仍在医、教、研第一线辛勤耕耘。

主编简介

陈汝福 男,山东东营市人。现任中山大学附属第二医院(孙逸仙纪念医院)副教授、副主任医师。硕士、博士生导师。从事普外科临床工作20多年,在肝胆胰脾疑难疾病的诊断和治疗方面有丰富的临床经验。擅长肝内外胆管结石、胆道肿瘤、胰腺肿瘤、肝癌、门脉高压症和胃肠肿瘤的手术治疗;可熟练应用腹腔镜技术进行胆囊切除、结肠癌根治等手术。对肝炎病毒在肝胆肿瘤发生和发展中的作用有深入的研究。采用现代生物技术预防和治疗肝癌的复发转移取得较好的疗效。获得国家高科技项目(863)1项和6项省部级科研基金。曾在国家级学术期刊上发表论文58余篇,3项科研成果获得教育部及省市科技进步二、三等奖,获得国家专利二项,主编外科专著3部。现任中国抗癌学会肝癌委员会委员,中华医学会外科学会脾外科学组委员,广东省肝脏病学会微创及生物治疗专业委员会主任委员。《中华外科杂志》、《临床外科杂志》、《现代肿瘤学杂志》等10种学术期刊的编委和常务编委。

前言

在医学科学飞速发展的今天,外科学领域无论在基础理论、诊疗技术等方面都有很大进步,也为许多疾病的诊疗开辟了新途径。如何在繁杂的病历信息中把握最主要的特征和治疗原则是诊治的关键所在。这就要求外科医师掌握全面的外科学知识,熟悉外科领域各学科的常见病、多发病的诊治技术。

为满足中、初级外科医师以及基层医院医师和实习医师的要求,我们在参照有关外科专著的基础上,结合自己的临床经验,加以总结、浓缩、提高,编写了《外科医师手册》一书。本书由从事外科临床、教学和科研工作多年的外科医师编写。书中包括了外科领域各种疾病的常用诊疗方法,同时收入了部分疾病的诊疗新进展,使读者在掌握大外科疾病基本知识的同时,能进一步更新知识。该书内容丰富,条理清楚,实用性强,方便读者在临床工作中查阅、参考。

由于编著者水平有限,时间仓促,书中错误和不妥之处,殷切希望读者批评指正。

陈积圣　陈汝福

第一章 总 论

第一节 外科住院医师的权力及职责 …………… 2
第二节 外科病历书写 …………………………… 4
第三节 浅谈医疗关系 …………………………… 7
第四节 怎样处理医疗纠纷 ……………………… 10
第五节 围手术期处理 …………………………… 13
第六节 外科感染及抗生素使用规则 …………… 22
第七节 外科病人的体液失调 …………………… 29
第八节 外科营养 ………………………………… 41
第九节 麻醉 ……………………………………… 59
第十节 外科休克 ………………………………… 75
第十一节 多脏器功能衰竭 ……………………… 93
第十二节 外科重症监护 ………………………… 103
第十三节 外科手术基本操作 …………………… 112

第二章 临床诊疗技术

第一节 静脉切开术 ……………………………… 122
第二节 深静脉穿刺置管术 ……………………… 124
第三节 腹腔穿刺及灌洗术 ……………………… 128
第四节 外科输血 ………………………………… 130
第五节 三腔两囊管的应用 ……………………… 133
第六节 经皮肝穿刺胆道造影引流术 …………… 135
第七节 内镜下逆行胰胆管造影术 ……………… 140
第八节 胆道镜的应用 …………………………… 143
第九节 腹腔镜检查术 …………………………… 145

第三章 神 经 外 科

第一节 颅脑损伤 ………………………………… 148

第二节	神经系统肿瘤	158
第三节	脑血管病	168
第四节	颅内感染性疾病	180
第五节	椎管内疾病	187
第六节	颅脑先天性疾病	190
第七节	神经外科中的电生理监测	196

第四章　心脏血管外科

第一节	室间隔缺损	204
第二节	房间隔缺损	208
第三节	二尖瓣关闭不全	211
第四节	二尖瓣狭窄	214
第五节	主动脉瓣关闭不全	217
第六节	主动脉瓣狭窄	220
第七节	法洛四联症	223
第八节	先天性动脉导管未闭	227

第五章　胸腔外科

第一节	胸部创伤	232
第二节	原发性肺癌	246
第三节	食管癌	255

第六章　一般外科

第一节	腹外疝	262
第二节	甲状腺功能亢进	270
第三节	甲状腺癌	274
第四节	原发性甲状旁腺功能亢进	277
第五节	常见乳房良性疾病	280
第六节	乳腺恶性疾病	282

第七章　普通外科

第一节	原发性肝癌	288

第二节	肝外伤	292
第三节	肝血管瘤	294
第四节	肝囊肿	296
第五节	胆囊结石	298
第六节	胆囊炎	300
第七节	肝外胆管结石	303
第八节	肝内胆管结石	305
第九节	胆囊息肉样病变	308
第十节	胆管损伤	310
第十一节	胆道肿瘤	314
第十二节	急慢性胰腺炎	319
第十三节	胰腺癌	326
第十四节	胰岛细胞瘤	330
第十五节	假性胰腺囊肿	335
第十六节	门静脉高压症	338
第十七节	胃、十二指肠溃疡的外科治疗	341
第十八节	胃癌	347
第十九节	肠梗阻	349
第二十节	肠息肉	352
第二十一节	小肠肿瘤	354
第二十二节	肛周良性疾病	356
第二十三节	结肠癌	361
第二十四节	直肠癌	363
第二十五节	肛门癌	366

第八章 泌尿系统疾病

第一节	泌尿系统损伤	370
第二节	泌尿系统结石	380
第三节	泌尿系统感染	389
第四节	泌尿、男生殖系结核	399
第五节	泌尿系统肿瘤	404
第六节	泌尿系统梗阻	423

第九章 整形外科

| 第一节 | 伤口处理 | 438 |

第二节	瘢痕	445
第三节	颜面骨折	451
第四节	颅面外科	453
第五节	唇腭裂	457
第六节	手外伤	460
第七节	移植片与皮瓣	474
第八节	显微外科	480
第九节	烧伤	484

第十章　小儿外科

第一节	小儿输液及营养	492
第二节	小儿肠套叠	496
第三节	先天性巨结肠	498
第四节	小儿急腹症	500
第五节	小儿肿瘤的特点及治疗	503
第六节	先天性胆道疾病	506
第七节	小儿泌尿系统病变	511
第八节	小儿腹部肿块	516

第十一章　运动系统疾病

第一节	运动系统检查	520
第二节	四肢及脊柱骨折	532
第三节	手外伤	548
第四节	骨与关节感染	550
第五节	运动系统慢性损伤	559
第六节	腰椎间盘突出症	564
第七节	周围神经损伤	568
第八节	骨肿瘤	570

第十二章　内镜外科

| 第一节 | 腹腔镜手术的基本认识及术前准备 | 578 |
| 第二节 | 腹腔镜手术的进行 | 584 |

第三节　腹腔镜手术的注意事项 …………… 590
第四节　腹腔镜手术的并发症 ……………… 592

第十三章　器官移植

第一节　心脏和肺脏移植 …………………… 602
第二节　肝脏移植 …………………………… 627
第三节　原位肝移植 ………………………… 640
第四节　胰腺移植和胰岛移植 ……………… 648
第五节　肾脏移植 …………………………… 667

参考文献 ……………………………………… 691

第一章

DI YI ZHANG

外科医师手册

总 论

ZongLun

第一节 外科住院医师的权力及职责

外科住院医师培训的目标就是要进一步加强医科毕业生的基本功训练,通过住院医师规范化培训,使之成为一名有独立工作能力和专科特色的专科医师,达到工作初年的主治医师基本条件。为此,我们必须熟悉外科住院医师的权力与职责,及两者是互为一体的关系。外科医师的职责既是一种责任,同时也是一种权力。外科住院医师只有认真履行自己的职责才能造就自己将来的实力。我们认为外科住院医生的权力与职责主要包括以下几个方面。

临床职责

1. 在科主任领导和上级医师指导下,根据工作能力、年限,负责一定数量病员的医疗工作。担任住院、门诊、急诊的值班工作。

2. 对病员进行检查、诊断、治疗,开写医嘱并检查其执行情况,同时还要做一些必要的检验和放射线检查工作。

3. 书写病历。新入院病员的病历,一般应于病员入院后24小时内完成。检查和改正实习医师的病历记录。并负责病员住院期间的病程记录,及时完成出院病员病案小结。

4. 向主治医师及时报告诊断、治疗上的困难以及病员病情的变化,提出需要转科或出院的意见。认真做好病人术前准备、手术及术后的照顾。

5. 住院医师对所管病员应全面负责,在下班以前,做好交班工作。对需要特殊观察的重症病员,用口头方式向值班医师交班。

6. 参加科内查房。对所管病员每天至少上、下午各巡诊一次。科主任、主治医师查房(巡诊)时,应详细汇报病员的病情和医疗意见。请他科会诊时,应陪同诊视。

7. 认真执行各项规章制度和技术操作常规,亲自操作或指导护士进行各种重要的检查和治疗,严防差错事故。

8. 随时了解病员的思想、生活情况,征求病员对医疗护理工作的意见,做好病员的思想工作。

教学职责

外科住院医师不仅需要争取自己学习的机会,同时也应该有对资历浅的住院医师及实习同学提供自己心得的责任。一方面,指在培养期间每一位住院医师都必须选修所有的住院医师教学课程,考试合格;另一方面,指住院医师必须完成一定量的授课任务,主要安排在住院医师第3年或第4年担任住院总医师时,授课对象为医学生和低年资住院医师。

科研训练

参加科研,开展新业务、新技术和中西医结合工作,总结经验,撰写学术论文,住院医师培养期间还需要参与科室的科研工作。根据需要一般安排几周到半年科研工作。研究内容可以是基础研究、病例总结、临床调查研究、回顾性研究等。住院医师在完成科研工作后,需要将研究成果写成论文在科室进行汇报,或在专题讨论会上报告。

对外科住院医生的期望

住院医师只要严格遵循住院医师的职责与义务,不仅能成为一名好的住院医生,将来也一定是一位优秀的外科医生,每位住院医生除了应该有基本学识准备外,更应该有认真负责、务实的工作态度。我们期望每一位外科住院医生都能成为一名兼具有品德、责任心、学识、技巧,并能以医院为家的好医生。

(陈汝福　陈积圣)

第二节　外科病历书写

病历书写是住院医师应该最重视的书写任务，它反映医师基本技能和工作态度的一个重要方面，是医师基本功培养的一个重要内容。从主观方面来说，是自己将仔细观察、采集到的病史及病情变化进行综合分析，条理化，通过临床思维，做出合理的诊断，并通过书面表达而进一步熟悉病情；从客观方面来说，又是展示自己临床诊断分析能力和书面系统表达能力的机会。外科病历书写又不完全同于内科，有其自身的特点，现从以下几方面阐述。

外科病历书写基本要求

（1）清晰性：首先是采集病史的整理应有清晰的思路，病史记录一方面要客观，不能有记录者的主观判断或文学性修饰，另一方面又不能照录患者的全部，而应以病情发展为主线进行筛选和整理。其次，字迹清楚，就病历而言，重要的是内容应能正确辨认。

（2）规范性：病历书写的规范性体现在格式和文字表达两个方面。可供医学生参考的病史格式甚多，除了各省卫生主管部门颁布的病历书写规范，卫生部规划教材《诊断学》以及多种参考书中也都有示范病历提供，这些示范病历的格式不尽相同，在记录内容、用词等细节方面常有细微出入。文字表达方面，则应强调使用规范的医学名词。按照卫生部《病历书写基本规范（试行）》的要求，"应当使用中文"，仅"通用的外文缩写和无正式中文译名的症状、体征、疾病名称等可以使用外文"，因此，使用外文缩略语应慎重，药物也不能以化学分子式表示。初学者在书写病历时还常混用阿拉伯数字和汉字数字，对此推荐将带量词的数字统一采用阿拉伯数字，如"2次"、"13小时"等。

（3）完整性：真实、准确、完整是病历书写的基本要求。见习医师在书写病历时常常忽视一般项目、页码等细节的完整性，如填写年龄时缺少量词"岁"，居住地址只填及乡镇，没有准确填写入院时间以及缺少记录者签名等。事实上这些内容并非无关紧要，居住地址和联系方式不详细可能严重影响疾病的随访，漏填、误填一般项目或页码更影响病历的真实性,由于病历是医疗纠纷中证明医疗工作无过错的证据,不完整的病历在医疗纠纷中必然会对医师和医院不利。

(4)及时性:入院记录、再次或多次入院记录、24小时内入出院记录,入院24小时内死亡记录、接班记录、转入记录、手术记录、出院记录、死亡记录,这些都是要求24小时内完成。首次病程记录要求在患者入院8小时内完成。对病危患者要求根据病情变化随时书写病程记录,每天至少1次,记录时间应当具体到分钟;对病重患者,至少3天记录一次病程记录;对病情稳定的患者,至少3天记录一次病程记录;对病情稳定的慢性病患者,至少5天记录一次病程记录;还有就是患者入院后前3天每天要有一次病程记录;患者手术后前3天每天要有一次病程记录。主治医师首次查房记录要求在患者入院48小时,上级医师日常查房记录要求病危患者每天、病重患者至少3天内,病情稳定病人5天内必须有上级医师查房记录,术前一天要有病程记录,交代术前病情、术前准备情况和患者或家属签字情况等。术后首次病程记录要求在患者术后即时完成。因抢救急危患者,未能及时书写病历的,有关医务人员应当在抢救结束后6小时内据实补记;因抢救急危患者需要下达口头医嘱时护士应当复诵一遍,抢救结束后医师应当即刻据实补记医嘱。死亡病例讨论要求在患者死亡一周内完成,并将讨论整理记录放入病历中。

要点及注意事项

(1)认真填写每一项,如入院时间、入院情况,如实填写可使医生及时掌握各种疾病的发生、发展、治疗转归情况,促进医疗水平提高。

(2)医疗记录中的现病史、既往史、家庭史及个人婚育史要认真采集,详细记录,不能杜撰。

(3)医师对于需手术的病人应将术前术中可能发生的危险,手术后转归、并发症等向病人及其家属介绍并真实、准确、及时、详细地记录病情发生、发展、变化以及治疗、抢救和用药等情况,要避免患者本人及家属对手术期望值过高而疾病预后不理想引发医疗纠纷。应认真填写申请单、报告单,医师对于检查报告阳性者要及时分析、处理、记录,在不违反保护性医疗制度情况下向病人进行反馈。

提高书写质量减少医疗纠纷

强化法制意识,认真写好病历。近年来医疗纠纷呈上升趋势,而一且发生医疗纠纷,病案便会立刻被封存。若病案记录存在漏、简、涂或有不真实的记录发生,医疗纠纷后更会激化矛盾引起冲突。病案书写不仅是医疗的需要,也是法律上的需要:不仅是防范和消除医疗事故纠纷的需要,而且也是为医院为个人避免追究法律责任的需要。对病案的法律责任认识是对提高病案质量、医疗质量的一种反馈和促进,对于维护病案的真实性、完整性、准确性,防范医疗事故纠纷其意义是深远的。

病历书写的新理念

现阶段医学模式的转变以及病案法律职能的转变,使传统病历的单纯疾病的诊疗记录模式受到挑战,一种新型的反映循证医学模式的病历书写新理念已逐渐被临床医生所接受,其病历书写内容包括医疗质量安全、医疗措施、医疗过程、医疗费用是否符合当前的医疗政策及患者个人接受的意愿,它不仅是疾病的完整的诊疗记录,同时也是具有管理效应和法制效应的医疗证书。

(陈汝福)

第三节　浅谈医疗关系

医疗关系是指医师受患者的委托或其他原因,对患者实施诊断、治疗等行为所形成的法律关系。由于医疗行为的复杂性,医疗关系也表现为多种形式,可将其细分为"急救、防疫、求治、保健、矫正"五类。其中,急救和防疫是基于职业伦理或社会利益而由国家公权干预的强制行为。而由求治、保健、矫正三种主流医疗行为所建立的医疗关系是基于双方合意的一种合同关系。一般说来,医疗关系主要是指医疗合同关系。医疗合同的内容,从合同关系的角度讲,是指医患双方的权利和义务。它们既可由双方约定,也可来源于法律直接规定。由于合同双方一方的权利与另一方的义务基本是对等的,所以,可通过阐述医患双方的义务来说明医疗合同的内容。

医方的义务

1.诊疗义务　医方运用医学知识和技术,为患者诊断病情并进而施以相应的救治。这是医方的主要义务。具体而言,包括处方权、诊断权、处置权等。

2.说明义务　从广义上讲,医疗行为都具有侵袭性。为使其行为具有合法性,必须取得病人的"知情同意"。这就要求医方应对医疗行为的侵袭范围、程度以及可能造成的危害后果对患者进行说明。同时,作为平等的合同双方,医方还有义务向病人及其家属介绍病情。但是,由于病人在了解病情后可能会对治疗产生负面影响,因此《执业医师法》第26条专门规定了医方应注意避免对患者产生不利影响。

3.转诊义务　由于设备、技术等限制不能为病人提供合适的治疗,医院应建议病人转诊。

4.保密义务　我国《合同法》第60条规定:"当事人应当遵循诚信原则,根据合同的性质、目的和交易习惯履行通知保密等义务。"病人的病情涉及隐私,医方未经允许不得向他人透露。但此处的争议焦点在于:医院的实习教学和医疗合同的履行发生冲突如何解决? 笔者以为,还是应该将病人的隐私权放在首要位置,如果有实习生参与医疗行为,医方应该同患者协商以取得患者的同意。

5. 保护义务　医方对于在医院接受治疗过程中的病人及其家属的人身、财产安全提供保护。

6. 保管义务　不管是对于医疗纠纷的解决还是患者的继续治疗，病历的重要性都毋庸置疑。因此我国《医疗机构管理条例》第53条规定：医疗机构的门诊病历保存期不得少于15年；住院病历的保存期不得少于30年。

7. 不作为义务　出于法律规定或职业道德约束，医务人员还负有不收"红包"、不夸大病情等不作为义务。

患者的义务

1. 支付医疗费用的义务　基于医疗合同的等价有偿性，患者在接受了医方所提供的医疗服务后，也应承担相应的支付等价医疗费用的义务。

2. 配合治疗的义务　医疗行为是一种依靠医患双方互动以达到治疗效果的行为。患者和医生处于"协力关系"，患者应配合医生的诊疗行为，如据实告知症状、按时服药等。严格来讲，这是一种不真正义务，即权利人不得请求履行，违反它也不发生损害赔偿责任，仅使负担该义务的一方遭受权利减损或丧失的不利益。

除上述基本义务之外，在具体医疗合同中，医患双方还可进行约定。如患者在病情未愈的情况下执意出院，双方签定"自动出院，后果自负"的免责条款，这就改变了双方的义务分配，减轻了医方的责任。

医疗合同的不足及应对策略

从各国的法律及学说来看，基本上都倾向于采取侵权责任而不是违约责任向医方寻求赔偿。最主要的原因在于侵权责任包括精神损害赔偿，更有利于保护患者的利益。英国合同法就设定了三种情形由违约方承担精神损害赔偿：一是合同的目的就是提供安宁和快乐的享受；二是合同的目的也是要解除痛苦或麻烦；三是违反合同带来的生活上的不便直接造成的精神痛苦。医疗合同的违反兼具以上三种情形的特点。由于违约患者所遭受的痛苦既有精神上的也有身体上的，因此在医疗合同中引入精神损害赔偿更能体现违约责任的补偿性功能。其次，医疗合同的设立可能会引起"滥诉"的出现。这就需要明确医疗合同是一种手段债务而非结果债务，治疗目的是否达到并不能衡量合同债务是否履行,其标准应该是医生在治疗过程中是否尽到了专家的合理注意义务。最后,医疗合同设立的目的是保障双方尤其是患者的利益。如果医方因为担心承担违约责任而不敢大胆采用风险性较大的治疗方法,显然与立法原意背道而驰。解决这一问题的途径在于通过保险机制把医方所承担的高风险分散到全社会,使得患者在受到损害后能够合理得到补偿,同时医方也不会因此而畏手畏脚。

医疗关系作为一种合同关系,之所以大都采取侵权理论予以解决,主要是为了更大限度地保障患者的利益。随着合同理论的发展,违约和侵权的差异日趋缩小:我认为完全可以通过对合同制度的改进,用合同法上的办法处理医疗诉讼,以期达到既能"防患于未然"又能"亡羊而补牢"的最佳效果。

(陈汝福　周泉波)

第四节　怎样处理医疗纠纷

当前的医疗卫生行业医患矛盾较为突出，医疗纠纷呈多发态势，其复杂性和危害性明显加大，不少医疗纠纷往往附带有民事纠纷、经济纠纷，处理办法也多由过去的内部调解转向行政裁决直至诉诸法律。特别是一些重大的医疗纠纷，分歧难合，久拖不决，甚至发生严重的病家侵权事件，给医院的工作运转、经营管理及形象声誉带来严重的负面影响。面对大量的医疗纠纷，认真分析和探究造成医疗纠纷的医方因素、患方因素和医患之外的因素，有针对性、有目标、有效地处理这些医疗纠纷，重建和谐医患关系。

形成医疗纠纷的原因

1. 医德医风存在问题　医疗纠纷中最常见的一种类型就是患者及其家属对医务人员的服务态度不满意。

2. 医疗质量问题　病人到医院是为了治病，由于医方的业务因素造成医疗质量不高，病人对医疗效果不满意，由此引发的纠纷往往激化程度高，难以调解。其常见的类型：①是医务人员因为技术原因，或是业务水平所限，或是病程演变尚不足以认清，以致误诊误治；②是医疗器械的质量问题以及医疗设备的故障所造成的医疗过失；③是院内交叉感染以及不可预见的医疗意外，一旦发生，往往不能被患方理解和接受；④在实施新技术、新项目的医疗创新过程中也会有失误和挫折，同样也会引发纠纷。

3. 医药费负担沉重　医疗制度的改革，患者看病住院要自己支付的费用增加，无疑会使患者特别关注自己的诊治费用，常常对医院的收费提出质疑。而少数医疗机构也存在不合理的收费行为。

4. 医疗纠纷处理机制尚不完备　医疗事故争议处理虽有《医疗事故处理条例》，但面对医疗事故争议中纷繁复杂的各类矛盾、千头万绪的各类因素，仍显得不够完备。

5. 不恰当舆论导向令医院管理者十分头疼　医疗机构似乎成了新闻媒体揭露社会问题的焦点。有些内容未经核实，偏听偏信；有些内容连续炒作，肆意渲染。这些报道激化了医患矛盾，也催生了新的纠纷，甚至部分患者及亲属为了向医院索赔高额补偿,拿媒体作要挟。另外,媒体大量夸大其词的医药广告误导受众,一旦病人上当受骗,不可避免地将引发纠纷。

医疗纠纷的处理

1. 及时化解突出矛盾,避免医疗纠纷的事态发展 搞好医疗纠纷的应急处理,既可避免情况复杂化和事态发展,使纠纷得以迅速解决;也可将医疗纠纷所产生的负面影响降低到最低程度,这是处理医疗纠纷很重要的环节。具体措施有:

(1)搞好信访接待。运用好患者来访的接待技巧,是顺利解决医疗纠纷的第一步和关键。对待来访的患方人员,所有人员要热情诚恳、冷静礼貌、明事说理、增进互信,为下步工作打下基础。

(2)要妥善平息纷争。医方首先坚持克制,说服患方保持理智,劝阻患方的过激言行,暂搁置是非争议与相互指责,避免在诊室、病区等场所发生争吵,待气氛缓和后再平心静气地交换意见。

(3)要尽快查明原委。要认真倾听患方的申诉,对反映的问题,要进行细致深入的调查,保护现场,收集和保存医疗文书、诊治情况等证据,按程序进行严格的鉴定和认定,查明原因,分清责任。如果医务人员服务中不存在过错,使患者误解,则要根据实际情况以良好的态度向其进行解释。

(4)要探求解决办法。根据责任和后果情况,按照国家医疗事故处理及民事纠纷处理的有关规定,参照其他行业做法和医院惯例,本着公正合理、适度可行的原则,研究妥善的解决办法。

(5)要努力达成共识。医患往往在责任认定和处理环节上存在较大的分歧,双方既要在法规允许的范围内争取自身的利益,也要换位思考,加深理解沟通,在都能接受认可的前提下,互谅互让,息事宁人。

2. 要依法维护权益 患者运用法律手段解决医疗纠纷的将越来越多,相应地使医院背负更大的责任。医院也必须以法律法规为依据进行应对及维权;必要时要和行政、公安、司法部门密切合作,通过行政制约、警力干预、法律诉讼等正当手段,制止患方侵权,防止纠纷恶性发展。

3. 对于解决死因不明或对临床死因诊断有异议而发生的医疗纠纷,尸体解剖更具有独特的无法替代的重要作用 只有通过系统、全面的尸体解剖,并紧密结合临床症状,才能发现疾病的发生、发展、变化的机制,探明疾病的本质,查清死亡的真正原因,为公正处理医疗纠纷提供有力证据,对澄清医方有无过错,是否应承担赔偿责任,具有决定性的作用。尸检不仅是,进行客观、科学的死因分析,公平解决医疗纠纷的前提和基础,更是医务工作者积累经验、吸取教训、探索医学真理、揭开死亡之谜的金钥匙。

4. 要加强舆论沟通　在医疗纠纷处理过程中,要加强和新闻媒介、有关部门及社会各界的沟通,正确通报事实真相,及时反馈处理信息,避免舆论的消极导向与不妥当的新闻炒作。

5. 要做好后续工作　顾全大局,守信履约,保证纠纷处理的有关协议与措施全面得以落实,不留任何死角与隐患。要认真分析案例,总结经验,接受教训,严明奖惩,改进工作,在最短的时间内消除医疗纠纷的负面影响及不良后果。

医疗纠纷的预防

加强沟通,切实维护患者的知情同意权。尊重患者的权利,加强医患间的沟通,在患者诊疗过程中,将治疗方案中采用手术、检查和用药的目的、预期效果、副作用、可能的不适及潜在的并发症和危险等及时告诉患者。各项检查和治疗特别是对机体有伤害的检查治疗,以及贵重药品的使用,要事先征得患者或家属的同意(急症等情况另行处理)。

必须抓好基础医疗工作。抓好基础医疗工作是确保医疗质量、医疗效率和医疗安全的基础,也是难点之一。认真落实三级查房、检诊制度;落实好院、科两级会诊制度,切实提高会诊质量;严格落实查对制度,严防医疗差错;将医疗文书的规范化、档案化落实到位等。

努力提高医务人员的政治、思想、业务、文化、身体、人文、能力等综合素质,以适应时代需要,应对各种挑战,切实履行好工作职能和承担起社会责任。

(陈汝福)

第五节 围手术期处理

接受手术治疗的病人,均存在不同程度的心理压力和对手术耐受力的差异。完善的术前准备及妥善的术后处理,对病人生理功能的尽快恢复及早日康复至关重要。

术前准备

术前准备与疾病的轻重急缓、手术范围的大小、病人对手术的耐受力密切相关。手术前,除注意外科疾病本身外,必须详细询问病史,全面查体,对病人全身情况有足够的了解。除了常规的实验室检查外,还要进行机体重要器官如心、肺、肝、肾等的特殊检查,评估病人对手术的耐受力是良好,还是不良,并在术前给予纠正,术中和术后加以防治。

(一)一般准备

1. 心理准备 针对病人的情绪和顾虑,医务人员应关怀、鼓励病人,消除对手术的顾虑,取得病人的信任和配合。同时,也就病人病情、治疗方案、术中术后的不良反应及预后,向病人家属介绍和解释,争取病人家属协助做好病人的心理准备,以配合治疗。

2. 生理准备

(1)适应手术后变化的锻炼:如练习床上大小便、正确的咳嗽和咳痰的方法。吸烟者术前2周戒烟。

(2)输血和补液:施行中大手术者,术前应备一定数量的全血。纠正存在的水、电解质及酸碱失衡和贫血。

(3)预防感染:采取多种措施提高病人的体质,尽可能消除导致感染的一切因素。

> **特别提示**:在下列情况下,预防性应用抗生素:①时间长、创面大的手术;②涉及或接近感染灶的手术;③肠道手术;④开放性创伤,创面已污染或有广泛软组织损伤,创伤至实施清创的间隔时间较长,或清创所需时间较长及难以彻底清创者;⑤癌肿手术;⑥涉及大血管的手术;⑦植入人工制品的手术;⑧脏器移植术。

(4)热量、蛋白质和维生素:对于择期或限期手术的病人,尤其存在低蛋白血症或营养不良,都应进行一段时间(1周左右)营养支持,可通过口服或静脉途径,提供充分的热量、蛋白质和维生素。

(5)胃肠道准备:成人术前12小时始禁食,4小时禁水,必要时,可用胃肠减压。胃肠道手术者,术前1~2日进流质,存在幽门梗阻者,需术前洗胃。对一般性手术,术前晚应肥皂水灌肠一次,但结直肠手术,术前一日晚及手术当天清晨清洁灌肠或结肠灌洗,并于术前2~3天开始口服肠道制菌药物。目前有人推荐两种新的肠道准备方法:①全肠道灌洗:用Golytely液于术前一天下午进行肠道灌洗,每小时1 000~2 000ml,直至排出液清洁为止。有结肠梗阻或心肾功能不全者禁用。Golytely液的主要成分为聚乙烯乙二醇、氯化钾、碳酸氢钠和硫酸钠,并加入适量调味剂和消泡剂。②口服甘露醇法:病人在术前一日下午2~3小时内口服10%甘露醇2~3L,可使肠道排泄清洁。但此法易导致水电解质丢失,必要时可静脉补充。

(6)留置胃管、尿管:因疾病原因或手术需要,放置胃管;估计手术时间较长或盆腔手术者,应留置导尿管。

(7)术前当晚给予镇静剂:如安定10mg,以保证良好的睡眠。麻醉前取出病人活动的义齿。若发现病人出现与疾病无关的体温升高,或女性月经来潮等情况,应延迟手术日期。

(二)特殊准备

1. **营养不良** 血浆白蛋白在30~35g/L,应补充富含蛋白质的饮食;<30g/L者给予输血、人体白蛋白制剂。

2. **高血压** 血压低于160/100mmHg(21.3/13.3kPa)者,不必做特殊准备,否则应给予合适的降压药,使血压平稳在一定水平,但并不必降至正常后才做手术。

3. **心脏病** 非心脏手术的禁忌证:①近期有心绞痛发作,特别是不稳定型心绞痛及心电图提示明显冠状动脉供血不足或严重心律失常(如频发室早)者;②6个月内曾有心肌梗死史者;③心绞痛致丧失工作能力,药物不能很好控制,伴Ⅲ度以上心功能不全者。对于其他心脏疾患如心力衰竭需控制心衰2周后再手术。房颤者心率>100次/分,可予西地兰、心得安控制。单纯左或右束支传导阻滞,心室率可以很好控制的不影响手术,而高度阻滞者应在手术前安置临时心脏起搏器。有严重瓣膜病者,术前应予强心剂和抗凝剂等,或行搭桥术或瓣膜置换术后再行其他手术。

4. **呼吸功能障碍** 凡有呼吸功能不全的病人,术前都应做血气分析和肺功能检查。术前准备包括:①戒烟2周以上,呼吸操练习深呼吸和咳嗽训练,增加通气量和排出呼吸道分泌物。②阻塞性肺功能不全者,应用麻黄碱、氨茶碱等支气管扩张剂以及异丙肾上腺素等雾化吸入。反复发作哮喘者,可口服地塞米松等药物。③痰液稠厚的病人,给予蒸汽吸入或口服药物使痰液稀薄。咳脓痰者,术前3~5日应用抗生素及体位引流,促进排痰。④重度肺功能不全及并发感染者,须先改善肺功能、控制感染后再实施手术。⑤急性呼吸系统感染者,择期手术推迟至治愈后1~2周,急症手术需用抗生素并避免吸入麻醉。

5. 肝疾病　肝功能轻度损害者,不影响手术的耐受力;肝功能损害较严重或濒临失代偿者,必须经过较长时间内科治疗后,方可施行择期手术;至于肝功能有严重损害如有明显营养不良、腹水、黄疸,或急性肝炎者,除抢救生命,多不宜实施手术。

6. 肾疾病　凡有肾病者,术前都应进行肾功能检查。如有异常应最大限度地改善肾功能,使病人能够耐受手术。同时应避免使用肾毒性药物,控制液体和钠的输入量,纠正水电解质紊乱和营养不良,严重者需行透析疗法。

7. 糖尿病　对于隐性糖尿病病人,术前应详细了解病史及检测血糖,如空腹血糖高于6.7mmol/L时,除多次测定空腹血糖、尿糖外,还应做糖耐量试验和餐后2小时血糖定性检查以明确有无糖尿病。对于确诊者,术前改用普通胰岛素皮下或静脉给药,并通过检测四段血糖调整胰岛素的用量,术前血糖应控制在7.28~8.33mmol/L,尿糖(- ~ +)。老年患者可适当放宽至≤9.44mmol/L,尿糖(+ ~ + +)。术后因应激反应,机体对胰岛素的利用率下降,可根据血糖和尿糖结果在术前基础上及时增加用量。对于有酮症酸中毒者,给予小剂量胰岛素静脉滴注使血糖降至8.3mmol/L,并注意水电解质紊乱及酸碱失衡的纠正。

(三)急诊准备

对于因大出血、感染和脱水等造成休克的病人,如需急诊手术,应在最短的时间内完成必要的准备,以达到手术耐受性的最低要求。血容量不足时应快速补液、扩容、输血、纠正水电解质和酸碱紊乱、预防感染等。对于有心功能不全的病人应快速洋地黄化。对于妊娠期的急症,要特别慎重,防止缺氧和低血压,禁用奎宁、麦角胺和新斯的明等,避免X线检查,可用结晶黄体酮防止宫缩。

术后处理

因麻醉和手术创伤对机体的影响,术后的监护及妥善处理对病人的康复和减少并发症的发生至关重要。

（一）监护

根据手术的大小决定护理的级别和监护措施。①中、小手术者,手术当日每2~4小时测定脉搏、呼吸和血压1次。②大手术或有可能发生内出血、气管压迫者,应每30~60分钟测定1次,并予记录。③对于病情不稳定或特殊手术者,应送ICU综合监护治疗,直至病情平稳后转入普通病房。术后早期,病人因切口疼痛、体力消耗等原因,往往不愿活动,需要医护人员协助做好病床、口腔、皮肤的清洁工作,在饮水、进食、排便、咳嗽、咳痰及翻身等方面都应给予指导和帮助。

（二）体位

应根据麻醉及病人的全身状况、术式、疾病性质等选择卧式。全麻而尚未清醒的病人,应平卧,头转向一侧。蛛网膜下腔麻醉的病人,也平卧或头低卧位12小时。硬膜外麻醉后平卧6小时。全麻清醒后、蛛网膜下腔麻醉12小时后、硬膜外麻醉6小时、局麻等病人,可根据手术需要安置卧式。颅脑部术后,如无休克或昏迷,可取15°~30°头高足低斜坡卧位。颈、胸部手术后,采用高半坐卧位。腹部手术后,取低半坐卧位或斜坡卧位。腹腔内有污染的病人,若病情允许,尽早改为半坐位或头高足低位。脊柱或臀部术后,可取俯卧位或仰卧位。休克病人,取平卧位,或下肢抬高20°,头部和躯干抬高5°的体位。肥胖者可取侧卧位,有利于呼吸和静脉回流。

（三）活动和起床

除非病情不允许,原则上术后应早期床上活动,争取尽早下床。早期起床,应根据病人的耐受情况,逐步增加活动量。已清醒或麻醉作用消失后,应鼓励病人床上锻炼,如深呼吸、四肢主动活动及间接翻身等。下肢的运动有利于静脉回流。术后第2~3日可试行离床活动,先坐在床沿上,作深呼吸和咳嗽,再行床旁站立、站立排尿、稍走动等,逐步增加活动范围、次数和时间。

（四）饮食和输液

1. 非腹部手术　一般的体表或肢体的手术,局麻下施行的手术,全身反应轻者,术后即可进食。手术较大、全身反应重者,需2~4日后再进食。蛛网膜下腔麻醉和硬膜外麻醉者,术后3~6小时可进食。全身麻醉者,待病人清醒且无麻醉反应时方可进食。

2. 腹部手术　尤其胃肠道手术后,一般需禁食 24~48 小时,待肠道蠕动恢复,肛门排气后,开始进少量流质饮食,逐步增至全量流质;第 5~6 日始进半流质,第 7~9 日恢复普通饮食。禁食及少量流质期间,应静脉输液来补足水、电解质和营养。如长期禁食,应静脉给予高价营养。

(五) 切口评价和拆线

初期完全缝合的切口分为三类:① Ⅰ 类切口(清洁切口),即缝合的无菌切口;② Ⅱ 类切口(可能污染切口),指手术时可能带来污染的缝合切口;③ Ⅲ 类切口(污染切口),指邻近感染区或组织直接暴露于感染物的切口。

切口的愈合也分三级:①甲级愈合,用"甲"代表,指愈合优良,无不良反应;②乙级愈合,用"乙"代表,指愈合处有炎症反应,如红肿、硬结、血肿、积液等,但未化脓;③丙级愈合,用"丙"代表,指切口化脓,需行切开引流等治疗。

缝线的拆除可根据切口部位、局部血液供应、病人年龄来决定。一般头、面、颈部在术后 4~5 日,下腹部、会阴部 6~7 日,胸部、上腹部、背部、臀部 7~9 日,四肢 10~12 日(近关节处需延长),减张缝线 2 周。青壮年可缩短拆线时间,年老体弱者可延长拆线时间,有时可采用间隔拆线。

(六) 引流物的处理

引流物的种类较多,可分别置于切口、体腔(胸、腹腔等)和空腔脏器(如胃肠减压管、导尿管等)。要妥善固定引流物的体外部分,以免落入体内或脱出,要经常观察引流物有无堵塞、扭曲等,观察记录引流量和颜色的变化。因引流物种类、部位、引流量的不同,拔出时间也存在差异。乳胶片引流一般在术后 1~2 日拔出。烟卷式大多在 4~7 日拔出。胃肠减压管在肠道功能恢复、肛门排气后拔出。T 管至少在术后 2 周拔出。

(七) 常见不适的处理

1. 切口疼痛　术后 24 小时内最剧烈,2~3 后明显减轻。疼痛可在咳嗽、体位改变时加重。如持续疼痛或在减轻后再度加重,可能是切口血肿、炎症或脓肿形成,应仔细检查,及时处理。

处理:首先指导病人在咳嗽、翻身、活动肢体时,应用手按抚伤口,可减轻疼痛。小手术后可口服镇静、止痛类药物;大手术后 1~2 日内,常用度冷丁 75~100mg 肌内或皮下注射(婴儿禁用),可间隔 4~6 小时重复使用。有条件者可安置持续镇痛装置,预防疼痛。

2. 发热　术后体温升高 1℃ 左右不必处理。如体温升高幅度过大,或恢复接近正常后再度发热,或发热持续不退,应先明确原因。术后 24 小时内发热,常因代谢性或内分泌异常、低血压、肺不张和输血反应。术后 3~6 日的发热,要警惕感染的可能。如发热持续不退,要考虑严重感染的存在,如腹腔内术后残余脓肿等。

处理:除物理或药物降温外,应分析可能的原因,进行如胸部 X 线、创口分泌液的涂片和培养、血培养、尿检查等,明确诊断并行针对性治疗。

3. 恶心、呕吐　常为麻醉反应所致,麻醉作用消失后即可停止。如麻醉反应后仍存在呕吐,可能为颅内压升高、电解质紊乱、糖尿病酸中毒、尿毒症、肠梗阻等所致。

处理:除给予胃复安 10~20mg 肌注或静注等对症处理外,查明病因,针对性处理。

4. 腹胀　术后早期腹胀是因胃肠道蠕动受抑制,肠腔内积气不能排出所致,肠功能恢复后可自行缓解。如术后数日仍未排气,腹胀且无肠鸣音,可能是腹膜炎或其他原因的肠麻痹。如腹胀伴阵发性绞痛、肠鸣音亢进或出现气过水声或金属音者,表明存在机械性肠梗阻。

处理:持续胃肠减压,放置肛管及高渗溶液低压灌肠等。非肠道手术,可给予促进肠蠕动的药物如新斯的明 0.5~1mg 肌内或皮下注射。对于机械性肠梗阻、腹腔内感染导致的肠麻痹,经非手术治疗无效时,尚需再手术。

5. 呃逆　其原因可能是神经中枢或膈肌直接受刺激所致,多为暂时性的。

处理:术后早期发生者,可采用压迫眶上缘、短时间吸入 CO_2、抽吸胃内积气和积液、给予镇静或解痉药物等措施。上腹部手术后的顽固性呃逆,应考虑到吻合口或十二指肠残端漏的可能,明确诊断后及时处理。

6. 尿潴留　老年病人术后多见。处理:①安慰病人,紧张更会加重括约肌痉挛,使排尿困难;②如无禁忌,可协助病人坐于床边或站立排尿;③下腹部热敷、轻柔按摩、用止痛药解除切口疼痛;④应用刺激膀胱壁层肌收缩药物如氨甲酰胆碱;⑤无菌导尿,必要时留置尿管。

术后常见并发症的处理

手术后可能发生各种并发症,可分为两类:一类是各种手术后都可能发生的并发症;另一类是与手术方式相关的特殊并发症,如胃大部切除术后的倾倒综合征。本文仅介绍前者。

(一)术后出血

原因:术中止血不完善,创面渗血未完全控制,原痉挛的小动脉断端舒张,结扎线脱落等。

诊断:术后出血可发生在手术切口、空腔脏器和体腔内。切口出血诊断较为容易。体腔出血位置隐匿,后果严重。腹部手术后腹腔内出血,如果不是较大的血管出血,早期临床表现不一定十分明显,特别是没有放置引流物者,只有通过密切观察,必要时行腹腔穿刺,才能明确诊断。胸腔手术后引流管引流血量持续 >100ml/h,提示为内出血。结合生命体征、CVP、胸部 X 线片不难做出诊断。

> **特别提示** 预防和治疗:手术时务必严格止血;结扎务必规范牢靠;切口关闭前务必检查手术野有无出血点,都是预防术后出血的要点。一旦确诊为术后出血,须再次手术止血。

(二)切口感染

指清洁切口和可能污染切口并发感染。原因:除细菌入侵外,还与血肿、异物、局部组织血运差、全身抵抗力下降等因素相关。

诊断要点:①术后 3~4 日切口疼痛加重,或减轻后又加重,并伴有体温升高、脉率加速;②切口局部红、肿、热和压痛,或有波动感;③可疑者,可局部穿刺或拆除部分缝线后敞开切口,进行观察;④血象升高,分泌物细菌培养可明确诊断。

> **特别提示** 预防和治疗:①严格遵循无菌原则;②术中操作轻柔精细;③彻底止血,避免切口渗血或血肿形成;④增进病人抗感染的能力。切口已有早期炎症现象,应使用有效的抗生素和局部理疗等,使其不发展为脓肿。已形成脓肿者,应予切开引流,待创面清洁时,可考虑行二期缝合。

(三)切口裂开

多发生在腹部和肢体邻近关节部位的手术后,主要原因有:①切口缝合技术欠佳,如缝线打结不紧、组织对合不全等;②腹腔内压力突然增高的动作,如剧烈咳嗽或严重腹胀等;③营养不良,组织愈合能力差。

诊断要点:①常发生在术后1周左右;②多发生在腹部突然用力时,自觉切口疼痛和突然松开,大量淡红色液体自切口流出;③切口裂开分完全和部分裂开:前者为切口全层裂开,肠或网膜脱出;后者则除皮肤缝线完整而未裂开外,深层组织全部破裂,皮缘内翻凹陷。

> **特别提示**
>
> 预防:①在依层缝合腹壁切口的基础上,加用全层腹壁减张缝线;②在良好麻醉、腹壁松弛条件下缝合切口,避免强行缝合造成腹膜撕裂;③及时有效地处理腹胀;④嘱病人避免剧烈咳嗽,且咳嗽时最好平卧;⑤适当的腹部加压包扎,特别是伴有咳嗽的患者。
>
> 治疗:切口完全破裂时,立即用无菌敷料覆盖切口,并送手术室行再次缝合,加用减张缝合。切口部分裂开者,可酌情处理。

(四)肺不张

常发生于胸腹部大手术后,多见于老年人、长期抽烟和患有急、慢性呼吸道感染者。

诊断要点:①多为年老体弱、长期抽烟者;②术后早期发热、呼吸和心率增快等;③颈部气管可向患侧偏移;④肺底部可叩浊音或实音,听诊时有局限性湿啰音,呼吸音减弱、消失或为管性呼吸音;⑤胸部X线检查、血气分析有助于诊断。

> **特别提示**
>
> 预防:保持顺畅的呼吸是主要的预防措施,包括:①腹部手术者,术前练习胸式深呼吸;胸部手术者,练习腹式深呼吸。②术后避免限制呼吸的固定或绑扎。③术前2周停止吸烟。④鼓励咳嗽、利用体位或药物以利排出支气管内分泌物。⑤防止术后呕吐物或口腔分泌物误吸。
>
> 治疗:鼓励病人深呼吸,帮助病人排痰、多翻身、解除支气管阻塞。具体方法:①双手按住病人季肋部或切口两侧,限制腹部或胸部活动幅度,在深吸气后用力咳痰,并作间断深呼吸。②痰液黏稠不易咳出时,可蒸汽吸入、超声雾化或口服氯化铵等。③痰量持续过多,又不易咳出者,可经支气管镜吸痰,必要时可考虑做气管切开。④应用敏感抗生素。

（五）尿路感染

尿潴留是术后尿路感染的基本原因。最初为膀胱炎，如控制不利，进而引起肾盂肾炎。

诊断要点：①急性膀胱炎的症状如尿频、尿急、尿痛。尿液检查可见较多红细胞和脓细胞。②急性肾盂肾炎的症状：发冷发热，肾区疼痛，白细胞计数增高，中段尿镜检可见大量白细胞和细菌。

> **特别提示**　预防和治疗：术后指导病人自主排尿、及时处理尿潴留，是预防膀胱炎及上行感染的主要措施。原则：通畅排尿，避免膀胱过多膨胀。如尿潴留量>500ml时。留置导尿管引流。尿路感染时，定期冲洗膀胱，应用有效的抗生素，保持排尿通畅。

（霍景山　陈汝福）

第六节 外科感染及抗生素使用规则

外科感染

外科感染是指需要外科治疗的感染,包括创伤、手术、烧伤等并发的感染。

(一)分类

1. 按病菌种类和病变性质分

(1)非特异性感染:为常见的外科感染,通称化脓性或一般性感染。常见病菌有金黄色葡萄球菌、乙型溶血性链球菌、大肠杆菌、变形杆菌等,可单一或多种病菌共同致病。病变一般是先有急性炎症反应,进而可致局部化脓。

(2)特异性感染:指上述一般性感染的病菌外的细菌、真菌等所致。常见病菌有结核杆菌、破伤风梭菌、产气荚膜梭菌、白色念珠菌、新型隐球菌等。此类感染的病菌各有不同的致病作用,病变也独特。

2. 按病变进程分

(1)急性感染:一般发病在 3 周内,以急性炎症为主,进展较快。

(2)慢性感染:病程持续达 2 个月或更久的感染。起病隐袭,进展有起伏;一部分急性感染迁延日久,转变为慢性,但在某种条件下又可急性发作。

(3)亚急性感染:病程介于急性和慢性感染之间。

(二)病因

总的说来,外科感染是因人体的正常菌群变成病菌或者外界的病菌大量侵入组织内繁殖,同时人体的抗感染能力有一定的缺陷。

1. 病菌的致病因素

(1)病菌的黏附因子、荚膜或微荚膜,利于病菌在组织内繁殖。

(2)致病菌的毒素:如胞外酶、外毒素及内毒素。

(3)侵入人体组织内病菌的数量也是致病条件之一。

2. 人体的易感性

(1)局部情况:①皮肤黏膜的缺损;②管道阻塞使内容物淤积,其中细菌繁殖侵袭组织;③局部组织血流障碍或缺血,丧失抗菌和修复组织的能力;④皮肤或黏膜先有某种其他病变如癣、口腔溃疡等,可继发淋巴结炎。

(2)全身性抗感染能力降低:①严重损伤或休克、糖尿病、尿毒症、肝功能不良等,均可使免疫功能降低。②使用多量肾上腺皮质激素、癌症化疗或放疗,可使机体抗感染力降低。③严重营养不良、低蛋白血症等。④艾滋病病人因缺乏免疫力易发生致命性感染。

(三)诊断要点

1. 临床检查

(1)全身状况:观察生命体征的变化及机体的营养状态,特别注意有无休克和重要器官的功能障碍。

(2)局部表现:①急性感染一般有局部红、肿、热、痛炎症的四大症状。②慢性感染也可能有局部肿胀、肿块或硬结,但疼痛和触痛多不明显。检查伤口、创面或破溃处有无脓液、肉芽组织的性状。体表脓肿形成者可触及波动感,应注意与血肿、动脉瘤或动静脉瘘鉴别。

(3)器官-系统的功能障碍:感染侵及某一器官时,就会出现该器官系统的功能失常,如泌尿系感染时常有尿频尿急等。严重脓毒症因有多量病菌毒素、炎症介质、细胞因子等进入血流,可引起肺、肾、脑、心等的功能障碍。

(4)特异性表现:如破伤风表现随意肌强直痉挛,气性坏疽和其他产气菌所致蜂窝织炎可出现皮下捻发音。

(5)与外科感染有关的其他病史。

2. 实验室及其他检查

(1)实验室检查:检查白细胞数及分类。

> **特别提示** WBC $> 12 \times 10^9$/L 或 $< 4 \times 10^9$/L 或发现未成熟的白细胞,应警惕病情较重。

血生化、肝肾功能检查了解机体全身状况。疑有免疫功能缺陷者需检查淋巴细胞分类、免疫球蛋白等。

(2)病菌的鉴定:脓液或病灶渗液涂片显微镜检查,同时对脓液、血、尿或痰做细菌培养和药物敏感试验。

(3)影像学检查:主要用于内在感染的诊断。如超声波检查、X线、CT、MRI等。

(四)治疗

原则是制止病菌生长,促进机体的组织修复。

1. 局部处理

(1)保护感染部位:局部制动,防止感染扩展。

(2)浅表的病变:未成脓阶段应用药物局部敷贴、热敷、理疗、封闭等,促进病变消退或局限成脓。已成脓者及时切开引流。感染的伤口创面,及时换药控制感染,争取早期愈合或二期缝合。

(3)深在的病变:应视其所在的组织器官以及进展程度、全身状况,施行非手术或手术处理。非手术疗法用抗菌药物,补充体液和营养成分等,并密切观察病情变化,好转时继续用药,否则应手术处理。手术治疗包括切除或切开病变,留置引流物等,或在超声、X线等引导下穿刺引流。

2. 抗菌药物的应用　用药原则见本章第二节。

3. 改善全身状况

(1)体温过高时头部冷敷或服解热的中、西药。体温过低需保暖。

(2)维持体液平衡和营养代谢,防治水、电解质和酸碱平衡紊乱。

(3)如有较重的贫血、低蛋白血症或白细胞减少,可适当输血或补充血液成分。

(4)应用中医中药,控制感染,减轻症状,增加抵抗力和改善生活质量。

(5)治疗感染前的原发病,如调控糖尿病患者的血糖和纠正酮症。

(6)严重感染如脓毒性休克或 MODS 时,应在 ICU 监护治疗。

(五)预防

对外科感染应重视预防,特别要预防医院内感染。

1. 防止微生物污染

(1)认真实施医院卫生管理,包括环境卫生、房舍和空间清洁、污物处理、饮食和用水卫生及人员安全防护。

(2)认真实施消毒灭菌技术,妥善处理诊疗的器械用品、药物等,杜绝微生物污染。

(3)诊疗过程中严格执行无菌原则。

2. 增加机体的抗感染能力

(1)及时使用有效的特异性免疫疗法,如防破伤风可用类毒素和抗毒素(TAT)。

(2)积极治疗伴有的致抗感染能力降低的病症,如糖尿病、尿毒症等。对变态反应性病症用皮质类激素治疗,应尽量缩短疗程或改用其他西药或中药。在恶性肿瘤的化疗、放疗期间,辅用免疫增强剂,并注意白细胞数过少等,必要时暂停化疗、放疗等。

(3)改善病人的营养状况,纠正重度低蛋白血症。

外科应用抗菌药的原则

无论是预防手术后感染还是治疗各种外科感染,使用抗生素的重要性都是人所共知的。但抗菌药物不能取代外科处理,更不可依赖药物而忽略无菌操作,这是必须重视的一条外科原则。

(一)预防性应用抗生素的原则

1. 适应证

(1)手术中会发生污染的胃肠道、呼吸道、女性生殖道的大、中手术;
(2)一旦感染后果严重的清洁大手术;
(3)病人有感染高危因素如高龄、营养不良、糖尿病、免疫功能低下等;
(4)植入人工材料的大手术如人造血管移植术等;
(5)手术前已发生污染的手术,如开放性伤、胃肠道闭合伤等。

2. 药物的选择　要根据手术部位、该部位常见的感染病原菌和常见病原菌的耐药状况,选用杀菌活性强、毒副作用小、耐药菌株较少、相对广谱的杀菌性抗生素。β-内酰胺类抗生素(青霉素类、头孢菌素类)毒副作用小,一般列为首选。头、颈、四肢和胸腹壁手术,应选用主要针对 G^+ 球菌、兼顾 G^- 杆菌的抗生素,如头孢唑林、头孢拉定等。胸、腹、盆腔手术,应选用主要针对 G^- 杆菌、兼顾 G^+ 球菌的抗生素,如广谱青霉素、第二、三代头孢菌素等。涉及口腔、食管、大肠和女性生殖器官的手术,宜加用抗厌氧菌(主要是类杆菌)的药物,如甲硝唑、替硝唑。

3. 剂量　如头孢菌素宜给 1.5~2.0g,庆大霉素宜给 24 万单位,阿米卡星宜给 0.6~0.8g。最好静脉点滴给药。口服、肌注受吸收因素影响,效果不够确切。

4. 掌握好给药时机　手术开始之前 20~30 分钟(即麻醉诱导期)开始给药,并保证整个手术期间的抗生素浓度。鉴于最常用的 β-内酰胺类抗生素(头孢曲松除外)血浆半衰期只有 1.0~1.5 小时,如果手术持续超过 3~4 小时,需要再给一个剂量,否则手术后半期将会出现药物覆盖的缺口。若使用半衰期长或具有较长抗生素后效应的药物如头孢曲松、庆大霉素、阿米卡星、甲硝唑等,则无需追加剂量。

5. 用药时程　一般应短期使用,择期手术结束后不必再用。如果手术前已经发生污染,如开放伤或胃肠道破裂的非开放伤,由于部分细菌可能已经定植,即以某种形式与组织细胞发生了联系,不易全部立即杀灭,因此手术后 24～48 小时内继续用药数次。

(二)治疗性应用抗生素的原则

1. 经验性药物选择和应用　合理使用抗生素,必须建立在正确判断病情、熟悉抗菌药物特点和掌握病原菌及其耐药状况的基础上。抗生素治疗一般是在获得细菌培养和药敏试验结果之前开始的,属经验性用药。可从以下几方面综合考虑。

(1)结合感染部位分析:该类感染的常见病原菌是什么,这些细菌一般对哪些抗生素敏感或耐药,然后据此选择药物。

> **特别提示**　头、颈、四肢创伤或手术后感染,病原菌主要是 G^+ 葡萄球菌;烧伤感染除葡萄球菌外,很常见到的是绿脓杆菌;胸、腹、盆腔感染主要是 G^- 肠道杆菌(大肠杆菌为主)或非发酵菌(如绿脓杆菌),也可有厌氧类杆菌和肠球菌;外科病人肺部感染,3/4 是 G^- 杆菌,1/4 是 G^+ 球菌;尿路感染主要是大肠杆菌;静脉导管感染主要是 G^+ 葡萄球菌,但 G^- 杆菌也不少见,有时还有真菌。
>
> 如果 G^+ 球菌是主要怀疑对象,可用青霉素(但在大城市、大医院已有极高的耐药率)、苯唑西林或第一代头孢菌素。对 G^- 杆菌,可选用广谱青霉素、第二、三代头孢菌素、氨基糖苷类抗生素(如庆大霉素、阿米卡星)或喹诺酮类(如环丙沙星)。怀疑厌氧菌参与感染时,要加用抗厌氧菌药物(如甲硝唑克林霉素)。

(2)感染局部情况分析。

> **特别提示**　链球菌感染,炎症反应较明显,扩散快,易形成创周蜂窝组织炎及淋巴管炎等,脓液较稀薄,有时为血性;葡萄球菌感染,化脓性反应较明显,脓液稠厚,易有灶性破坏;绿脓杆菌感染,敷料易见绿染、有霉臭味;厌氧菌感染有特殊的粪臭味,有些会出现皮下气肿。

(3)根据病情分析:病情急剧,较快发展为低温、低白细胞、低血压、休克者以 G^- 杆菌感染居多。病情发展相对较缓,以高热为主、有转移性脓肿者,以金黄色葡萄球菌为多;病程迁延,持续发热,口腔黏膜出现霉斑,对一般抗生素治疗反应差时,应考虑真菌感染。

2. **尽早查明病原针对性用药** 经验用药具有一定盲目性,应根据细菌培养及药敏试验结果,进行针对性用药。能用窄谱药的,不要随便用广谱药。要特别注意细菌的耐药情况。当前世界范围存在若干高耐药或多重耐药的菌种,其中与外科感染有密切关系的有甲氧西林耐药葡萄球菌(MRSA或MRSE),产超广谱酶(ESBL)的大肠杆菌和克雷伯肺炎杆菌,产AmpC酶的肠杆菌属、枸橼酸杆菌和沙雷菌属,多重耐药的非发酵菌(绿脓杆菌、不动杆菌、嗜麦芽窄食单胞菌),耐万古霉素的肠球菌等。对产超广谱酶的细菌,可用头霉素类抗生素(头孢西丁、头孢美他醇)、添加β-内酰胺酶抑制剂的混合制剂(力百汀、特美汀、他唑仙、舒普深等)、阿米卡星等,但效果最好的仍是亚胺培南。对产AmpC酶(表现为对所有第三代头孢耐药)的细菌,可用亚胺培南、第四代头孢(如头孢吡肟)、阿米卡星和喹诺酮类。绿脓杆菌对头孢他啶、头孢吡肟、亚胺培南敏感度高。添加酶抑制剂(如舒巴坦)对不动杆菌有较好的效果。MRSA和MRSE可用万古霉素,不应再用青霉素类或头孢菌素类抗生素。耐万古霉素肠球菌极难对付,可试用氨苄西林或氯霉素并与阿米卡星配伍,或亚胺培南与喹诺酮类配伍。

3. **根据药物特点及其在组织的分布能力,优化给药方案** 青霉素类和头孢菌素类属时间依赖性抗生素,即体内浓度长时间(60%以上时间)维持在最小抑菌浓度(MIC)以上,才会有好的效果。此类抗生素的半衰期原本不长,因此要想提高疗效,需增加给药次数,至少8小时一次,6小时一次更好。氨基糖苷类和喹诺酮类则不同,属浓度依赖性药物,体内浓度越高,杀菌活性越强,而且还有抗菌后效应,即体内浓度下降到有效水平以下后,细菌仍在若干小时内处于被抑制状态。庆大霉素、阿米卡星的毒副作用与血药峰浓度无关,将全天剂量一次静脉滴入效果更好,耳、肾毒性也更低。环丙沙星、氧氟沙星的毒副作用与血药峰浓度有一定相关性,宜12小时给药一次。一般抗生素宜加入100ml液体,于0.5~1.0小时内静脉滴入,才能形成足够高的血药浓度,取得好的效果。少数毒副作用较大的抗生素如两性霉素B、万古霉素等除外。

临床现用的药物敏感试验,都是以血清中有效的抑菌浓度为标准的,并不反映不同组织中的药物有效浓度。如由于"血脑屏障",脑脊液中的浓度往往明显低于血清中的浓度。不同种类的抗菌药物穿透"血脑屏障"的能力,更有明显的区别。因此,在选用抗菌药物时,除选其敏感者外,还应考虑该药在各有关组织的分布情况。

4. **争取尽快控制感染** 外科急性感染大多来势凶猛,用药时应在认真评估病人一般情况、脏器功能和感染严重程度的基础上,争取迅速控制病原菌。故要求慎重选择品种,给予足够剂量,合理制定方案,保证治疗力度。用药剂量不足和不必要的延长疗程,是诱导细菌产生耐药性的重要原因。要充分考虑病情需要,既不拘泥于"逐步升级"的规则,又不滥用高效药、新型药和贵重药。

对危重感染病人进行经验治疗,要采取"全面覆盖"的方针,即同时控制外科感染最常见的 G^- 肠道杆菌、绿脓杆菌和 G^+ 葡萄球菌。所用药物对各种细菌的控制面越大,成功的机会就越大。根据近年国内多项监测资料,覆盖面广的抗菌药依次是亚胺培南、头孢他啶、阿米卡星、环丙沙星、哌拉西林/他唑巴坦、头孢哌酮/舒巴坦等。一般需要联合用药,剂量要足够,使用时间应不少于7天。

5. 严密观察效果,及时进行调整　临床疗效是检验所采用的治疗方案是否恰当的最终标准,但一般要3天以后才能对效果作确切评价,在此以前不应频繁变更。当感染病情确实好转时,无论是否与药敏报告相符,都应坚持原有方案不要更改。当治疗反应不好时,则应从以下几个方面重新审视并进行必要的调整:

> **特别提示**
>
> （1）估计原有方案不够有力,可考虑加大抗菌力度。原来使用单一β-内酰胺类抗生素的,可加用氨基糖苷类抗生素如阿米卡星、妥布霉素。原来已经联合使用这两类药物的,可以增加β-内酰胺类抗生素的给药次数,或（病人情况允许时）加大氨基糖苷类的剂量。
>
> （2）原来已经联合使用上述两类药物而且力度已经够大的,宜放弃原有方案,改用喹诺酮类或碳青霉烯类（亚胺培南）。
>
> （3）特别注意是否遇到耐药性特别强的细菌（见上文）,必要时调整用药。
>
> （4）注意是否存在少见病原菌,如军团菌、支原体引起的肺部感染,真菌引起的系统性感染等。前者用大环内酯类抗生素有效,怀疑后者可进行抗真菌试验治疗。抗真菌治疗一般首选氟康唑,效果不好可用两性霉素B。原有的抗细菌抗生素最好暂时保留,待病情有所好转后再逐步撤除。

6. 疗程　治疗用药应在急性感染症状（如发热）平息后再维持3天,疗程一般至少5~7天。特别应注意长期应用抗生素可引起的菌群失调,避免"敢用,不敢停"的弊病。

（霍景山　陈汝福）

第七节 外科病人的体液失调

体液失调可有三种表现:容量失调、浓度失调和成分失调。容量失调是指等渗性体液的减少或增加,只引起细胞外液量的变化。浓度失调是指细胞外液中的水分有增加或减少,以致渗透微粒的浓度发生改变,也即是渗透压发生改变。由于钠离子构成细胞外液渗透微粒的90%,此时发生的浓度失调就表现为低钠血症或高钠血症。细胞外液中的其他离子的浓度改变不会造成对细胞外液渗透压的明显影响,仅造成成分失调。如低钾血症或高钾血症、低钙血症或高钙血症以及酸中毒或碱中毒等。

水和电解质代谢失调

(一)水和钠的代谢紊乱

1. 等渗性缺水

又称急性缺水或混合性缺水,是因水和钠成比例地丧失,造成细胞外液(包括循环血量)的迅速减少,但血清钠仍在正常范围,细胞外液的渗透压也可保持正常。这种缺水在外科病人最易发生。

(1)临床特点

1)症状:恶心、厌食、乏力、少尿等,但不口渴。

2)体征:舌干燥、眼窝凹陷,皮肤干燥、松弛。

3)短期内体液丧失到体重的5%,即丧失细胞外液的25%时,出现血容量不足的症状。

4)当体液丧失达体重的6%~7%(相当于丧失细胞外液的30%~35%),则出现严重休克表现,常伴代谢性酸中毒。

(2)诊断要点:依据病史和临床表现常可得出诊断。

实验室检查:可发现血浓缩现象,包括红细胞计数、血红蛋白量和血细胞比容均明显增高。血清Na^+、Cl^-等无明显降低。尿比重增高。血气分析检查有无酸(碱)中毒存在。

(3)治疗

1)治疗原发病,消除病因。

2)静脉滴注平衡盐溶液或等渗盐水,可给予丢失量的 1/2~2/3,再补充每日生理需要量:水 2 000ml 和 NaCl4.5g。

2. 低渗性缺水

又称慢性缺水或继发性缺水,水和钠同时缺失,但失钠多于缺水,故血清钠低于正常范围,细胞外液呈低渗状态。

(1)临床特点:随缺钠的程度而不同,一般无口渴。常见症状:恶心、呕吐、头晕、视物模糊、软弱无力、起立时容易晕倒等。严重者出现神志淡漠、肌痉挛性疼痛、腱反射减弱和昏迷等。

根据缺钠程度,低渗性缺水分三度:

1)轻度:血清钠 <135mmol/L,感疲乏、头晕、手足麻木。尿 Na^+ 减少。

2)中度:血清钠 <130mmol/L,症状进一步加重出现恶心、呕吐、浅静脉萎陷、视力模糊、站立性晕倒及血容量不足的症状。尿少,尿中几乎无钠和氯。

3)重度:血清钠 <120mmol/L,病人神志不清,肌痉挛性疼痛,腱反射减弱或消失;出现木僵,甚至昏迷。常发生休克。

(2)诊断要点:依据病史和临床表现,可得出初步诊断。

实验室检查:①尿液检查:尿比重低于 1.010,尿 Na^+ 和 Cl^- 明显减少。②血钠 <135mmol/L。③红细胞计数、血红蛋白量、血细胞比容及血尿素氮值均明显增高。

(3)治疗

1)治疗原发病,消除病因。

2)静脉滴注含盐溶液或高渗盐水,纠正细胞外液的低渗状态和补充血容量。

> **特别提示**
>
> 原则是:输注速度是先快后慢,总输入量分次完成。
>
> 补钠量可参照下列公式计算:
>
> 补钠量(mmol) = [血钠正常值(mmol) − 血钠测得值(mmol)] × 体重(kg) × 0.6(女 0.5)

3)重度缺钠伴休克者,应先补足血容量,再纠正低钠。

4)补充血容量和钠盐后,再纠正合并存在的酸中毒及其他电解质成分的紊乱。

3. 高渗性缺水

又称原发性缺水。水和钠同时缺失,但因缺水更多,故血清钠高于正常范围,细胞外液呈高渗状态。

(1)临床特点:高渗性缺水分三度:
1)轻度:除口渴外,无其他症状,缺水量占体重的2%~4%。
2)中度:极度口渴,乏力,尿少和尿比重增高,唇舌干燥,皮肤失去弹性,眼窝下陷,常有烦躁不安,缺水量占体重的4%~6%。
3)重度:除上述症状外,出现躁狂、幻觉、谵妄、昏迷等。缺水量超过体重的6%。

(2)诊断要点:依据病史和临床表现可得出初步诊断。

实验室检查:①尿比重高;②血钠>150mmol/L;③红细胞计数、血红蛋白量、血细胞比容轻度增高。

(3)治疗

1)治疗原发病,消除病因。

2)无法口服者,可静脉滴注5%GS或0.45%氯化钠溶液,补充已丧失的液体,分在2日内补给。补充液体量的方法:

$$补水量(ml) = [血钠测得值(mmol) - 血钠正常值(mmol)] \times 体重(kg) \times 4$$

还应补充每天正常需要量2 000ml。

3)补充血容量后,再纠正合并存在的酸中毒及其他电解质成分的紊乱。

4. 水中毒

又称稀释性低钠血症,是指机体摄入水总量超过了排水量,以致水分在体内潴留,引起血浆渗透压下降和循环血量增多。

(1)临床特点:分急性和慢性两类。

1)急性水中毒:发病急骤,出现颅内压增高的症状,甚至脑疝。

2)慢性水中毒:往往被原发病的症状掩盖,可有软弱无力、恶心、呕吐、嗜睡等,体重增加,皮肤苍白而湿润。

(2)诊断要点:依据病史和临床表现可得出初步诊断。实验室检查:红细胞计数、血红蛋白量、血细胞比容和血浆蛋白量均降低;血浆渗透压降低,以及红细胞平均容积增加和红细胞平均血红蛋白浓度降低。

(3)治疗

1)一经诊断,立即停止水分摄入。

2)程度严重者给予渗透性利尿药或袢利尿药如20%的甘露醇或速尿,还可静脉滴注高渗的5%氯化钠。

(二)体内钾的异常

钾的代谢异常有低钾血症和高钾血症,以前者为常见。

低钾血症

1. 低钾血症

血清钾浓度低于 3.5mmol/L 表示有低钾血症。

(1)临床特点

1)神经-肌肉系统的症状:最早的表现是肌无力。先是四肢软弱无力,后延及躯干和呼吸肌。还可有软瘫、腱反射减退或消失。

2)胃肠道症状:厌食、恶心、呕吐和腹胀、肠蠕动消失等肠麻痹表现。

3)心脏受累:表现为传导阻滞和节律异常。典型心电图改变为早期 T 波降低、扁平或倒置,随后出现 ST 段降低、QT 间期延长和 U 波。

(2)诊断要点:依据病史和临床表现即可诊断。血清钾低于 3.5mmol/L 有诊断意义。

(3)治疗

1)消除病因。

2)补钾:采取分次补充,边治疗边观察的方法;无法口服者,给予静脉补充。临床常用的钾制剂是 10% 氯化钾。

> **特别提示** 具体实施:①尿量达到 40ml/h 后,才可补钾;②补钾量每天 40~80mmol,约每天补氯化钾 3~6g;③静脉补钾的浓度≤40mmol/L(相当于氯化钾 3g/L),速度≤20mmol/h;④由于补钾量是分次给予,因此要完成纠正体内的缺钾,需连续 3~5 天的治疗,完全纠正缺钾一般需时一周以上。

2. 高钾血症

血清钾浓度超过 5.5mmol/L 即为高钾血症。

(1)临床特点

1)无特异性,可有神志模糊、感觉异常和肢体软弱无力等。

2)严重高钾血症有微循环障碍的表现。

3)心搏骤停是最致命的危险,还常有心动过缓或心律不齐。

4)心电图改变:常发生在血钾超过 7mmol/L 时。典型改变为早期 T 波高而尖,QT 间期延长,随后出现 QRS 增宽,PR 间期延长。

(2)诊断要点:依据诱因及出现无法用原发病解释的临床表现时,应考虑高钾血症的可能。血钾超过 5.5mmol/L 即可诊断。

(3)治疗

1)停用一切含钾的药物或溶液。

2)降低血钾浓度

> **特别提示**
>
> 促进 K^+ 转入细胞内:①输注碳酸氢钠溶液:先静脉注射5%碳酸氢钠溶液60~100ml,再继续静滴碳酸氢钠溶液100~200ml。②输注葡萄糖溶液及胰岛素:25%葡萄糖溶液100~200ml,每5g糖加入正规胰岛素1U,静滴。必要时,每3~4小时重复用药。③10%葡萄糖酸钙100ml、11.2%乳酸钠溶液50ml、25%葡萄糖溶液400ml,加入胰岛素20U,24小时缓慢静滴。适用于肾功能不全者。
>
> 阳离子交换树脂的应用:可口服,每次15g,每日4次。必要时口服山梨醇或甘露醇导泻。
>
> 透析疗法:用于上述治疗无效者,有腹膜透析和血液透析两种。

3)对抗心律失常:10%葡萄糖酸钙溶液20ml,静脉注射,必要时重复应用。

(三)体内钙的异常

1. 低钙血症

(1)临床表现:为神经-肌肉兴奋性增强有关的症状:容易激动,口周和指(趾)尖麻木及针刺感,手足抽搐,肌肉痛,腱反射亢进以及Chosterk征(耳前叩击征)和Trousseau征(上臂压迫征)阳性。血清Ca^{2+}<2mmol/L 有助于诊断。

(2)治疗:①积极治疗原发病;②10%葡萄糖酸钙10~20ml 或5%氯化钙10ml静注,必要时8~12小时后重复;③对需长期治疗的病人,可口服钙剂及补充维生素D。

2. 高钙血症

(1)临床特点:早期症状有疲乏、软弱、厌食、恶心、呕吐和体重下降,血钙进一步增高时,出现严重头痛、背和四肢疼痛、口渴和多尿等,有些病人可发生病理性骨折。

> **特别提示**
>
> 血清 Ca^{2+} >4~5mmol/L 时可能有生命危险。

(2)治疗:①积极治疗原发病,如甲状旁腺功能亢进者,应手术切除腺瘤或增生的腺组织。②静脉注射硫酸钠可能使钙经尿排出增加,但其作用不会更优于输注生理盐水。

酸碱平衡的失调

体液的适宜酸碱度是机体组织、细胞进行正常生命活动的重要保证。机体依赖体内的缓冲系统和肺及肾的调节,维持着体液的酸碱平衡。当某些原因导致这种平衡紊乱,则会出现酸(碱)中毒。原发性的酸碱平衡失调可分为代谢性酸中毒、代谢性碱中毒、呼吸性酸中毒和呼吸性碱中毒四种。有时可同时存在两种以上的原发性酸碱失调,此即为混合型酸碱平衡失调。

(一)代谢性酸中毒

代谢性酸中毒是因酸性物质的急剧产生过多,或 HCO_3^- 丢失过多而引起。

1. 临床特点

(1)存在一定的引起酸性物质产生过多或 HCO_3^- 丢失过多的原因,如腹泻、胆瘘、胰瘘、休克及肾功能不全等。

(2)轻度代谢性酸中毒可无明显症状。重症者可有疲乏、眩晕、嗜睡、感觉迟钝或烦躁。

(3)典型表现是呼吸深而快,呼吸频率可高达40~50次/分。呼出带酮味的气体。病人面颊潮红,心率加快,血压常偏低。可出现腱反射减弱或消失、神志不清或昏迷。

(4)降低心肌收缩力和周围血管对儿茶酚胺的敏感性,易发生心律不齐、急性肾功能不全和休克。一旦产生则很难纠正。

2. 诊断要点 依据病史、呼吸改变,可考虑代谢性酸中毒存在。动脉血气分析可明确诊断,并了解其严重程度。

3. 治疗

(1)病因治疗。

(2)纠正酸中毒。

> **特别提示**
>
> HCO_3^- 为16~18mmol/L时,一般不必应用碱性药物,经补液、输血纠正休克的同时可自行纠正。
>
> HCO_3^- 低于10mmol/L时,应立即输液和应用碱剂。常用碳酸氢钠溶液。5%碳酸氢钠每100ml含有 Na^+ 和 HCO_3^- 各60mmol。可通过以下公式计算 $NaHCO_3$ 的用量。

> **特别提示**
>
> HCO_3^- 需要量(mmol) = [HCO_3^- 正常值(mmol/L) − HCO_3^- 测得值(mmol/L)] × 体重(kg) × 0.4
>
> 将计算值的 1/2 在 2~4 小时内输入。但公式计算法的实际价值不大。临床根据酸中毒的程度,补给 5% $NaHCO_3$ 溶液的首次剂量可 100~250ml 不等。在用后 2~4 小时复查血气分析,再决定是否再次输入。

(3)纠正酸中毒的同时,防止低钙血症和低钾血症的发生,必要时给予相应的补充。

(二)代谢性碱中毒

体内 H^+ 丢失或 HCO_3^- 增多可引起代谢性碱中毒。

1. 临床特点

(1)存在导致胃液丢失过多或碱性物质摄入过多的原因,如严重呕吐、长期胃肠减压、长期服用碱性药物、大量输注库存血、应用利尿剂等。

(2)一般无明显症状,有时可出现呼吸变浅变慢,或精神神经方面的异常,如嗜睡、精神错乱或谵妄,甚至昏迷。

(3)可有低血钾和缺水的表现。

2. 诊断要点 依据病史、呼吸改变,应怀疑代谢性碱中毒的可能。动脉血气分析可明确诊断,并了解其严重程度及是否伴有低氯血症和低钾血症。

3. 治疗

(1)积极治疗原发病。对胃液丢失所致的代谢性碱中毒,可输注等渗盐水或葡萄糖盐水,即可将轻症低氯性碱中毒纠正。必要时可补充盐酸精氨酸。

(2)严重碱中毒(血浆 HCO_3^- 45~50mmol/L,pH > 7.65)时,应用 0.1mol/L 或 0.2mol/L 的盐酸溶液治疗。方法:将 1mol/L 盐酸 150ml 溶入生理盐水 1 000ml 或 5% 葡萄糖溶液 1 000ml 中,经中心静脉导管缓慢滴入(25~50ml/h)。每 4~6 小时重复检测血气分析,必要时第 2 天可重复应用。

(3)碱中毒时几乎都同时存在低钾血症,应同时补给氯化钾,但应在病人尿量超过 40ml/h 才可进行。

(三)呼吸性酸中毒

呼吸性酸中毒是指肺泡通气及换气功能减弱,不能充分排出体内生成的 CO_2,以致血液 $PaCO_2$ 增高,引起高碳酸血症。

1. 临床特点

(1)存在导致肺泡通气及换气功能减弱的原因,如全身麻醉过深、镇静剂过量、中枢神经系统损伤、气胸、急性肺水肿、呼吸机使用不当、慢性阻塞性肺部疾患等。

(2)缺氧症状:头痛、胸闷、呼吸困难、发绀、烦躁不安等,随酸中毒加重,可出现血压下降、谵妄、昏迷等。

(3)脑缺氧可致脑水肿、脑疝,甚至呼吸骤停。

2. 诊断要点依据病史和临床表现可初步诊断 动脉血气分析示 pH 明显下降,$PaCO_2$ 增高,血浆 HCO_3^- 可正常。

> **特别提示** 慢性呼吸性酸中毒时,血 pH 下降不明显,$PaCO_2$ 增高,血浆 HCO_3^- 也增高。

3. 治疗

(1)尽快治疗原发病。

(2)改善病人的通气功能。气管插管或气管切开术并使用呼吸机能有效地改善机体的通气及换气功能。

(3)引起慢性呼吸性酸中毒的疾患大多很难治愈。针对性地采取控制感染、扩张支气管、促进排痰等措施,以改善换气功能和减轻酸中毒程度。

(四)呼吸性碱中毒

呼吸性碱中毒是由于肺泡通气过度,体内生成的 CO_2 排出过多,以致血液 $PaCO_2$ 降低,引起低碳酸血症。

1. 临床特点

(1)存在过度通气的原因,如癔病、忧虑、疼痛、发热、创伤、中枢神经系统疾病、低氧血症、肝功能衰竭、呼吸机过多通气等。

(2)呼吸急促的表现,常伴心率加快。

(3)低钙血症的表现:口周和指(趾)尖麻木及针刺感、手足抽搐、肌震颤以及 Trousseau 征阳性。

2. 诊断要点依据病史和临床表现可初步诊断 动脉血气分析示

pH 升高，$PaCO_2$ 和 HCO_3^- 下降。

3. 治疗

（1）积极治疗原发病。

（2）限制通气。用纸袋罩住口鼻，增加呼吸道无效腔，减少 CO_2 排出，以提高 $PaCO_2$。应用呼吸机者调整呼吸频率和潮气量。

水、电解质和酸碱失衡的综合防治

临床上水、电解质及酸碱失衡往往复杂多变且混合存在。处理此类病人时，必须综合考虑，才能取得良好的疗效。

（一）失衡类型与程度的估计

结合病史、症状和体征，从以下几个方面诊断：

(1) 是否存在水、电解质失衡。

(2) 水、电解质失衡属何种类型。

(3) 水、电解质失衡的程度如何。

(4) 是否存在酸碱失衡。

(5) 是否存在钾、钙、镁的缺乏。

（二）补液量与补液成分的确定

补液量与补液成分一般可从累积损失量、继续丢失量和生理需要量 3 个方面来考虑。

1. **累积损失量** 指开始补液治疗前机体由各种途径丧失体液的累积量。一般根据水钠缺乏的程度来计算。

> **特别提示** 损失量不必一次补足，一般当日先补 1/2～2/3，其余的量在第 2、3 日酌情分次补给。如存在代谢性酸中毒，所补充的碱剂也应包括在内。

2. **继续损失量** 指患者在补液治疗期间仍继续丧失的体液量。主要丢失途径有胃肠液额外丢失、内在性失液和皮肤蒸发或出汗等。继续损失量原则是丢失多少补多少。

（1）胃肠道的额外丧失：不同部位的消化液电解质成分也存在差异，因此丢失时应针对性补充（表 1-1）。另外，每丧失 1 000ml 胃肠液体，应补给氯化钠 1～2g。

表1-1　消化液丧失时等量补液配制比例(%)

丧失的消化液		5%葡萄糖盐水	5%葡萄糖溶液	1.25%碳酸氢钠溶液
胃液	普通病人	67	33	
	十二指肠溃疡病人	100		
	低胃酸病人	50	50	
小肠液		70	20	10
胆汁和胰液		67		33
胰液		50		50

(2)内在性失液:指丢失到第三间隙的液体量。内在性失液由于不引起体重减轻,故对这部分丧失量较难估计,无法用体重的变化来计算。一般可根据病情变化和补液后仍存在的水钠缺失程度,并结合实验室检查等进行综合判断。

> **特别提示**　补给的液体量是否妥当,也应根据补液后病情改善的程度,并结合每小时尿量、尿比重和尿氯含量等进行调整。一般来说,如尿量40~50ml/h,尿比重1.010~1.020间,尿内氯化物总量>4g/24h,则表明补液量适当。

(3)呼吸、皮肤蒸发或出汗:正常情况下人体有少量水分经皮肤蒸发。发热时蒸发的水分增多。一般体温每升高1℃,从皮肤丧失的低渗性体液约3~5ml/kg。

> **特别提示**　显性出汗者体液的丧失量的计算:轻微出汗,丧失体液<500ml/d;中度出汗,丧失体液500~1 000ml/d(其中含钠1.25~2.5g)。大量出汗,丧失体液1 000~1 500ml/d(其中含钠2.5~3.8g)。出汗如湿透一套衬衣和衬裤,丧失体液计1 000ml。
> 由皮肤蒸发或出汗丧失的体液量,一般用5%~10%葡萄糖溶液2/3+5%葡萄糖盐水1/3或两者各半进行补充。
> 气管切开的患者,每日由呼吸蒸发的水分比正常多2~3倍,相当于800~1 200ml,一般用5%葡萄糖溶液补充。

3.生理需要量　维持机体每日正常代谢所需的水、电解质和营养物质。不能进食者,应补充这部分量。每日应补充水2 000~2 500ml(30~40ml/kg)、葡萄糖100~150g以上、NaCl4~5g、KCl3~4g,即补

5%~10%葡萄糖溶液 1 500~2 000ml、5%葡萄糖盐水 500ml(含NaCl4.5g)、10%氯化钾 30~40ml。如禁食超过 5~7 天,除补充生理需要的水和电解质外,还必须给予营养支持。

补液的原则

> **特别提示**
>
> 1. 先盐后糖,先晶后胶 指在补液时,先输给含盐溶液如生理盐水、林格液或平衡液等,在补充各种晶、胶溶液使循环状态基本稳定后再补给葡萄糖溶液。但对明确的、单纯的高渗性脱水例外。晶体溶液对早期补充血容量并改善微循环非常重要,但可引起组织水肿,且不能长久维持有效的循环血量,应在补足晶体后,及时补充胶体溶液(如血清白蛋白、血浆或全血等)。
>
> 2. 休克扩容,尽早纠酸 指任何类型的体液紊乱出现休克时,应首先抢救休克。最先采取的措施是快速扩容。同时检测血生化的改变,往往酸中毒在充分补液后多能自行纠正,否则应补充碱剂以尽快恢复酸碱平衡,临床常用 5%碳酸氢钠溶液。
>
> 3. 维持渗压,见尿补钾 就是说,在休克、酸中毒等主要问题得到初步纠正后,应接着解决渗透压失衡的问题,通常需结合生化检测来调整。体液失衡多数都同时存在缺钾,但补钾需尿量达 40ml/h 以上时才能进行。
>
> 4. 平衡离子,随时检查 指除主要纠正钠、钾等离子失衡外,还要注意调整氯、钙、镁等离子的平衡。应在整个液疗过程中,边调整边检测。

补液程序

> **特别提示**
>
> 1. 首先补充血容量 无论何种原因所致的周围循环衰竭,都应首先纠正血容量的不足。在补充血容量时,应先输入晶体溶液。如果只迅速输入大量电解质溶液,而不输入胶体溶液,则胶体渗透压将很快下降,需适量输入胶体溶液,以白蛋白、右旋糖酐、血浆、全血等最为有效。

2. 纠正酸碱失衡 对于休克、微循环障碍者存在的酸碱失衡，多可同时得到纠正或部分纠正。外科最常见的是代谢性酸中毒。轻症者一般在处理病因和充分补液后，多能自行代偿；严重者需补充碱剂。危重或需紧急手术者，术前应尽可能地纠正酸碱失衡，以使手术安全进行。

3. 维持电解质平衡 包括钠、钾、氯、钙、镁等。除补充累积损失量和继续损失量外，还应补充每日生理需要量，并根据临床表现和生化检测随时调整。

4. 补充热量和其他营养素 成人所需热量大约为 125.5kJ(30kcal)，卧床不动者可减少 20%，而代谢率增高者则应适当增加。一般以 5%~10% 的葡萄糖溶液补充。近年提倡以脂肪乳剂供给部分热量，尤以在应激状态下使用更为有利。除热量以外，人体必需的营养素还有氨基酸、维生素、电解质和微量元素等。如禁食时间较长，则应通过中心静脉营养支持，全面补充上述营养素。

（霍景山）

第八节 外科营养

机体的正常代谢和良好的营养状态,是维持生命及其活动的主要保证。因严重的创伤、感染、器官功能障碍等病理状态,机体代谢可发生紊乱或出现营养不良,严重者导致病情恶化,并发症增加,甚至发生器官功能衰竭和死亡。适时、合理、充分的营养支持对各类病人来说是至关重要的。

基础概念

(一)营养物质的构成和作用

正常人所需的营养物质包括糖、脂类、蛋白质、维生素、无机盐和水等。糖的生理功能是人体主要供能物质,构成组织细胞的基本成分,体内以葡萄糖代谢为主,合成途径则以合成糖原或转变成脂肪为主,分解主要为以糖酵解、氧化供能。人体利用葡萄糖的最高限量为 $5mg/(kg \cdot min)$,超过可引起高血糖。食物成分淀粉在近段小肠水解为单糖(葡萄糖、果糖和半乳糖)而吸收,1g 葡萄糖完全氧化产能 16.7kJ(4kcal)。正常成人肝糖原约 100g,肌糖原 190~400g。肝糖原在饥饿时调节血糖,肝糖原只在肌肉活动增加时被利用。禁食 24 小时体内储存糖原被耗尽。机体利用乳酸、甘油、丙酮酸、氨基酸等非糖物质在肝、肾异生为糖,弥补糖贮存不足,保证只能利用葡萄糖的重要器官供能。糖代谢受胰岛素控制。

脂类是脂肪和类脂的总称,脂肪生理功能是通过氧化供能、构成生物膜主要成分,其中亚麻酸、亚油酸、花生四烯酸 3 种不饱和脂肪酸在体内不能合成(必需脂肪酸),是许多生物活性物的前体,如果摄入不足会造成必需脂肪酸缺乏症。脂肪在肠内受胆汁、脂肪酶水解成甘油及脂肪酸,长链脂肪酸形成乳糜经淋巴管吸收;短链脂肪酸则直接吸收。1g 脂肪氧化供能 37.7kJ(9kcal),空腹时体内脂肪提供 50% 以上能量,禁食 1~3 天提供 85% 能量。

蛋白质是构成生命体的重要成分,参与多种重要生理活动。正常人 1 日蛋白质最低生理需要量为 35~40g,1g 蛋白质仅产生 16.7kJ

(4kcal)热量,每日所需热能10%~15%来自蛋白质。食物蛋白质含有的氨基酸分为必需氨基酸和非必需氨基酸,必需氨基酸在体内不能合成,包括赖氨酸、色氨酸、苯丙氨酸、蛋氨酸、苏氨酸、亮氨酸、异亮氨酸及缬氨酸,后3种又称为支链氨基酸,是唯一在肝外代谢的一类必需氨基酸,对肝性脑病有治疗作用。分解代谢时,机体每日丧失4g氮(蛋白质含氮量16%,即1g氮相当于6.25g蛋白质)。

维生素不能在体内合成,只能从食物摄取,按其溶解性分为脂溶性维生素(维生素A、D、E、K)和水溶性维生素(维生素B族、维生素C和维生素P)。人体所需的无机盐通常包括常量元素(钠、钾、钙、镁、氯、磷)和微量元素(锌、铜、铬、硒、锰、铁)等。

(二)临床营养基本概念

1. 基础代谢和基础代谢率 在空腹、清醒、安静状态下,适宜的气温(18~25℃)环境中,人体维持基本生命活动进行新陈代谢所消耗的热量,称为基础代谢。基础代谢也称基础能量消耗(BEE),BEE = 1kcal × 体重(kg) × 24(h) × 4.184kJ/kcal。如体重60kg男性BEE为6 025(kJ),女性6 025 × 90%(kJ),老年人6 025 × 85%(kJ)。同时,基础代谢每日需氮量为0.12~0.2g/kg,非蛋白质热量:氮量 = 150kcal:1g。单位时间内人体每平方米体表面积所消耗的维持基础代谢的热能称为基础代谢率。

2. 能量消耗 静息能量消耗(REE)是人体餐后2小时以上,在合适温度下,安静平卧30分钟以上测得的人体能量消耗。REE增加了食物特殊动力作用和完全清醒状态时的能量代谢,比BEE高出10%左右。总能量消耗(TEE) = 基础能量消耗(BEE) + 消化过程耗能 + 劳动或生活耗能(一般性工作计),即(1 440 + 144 + 864)kcal × 4.184kJ/kcal = 10 242kJ。病人的代谢能量消耗(MEE)因其不能达到真正的安静状态,故所测得的REE即是MEE。

在制定病人营养支持方案时,首先要确定机体的能量消耗量,常用方法是通过经验公式计算,或通过间接能量测定仪(代谢车)测定。临床常用Harris-Benedict(H-B)公式计算病人的BEE,再乘上相应的应激系数,但可能过高估计重病患者的能量消耗量(约10%~20%),导致过度营养,加重代谢紊乱。因此,对于危重病人能量消耗及营养物质的供给应根据具体情况判定,如病情、年龄、性别、实际体重等。H-B公式如下:

$$BEE(男性) = 664.7 + 13.75W + 5.003\ 3H - 6.755A$$
$$BEE(女性) = 655.1 + 9.563W + 1.85H - 4.676A$$

式中 W——体重(kg);H——身高(cm);A——年龄(岁)。

3. 双重能源系统 应激状态下机体营养状态迅速恶化,葡萄糖以无氧酵解方式供能,糖耐量明显下降,因此输注高浓度(>25%)葡萄糖达不到营养目的,反因血中促葡萄糖分解激素的增加及胰岛素阻抗而出现呼吸衰竭、淤胆和高血糖昏迷等。氨基酸的补充不应计算到能量供应中,为避免单纯葡萄糖供能,应添加脂肪乳(总热量30%~50%)。由葡萄糖和脂肪乳两种给机体供能的方法称为双重能源供应,也称为双重能源系统。

(三)病理状态下机体代谢的变化

1. 饥饿 是指人体摄入的营养物质(主要为热量、蛋白质)不能满足维持各种代谢的最低需要量,主要表现是体重下降,成人可耐受的最大体重丢失为35%~40%。饥饿早期,糖原很快消耗掉,能量来源主要是贮存的脂肪和蛋白质,其中脂肪约占85%,表现为脂肪动员和糖异生增强,肌肉释放氨基酸加速,组织对葡萄糖利用率降低。创伤及手术后常遇到短期饥饿的病人,输入葡萄糖可减少体内蛋白质的糖原异生,每100g葡萄糖可节省50g蛋白质。

2. 应激时的代谢改变 机体在遭受创伤、烧伤、严重感染等应激后,细胞因子(TNF、IL-1、IL-6等)、炎性介质等及神经-内分泌的调节机制发生变化,分解性激素如儿茶酚胺、肾上腺皮质激素、胰升血糖素等大量增多,导致体内呈以分解代谢占优势的高代谢状态,使糖原分解、糖异生增加,而出现胰岛素阻抗,机体出现葡萄糖耐受量下降,血糖升高;脂肪动员和分解加快;蛋白质分解加速和氮丢失,出现负氮平衡,并迅速导致蛋白质营养不良,免疫功能下降。处于各种应激状态的病人,如严重创伤、大型手术、高位肠瘘、负荷肿瘤、化疗和放疗等,其能量消耗为BEE的1.1~2倍,一般营养支持难以奏效。因此,通过提供营养底物,加强代谢调理,提高患者营养支持效果。

3. 创伤/感染后的代谢反应 创伤、感染后细胞外液有钠、水潴留,而钾、磷排出增加。蛋白质分解和脂肪氧化增加,体重下降很明显。静脉输入脂肪可发现脂肪廓清率加快,机体加速利用脂肪。感染后糖代谢紊乱,与内分泌变化有关,导致胰岛素抵抗,肠外营养时要充分考虑这一点。

(四)营养状态的判定指标

在营养支持前后,对患者营养状态作出评价、监测疗效、及时调整营养方案。目前用于临床营养状态评定的指标均有一定的局限性,部分指标正常值范围较大,影响精确性,应综合分析,才能正确地判定病人营养状况。有的应用核素稀释法测定身体中总的可交换钾和总的可交换钠,计算机体总水分、总蛋白、总脂,比较准确判定病人营养状况(表1-2)。

表1-2 营养指标的正常值和营养不良分级

检查项目	正常值	营养不良分级		
		轻度	中度	重度
体重或与平时(病前)体重比 IBW%	90~120	>80~90	60~80	<60
三头肌皮褶厚度	男>10mm 女>13mm	40%~50%	30%~39%	<30%
上臂中点肌肉周长	男>20.2cm 女>18.6cm	>80~90	60~80	<60
肌酐/身高指数	>1	>80~90	60~80	<60
血清白蛋白	>35g/L	28~35g/L	21~27g/L	<20g/L
血清转铁蛋白	2.0~2.5g/L	1.8~2g/L	1.6~1.8g/L	<1.6g/L
淋巴细胞总数	$1.5~3 \times 10^9/L$	$1.2~1.5 \times 10^9/L$	$0.8~1.2 \times 10^9/L$	$<0.8 \times 10^9/L$
免疫皮肤试验	+	-	-	-
氮平衡测定	-1~1g	-5~-10g	-10~-15g	<-15g

1. **体重** 体重是评价营养状态重要、简易的测定指标,每日1次。

> **特别提示** 注意排除因水钠潴留或脂肪贮积的体重增加,选用理想体重百分比和(或)与平时(病前)体重的百分比更为可靠。

理想体重百分比(IBW%) = (实测体重/理想体重) × 100,理想体重(kg) = [身长(cm) - 100] × 0.9,IBW% 正常范围 90%~120%。身长在165cm以下男性,理想体重(kg) = [身长(cm) - 105] × 0.9。与平时(病前)体重的百分比 = (实测体重/理想体重) × 100%。

2. **三头肌皮褶厚度(TSF)** 间接反映人体脂肪储存,每周测定1次。病人平卧,双臂在胸前交叉;坐位时臂自然下垂。用卡尺以一定的夹力($10g/mm^2$)捏住肩峰与尺骨鹰嘴连线中点处的伸侧皮肤,测定此皮褶厚度。不同年龄TSF理想值有所差别,东亚人平均理想值为男性8.3mm,女性15.3mm。临床上常用百分比(TSF%) = (实测TSF厚度/TSF厚度理想值) × 100%。

3. 上臂中点肌肉周径(AMC)　主要是判断骨骼肌量变化,每周测定1次。AMC(cm) = 上臂中点周径(cm) - [TSF(cm) × 3.14],上臂中点周径测定是在测量三头肌皮褶厚度的姿势下,用卷尺测量上臂中点的周长。临床常用的是 AMC 理想值百分比(AMC%),成人男性理想值为 25.3cm,女性为 23.2cm。AMC% = (实测 AMC 值/AMC 理想值) × 100%。

4. 肌酐/身高指数(CHI%)

> **特别提示**　肾功能正常时,24 小时尿肌酐排出量是恒定的;营养不良者,尿肌酐排出量与体重及自身肌肉丢失量呈正相关。而身高较恒定,不随营养状态而改变,以身高作为恒定数较体重为合适。

每 1~2 周测定 1 次,较客观反映人体肌肉总量。CHI% = [病人实测 24 小时尿肌酐量/(同等身长健康人理想体重 × 肌酐相关系数)] × 100%(肌酐相关系数男性 8.2mmol/kg、女性 6.4mmol/kg),CHI% 大于理想的 90% 为正常。

5. 血清白蛋白和转铁蛋白　内脏蛋白含量是重要的营养状态、支持治疗的指标,它随着应激程度、营养治疗发生变化,有助于判断营养不良类型、分析营养支持的疗效。

> **特别提示**　血清白蛋白半衰期达 20 天,只有较严重的蛋白质不足或营养不良持续较长时间才显著下降。可每 1~2 周测定 1 次。血清转铁蛋白为肝脏合成的球蛋白,半衰期 8 天,能较早反映内脏蛋白储备量,但受缺铁的影响。可每周测定 1~2 次,低于 2g/L 表示已存在营养不良。

6. 总淋巴细胞计数(TLC)　可由血常规报告中白细胞总数 × 淋巴细胞百分比获得,低于 $1.5 \times 10^9/L$ 为异常,注意心衰、尿毒症、免疫抑制剂均可使淋巴细胞减少。

7. 迟发性皮肤超敏反应　分别皮内注射 2 种抗原(结核菌素、白色念珠菌抗原、植物血凝素等)各 0.1ml,观察 48 小时后注射处皮肤硬结、红斑,大于 5mm 者为阳性,两项均呈阳性者表示细胞免疫有反应性。

8. 氮平衡试验　机体蛋白质分解代谢的产物,最终以含氮物质的形式排出体外,比较每日摄入与排出的氮量,称为氮平衡测定。氮及热量摄入不足均可造成氮不平衡,氮平衡测定可动态反映蛋白质和能量平衡情况。常用于营养治疗过程中观察病人的营养摄入是否足够和了解分解代谢的演变。氮平衡(g)＝24小时氮摄入量(g)－[24小时尿量(L)×尿尿素氮含量(g/L)＋3g]，3g代表每日经尿、肺、皮肤的非尿素氮丢失，每排粪便1次,此值加1g,以代表从粪便中丧失的氮。如计算数为负值者是负氮平衡,表明体内蛋白分解多于合成。

(五)营养不良类型

1. **蛋白质－能量营养不良** 由于蛋白质－能量摄入不足而逐渐消耗肌肉组织及皮下脂肪,临床易于诊断,表现为体重、TSF和AMC等测量值下降,但血清蛋白值正常。

2. **蛋白质营养不良** 营养良好的病人患严重疾病时,因应激致高分解代谢、营养摄入不足,而出现血清白蛋白、转铁蛋白降低,细胞免疫及淋巴细胞计数异常,但人体测量值基本正常,临床上易被忽视。

3. **混合型营养不良** 由于长期营养不良而表现上述2种营养不良的某些特征,是一种非常严重、危害生命的营养不良,骨骼肌与内脏蛋白均下降,内源性脂肪及蛋白质贮备缺乏,多种器官功能受损,感染等并发症发生率较高。

(六)现代营养支持

营养支持根据病情的严重程度提供相对足够的热量,如果热量不足则加重机体"自身相食",热量过多也会加重机体代谢紊乱。现在营养治疗摒弃了简单的"静脉高营养",使应激状态(如严重创伤、感染、大手术后等)病人的营养治疗更为合理和准确:降低葡萄糖负荷、提高非蛋白热量中脂/糖比值、增加氨基酸的补充等。

1. **代谢支持** 代谢支持是给予适量代谢底物,推动组织与细胞各种代谢通路,保护和支持器官的结构和功能,主要是针对应激病人。支持的营养底物由糖、脂肪和氨基酸混合组成,减少葡萄糖负荷,每日非蛋白质能量不宜超过146kJ(35kcal)/kg,40%以上非蛋白能量由脂肪乳提供,每日蛋白质供给量不低于2～3g/kg,非蛋白质热卡:氮(g)比＜100～150:1。

2. **代谢调理** 代谢调理通过应用药物、生物制剂等来调理应激后代谢与营养机制,降低分解代谢,促进合成,达到减少机体蛋白质消耗,保存器官结构和功能目的。方法很多,代表性的有①合成激素,如重组人生长激素(rHGH)、胰岛素样生长因子(IGF-1)、胰岛素等;②通过环氧合酶抑制剂减轻全身性炎症反应综合征(SIRS),如布洛芬、吲哚美辛等;③拮抗分解激素,如生长抑素能同时抑制胰岛素和胰高血糖素分泌,降低术后病人蛋白质分解,对糖代谢影响不大。

3. **免疫营养** 免疫营养是指在危重病人营养配方中加入特殊营养素,增加机体抵抗力,减少抗生素使用,促进伤口愈合,减轻代谢反应。常用药物包括:①谷氨酰胺(Gln),是肠上皮、淋巴细胞的基本营养物质,能增加肠黏膜上皮厚度和绒毛高度,避免肠黏膜萎缩,减少细菌易位;②精氨酸,促进伤口愈合、淋巴细胞增殖、增强机体免疫、抗感染能力;③不饱和脂肪酸,是鱼油的主要成分,为白三烯合成抑制剂,能降低体内血栓素 A 和白三烯 B4 水平,减轻全身性炎症反应,对心血管、肝肾及肠道有保护作用;④短链脂肪酸,是结肠上皮细胞营养物质,增强肠屏障功能;⑤核苷酸,是蛋白质合成和细胞分裂所必需的,在维持免疫功能中起重要作用,调节 T 淋巴细胞成熟和功能。其他如抗氧化的维生素 C、维生素 E 等都是免疫营养中重要成分。

肠外营养

(一)适应证及禁忌证

营养支持有胃肠外营养与胃肠内营养两类方法,各有其适应证,两者之间可互相补充。胃肠外营养(parenteral nutrition,PN)是指营养物质经过胃肠道以外途径(静脉)进行补充的营养支持形式。凡是营养不良或者有营养不良可能,无胃肠道功能的患者,都是肠外营养治疗的适应证。

外科常见的肠外营养治疗指征有:①不能进食或不允许进食的疾病:术后至少有 4~5 天不能经口或鼻胃管进食、肠瘘(尤其是高位、高排量的肠瘘)、急性坏死性胰腺炎、慢性幽门梗阻和肠梗阻、长期昏迷者,肛管和结肠手术前后也是适应证。②胃肠吸收功能极差,以致生命难以维持的疾病:短肠综合征,广泛性肠道炎性疾病(Crohn 病、出血性肠炎、溃疡性结肠炎)的急性发作期或术前准备时,减少腹泻,使肠道休息,有利于减轻炎症和控制症状。③高代谢所致的营养不足和免疫功能低下的疾病:大面积烧伤、严重创伤、多发性骨折、多发性内脏损伤、败血症、弥漫性腹膜炎、全身复杂性大手术、器官移植等。④辅助性营养支持治疗:肿瘤病人接受大面积放疗和大剂量化疗,因药物毒性及强烈的胃肠道反应,进食少,体力下降,全身抵抗力降低而促使肿瘤发展;轻度肝肾功能障碍患者的蛋白合成功能低下,可试用肠外营养,但不能阻止其营养状况及器官功能的恶化。

禁忌证:休克、重度败血症、重度肺衰竭、重度肝衰竭、重度肾衰竭等,不宜应用或慎用。

(二)肠外营养分类

当胃肠外营养作为唯一营养补充方式时,称为完全肠外营养(total parenteral nutrition,TPN)。根据肠外营养的静脉途径,分为中心静脉和外周静脉营养。

1. **中心静脉营养** 中心静脉管腔粗、血流量大,输入的液体很快被血稀释,不受输入液浓度、pH和输注速度等限制,不易刺激血管壁,适用于静脉置管时间长,需输入高浓度的液体,或根据病人需要控制液体输入量。中心静脉插管常经锁骨下或颈内静脉途径,一般情况下每根导管可保留3个月以上;如管理得当保留1年以上。但尽管有安全的置管技术,严格的无菌操作,还是易引起许多并发症。另一种经周围静脉,如上臂头静脉、贵要静脉等将细导管插入到中心静脉(如上腔静脉根部)的方法,操作安全、简单,导管相关性感染率低,但其管径相对小,导管较长,使输液速度受到一定影响,使治疗受到一定限制。

2. **周围静脉营养** 周围静脉穿刺技术操作简单,无中心静脉穿刺相关的并发症。但由于外周静脉较细,静脉壁薄,血流量小,因此当静注营养液浓度和渗透压较高、pH较低时,常引起局部疼痛不适,甚至静脉炎,仅适用于短期营养支持者。

(三)胃肠外营养液成分、配制

1. **营养液成分**

(1)葡萄糖:是主要供能物质之一,常用10%、25%、50%浓度。应激状况下,葡萄糖耐量下降,即使补充外源性胰岛素,糖利用仍较差,通常产生胰岛素抵抗。

(2)脂肪乳剂:以大豆油或红花油等植物油、卵磷脂、甘油等制成,可在25~30℃保存。可供给较高的能量,且提供必需脂肪酸。一般脂肪乳剂的用量可占非蛋白能量的30%~50%,成年人每日以1~3g/kg为宜。常用的脂肪乳有:①长链脂肪乳剂(LCT):含油酸、亚油酸、亚麻酸的16~20碳链的三酸甘油酯,代谢过程中需肉毒碱作为辅助因子才能进入细胞线粒体氧化,临床常用10%、20%、30%剂型,每毫升供能为8.37、12.55kJ。应激情况下,肉毒碱产生较少,不利于长链甘油三酯代谢。②中链甘油三酯(6~12碳链)可不借助肉毒碱而直接进入细胞氧化产生较多酮体,为脑、肌组织提供能量,并且不形成脂肪组织,是良好的能源。但它不含必需脂肪酸,需与长链甘油三酯1:1混合成中/长链脂肪乳剂。用脂肪和糖作为热量来源,体内丙酮酸、乳酸减少,胰岛素接近正常水平,不会发生因糖过剩引起的脂肪肝。长期肠外营养病人(70kg)每日用10%脂肪乳剂500ml,仍不能使红细胞磷脂中的必需脂肪酸完全正常。所以,每日补充50~100g脂肪乳剂作为能量及必需脂肪酸的来源。

(3)氨基酸:主要供给合成蛋白质、生物活性物质的底物,一般用量为1~1.5g/(kg·d)。国内广泛使用复合氨基酸注射液,含有8种必需氨基酸及6~12种非必需氨基酸,临床制剂为7%、8.5%、11.4%浓度,每1 000ml含氮量分别为9.4g,14g,18g。一般采用氯离子含量低、支链氨基酸比例较适宜的通用型氨基酸,不但含有必需氨基酸,而且各种氨基酸的比例适当。另外,有以某种或某些氨基酸为主的非平衡氨基酸制剂,如支链氨基酸为主的制剂治疗肝性脑病,含谷氨酰胺双肽制剂等。

(4)水、电解质、维生素和微量元素:水的入量每天以2 000ml为基础,可按每日每4.18kJ(1kcal)热量给水1~1.5ml计算;尿量以每天1 000~1 500ml为基础,尿量过多要想到高糖高渗性和尿素性利尿的可能。成人主要电解质的需要量钠100~126mmol、钾60~80mmol、镁7.5~12.5mmol、钙5~10mmol、磷酸盐10mmol,可补充10%氯化钾、10%氯化钠、10%葡萄糖酸钙、20%硫酸镁、5%碳酸氢钠溶液等。每日维生素供给量维生素A25 000IU、维生素B_1 15mg、维生素B_2 5~10mg、维生素B_6 6mg、泛酸20mg、烟酰胺150mg、维生素B_{12} 10~15mg、叶酸2.5mg、维生素C500mg、维生素D100IU、维生素E5mg、维生素K_3 10mg。维生素常用制剂有水乐维他(Soluvit)1支含9种水溶性维生素;维他利匹特(Vitalipid)含4种脂溶性维生素,均为日需要量。每日微量元素需要量铜0.3mg、碘0.12mg、锌2.9mg、锰0.7mg、铬0.02mg、硒0.118mg、铁1.0mg,临床发现锌是若干酶的必要成分,如果锌缺乏可发生皮炎,如有体液额外丢失时,需要增加锌供给量。肠外营养中缺铬,易引起糖尿病、神经病变、感染等,补充后可纠正。安达美(Addamel)含9种微量元素日需要量,磷的补充依靠有机磷制剂甘油磷酸钠(Glycophos)。

(5)胰岛素:长时间肠外营养对机体生理代谢有某些影响,特别是对肝脏的影响。因为持续输入较高浓度(尤其是较高浓度的葡萄糖液)营养液,可刺激胰岛素分泌并维持较高水平,从而抑制脂肪分解,促进其合成,导致肝脂肪沉积。

2.营养液配置和输注 营养液配制与输注将直接影响着肠外营养的效果。肠外营养每日成人的氮需要量为0.15~0.2g/kg、热卡量100~134kJ/kg(24~32kcal/kg)、热量中脂肪∶糖=1∶1~2∶3,氮∶钾=

1g:5~10mmol、钠50~100mmol。提供足够能量是肠外营养一个重要问题,如果没有足够热量,就不能维持正氮平衡;当每日热量>167kJ/kg(40kcal/kg)时,氮平衡不继续增加,而且对多数病人造成负担,所以一般范围84~126kJ/kg(20~30kcal/kg)为宜。若病人有脂肪代谢紊乱,不宜使用脂肪乳剂,血甘油三酯>2.26mmol/L者要慎用;若病人需使用脂肪乳剂,使用前应做脂肪廓清率检查,了解其对外源性脂肪的利用情况。

肠外营养(成人体重55kg)的临床配方举例:①经周围静脉:5%~7%氨基酸液800ml、20%脂肪乳剂400ml、10%葡萄糖1 500~2 000ml、复合微量元素(Addamel)及维生素(Soluvit、Vitalipid)各10ml、10%氯化钠溶液90ml、10%氯化钾40ml、葡萄糖酸钙、硫酸镁及磷酸盐溶液10ml等;②经中心静脉:10%氨基酸550ml、20%脂肪乳剂500ml(或10%脂肪乳剂1 000ml)、40%葡萄糖500ml、10%葡萄糖1 000ml,如上补充电解质、微量元素、维生素等。

为保证营养素更好地被机体利用,使营养供给更符合生理要求,将每日需要的全部营养素按一定操作程序混合置于一大容器中输注,称为全营养混合液或全合一液(all in one),使用简便,可以减少污染和气栓。

> **特别提示** 其配制的先后顺序和步骤:将电解质、微量元素、水溶性维生素、胰岛素等加入氨基酸液中,将磷酸盐溶液加入另一瓶氨基酸液,脂溶性维生素则加入脂肪乳剂中,含有各种添加物的氨基酸与葡萄糖液注入高分子材料制成的3L静脉营养袋中,最后加入脂肪乳剂并轻轻摇匀混合。配液时应严格遵守无菌操作原则,并在专门的配液室内完成。

肠外营养的输注途径可经中心静脉或周围静脉输注,方法有两种:①持续输注法:将每日预定输入的营养液均匀地分布于24小时内,可用输液泵控制以保证输注速度的稳定,胰岛素分泌和血糖不会有较大波动,防止出现低血糖或高渗非酮性高血糖昏迷等并发症。由于氮源、能量及其他营养素的供应处于持续、均匀状态,尤其对较长时间胃肠道不能利用,机体需要量增加,有较多额外丢失的病人,经中心静脉持续输注可保证机体的需要,同时减少反复穿刺的痛苦。②循环输入法。将每日营养液缩短至12~18小时内输入,增加下床活动时间,改善病人生活质量,此种方法为临床广泛应用。在进行循环输注前,要计算热量、蛋白质和液体需要量及输注时间,输注速度应逐渐增加或减少,以防高血糖发生。如高血糖持续存在,则延长输注时间,或加入小剂量胰岛素,如以上处理无效则仍应使用持续输注法。

如果病人特别衰弱或免疫极度低下,应用终端过滤器(0.22~1.2μm),防止病原体(真菌)输入人体。为了防止病人因咳嗽等动作导致中心静脉插管回血堵塞,也使病人可下地活动,多主张使用输液泵。由微电脑控制的输液泵均有气泡或走空报警器,对输液泵的流速要定期进行校正,加用滤器更增加防止输入空气的可能。

(四)肠外营养的并发症

1. 代谢并发症

(1)糖代谢紊乱:①低血糖:高渗葡萄糖可刺激胰岛细胞增加胰岛素的分泌量,可升至其生理极限,而对胰岛素生理性反应障碍者,则需补充外源性胰岛素。但外源性胰岛素不会抑制内源胰岛素的分泌,因而对糖耐量受损的病人加用胰岛素时,当临床病情好转时未及时调整胰岛素用量,就有可能发生低血糖,甚至低血糖昏迷。当高浓度葡萄糖液输注减慢、快速输液后突然停止或输液完毕后15~20分钟时都可能出现低血糖。②高渗非酮症高血糖性昏迷:多因葡萄糖总量输入过多或速度过快,尤其在严重感染、外科创伤、水电解质失衡基础上,或应用某些药物使渗透压进一步升高,而内源性胰岛素不足或产生胰岛素抵抗,外源性胰岛素供给不够,血糖高达33.6~39.2mmol/L(600~700mg/dl)造成高渗利尿,脱水以达到相当严重程度。高渗非酮症高血糖性昏迷是TPN最危险的代谢并发症,死亡率高达20%~40%,应注意防治。调节好并稳定液体输入的速度,并注意有无利尿、出入量平衡等,辅以血糖、尿糖等检查,治疗上,特别是应激状态下可加用适量的外源胰岛素,按8~12g葡萄糖加1U胰岛素。

(2)脂肪代谢异常:必需脂肪酸缺乏或维生素E不足可出现血清磷脂、亚油酸、亚麻酸、花生四烯酸缺乏。肝胆疾病或脂质代谢异常的病人输注过量脂肪乳剂,可出现"脂肪超载综合征",应注意控制剂量和输注速度,并严格监测脂肪廓清能力。

(3)氨基酸代谢异常:输注的氨基酸液中所含氯化物量过高,引起高氯血症及高氯性酸中毒;氨基酸模式不佳导致高氨血症、血清氨基酸不平衡等并发症。肝肾功能不全者和儿童容易发生,纠正方法是改用氨基酸的醋酸盐,并用含游离氨低的氨基酸溶液。牛磺酸是胱氨酸的衍生物,是脑及视网膜发育所必需的。长期接受肠外营养的重病人可出现视力减退,恢复天然饮食后则视力恢复,可能与长期无牛磺酸肠外营养造成体内牛磺酸缺失有关。色氨酸对类固醇代谢,蛋氨酸和苯丙氨酸对儿茶酚代谢、呼吸功能和食欲都有影响。

(4)其他代谢并发症:包括各种电解质紊乱、酸碱失衡及微量元素缺乏等。严重的低血磷症可表现为昏睡、肌肉软弱、口周或肢端刺痛、呼吸困难，甚至发生昏迷抽搐，血中红细胞2,3-二磷酸甘油酸降低等，每日按需补充就可完全预防。锌缺乏可导致口周、肛周红疹、出血性皮疹、皮肤色素沉着、脱发、腹痛、腹泻或伤口愈合不良等，严重锌缺乏的病人往往病情危重，长期肠外营养的病人需补充足够的锌制剂。

2. 感染性并发症　接受TPN的危重病人易患感染并发症，最常见的是导管相关性感染，多由表葡球菌、金葡球菌、真菌等引起。导管及皮肤戳口、营养液配制和输注过程等，是病原体入侵的常见部位和原因。接受TPN者若出现寒战、高热、血WBC升高，排除其他部位感染的可能性后，应考虑导管相关性感染。拔除导管后，将其尖端残留营养液连同导管抽出血液及其他部位抽出的血液送细菌培养。大多数导管相关性感染在导管拔除后抗感染治疗，病情得以控制。

除与深静脉导管有关的败血症外，其原因尚有：①营养液病原体污染，存在致热源与过敏反应；②肠道细菌易位；③其他原因，如原发的菌血症或切口感染、肺炎、尿路感染、静脉炎、腹腔内感染等。防治原则应严格无菌条件下配制营养液，尽量采用三合一营养液袋输注并加强护理；病人体弱、广谱抗生素和激素治疗者，肠外营养治疗时易招致多重感染或真菌感染，应警惕并予以积极治疗。若有肠道细菌易位感染的可能，应联合应用谷氨酰胺维持肠道屏障的结构与功能。目前的商品氨基酸混合液均不含谷氨酰胺，谷氨酰胺能促进氮平衡、保护肠黏膜、减少细菌移位和肠道毒素入血，值得注意并予补充。

3. 中心静脉导管相关的并发症　常发生于放置深静脉导管与导管留置期间，穿刺针可误伤锁骨下动脉、臂丛神经、胸导管、膈神经、气管等，造成气胸、血胸、血气胸、空气栓塞、导管头侧异位、导管栓塞、静脉炎和静脉栓子、肺栓塞、导管相关性感染(局部感染和败血症)、液体输入胸腔或纵隔等，严重的引起上腔静脉破裂大出血或导管过深进入右心室引起心肌激惹、心律不齐和瓣膜损伤。

> **特别提示**　置管操作必须严格按规程和技术要求，其原则是导管尖端应在上、下腔静脉根部，插管后可摄胸片了解导管的位置；采用不透X线导管摄平片就可，如是普通硅管须注入对比剂3ml后摄片。

下述情况应避免做锁骨下静脉穿刺：①全身肝素化或凝血机制严重障碍；②严重肺气肿者肺尖过高；③胸廓畸形、解剖标志不清；④做过颈或胸部手术，改变了解剖关系者。经颈内静脉中心静脉置管可减少和避免并发症的发生。导管留置期间必须严密观察其位置固定、输注通畅,严防导管滑脱等意外。严格执行导管穿入处皮肤的消毒护理常规,一旦发生并发症,应迅即处理。掌握经深静脉输注适应证,一旦病人情况允许,尽快改由周围静脉途径。

4.肝胆系统异常 临床上常发现肠外营养时转氨酶、碱性磷酸酶、血清胆红素升高,与氨基酸耐受性不良、长期应用高糖、儿童长期应用脂肪乳剂等有关,尤其在缺乏必需氨基酸时。这种肝毒性反应一般是可逆的。如果氨基酸溶液存在二硫化钠作为色氨酸稳定剂,其分解产物可致肝毒性损害。肝脏功能异常者,输入色氨酸、苯丙氨酸等高含量溶液,改变血浆氨基酸谱,可引起脑病,在这种情况下应输入支链氨基酸。长时间肠外营养病人可发生胆汁潴留性肝炎,和胆汁中水分和胆囊收缩素分泌减少有关,出现胆囊胀大的现象。出现肝功能异常及黄疸时应考虑中止肠外营养治疗。

(五)肠外营养的管理和监测

行中心静脉插管输注时应严格无菌操作,单腔导管最好不同时作其他药物输注途径。严密观察病人生命体征、局部情况,了解病人有无胸闷、呼吸困难等,及时发现插管并发症并进行处理。输注时注意有无气栓、静脉炎、败血症等发生,输注过程中应加强巡视,有条件者可用输液泵,注意使用仪器的维护。

> **特别提示** 每日应更换输液管道1次,静脉导管与输液管连接处常规涂擦消毒,换输液管时严防空气进入。静脉导管入口的皮肤周围应每日消毒,并更换消毒敷料1次,发现敷料潮湿及时更换,以防导管口感染,对导管入口处皮肤定期做细菌培养。周围静脉输注时应每24小时更换输注部位,减少对血管内皮的刺激和静脉炎。若有输液反应,首先考虑静脉导管感染,即刻拔出导管及做细菌培养。根据计划应用持续或循环输注,按时、按量均匀完成每日治疗量,切记不能过快。

通过营养期间的监测,便于了解营养支持的疗效和并发症,更改、调整治疗方案。酌情可采用测体温、脉搏每天4次,每天测血压1次,记24小时尿量和总出入液量,每3~7天测1次体重,每2周测1次上臂中点周径及皮褶厚度。实验室监测包括每天分析尿钾、尿钠、尿素氮的排出量,每周1次血常规检查,定期查血糖及尿糖、肝肾功能及血脂、水、电解质、血浆渗透浓度、氮平衡等,并定期进行营养残液培养和肝胆B超。在输完脂肪乳6小时后,可采集血标本离心,观察脂肪廓清情况,有条件者应做血清氨基酸谱和必需脂肪酸测定。患者如果胃肠道功能允许,应考虑联合肠内营养。

肠内营养

肠内营养(enteral nutrition,EN)指经鼻-胃、鼻-肠管或经胃肠造瘘管滴入营养物质,也有的病人愿意分次经口摄入,可提供人体必需能量和各种营养素以满足代谢需要。在消化道尚有部分功能时,胃肠内营养可取得与肠外营养相同效果,更较符合生理和经济学,使用安全方便。因膳食的蠕动刺激消化道生长激素分泌,加速胃肠道功能与形态的恢复。肠内营养提供的营养素较全面,要素肠内营养不需消化,非要素肠内营养亦易消化,通过较短的肠道或较小的肠黏膜面积均可吸收,并能改变肠道菌丛。要素肠内营养无残渣和乳糖,对肠道和胰外分泌刺激较轻。肠内营养的可行性主要取决于小肠是否具有吸收各种营养素的功能,只要胃肠功能允许,应首选肠内营养。

(一)适应证和禁忌证

1. 适应证　自然营养摄入不足,应首选肠内营养,实施肠内营养的必要条件是最少必须有100cm空肠或150cm回肠具备完整的消化吸收功能。小肠蠕动、消化、吸收功能在开腹术甚至结肠手术后几小时即可恢复正常,只要喂养管能置入空肠,很多手术后第1天即可开始早期肠内营养。

(1)不能经口摄食或经口摄食不足:中枢神经系统紊乱、知觉丧失、脑血管意外以及咽反射丧失而不能吞咽者;口腔、咽喉或食管的手术,结肠手术,结肠镜和X线检查前准备,可用无渣的要素肠内营养,使肠道清净。重度烧伤、重度创伤、重度败血症、重度甲亢、癌症及放化疗时。此外,如厌食引起的蛋白质-能量营养不良、抑郁症,营养不良病人术前、术后营养补充均可采用肠内营养。

(2)胃肠道疾病:短肠综合征,因克罗恩病、肠系膜血管栓塞、肠扭转行大段小肠切除术后病人,有时甚至需要长期肠外营养并兼用肠内营养,有利于肠道代偿性增生与适应。为胃肠道瘘患者提供给营养而不致从瘘孔流出,要素型较非要素肠内营养更能降低瘘液排出量,适用于低位小肠瘘、结肠瘘及远端喂养的胃、十二指肠瘘。有的学者建议,高位胃、十二指肠瘘应由空肠造口给以要素肠内营养;近端有100cm功能良好小肠的小肠瘘,也可由胃内喂养。炎性肠道疾病(溃疡性结肠炎与Crohn病)待病情缓解,小肠功能恢复可耐受要素肠内营养时,可试用连续管饲提供热量与蛋白质。处理胰腺炎严重并发症而需开腹手术时,或胰腺炎病人麻痹性肠梗阻消退后,可用空肠内要素营养喂养。憩室炎、胆盐腹泻、顽固性腹泻、严重吸收不良综合征及严重营养不良病人,在肠内营养以前,应给予一段时间的肠外营养,以改善小肠黏膜及消化酶的活力。

(3)其他:心脏病所致恶病质时,如经口摄入热量不足4 184kJ/d(1 000kcal/d),则应用肠内营养补充,以维持代谢需要。先天性氨基酸代谢缺陷病、肝肾衰竭者可分别采用特殊用途的肠内营养。

2. 禁忌证

(1)月龄<3个月的婴儿,不能耐受高渗液的肠内喂养,应采用等张的婴儿肠内营养液。使用时要注意电解质紊乱,并补充足够水分。

(2)消化道疾病:严重麻痹性肠梗阻、上消化道出血、顽固性呕吐、腹膜炎或急性腹泻。空肠瘘病人,不论在瘘口上、下端喂养均有一定困难。

(3)其他:重度糖尿病和接受高剂量皮质激素治疗病人,不能耐受肠内营养的糖负荷。

(二)肠内营养液成分和选择

1. 营养液成分和特性 营养液的热量主要来自糖和脂肪,与其他营养素亦有关。糖类包括葡萄糖、双糖、低渗的淀粉、糊精等,乳糖不耐受者应慎用含乳糖制剂。脂肪来源包括长链脂肪酸(LCT)、中链脂肪酸(MCT)或其混合物,由红花油、葵花籽油、玉米油、大豆油或花生油提供。吸收不良或LCT代谢异常患者以MCT或LCT+MCT供热为宜。大多数商品制剂为渗透压适宜、低黏度的肠内营养制剂,热量密度为1kcal/ml、1.5kcal/ml和2kcal/ml三种(表1-3)。对高度应激患者采用高热量制剂,并额外补充水分以防脱水。

表1-3 常用肠内营养制剂及主要成分、热量

制剂(商品名)	主要成分	热量
安素(Ensure)	麦芽糖糊精、酪蛋白、植物脂肪	7 531J(每听400g)
能全素(Nutrison powder)	水解玉米淀粉、酪蛋白、玉米油	8 368J(每听430g)
百普素(Pepti2000)	短肽链水解蛋白、氨基酸	2 067J(每袋126g)
爱伦多(Elenter)	复合氨基酸	1 255J(每袋80g)
能全力(Nutrison fibre)	麦芽糖糊精、酪蛋白、植物脂肪、大豆多糖纤维	2 092J(每瓶500ml)

蛋白质分别来自整蛋白、蛋白水解物和氨基酸。整蛋白制剂适用

于胃肠功能正常者。通常蛋白质含量以蛋白质产热量占总热量百分率（即热量分配%）表示，高氮制剂的蛋白质热量22%～24%，标准制剂的蛋白质热量低于20%。

各种商品的维生素与矿物质含量，尤其是电解质量相差较大。电解质、矿物质及维生素应按每天需要量供给。多数完全肠内制剂每提供2 000kcal热量，所含维生素可达到每日需要量。当维生素需要量增加、电解质失衡或微量元素不足时，应另行补充。

要素制剂为无渣制剂，长期使用要素制剂应考虑补充膳食纤维。含膳食纤维的制剂包括添加水果及蔬菜泥的匀浆制剂和含大豆多糖纤维的非要素制剂，对长期肠内营养而便秘者是有益的。选择肠内营养制剂时，应考虑其渗透浓度和pH值。当高渗透浓度营养液进入肠道时，胃肠道将分泌大量水以稀释溶液浓度，肠道蠕动加快，病人出现腹部不适、恶心、腹泻等症状。肠内营养液大多呈微酸性至中性（pH4～7），若低于3.5，可延缓胃排空及降低胃蠕动。有的肠内营养常含谷氨酰胺、MCT、膳食纤维等成分，有利于肠道功能恢复。肠内营养液应按无菌原则配制，当日配制，即时冷藏，当日用完，病人每天的营养液容量、浓度应逐日增加，要求经3～4天适应期后达到全量。

2. 肠内营养配方的种类及选择　　根据肠内营养制剂组成，可分为要素制剂、非要素制剂、组件制剂和特殊治疗用制剂4类。肠内营养配方的选择应根据：①评定病人营养状况，确定营养需要量；②根据病人消化吸收能力和可能吸收部位，确定配方中营养素组成；③考虑喂养途径，小肠内营养液应选用等渗配方；④病人是否对营养素过敏或不能耐受；⑤肠内营养配方种类。

（1）要素制剂（elemental diet）：是人工制成的要素饮食，包含自然食物中各种营养要素——葡萄糖、脂肪、氨基酸（或蛋白质水解物）、矿物质和维生素等，无需消化直接或接近直接吸收利用，不含残渣或极少（不含膳食纤维），仅有少量内源性残渣进大肠，可根据需要增减营养素成分或改变比例。但可口性差，若含糖过多、甜度过高而不宜长期服用。要素制剂以管饲效果为佳。

（2）非要素制剂（non-elemental diet）：以整蛋白或蛋白游离物为氮源，浓度接近等渗（300～450mOsm/L），口感较好，服用方便，耐受性好，适于胃肠功能健全者的口服和管饲，包括匀浆制剂和整蛋白配方的非要素制剂。匀浆制剂是采用天然食物（肉、蛋、奶、油、淀粉、蔬菜、水果等），经捣碎搅拌制成，需胃肠道消化，残渣量大，适用于肠道功能正常病人。由于固体成分易沉降，黏度高，宜采用大口径管输注。整蛋白配方的非要素制剂按营养需要配制成液体或粉剂，其中蛋白质未预先水解消化,仍是完整的蛋白质(如大豆蛋白、酪蛋白)。营养素较全面,适合于胃肠功能完好的危重或逐渐康复病人。

(3)组件制剂:是指营养素组件仅以某种或某类营养素为主的肠内营养制剂,可以对其他肠内制剂进行补充或强化,以适应临床个体差异和特殊需要,主要包括蛋白质、脂肪、糖类、维生素和矿物质组件。特殊应用制剂是为特殊病人提供的专门制剂,例如针对婴儿、肝衰竭、肾衰竭、肺病或创伤等患者用制剂。

(三)肠内营养的输入途径和方法

1. **输入途径** 取决于疾病本身、喂养时间长短、精神状态及胃肠功能,主要经口服和管饲喂养。管饲包括经鼻-胃插管、鼻-十二指肠/鼻-空肠置管或胃/空肠造口途径等。鼻-胃插管适用于胃肠道完整、代谢需要量增加、昏迷者的短期应用,因胃的容量大,对渗透压不甚敏感,故营养素可较粗放,输注亦较简便,适用于要素饮食、匀浆及合成低渣饮食、混合奶、天然混合食物(混入消化剂)等,缺点是较易引起反流和呕吐,特别是有昏迷病人误吸的危险。

鼻-十二指肠/鼻-空肠置管或造口途径,利用不透 X 线特殊材料加重胃肠管的末端,使其随消化道蠕动或内镜送过幽门直接进入十二指肠或空肠,可以方便观察其停留位置,为临床肠内营养最普遍使用的途径,优点是避免呕吐及误吸,可同时允许经口进食或胃、十二指肠减压,适用于长期治疗,另外病人心理负担亦较小。

2. **管饲输入方法** 投给方法分为:①一次投给:将注射器吸取营养液 5~10 分钟内缓慢注入鼻-胃管内,每次约 200~300ml,每日 6~8 次。初期可能出现不易耐受,发生恶心、呕吐、腹胀、腹痛和腹泻,但可逐渐适应。②间歇重力滴注:营养液经喂养管缓缓滴注,每次 250~500ml,每日 4~6 次,速率约为 30ml/min(如感不适可减慢滴速),此法常用,多数病人耐受,可有较多下床活动及类似正常餐次。③连续输注:通过重力滴注或输注泵 100~125ml/h,连续 12~24 小时输注,适于危重症、十二指肠或空肠近端喂养者。注入的总量、速率和浓度应随病人耐受情况调整,一般需要 3~4 天适应期。若已接受肠外营养 2 周以上,适应期应延长,管饲不足暂时由静脉补足。

(四)肠内营养的并发症

肠内营养制剂封装前的污染,以及其在稀释、混合配制、放置过程中可被细菌、真菌污染均可引起感染性并发症。此外还要注意以下方面:

1. **喂养管并发症** 包括因导管过粗、材料较硬等造成鼻咽、喉部及胃肠黏膜损伤,硬质导管可造成消化道穿孔。另外,还有营养管堵塞和导管异位误入气管或深度不符合要求等。严守操作规程,选用质地柔软、稳定性好的喂养管防止此类并发症。

2. 呕吐与误吸　因呕吐导致的误吸常见于虚弱、昏迷病人,因为反流、误吸可引起吸入性肺炎。

> **特别提示**　防治原则是对此类病人不用或慎用经胃肠途径灌注,密切注意观察喂养管的位置及灌注速率,采取床头抬高30°,避免夜间灌注,经常检查胃充盈程度和胃内残留量,当胃内残留量达100~150ml时,应减慢或停止灌注。

3. 胃肠道不适　包括恶心、呕吐、腹胀、腹痛、腹泻等,与营养制剂选择或输注方法不当有关,在危重病人肠内营养开始时较易发生,特别是病人存在腹腔或全身感染,肠吸收与运动功能往往较差。此外有小肠对脂肪不耐受,营养液易孳生细菌或真菌导致肠炎,严重低蛋白血症等引起腹泻。

> **特别提示**　防治原则是针对病因处理,应注意开始时逐日增加营养液总量及浓度,若从冰箱内取出应有适当的加温措施。经空肠造瘘输入过快或浓度过高,可发生倾倒综合征。肠内营养时,尤其依赖重力滴注,因受腹腔压力影响输注速度时快时慢,有些病人难以适应,故最好用输液泵保持恒速输入。

4. 代谢并发症　由于胃肠本身吸收、调节和适应作用很强,代谢性并发症很少见。但完全的肠内营养如肠外营养一样可引起水电解质失衡(脱水、高钠、高氯、氮质血症)、血糖紊乱、某些营养素缺乏或过剩等。对于危重病、老年、糖尿病及意识障碍病人或小儿则危险性较高,但总体发生率较肠外营养的并发症明显要低,且易控制与纠正。防治必须做到随时监测,并注意无溶质水的补充。

(五)肠内营养的管理和监测

一般医护人员大多胜任肠内营养的管理。在特殊情况下,可以要求专业营养师或经验较多的外科、内科医生协助经内镜安置胃内、空肠内导管。营养治疗期间的监测参考肠外营养的检查指标。

(方天翎)

第九节 麻 醉

麻醉前准备和麻醉前用药

（一）麻醉前病情评估

为了提高麻醉的安全性，麻醉前应仔细阅读病历，详细了解临床诊断、病史记录及与麻醉有关的检查。访视病人时，应询问手术麻醉史、吸烟史、药物过敏史及药物治疗情况，平时体力活动能力及目前的变化。重点检查生命体征，心、肺及呼吸道，脊柱及神经系统，并对并存病的严重程度进行评估。根据访视和检查结果，对病情和病人对麻醉及手术的耐受能力做出全面评估。美国麻醉医师协会（ASA）将病情分为5级（表1-4），对病情的判断有重要参考价值。

表1-4 ASA病情分级和围手术期死亡率

分级*	标准	死亡率（%）
Ⅰ	体格健康，发育营养良好，各器官功能正常	0.06~0.08
Ⅱ	除外科疾病外，有轻度并存病，功能代偿健全	0.27~0.40
Ⅲ	并存病较严重，体力活动受限，但尚能应付日常活动	1.82~4.30
Ⅳ	并存病严重，丧失日常活动能力，经常面临生命威胁	7.80~23.0
Ⅴ	无论手术与否，生命难以维持24小时的濒死病人	9.40~50.7

注：*急症病例注"急"或"E"，表示风险较择期手术增加。

一般认为，Ⅰ~Ⅱ级病人对麻醉和手术的耐受性良好，风险较小。Ⅲ级病人的器官功能虽在代偿范围内，但对麻醉和手术的耐受能力减弱，风险性较大，如术前准备充分，尚能耐受麻醉。Ⅳ级病人因器官功能代偿不全，麻醉和手术的风险性很大，即使术前准备充分，围手术期的死亡率仍很高。Ⅴ级者为濒死病人，麻醉和手术都异常危险，不宜行择期手术。围手术期的死亡率与ASA分级的关系密切（表1-4）。

(二)麻醉前准备事项

1. 纠正或改善病理生理状态

> **特别提示**
>
> 术前应改善营养不良状态,纠正脱水、电解质紊乱和酸碱平衡失调。合并心脏病者,应重视改善心脏功能;合并高血压者,应系统治疗以控制收缩压低于 24kPa(1kPa = 7.5mmHg)、舒张压低于 13.3kPa 较为安全;合并呼吸系统疾病者,术前应检查肺功能、动脉血气分析和肺 X 线片,停止吸烟至少 2 周,并进行呼吸功能训练,应用有效抗生素 3~5 天以控制急、慢性肺部感染;合并糖尿病者,择期手术应控制空腹血糖不高于 8.3mmol/L,尿糖低于(++),尿酮体阴性;急诊伴酮症酸中毒者,应静滴胰岛素消除酮体、纠正酸中毒后手术;如需立即手术者,虽然可在手术过程中补充胰岛素、输液并纠正酸中毒,但麻醉的风险性明显增加。

2. 精神状态的准备 访视病人时,应以关心和鼓励的方法消除其思想顾虑和焦虑心情。可将麻醉方法、术中可能发生的不适及应该配合的情况向病人作恰当的解释,取得病人的理解、信任和合作。对于过度紧张而难以自控者,应以药物配合治疗。

3. 胃肠道的准备 择期手术前常规排空胃,以免围手术期间发生胃内容反流、呕吐或误吸,及由此而导致的窒息和吸入性肺炎。成人择期手术前应禁食 12 小时,禁饮 4 小时;小儿术前禁固体食物 4~6 小时,禁饮 2~3 小时;急症病人也应充分考虑胃排空问题。

4. 麻醉设备、用具及药品的准备 麻醉前必须对麻醉和监测设备、麻醉用具及药品进行准备和检查。无论实施何种麻醉,都必须准备麻醉机、急救设备和药品。麻醉期间除监测病人的生命体征,如血压、呼吸、ECG、脉搏和体温外,还应根据病情和条件,选择适当的监测项目。在麻醉实施前对已准备好的设备、用具和药品等,应再一次检查和核对。术中所用药品,必须经过核对后方可使用。

(三)麻醉前用药

1. 目的 消除病人紧张、焦虑及恐惧的心情,使病人在麻醉前能够情绪安定,充分合作;提高病人的痛阈,缓和或解除原发疾病或麻醉前有创操作引起的疼痛;抑制呼吸道腺体的分泌功能,减少唾液分泌,以防发生误吸;消除因手术或麻醉引起的不良反应,特别是迷走神经反射,维持血流动力学的稳定。

2. 药物选择 全麻病人以镇静药和抗胆碱药为主,硬膜外麻醉、腰麻病人以镇静药为主。冠心病及高血压病人的镇静药剂量可适当增加,而心脏瓣膜病、心功能差及病情严重者,镇静及镇痛药的剂量应酌减。一般状况差、年老体弱者、恶病质及甲状腺功能低下者,用药量应减少;而年轻体壮或甲亢病人,用药量应酌增。麻醉前用药一般在麻醉前30~60分钟肌内注射。常用药物见表1-5。

表1-5 常用麻醉前用药

药物类型	药 名	作 用	用法和用量(成人)
安定镇静药	地西泮(Diazepam) 咪达唑仑(Midazolam)	安定镇静、催眠、抗焦虑、抗惊厥	肌注5~10mg 肌注0.04~0.08mg/kg
催眠药	苯巴比妥	镇静、催眠、抗惊厥	肌注0.1~0.2g
镇痛药	吗啡(Morphine) 哌替啶(Pethidine)	镇痛、镇静	肌注0.1mg/kg 肌注1mg/kg
抗胆碱药	阿托品(Atropine) 东莨菪碱(Scopolamine)	抑制腺体分泌、解除平滑肌痉挛和迷走神经兴奋	肌注0.01~0.02mg/kg 肌注0.2~0.6mg

全身麻醉

麻醉药经呼吸道吸入或静脉、肌内注射进入体内,产生中枢神经系统的抑制,临床表现为神志消失,全身的痛觉丧失,遗忘,反射抑制和一定程度的肌肉松弛,这种方法称为全身麻醉。对中枢神经系统抑制的程度与血液内的药物浓度有关,并且可以调控。这种抑制是完全可逆的,当药物被代谢或从体内排出后,病人的神志和各种反射逐渐恢复。

(一)全身麻醉药

1. 吸入麻醉药 吸入麻醉药是指经呼吸道吸入进入人体内并产生全身麻醉作用的药物。常用的吸入麻醉药包括:氧化亚氮(N_2O)、安氟醚、异氟醚、七氟醚、地氟醚等。

2. 静脉麻醉药 经静脉注射进入体内,通过血液循环作用于中枢神经系统而产生全身麻醉作用的药物,称为静脉麻醉药。优点为诱导快,对呼吸道无刺激,无环境污染。常用静脉麻醉药有:硫喷妥钠、氯胺酮、γ-羟丁酸钠(γ-OH)、乙咪酯、异丙酚等。

3. **肌肉松弛药** 又称肌松药,为全麻用药的重要组成部分,不仅便于手术操作,也有助于避免深麻醉带来的危害,包括去极化肌松药和非去极化肌松药。常用肌松药有:琥珀胆碱(又称司可林)、氯筒箭毒碱、潘库溴铵、维库溴铵、阿曲库铵等。除琥珀胆碱为去极化肌松药外,其余均为非去极化肌松药。

4. **麻醉辅助用药** 主要用于全身麻醉时起辅助性镇静镇痛作用,包括:地西泮(安定)、咪达唑仑(咪唑安定)、氟哌利多、吗啡、哌替啶(度冷丁)、芬太尼等。

(二)全身麻醉的实施

1. **全身麻醉的诱导** 全身麻醉的诱导是指病人接受全麻药后,由清醒状态到神志消失,并进入全麻状态后进行气管内插管,这一阶段称为全麻诱导期。诱导前应准备好麻醉机、气管插管用具及吸引器等,开放静脉和胃肠减压管,测定血压和心率的基础值,并应监测 ECG 和脉搏血氧饱和度(SPO_2)。全麻诱导方法包括吸入诱导法和静脉诱导法。

2. **全身麻醉的维持** 全麻维持期的主要任务是维持适当的麻醉深度与肌松以满足手术的要求并保证循环和呼吸等生理功能的稳定。

(1)吸入麻醉药维持:经呼吸道吸入一定浓度的吸入麻醉药,以维持适当的麻醉深度。由于 N_2O 的麻醉性能弱,高浓度吸入时有发生缺氧的危险,因而难以单独用于维持麻醉,挥发性麻醉药的麻醉性能强,高浓度吸入可使病人意识、痛觉消失,能单独维持麻醉,但肌松作用并不满意,吸入浓度越高,对生理的影响越严重。因此,临床上常将 N_2O 等挥发性麻醉药合用维持麻醉,必要时加用肌松药。肌松药不仅使肌肉松弛,并可增强麻醉作用,以减轻深麻醉时对生理的影响。

(2)静脉麻醉药维持:为全麻诱导后经静脉给药维持适当麻醉深度的方法。根据手术需要和不同静脉全麻药的药理特点可选择单次、分次和连续输注静脉给药方法。目前所用静脉全麻药中,除氯胺酮外,多数都属于镇静催眠药,缺乏良好的镇痛作用,单一的静脉全麻药仅适用于全麻诱导和短小手术,而对复杂或时间较长的手术,多选择复合全身麻醉。

(3)复合全身麻醉:是指两种或两种以上的全麻药或(和)方法复合应用以达到最佳临床麻醉效果。随着静脉和吸入全麻药品种的日益增多,复合麻醉在临床上得到越来越广泛的应用。根据给药的途径不同,可分为全静脉麻醉和静脉与吸入麻醉药复合的静吸复合麻醉。

全静脉麻醉:是指在静脉麻醉诱导后,采用多种短效静脉麻醉药复合应用,以间断或连续静脉注射法维持麻醉。目前常用静脉麻醉药的镇痛作用很差,故在麻醉过程中需用强效麻醉性镇痛药,以抑制应激反应,加强麻醉效果。为了达到肌肉松弛和便于施行机械通气的目的,必须给予肌松药。这样既可发挥各种药物的优点,又可克服各自的不良作用,具有诱导快、操作简便、可避免吸入麻醉药引起的环境污染。但是这要求麻醉医师必须精通各种药物的药理特点,才能灵活用药,取得良好麻醉效果。目前常用的静脉麻醉药有异丙酚、咪达唑仑,麻醉性镇痛药有吗啡、芬太尼,而肌松药则根据需要选用长效或短效者。

静吸复合麻醉:全静脉麻醉的深度缺乏明显的标志,给药时机较难掌握,有时麻醉可突然减浅。因此,常吸入一定量的挥发性麻醉药以保持麻醉的稳定,一般在静脉麻醉的基础上,于麻醉减浅时间段吸入挥发性麻醉药,这样既可维持相对麻醉稳定,又可减少吸入麻醉药的用量,且有利于麻醉后迅速苏醒。静吸复合麻醉适应范围较广,麻醉操作和管理都较容易掌握,极少发生麻醉突然减浅的被动局面。但如果掌握不好,也容易发生术后清醒延迟。

3. 全身麻醉深度的判断 复合麻醉技术的临床应用,对全身麻醉深度判断带来困难,维持适当的麻醉深度是重要而复杂的,应密切观察病人,综合各项反应做出合理判断,并根据手术刺激的强弱及时调节麻醉深度,以适应手术麻醉的需要。临床上通常将麻醉深度分为浅麻醉期、手术麻醉期和深麻醉期(表1-6),对掌握麻醉深度有一定参考意义。

表1-6 通用临床麻醉深度判断标准

麻醉分期	呼 吸	循 环	眼 征	其 他
浅麻醉期	不规则 呛咳 气道阻力↑ 喉痉挛	血压↑ 心率↑	睫毛反射(-) 眼球运动(+) 眼球反射(+) 流泪	吞咽反射(+) 出汗 分泌物↑ 刺激时体动
手术麻醉期	规律 气道阻力↓	血压稍低但稳定, 手术刺激无改变	眼睑反射(-) 眼球固定中央	刺激时无体动 黏膜分泌物消失
深麻醉期	膈肌呼吸 呼吸↑	血压↓	对光反射(-) 瞳孔散大	

(三)全身麻醉的严重并发症及其处理

1. 反流与误吸 全麻时容易发生反流和误吸,尤其以产科和小儿外科病人的发生率较高。全麻诱导时因病人的意识消失,咽喉部反射消失,一旦有反流物即可发生误吸。各种原因引起的胃排空时间延长,使胃内存积大量胃液或空气,容易引起反流。全麻后病人没有完全清醒时,吞咽呛咳反射未恢复,也易发生胃内容物的反流及误吸。无论误吸物为固体食物或胃液,都可引起急性呼吸道梗阻。完全性呼吸道梗阻可立即导致窒息、缺氧,如不能及时解除梗阻,可危及病人的生命。误吸胃液可引起肺损伤、支气管痉挛和毛细血管通透性增加,导致肺水肿和肺不张。肺损伤的程度与胃液量和 pH 相关,吸入量越大,pH 越低,肺损伤越重。

> **特别提示** 麻醉期间预防反流和误吸主要措施包括:减少胃内容物的滞留,促进胃排空,降低胃液的 pH,降低胃内压,加强对呼吸道的保护。

2.呼吸道梗阻 以声门为界,呼吸道梗阻可分为上呼吸道梗阻和下呼吸道梗阻。

(1)上呼吸道梗阻:常见原因为机械性梗阻,如舌后坠、口腔内分泌物及异物阻塞,喉头水肿等。不全梗阻表现为呼吸困难并有鼾声;完全梗阻者有鼻翼扇动和三凹征,虽有强烈的呼吸动作而无气体交换。舌后坠时可将头后仰,托起下颌,置入口咽或鼻咽通气道,同时清除咽喉部的分泌物及异物,即可解除梗阻。喉头水肿多发生于婴幼儿及气管内插管困难者,也可因手术牵拉或刺激喉头引起。轻者可静注皮质激素或雾化吸入肾上腺素,严重者应行紧急气管切开。梗阻的另一常见原因是喉痉挛,常在浅麻醉下或缺氧时刺激喉头而诱发,病人表现为呼吸困难,吸气时有喉鸣声,可行环甲膜穿刺置管行加压给氧,多数均可缓解,严重喉痉挛者,可静注琥珀胆碱后行气管内插管。避免在浅麻醉时刺激喉头,防止喉痉挛的发生。

(2)下呼吸道梗阻:常见原因为气管导管扭折,导管斜面过长紧贴在气管壁上,分泌物或呕吐物误吸入后堵塞气管及支气管。梗阻不严重者除肺部听到啰音外,可无明显症状;梗阻严重者可呈现呼吸困难、潮气量降低、气道阻力高、缺氧、发绀、心率增快和血压降低,如处理不及时可危及生命。麻醉前应仔细挑选气管导管,术中应经常检查导管的位置,避免因体位改变而引起导管扭折;经常听诊肺部,及时清除呼吸道内的分泌物。下呼吸道梗阻也可因支气管痉挛引起,多发生在有哮喘史或慢性支气管炎病人。因此,维持适当的麻醉深度和良好的氧合是缓解支气管痉挛的重要措施,必要时可静注氨茶碱 0.25mg 或氢化可的松 100mg。

3.通气量不足 麻醉期间和全麻后都可能发生通气不足,主要表

现为 CO_2 潴留或(和)低氧血症。颅脑手术的损伤、麻醉药、麻醉性镇痛镇静药的残余作用以及肌松药的残余作用是引起通气不足的主要原因,应以机械通气维持呼吸直到呼吸功能的完全恢复,必要时以拮抗药逆转。胸、腹部手术后应加强术后镇痛,鼓励和帮助病人深吸气和咳嗽。

4. 低氧血症 吸空气时,$SPO_2 < 90\%$,$PO_2 < 8kPa$ 或吸纯氧时 $PO_2 < 12kPa$ 即可诊断为低氧血症。临床表现为呼吸急促、发绀、躁动不安、心动过速、心律失常、血压升高等。

特别提示

常见原因和处理原则为:(1)麻醉机的故障、氧气供应不足、气管导管插入一侧支气管或脱出气管外以及呼吸道梗阻均可引起低氧血症,应及时纠正。

(2)弥散性缺氧:多见于 N_2O 吸入麻醉,停止吸入 N_2O 后应吸纯氧 5~10 分钟。

(3)肺不张:因分泌物过多或通气不足等因素引起肺容量降低所致。大范围肺不张可表现顽固性低氧血症,应以纤维支气管镜吸痰,严重者需行 PEEP 治疗。

(4)误吸:可导致严重低氧血症,轻者对氧治疗有效,严重者应行机械通气治疗。

(5)肺水肿:可发生于急性左心衰或肺毛细血管通透性增加。治疗包括强心、利尿、扩血管、吸氧及机械通气治疗。

5. 低血压 麻醉过深可导致血压下降、脉压变窄,若麻醉前已有血容量不足者,表现更为明显,临床表现为少尿或代谢性酸中毒,严重者可出现器官灌注不足体征,如心肌缺血、中枢神经功能障碍等。术中失血过多可引起低血容量性休克,应监测尿量、血红蛋白及血细胞比容,必要时监测 CVP 或 PCWP 以指导输液输血。过敏反应、肾上腺皮质功能低下及复温时,均可引起血管张力降低而导致低血压。治疗包括补充血容量,恢复血管张力(应用血管收缩药)及病因治疗。术中牵拉内脏时常可引起反射性血压下降,同时发生心动过缓,应及时解除刺激,必要时给予阿托品治疗。

6. 高血压 麻醉期间高血压常见原因有:①原发性高血压、嗜铬细胞瘤、颅内压增高等;②与手术、麻醉操作有关,如手术探查、气管插管等;③通气不足引起 CO_2 蓄积;④药物所致血压升高。

处理:维持足够麻醉深度,有效镇痛,对于顽固性高血压者,可行控制性降压以维持循环稳定。

7. 心律失常 窦性心动过速与高血压同时出现时,常为浅麻醉的表现,应适当加深麻醉。低血容量、贫血及缺氧时,心率均可增快,应针对病因进行治疗。手术牵拉或心眼反射时,可因迷走神经反射致心动过缓,严重者可致心跳骤停,应请外科医师立即停止操作,必要时静注阿托品。房性早搏多与并存心、肺疾病有关,偶发房性早搏对血流动力学的影响不明显,无需特殊处理。频发房性早搏有发生心房纤颤的可能,应给予西地兰治疗。麻醉下发生的偶发室性早搏无需特殊治疗。因浅麻醉或 CO_2 蓄积所致的室性早搏,适当加深麻醉或排出 CO_2 后多可缓解。如室性早搏为多源性、频发或伴有 R-On-T 现象,表明有心肌灌注不足,应及时积极治疗。

8.高热、抽搐和惊厥　婴幼儿的体温调节中枢尚未发育完善,体温极易受环境温度的影响,因此更易发生高热,如处理不及时,可引起抽搐甚至惊厥。小儿麻醉时应重视体温的监测,尤其是手术时间长者。一旦发现体温升高,应积极进行物理降温,特别是头部降温以防发生脑水肿。恶性高热表现为持续肌肉收缩,$PaCO_2$ 迅速升高,体温急剧上升(1℃/5min),可超过 42℃,死亡率很高,应提高警惕。最容易诱发恶性高热的药物是琥珀胆碱和氟烷。欧美国家的发病率稍高,而在我国极其罕见。

局部麻醉

用局部麻醉药(简称局麻药)暂时阻断某些周围神经的冲动传导,使这些神经所支配的区域产生麻醉作用,称为局部麻醉(简称局麻)。广义的局麻包括椎管内麻醉。局麻是一种简便易行、安全有效、并发症较少的麻醉方法。施行局麻时应熟悉局部解剖和局麻药的药理作用,掌握规范的操作技术。

(一)常用局麻药

1.普鲁卡因(奴佛卡因,Procaine)　是一种弱效、短时效但较安全的常用局麻药,麻醉效能较弱,黏膜穿透力很差,故不用于表面麻醉和硬膜外阻滞。由于毒性小,适用于局部浸润麻醉。成人一次限量为 1g。

2.丁卡因(地卡因,Pontocaine)　是一种强效、长时效的局麻药,黏膜穿透力强,适用于表面麻醉、神经阻滞、腰麻及硬膜外阻滞。一般不用于局部浸润麻醉。成人一次限量表面麻醉为 40mg、神经阻滞为 80mg。

3.利多卡因(赛罗卡因,Lidocaine)　是中等效能和时效的局麻药,其组织弥散性能和黏膜穿透力都很好,适用于各种局麻方法,最适用于神经阻滞和硬膜外阻滞。成人一次限量表面麻醉为100mg,局部浸润麻醉和神经阻滞为400mg。反复用药可产生快速耐药性。

4. 布比卡因(丁吡卡因,Bupivacaine) 为强效和长时效局麻药,常用于神经阻滞、腰麻及硬膜外阻滞,很少用于局部浸润麻醉。它与血浆蛋白结合率高,故透过胎盘的量少,低浓度适用于产科的分娩镇痛。成人一次限量为150mg。使用时应注意其心脏毒性。

5. 罗哌卡因(Ropivacaine) 是一种新的酰胺类局麻药,其作用强度和药代动力学与布比卡因类似,但它的心脏毒性较低。使用低浓度、小剂量时几乎只阻滞感觉神经,又因它的血浆蛋白结合率高,故尤其适用于硬膜外镇痛如分娩镇痛。成人一次限量为150mg。

(二) 局麻方法

1. **表面麻醉** 将穿透力强的局麻药施用于黏膜表面,使其透过黏膜而阻滞位于黏膜下的神经末梢,使黏膜产生麻醉现象,称表面麻醉。眼、鼻、咽喉、气管、尿道等处的浅表手术或内镜检查常用此法。常用药物为1%~2%丁卡因或2%~4%利多卡因。滴眼需用0.5%~1%丁卡因,气管和尿道黏膜吸收较快,应减少剂量。

2. **局部浸润麻醉** 将局麻药注射于手术区的组织内,阻滞神经末梢而达到麻醉作用,称局部浸润麻醉。基本操作方法:先在手术切口线一端进针,针的斜面向下刺入皮内,注药后形成橘皮样隆起,称皮丘。将针拔出,在第一个皮丘的边缘再进针,如法操作行成第二个皮丘,如此在切口线上形成皮丘带。再经皮丘向皮下组织注射局麻药,即可切开皮肤和皮下组织。上述操作法的目的是使病人只在第一针刺入时有痛感。如手术要达到深层组织,可在肌膜下和肌膜内注药。分开肌肉后如为腹膜,应行腹膜浸润。常用药物为0.5%普鲁卡因或0.25%~0.5%利多卡因。

> **特别提示** 局部浸润麻醉时应注意:①注入组织内的药液需有一定容积,在组织内形成张力,借水压作用使药液与神经末梢广泛接触,增强麻醉效果。②为避免用药量超过一次限量,应降低药液浓度。③每次注药前要回抽,以免误注入血管内。④实质脏器和脑组织等无痛觉,不用注药。⑤药液中含肾上腺素浓度1:20万~40万可减缓局麻药吸收,延长作用时间。

3. 区域阻滞 包围手术区,在其四周和底部注射局麻药,阻滞通入手术区的神经纤维,称区域阻滞。适用于肿块切除术,如乳房良性肿瘤的切除术、头皮手术等。用药同局部浸润麻醉。优点为:①可避免刺入肿瘤组织;②不致因局部浸润药液后,一些小的肿块不易被扪及,使手术难度增加;③不会因注药使手术区的局部解剖难于辨认。

4. 神经阻滞 在神经干、丛、节的周围注射局麻药,阻滞其冲动传导,使所支配的区域产生麻醉作用,称神经阻滞。神经阻滞只需注射一处,即可获得较大的麻醉区域,但有引起严重并发症的可能,故操作时必须熟悉局部解剖,了解穿刺针所要经过的组织以及附近的血管、脏器和体腔等。常用神经阻滞有肋间、眶下、坐骨、指(趾)神经干阻滞,颈丛、臂丛阻滞以及诊疗用的星状神经节和腰交感神经节阻滞等。

椎管内麻醉

椎管内的腔隙包括蛛网膜下腔和硬脊膜外腔,根据局麻药注入的腔隙不同,分为蛛网膜下腔阻滞(简称腰麻)、硬膜外腔阻滞及腰麻-硬膜外腔联合阻滞,统称椎管内麻醉。

(一)蛛网膜下腔阻滞

将局麻药注入到蛛网膜下腔,阻断部分脊神经的传导功能而引起相应支配区域的麻醉作用称为蛛网膜下腔阻滞,又称脊椎麻醉或腰麻。

1. 适应证和禁忌证 适用于 2~3 小时以内的下腹部、盆腔、下肢和肛门会阴部手术,如阑尾切除、疝修补、半月板摘除、痔切除、肛瘘切除术等。

禁忌证:①中枢神经系统疾患,如脑脊髓膜炎、脊髓前角灰白质炎、颅内压增高等;②休克;③穿刺部位有皮肤感染;④脓毒症;⑤脊柱外伤或结核;⑥急性心力衰竭或冠心病发作。对老年人、心脏病、高血压等病人应严格控制用药量和麻醉平面。小儿或精神病病人,一般不用腰麻。

2. 麻醉中的管理

(1)血压下降和心率缓慢:由于交感神经节前纤维被阻滞后麻醉区域的血管扩张,回心血量减少,心排出量降低所致。麻醉平面愈高,阻滞范围愈广,发生血管舒张的范围增加而进行代偿性血管收缩的范围减小,故血压下降愈明显。合并有高血压或血容量不足者,自身代偿能力低下,更容易发生低血压。阻滞平面超过胸$_4$后,迷走神经相对亢进,易引起心动过缓。

> **特别提示** 血压明显下降者可先快速静脉输液200~300ml,以扩充血容量,必要时可静注麻黄碱,心率过缓者可静注阿托品。

(2)呼吸抑制:常出现于高平面腰麻的病人,因胸段脊神经阻滞,肋间肌麻痹,病人感到胸闷气短,吸气无力,说话费力,胸式呼吸减弱,发绀。当全部脊神经被阻滞,即发生全脊椎麻醉,病人呼吸停止,血压下降甚至心脏停搏。此外,平面过高可引起呼吸中枢的缺血缺氧,这也是呼吸抑制的原因。呼吸功能不全时应给予吸氧,并同时借助面罩辅助呼吸。一旦呼吸停止,应立即气管内插管和人工呼吸。

(3)恶心、呕吐:诱因有麻醉平面过高,发生低血压和呼吸抑制,造成脑缺血缺氧而兴奋呕吐中枢;迷走神经亢进,胃肠蠕动增强;牵拉腹腔内脏;病人对术中辅助用药较敏感。应针对原因处理,如提升血压、吸氧、麻醉前用阿托品、暂停手术牵拉等。氟哌利多、昂丹司琼等药物也有一定的预防和治疗作用。

3. 并发症

(1)腰麻后头痛:发生率3%~30%,年轻女性病人较多见。特点是抬头或坐起时头痛加重,平卧后减轻或消失。半数病人症状在4天内消失,一般不超过1周,但也有病程较长者。

> **特别提示** 预防包括采用细穿刺针穿刺,避免反复多次穿刺,围手术期输入足量液体并防止脱水。发生腰麻后头痛者应平卧休息,严重者可于硬膜外腔内注入生理盐水,必要时采用硬膜外充填疗法。

(2)尿潴留:较常见。主要因支配膀胱的副交感神经纤维很细,对局麻药很敏感,阻滞后恢复较晚,即使皮肤感觉恢复,仍可发生尿潴留。必要时留导尿管。

(3)化脓性脑脊髓膜炎:可因直接或间接原因引起,如皮肤感染、脓毒症者等,严重者可危及生命,故重在预防。

(4)腰麻后神经并发症:包括:脑神经麻痹、粘连性蛛网膜炎、马尾丛综合征等。

(二)硬膜外阻滞

将局麻药注射到硬脊膜外腔,阻滞部分脊神经的传导功能,使其所支配区域的感觉或(和)运动功能消失的麻醉方法,称为硬脊膜外腔阻滞,又称硬膜外阻滞或硬膜外麻醉,临床常用连续法。

1. 适应证和禁忌证 适用于横膈以下的各种腹部、腰部和下肢手术,且不受手术时间的限制,也用于颈部、上肢和胸壁手术。

禁忌证与腰麻相似。凡病人有穿刺点皮肤感染、凝血机制障碍、休克、脊柱结核或严重畸形、中枢神经系统疾患等均为禁忌。对老年、妊娠、贫血、高血压、心脏病、低血容量等病人,应非常谨慎,减少用药剂量,加强病人管理。

2. 硬膜外阻滞术中病人的管理

(1)血压下降:主要因交感神经被阻滞而引起阻力血管和容量血管的扩张,导致血压下降。尤其是上腹部手术时,因胸腰段交感神经阻滞的范围较广,并可阻滞心交感神经引起心动过缓,更易发生低血压,须快速输液进行纠正。

(2)呼吸抑制:颈部及上胸部硬膜外阻滞可影响肋间肌及膈肌的运动,出现呼吸抑制,甚至呼吸停止。为了减轻对呼吸的抑制,应采用小剂量低浓度局麻药,可减轻运动神经阻滞,防止发生呼吸抑制。

(3)恶心呕吐:与腰麻相同。

3. 并发症

(1)全脊椎麻醉:由于硬膜外麻醉所用局麻药大部分或全部误注入到蛛网膜下腔,使全部脊神经被阻滞的现象。病人可在注药后几分钟内发生呼吸困难、血压下降、意识模糊或消失,继而呼吸停止。一旦发生全脊椎麻醉,应立即以面罩加压给氧并紧急行气管内插管进行人工呼吸,要加速输液,并以血管加压药维持循环稳定。若处理及时和正确,可避免严重后果。

> **特别提示**:为了防止全脊椎麻醉的发生,施行硬膜外阻滞时,必须严格遵守操作规程,导管置入硬膜外腔后应回吸无脑脊液,用药时必须给试验剂量,确定未误入蛛网膜下腔后方可继续给药。

(2)局麻药毒性反应:硬膜外腔内有丰富的静脉丛,对局麻药的吸收很快;导管可误入血管内;导管损伤血管也可加快局麻药的吸收。以上原因都可引起不同程度的毒性反应。此外,一次用药剂量超过限量,也是发生毒性反应的常见原因。

(3)神经损伤:可因穿刺针直接创伤或因导管质硬而损伤脊神经根或脊髓,局麻药的神经毒性也应考虑。表现为局部感觉或(和)运动的障碍,并与神经分布相关。

> **特别提示** 在穿刺或置管时,如病人有电击样异感并向肢体放射,说明已触及神经。异感持续时间长者,说明损伤严重,应放弃阻滞麻醉。一般采取对症治疗,数周或数月可自愈。

(4)硬膜外血肿:凝血功能障碍或应用抗凝药者容易发生。硬膜外麻醉后若出现麻醉作用持久不退,或消退后再出现肌无力、截瘫等,都是血肿形成压迫脊髓的征兆。

> **特别提示** 应及早做出诊断,争取在血肿形成后 8 小时内进行椎板切开减压术,清除血肿。如超过 24 小时则一般很难恢复。有凝血功能障碍或正在抗凝治疗者,禁用硬膜外阻滞。

(5)脊髓前动脉综合征:脊髓前动脉供应脊髓截面前 2/3 的区域,如较长时间血供不足,可引起脊髓缺血性改变,甚至坏死,称脊髓前动脉综合征。病人一般无感觉障碍,主诉躯体沉重,翻身困难,有些病人出现截瘫。可能与原有动脉硬化、血管腔狭窄、局麻药中肾上腺素浓度过高,引起脊髓前动脉持久收缩以及麻醉期间有较长时间的低血压有关。

(6)硬膜外脓肿:无菌操作不严格,或穿刺针经过感染组织引起硬膜外腔感染并逐渐形成脓肿。临床表现出脊髓和神经根受刺激和压迫的症状,如放射性疼痛、肌无力及截瘫,并伴有感染征兆。应予大剂量抗生素治疗,并及早进行椎板切开引流。

(7)导管拔出困难或折断:如遇断管,无感染或神经刺激症状者,残留体内的导管一般不需要手术取出,但应严密观察。

(三)骶管阻滞

经骶裂孔将局麻药注入骶管腔内,阻滞骶脊神经,称骶管阻滞,是硬膜外阻滞的一种。适用于直肠、肛门和会阴部手术。

1. 常用局麻药　可用 1.5% 利多卡因或 0.5% 布比卡因(均加适量肾上腺素)20ml,采取分次注药法,先注入试验剂量 5ml,观察 5 分钟,如无不良反应,再将余药注入。

2. 并发症　骶管内有丰富的静脉丛,可发生毒性反应。如穿刺针刺入硬膜囊内,则药液可误注入蛛网膜下腔而发生全脊椎麻醉。此外,术后尿潴留者也较多见。

(四)蛛网膜下腔与硬膜外腔联合阻滞

又称腰麻-硬膜外联合阻滞,近年来较广泛用于下腹部及下肢手术。特点是既有腰麻起效快、镇痛完善与肌肉松弛的优点,又有硬膜外阻滞时调控麻醉平面、满足长时间手术的需要等长处。由于所用腰穿针很细,故对硬脊膜损伤很小,术后头痛的发生率明显减少,但注药时间需45~60秒钟。

麻醉期间和麻醉恢复期的监测和管理

(一)麻醉期间的监测和管理

病人在手术麻醉期间,由于外科疾病或并存疾病的影响,麻醉方法和药物的影响,手术创伤及失血以及体位的改变等因素,都可对生理功能带来不同程度的影响,严重者可危及病人的生命。因此,麻醉期间应主动采取措施预防严重生理变化的发生,密切观察病人各种生理功能的变化,力求及早发现、及时纠正,以免发生严重并发症。呼吸功能是麻醉时最容易和最先受到影响的重要功能之一。全身麻醉可引起各种不同程度的呼吸抑制甚至呼吸肌麻痹,阻滞麻醉对呼吸肌的影响也可引起严重的呼吸抑制,麻醉辅助用药、手术体位及并存的呼吸疾病,都是麻醉期间影响呼吸功能的重要因素。因此,麻醉期间保持呼吸功能正常是一项十分重要的任务。呼吸功能正常是指能维动脉血氧分压(PaO_2)、二氧化碳分压($PaCO_2$)和血液pH在正常范围内,这三项指标也是衡量呼吸管理是否合理的参数。保持自主呼吸的病人,应观察病人的呼吸运动的类型,呼吸的幅度、频率和节律,同时观察口唇黏膜、皮肤及手术野出血的颜色,以判断是否有呼吸道梗阻、缺氧或二氧化碳蓄积,必要时行动脉血气分析。全麻病人还应监测潮气量、每分钟通气量,有条件者可监测呼气末CO_2分压,以保证病人的通气功能正常,避免缺氧和二氧化碳蓄积。

麻醉期间维持循环功能的稳定在麻醉管理中占有重要地位,循环系统的变化将直接影响病人的安全和术后的恢复。麻醉期间引起循环障碍的可能原因包括:外科疾病和并存疾病的病理改变,麻醉方法和麻醉药物的影响及其相互作用,手术对循环的影响等。应针对原因采取适当的预防措施,以免循环系统的剧烈波动。当发生循环障碍时,应对血容量、心脏代偿功能和外周血管的舒缩状态做出正确判断,并进行有针对性的处理。建立必要的循环监测措施有助于临床判断。危重病人或复杂手术应监测中心静脉压(CVP)、肺毛细血管楔压(PCWP),指导术中输液。术中应根据病情和手术要求及时调节麻醉深度,必要时可应用血管活性药物来支持循环功能。

麻醉期间还应密切观察全身情况。非全麻病人应注意神志和表情的变化,严重低血压和缺氧可使病人的表情淡漠和神志突然丧失;局麻药毒性反应时,可出现精神兴奋症状,严重者可发生惊厥;体温监测十分必要,特别是小儿,体温调节中枢发育尚未完善,保持体温的能力很差,其体温容易受麻醉及周围环境温度的影响;体温过高可使代谢增快,氧耗量增加,严重者可引起代谢性酸中毒和高热惊厥;体温降低时,病人对麻醉的耐受能力也降低,易发生麻醉过深而引起循环抑制,麻醉后苏醒时间也延长。

(二)麻醉恢复期的监测和管理

麻醉恢复期间,病人的呼吸及循环功能仍处于不稳定状态,各种保护性反射尚未完全恢复,仍存在很高的危险性,监测和管理也必不可少。

1. **监测** 在麻醉恢复期应常规监测 ECG、血压、呼吸频率和 SPO_2,直至病人完全恢复。手术较大者,不论全麻或阻滞麻醉,术后应常规吸氧,对并存肺部疾病,或行开胸和上腹部手术者,更应重视其呼吸功能的变化和管理。全麻后要注意病人神志恢复的情况和速度,椎管内麻醉者应密切观察阻滞部位感觉和运动的恢复情况。

2. **全麻后苏醒延迟** 常见原因为全麻药的残余作用,包括吸入及静脉全麻药、肌松药和麻醉性镇痛药等。在高龄、肝肾功能障碍、低温等情况更易发生。此外麻醉期间电解质紊乱、血糖过高或过低、脑出血或脑血栓形成等,都可引起病人的意识障碍,导致病人术后处于不同程度的昏迷状态。

> **特别提示**
> 处理:应维持循环稳定、通气功能正常和充分供氧;如系残余吸入麻醉药所致,可通过改善通气和高流量吸氧将药物排出,残余肌松药及麻醉性镇痛药的作用,应以相应的拮抗剂进行拮抗,对术后长时间不醒者,应进一步检查原因,并针对病因治疗。

3. 保持呼吸道通畅 对有呼吸道梗阻的病人应及时处理,包括托起下颌,放置口咽或鼻咽通气道,及时将分泌物吸出。紧急情况下可行气管切开以解除对气管的压迫。

4. 维持循环系统的稳定 在麻醉恢复期,血压容易波动,体位的变化对循环也有影响。低血容量、静脉回流障碍、血管张力降低常可导致低血压,应针对原因处理;而术后疼痛、尿潴留、躁动、低氧血症、高碳酸血症、颅内压升高等皆可使术后血压升高,应及时镇痛、纠正低氧血症和高碳酸血症、降颅压;对合并冠心病、主动脉或脑血管瘤及颅内手术者,应以短效降压药控制血压在适当水平。

5. 恶心、呕吐 全麻尤以吸入麻醉药发生较多,麻醉时间较长者更易发生。术中应用麻醉性镇痛药可增加其发生率。应用氟哌利多和枢丹可减少或减轻恶心、呕吐的发生。

(纪凤涛)

第十节 外科休克

休克(shock)是机体急性有效循环量或组织器官灌注不足、缺氧引起的代谢障碍、细胞损伤和脏器功能障碍,病理生理主要是微循环的痉挛性缺血缺氧、舒张瘀血和衰竭。持续性休克状态导致微循环障碍、细胞变性坏死和出血、器官功能衰竭,易受累器官依次为肾、肺、脑、心、胃肠、肝、血液系统等。许多疾病和创伤并发休克,危及患者生命,必须重视其预防和治疗。外科休克是指外科疾病包括创伤引起的休克,常见类型为低血容量、创伤和感染性休克。创伤性休克多伴失血和(或)失液,脓毒性休克可归于感染性休克。

概述

(一)临床表现

1. 休克代偿期 表现精神紧张或烦躁不安、面色苍白、手足湿冷、过度换气、心率增快、血压正常或稍高、脉压差缩小、尿量正常或减少。若处理不及时或不当,则进入抑制期。

2. 休克抑制期 表情淡漠、反应迟钝或昏迷、发绀、出冷汗、脉搏细速或不可触及、浅表静脉萎陷、毛细血管充盈时间延长、心率 100~120 次/分、收缩压 < 10.67kPa(80mmHg)或测不出、脉压差小、少尿或无尿。当出现皮肤黏膜发绀加重、瘀斑或消化道出血、进行性呼吸困难、血气分析有明显代酸中毒和 PaO_2 < 8kPa(60mmHg)则表示病情严重,可能存在 DIC。呼吸障碍或换气功能降低,则发生呼酸中毒。严重酸中毒(血 pH < 7.2)影响心血管功能,不利于休克逆转。若休克伴有过度换气,引起呼碱中毒。大量输血(枸橼酸盐代谢形成碳酸氢盐)或低钾血症等可引起代碱中毒。严重碱中毒(血 pH > 7.6)促使脑血管痉挛、血 Ca^{2+}、K^+ 紊乱,血红蛋白氧离曲线左移($PaSO_2$ 降低)。

(二)检查和监测

对外科休克必须随时掌握病情变化,以便早期发现、及时治疗。将病人置于 ICU 利于监测和治疗。

1.临床基本检查 包括病史询问和体检,有助于分析病因、全面认识病情。尽管床边配备便携式监测仪,临床检查对早期发现休克仍很重要。

(1)血压:视病情每15分钟至2小时测量1次血压,严重休克使用监护设备连续监测,是反映血容量、心输出量、外周血管阻力等要素的客观指标。

> **特别提示**:上肢收缩压<12.0kPa(90mmHg)即是休克表现。但低血容量休克早期或代偿期,收缩压可能未明显降低而舒张压增高,导致脉压差不足2.6kPa(20mmHg)。高血压病人早期休克时,以平常收缩压降低20%~30%为准。

平均动脉压(MAP)=舒张压+1/3脉压,正常12.0kPa±0.6kPa(90mmHg±5mmHg),可反映周围血管阻力、冠状动脉压等。血压作为休克指标,需与脉率、皮肤颜色等结合评判。

(2)脉搏:脉搏细速的改变常在血压下降之前,其改变的程度常与休克相平行。脉搏的频率、节律和强度可反映心泵、血压、外周动脉弹性等。

> **特别提示**:休克早期出现脉率增快(>100次/分),伴搏动无力和幅度缩小。脉率>120次/分,触诊计数难以准确,脉率常小于心率,故需心脏听诊、心电监测或心电图。当心率>150次/分,特别心动过速持续存在时,心搏出量减少而心肌耗氧增多,加重休克。若脉搏的节律不齐为心律失常所致,需用心电图分辨。

休克指数系指脉率/收缩期血压(以mmHg计)之比值。如比值<0.5表示无休克,比值1~1.5表示休克存在,比值>2.0表示休克严重。注意应排除药物、发热等所致心跳加快。

(3)神志:主要反映脑组织的血液灌流状况。脑血流量减少,依次出现烦躁不安、淡漠抑郁、嗜睡至昏迷。但意识障碍还可因缺氧、毒血症、代谢紊乱等引起。部分病人在血压代偿时,意识即出现障碍,多见于重症烧伤、急性重症胆管炎等。

(4)皮肤:反映体表灌流状况。休克时皮肤表现明显,多在颜面和肢端。因皮肤血管收缩和血流滞行,肤色呈苍白、苍黄、青紫、花纹或花斑状。皮温降低,腋下与肛温差增大(正常0.5℃)。皮下静脉萎陷(充盈减少)或充盈时间延长,为血液灌流不足所致。胸骨前或指甲床加压转白后,解压时恢复原色迟缓。因交感神经兴奋,促使汗腺分泌、皮肤潮湿。部分脓毒性休克的血流动力学为"高排低阻"("暖休克"),其皮肤表现有所不同,颜面不苍白或潮红,肢端皮温不降,体表未见潮湿。

(5)尿量:尿量是反映肾脏灌流的指标,也反映生命器官的灌注状态,正常值>50ml/h。一般有效血容量减少20%时出现少尿(<30ml/h),减少35%~40%时多无尿。

> **特别提示** 尿量少或排尿障碍时,需留置导尿管计算单位时间尿量。必要时测定尿比重,尿少但比重增加,表示仍存在肾血管收缩或血容量不足;而尿少且比重降低则佐证肾功能不全。有时休克病人尿量并不减少,如"暖休克"或非少尿性肾衰。

2. 实验室检查 红细胞、血红蛋白和血细胞比容减少,反映失血或溶血;严重时输氧能力不足。白细胞及其分类反映感染轻重,过少时提示抗感染缺陷和免疫低下。血小板减少反映严重脓毒症或 DIC。休克时末梢血流淤滞,末梢来源的血标本会影响检查的准确。

休克时乳酸等酸性代谢产物增多,肺、肾、肝等功能改变,导致血 pH 值和二氧化碳结合量的变化,两者均降低与休克深度相关。二氧化碳结合量反映血中碳酸氢盐和碳酸的二氧化碳总量,而休克的酸碱失衡常为混合性。血钠、钾、氯、钙等浓度变化,可由原发病、休克时细胞功能改变或肾功能不全所致。

3. 特殊监测 实验室检查对分析休克病因、病理生理变化有一定参考价值,而特殊监测能提供比较详细准确的信息。

(1)中央静脉压(CVP):CVP 是监测休克重要方法之一,测压管前端须接近或进入右心房,才能反映右心功能或间接反映肺血管阻力。

> **特别提示** 正常值为 $0.49 \sim 0.98$ kPa($5 \sim 10$ cmH$_2$O)。CVP < 0.49 kPa(5 cmH$_2$O)表示血容量不足,> 1.47 kPa(15 cmH$_2$O)表示心功能不全,> 1.96 kPa(20 cmH$_2$O)时表示肺血管高阻和(或)心功能不全。

CVP 受腔静脉血容量、右心舒缩和内压、静脉张力、胸腔内压、心包内压等影响,所以胸腔或心包内压力增高、重度肺疾病、心瓣膜病、心肌梗死、心内直视手术后早期,CVP 就不能反映血容量多少。大剂量血管活性药或正压辅助呼吸也影响 CVP,在分析判断时应予考虑。

(2)心电图:显示心率、心律和心肌等变化,不仅心源性休克和原有心脏病者需要,而且其他较重脓毒症、创伤、烧伤等并发休克时也需心电监测。

(3)血气分析:了解肺通气、换气功能和酸碱平衡变化。动脉血氧分压(PaO_2)与吸入氧比分(FiO_2)相关,反映肺氧合功能。

> **特别提示** 一般 PiO_2 为 0.2 时,PaO_2 正常为 10.6~13.3kPa(80~100mmHg)。动脉血二氧化碳分压($PaCO_2$)正常为 4.67~5.33kPa(35~39mmHg)。PaO_2 降低和 $PaCO_2$ 增高提示换气不良,$PaCO_2$ 增高还提示呼酸中毒,$PaCO_2$ 减少则为呼碱中毒,应进一步检查呼吸功能。碱储备(缓冲碱 BB)正常为 45~55mmol/L,标准碳酸氢根(SB)正常为 22~27mmol/L,碱剩余(BE)正常为 -3~+3mmol/L,三者的变化均为代谢所决定。

所以,可通过血气分析判别呼吸性或代谢性或混合性酸碱中毒。此外,由于 BB 与血浆、血红蛋白有关,BB 降低可能由于失血、失血浆较多。BE 与乳酸增多有关,其负值愈大反映休克愈深,治疗时常需更多扩容液。

(4)血流动力学监测:对病情复杂休克,在有心电监护、心肺复苏等设备条件下,置入 Swan-Ganz 导管和动脉导管,监测有关血流动力学和组织氧利用方面参数,除了心率、平均动脉压(MAP)、CVP、平均肺动脉压(MPAP),还包括肺动脉楔压(PAWP)、心搏出量(CO)、体表面积(BSA)、动脉血氧含量、静脉血氧含量等;并可计算出肺动脉阻力、周围血管阻力、右室功率指数、左室功率指数、氧输送、氧消耗等。

PAWP 接近于左心房内压,反映左心室充盈、肺循环阻力(左心室舒张末期压 LVEDP),正常肺嵌压 <1.6kPa(12mmHg),肺水肿时肺嵌压 >4.0kPa(30mmHg)。

> **特别提示** 补充血容量过多时,肺嵌压的升高较 CVP 升高更早且更敏感。用 PAWP 指导输液、使用血管活性药物或强心剂等时,PAWP 以维持在 1.87~2.40kPa(14~18mmHg)为宜。PAWP 低下常伴有 CO 减少,需输液扩容;增高达 2.4kPa(18mmHg)时,再输液将引起肺水肿,需用心血管药促使 CO 增加。当胸内压增高(正压通气)、肺静脉受阻、二尖瓣病变、左心衰竭等情况,PAWP 不能准确反映 LVEDP。

休克时 CO(或心指数 CI)降低反映周围组织灌流量减少;但脓毒性休克时可能有 CO 增加与外周阻力降低,由于周围血管功能失常所致。通过肺动脉插管和热稀释法,可测出 CO 和 CI,CI 正常值为(3.2 ± 0.20)L/(min·m^2)。将上列血流动力学监测项目制成表格(含各项正常参考值),记录监测的具体结果,便于参考调整治疗方法。

(5)微循环观测:通过观测仪检查甲皱或球结膜的微血管形态和血液流态。休克时,毛细血管袢的形状改变,可见其数目减少或模糊不清;微动静脉粗细不匀(收缩或扩张);血管内红细胞流动缓慢、不均匀、聚集或出现微栓;血管周围有渗出等(多见于球结膜)。

特别提示 休克的微循环改变,待血压回升稳定后方能恢复。血压一时性回升并不一定使微循环恢复,尚需继续治疗。动脉血乳酸盐测定反映组织缺氧和灌流状况,正常值为 1 ~ 2mmol/L,血乳酸盐持续升高,示休克深重预后不良。

4. 凝血及脏器功能检查　重症休克常伴有或继发循环以外器官衰竭,如脓毒性休克、烧伤或创伤合并感染。血小板 $<6×10^9$/L 和纤维蛋白原降解物(FDP)阳性者,应进一步监测纤维蛋白原、凝血酶时间、部分凝血活酶时间、副凝固试验、抗凝血酶Ⅲ等,以了解 DIC 的进程。血小板计数进行性下降、凝血酶原时间较正常延长 3 秒以上、纤维蛋白原 <2g/L、副凝固试验(+),即可确诊为 DIC。

休克时肾功能下降,若补充相当液体量后尿量 <30ml/h,则应监测尿比重和血肌酐,同时注意尿沉渣的血细胞、管型等。疑有急性肾小管坏死,更应监测血钠、尿钠和尿肌酐以明确诊断。

若病人原无呼吸系统疾病、创伤等,呼吸 >25 次/分并有呼吸窘迫或困难等,或血气分析 $PaO_2 < 8.0kPa$(60mmHg),则应怀疑发生成人(急性)呼吸窘迫综合征(ARDS)。需摄胸 X 线片和监测肺功能,后者包括呼吸死腔率、肺泡 - 动脉血氧分压差、肺内分流率、肺顺应性等。

休克时肝细胞难免影响,肝功能障碍是全身病理生理改变的重要一环。一般监测血清胆红质和转氨酶,增高者提示肝功能不良(但肝坏死时转氨酶未必增高)。

(三)治疗

在有效血容量初步得以补充,休克有所改善和纠正后,应积极处理外科性质的原发病(病因治疗),而后改善呼吸循环、水电解质平衡,防治器官衰竭等。抗休克处理原则如下:

1. 一般紧急处置　尽快控制活动性大出血。保持呼吸道通畅,必要时做气管插管或气管切开,给予吸氧。避免过多搬动,头、躯干抬高20°~30°以利呼吸,下肢抬高15°~20°以利血液回心。适当保暖,创伤病人可镇痛。

2. 补充血容量　休克时有血容量不足,或因心血管功能失常致有效循环血量不足,一般需静脉输液扩充血容量增加静脉回心血量,增加心搏出量。立即开放2条以上输液通道,可静脉留置套管针或静脉输液。尽快恢复有效循环血量,除必须补足已丧失的血容量,包括全血、血浆和水电解质丢失外,还要充分考虑到第三间隙扣留的液量。因此,所需的液体总量有时超过按临床表现的估计,故很有必要CVP监测输注。在快速输入晶体液的同时,做好输血准备,或选用血浆代用品以提高胶体渗透压(表1-7)。根据休克的病因(性质)和程度,选择输液的成分、剂量和输注速度,并兼顾心、肺、肾等功能状况。

(1) 输液的成分:

> **特别提示**　扩容开始常用等渗或平衡液(如有碱中毒则勿用平衡液),随后选用胶体液,降低微循环内血液黏稠度,改善代谢酸中毒,利于细胞代谢,使细胞外液Na^+进入细胞。但电解质液扩容一段时间后,Na^+和水比较容易渗出毛细血管(特别是血管通透性增高时),加重组织水肿,故用胶体液巩固疗效。

表1-7　各种扩容胶体液的胶体渗透压

种　类	胶体渗透压(kPa)
正常人体血浆	3.7±0.4
白蛋白	1.8±0.1(4%)　26.1±1.6(20%)
血浆	新鲜2.4±0.2　冻干2.0±0.1
30%林格-右旋糖酐60	2.9
6%右旋糖酐70	7.8±0.6
羟乙基淀粉液	正常血浆的1/2~3倍

扩容效果与胶体分子量大小(<10 000者容易从血管渗出)、分子降解速度、毛细血管通透性相关。选用各种胶体液成分时,应明确其治疗目的和作用。白蛋白是保持血液胶体渗透压的主要物质,是应激急性蛋白形成的重要原料,适宜于大量输入电解质液后或低蛋白血症。现在提倡成分输血,但需考虑其来源和费用问题。血浆和全血似乎不

适于扩容。抢救创伤以往倾向多输全血,而微循环障碍时输入超量红细胞不利于血液流通,还可能增加肺肾等并发症。新鲜冰冻血浆则含有多种凝血因子。输注胶体液或库血过量可出现尿量减少、肺血管阻力增高等并发症。

(2)输液剂量和速度:有失血或失液的低血容量性休克,参考病史决定初步输液量,一般超过估计的体液丢失量。因为休克时毛细血管渗漏,输液开始时间愈迟,剂量应增加。心功能不全时输液量必须严格控制,以防加重肺水肿和心衰。为方便治疗,常建立多条静脉通路。输注速度一般是先快后缓,快速输注能迅速增加静脉回心血量,如果心功能尚可,心输出量(CO)随即增加,血压回升。输液剂量和速度还须考虑肺、脑、肾等重要器官功能状态,因老人和幼儿的代偿能力较差,输液应审慎。输液过程中必须随时观测机体反应。休克表现有所好转,表示输液适宜;否则,必须调查原因,如病因未消除,输液量不够,酸碱明显失衡或心血管功能未好转,应及时处理。病因复杂的休克,则需要 BP、CVP 或 PAWP、心电图、血气分析等监测扩容疗效,否则治疗不当危及患者安全。

(3)高渗液扩容:有学者提倡急救时用高渗液抗休克,在情况紧急时具有一定作用。

> **特别提示**
>
> 临床上可简单配制高渗盐水(每 27ml 生理盐水与 73ml 10% NaCl 溶液配制成 100ml 的 7.5%高渗液),至少维持血压 30 分钟;或用等量 7.5% NaCl 和 6%右旋糖酐 70 配合,每 4ml/kg 可扩充血浆容量达 12ml/kg 以上,同时增加心肌收缩力,降低外周阻力,改善组织灌流。高渗液输入过多,可发生高钠、低钾、出血倾向等。因此,每次静脉缓注 2ml/kg,间隔 15~30 分钟再重复,总量不超过 12ml/kg。有高渗性脱水、用洋地黄类药物、肺水肿或出血倾向者均不适宜。

3. 酸碱度的调整 休克多数并发酸中毒,但有 20%为碱中毒。因此首先了解血 pH 值及其病因,方能正确处理。代酸中毒基本原因是组织低灌流和缺氧,细胞内乳酸、H^+ 积存,细胞外液 pH 降低,首先输液扩容和供氧能减轻代酸中毒。只要组织灌流较快改善,尚未完全纠正的酸中毒就能靠机体自身来调整。较重的酸中毒影响心血管功能,降低扩容和血管活性药物的药效。休克合并严重酸中毒者,可即从静脉推注一定量 5%碳酸氢钠,再根据动态血 pH 值、二氧化碳结合力或血气分析调整治疗。

> **特别提示** 其需要量按公式计算,实际输注时先给计算量的 1/2。

组织低灌流持续时,则需继续用碳酸氢钠。呼吸因素引起的酸碱中毒,需调整 PiO_2,改善换气。酸碱失衡所涉及血电解质失常(血钾、血钙等)需作相应的治疗。

4. **心血管功能的维护** 在维持足够有效循环血容量和纠正酸碱失衡的基础上,审慎地选择心血管药物是抢救休克的主要手段,否则效果不良。其目的主要是改善组织灌流,维持心血管和生命重要器官的功能。个别的情况下可早用血管收缩药物,是为保证生命保障器官的血供。出现心率偏快即应用西地兰或心得安是不适宜的选择。

临床上,血管活性药分为血管收缩药和血管扩张药,大多数是肾上腺素能受体药,同时可能作用于心肌。血管收缩药有间羟胺、去甲肾上腺素等,能迅速增加周围血管阻力和使心肌收缩而提高血压;但增加心肌耗氧,严重者减少心搏出量。各器官血管的药效反应不一,血液分布发生变化,心、脑等灌流可保持,而肾、胃肠等灌流降低。血管扩张药有硝普钠、酚妥拉明、硝酸甘油、山莨菪碱等,药理作用各异。硝普钠主要作用于血管平滑肌,使周围血管阻力和肺动脉楔压降低。酚妥拉明为 α 受体阻滞药,降低外周阻力和使心搏增强。硝酸甘油则主要使肺动脉楔压降低。山莨菪碱为胆碱能受体抑制药,其血管扩张作用不如前三者,但作用时间稍长,心率常见加快。

抢救休克应选择迅速起效、作用强的血管活性药,起始剂量(浓度)较小,监测血流动力学变化,逐步加大剂量;停药过程也是逐渐的。

> **特别提示** 外科休克常用药物是多巴胺,作用于 α 和 β 受体以及多巴胺受体,兼有血管收缩和扩张的作用,适应范围较广。不同的剂量所起的效应有所不同。$3\sim5\mu g/(kg\cdot min)$ 静脉滴注,可使周围(包括肾、肠等)血管舒张;$6\sim15\mu g/(kg\cdot min)$ 能使心肌收缩增强;超过 $15\mu g/(kg\cdot min)$ 时主要使血管收缩,肾、肠等灌流减少。临床联合 2 种血管活性药,取长补短。例如:先用中等剂量多巴胺,增加心搏出量和组织灌流;如血压较低,则加用间羟胺;如收缩压达 12.0kPa(90mmHg)以上,但肢端循环不良、尿量很少,则加用硝普钠维持血压低于原有水平 $0.6\sim1.3kPa(5\sim10mmHg)$;改善组织灌流。

除了心源性休克等原发病,外科休克也可能有左室功能不全,与冠脉供血不足、心肌抑制、酸中毒等相关,在脓毒性休克和烧伤性休克比较常见。使用调整心功能药物,一般根据心电图的变化。前负荷过大可用速尿;需要时用硝酸甘油(每次400μg)降低肺血管阻力。后负荷过大时可用酚妥拉明 0.5~5μg/(kg·min)或苯苄胺 10~15μg/(kg·min)。前后负荷均大时可用硝普钠 0.5~5μg/(kg·min)和利尿药。如室上性心动过速(>140次/分)或房颤,可选用地高辛或西地兰、心得安、异搏定等;室速可选用普鲁卡因胺、托卡胺、溴苄胺等,室颤常用利多卡因,也可用室速药物,需要时行电除颤。

由于心、血管功能紧密联系,心搏出量与前后负荷有关,因此血管活性药可影响心搏出量(部分血管药直接作用心肌)。血流动力学监测(BP、CVP、PAWP、CO 或 CI、SVR 等)可指引用药,调节输液量或利尿剂,使血流动力学指标恢复正常。如果平均动脉压或主动脉舒张压过低,势必减少冠状血流。持续时间较久或原有冠心病,心肌缺血加重可能发生心梗。采取上述各种方法仍不能提高平均动脉压至 6.6kPa(50mmHg),可用主动脉内反搏泵以增加冠状血流。

5. 氧输送的改善　呼吸>25次/分、呼吸窘迫或困难、发绀时,应立即清除上呼吸道分泌物,给予吸氧。必要时用气管插管或切开,呼吸机支持换气;最好能监测 PaO_2 和 $PaCO_2$ 等,调节 FiO_2 和呼吸频率、潮气量、吸气压等。应注意某些促使酸碱失衡的情况,例如换气不良可致呼酸中毒,过度换气(包括呼吸机)可致呼碱中毒。

休克时氧输送能力有所缺陷,同时氧输送量取决于心输出量、血红蛋白和 PaO_2。病人如有失血或溶血使红细胞过少,需要输入全血或浓缩红细胞,红细胞比积达到25%~30%即可。库存时间长的红细胞 2,3-二磷酸甘油酸盐减少,不及新鲜的红细胞。口罩吸氧能一般增高吸入氧浓度(PiO_2)保持 PaO_2;但有换气功能不全(如顺应性降低、肺泡功能不全等),提高 FiO_2 达 0.6 仍难恢复 PaO_2,此时需用正压性辅助呼吸,如间歇性强制通气(IMV)、呼气末正压呼吸(PEEP)等,以提高肺泡换气功能。

6. 其他药物的应用　糖皮质激素类,如氢化可的松、地塞米松、甲基泼尼松等,减轻细胞损伤,抑制炎症介质和细胞因子释出,减少花生四烯酸衍生物,增加心血管药物的敏感性。而长期过量皮质激素抑制免疫,诱发或加重应激性溃疡,较大剂量一般不超过72小时。

能量合剂减轻细胞内结构、功能失常。ATP 补充缺血细胞的能量消耗,Mg^{2+} 能调整细胞内 Ca^{2+}(休克时浓度增高);同时可加用葡萄糖-胰岛素-氯化钾(细胞极化液)。此外,磷酸肌酸、环状肌酸或腺苷类提高细胞 ATP 水平。

前列腺素扩张微血管,抑制血小板聚集,减轻休克对微循环不良影响,减轻血小板损害,降低重症休克并多器官衰竭者病死率。外科休克时内啡肽增多,使心肌功能降低和周围血管扩张。鸦片肽受体拮抗剂(纳洛酮、纳曲酮)能阻断内啡肽与受体的结合,在扩容、纠正血pH值和调整心血管功能基础上及时用药,可辅助抗休克作用(但休克后期药效低下)。肝肾功能较差时减少其剂量。组织缺血再灌流后,黄嘌呤氧化酶(XOD)、过氧化脂质(LPO)等增多,而过氧化物歧化酶(SOD)、过氧化氢酶等减少,可选用抗氧化药物。输入较大量液体后尿量仍少或CVP过高,需用利尿剂以减轻心负荷和组织水肿。

7. 多器官功能障碍的防治

(1)肺部并发症的预防:胸部创伤易呼吸障碍,胸外创伤也可并发肺部病变,较多见肺不张和肺水肿。肺不张因误吸(血液或胃内容物)或气管分泌物积存阻塞造成,需及时清除气管内堵塞,保持气道通畅,必要时行气管切开。已发生肺不张,用内镜可使肺叶复张。

肺水肿原因较复杂。在全身炎性反应中,机体释出炎症介质、细胞因子损害肺血管内皮,使肺微循环障碍、通透性增高,再加原有心功能不全,使肺血管内压上升,导致肺间质水肿。不良治疗可能加重急性肺水肿或ARDS(休克复苏后)。

> **特别提示** 应予注意:①输液量或蛋白过载均增加静水压力,渗透到组织中加重肺水肿;②输血>4 000ml,最好选用40μm滤器减少栓子输入;③原有心脏病或高龄病人,控制扩容速度并用CVP等监测;④呼吸机在开始阶段可用纯氧,稍后应控制在PiO_2 0.5以防氧中毒性肺水肿。

(2)肾衰竭的预防:挤压伤或多发伤的血循环中游离大量肌红蛋白、血红蛋白,休克前后缺血、炎症介质等损害肾脏功能。因此,治疗创伤性休克时必须重视预防急性肾衰。若伤情有大量肌红蛋白、血红蛋白游离,用碳酸氢钠碱化尿液;尽量少用使肾血管收缩的去甲肾上腺素、间羟胺等;扩容输液已到相当数量但尿量低少时,及时利尿。

(3)DIC的预防:创伤性休克容易发生血管内血栓或微血栓,可能形成DIC。输入血浆过多可能增加血黏稠度。改善微循环的同时,可用抗凝血质Ⅲ减少血栓。

(4)应激性溃疡的预防:颅脑伤后可发生Cushing溃疡,其他创伤性休克也可引起胃肠应激性溃疡。一般制酸剂(西咪替丁等)也不能完全防止溃疡发生。

(5)感染的防治:休克前、后均易并发感染,可常规使用广谱抗生素,并按实际需要用免疫增强剂或外科处理等。

低血容量性休克

各种原因引起血液和(或)体液大量丢失,均可导致低血容量性休克(hypovolemic shock),全身血容量急速减少20%~25%即出现休克,常见如消化道出血、肝脾破裂、大血管损伤出血等,严重体液丢失如肠梗阻、弥漫性腹膜炎、大面积烧伤、广泛软组织损伤等。失血性休克的治疗除了补充血容量外,对消化道大出血、肝脾破裂及大血管损伤等活动性出血应针对病因采取外科紧急止血措施。

首先对体内失血(液)量进行估计:①轻度休克:脉搏<100次/分,血压可在正常范围,脉压差略缩小,尿量接近正常,估计失血量<总量20%(800ml);②中度休克:脉搏在100~120次/分,收缩压9.33~12kPa(70~90mmHg),脉压差小,尿少,估计失血量为血容量20%~40%(800~1 600ml);③重度休克:脉搏>120次/分,细而弱或难以触及,收缩压<9.33kPa(70mmHg)或测不到,尿量更少或无尿,估计失血量>全身血容量40%(1 600ml)。

> **特别提示**
>
> 治疗时,立即快速输注平衡盐溶液或等渗盐水,可在45分钟输入1 000~2 000ml。若血压回复正常并能维持稳定,表明失血(液)量较少且未继续出血,可继续输入上述溶液(补充量可达估计失血量3倍),若此时病人血细胞比容(HCT)>30%,则无需输血。若血压不能回升或短暂回升后又复下降,则表明失血量较多或还在继续出血,应输入新鲜全血。对烧伤、腹膜炎等以血浆丧失为主的休克,应以血浆或代用品代替部分全血的输入。重症休克的快速补液应在CVP监测下进行。

使用心血管活性药物应注意首先补充血容量。维护心脏功能最基本的是保持冠状血流,使主动脉舒张压不低于8.0kPa(60mmHg),这对冠心病者尤为重要。另一方面要注意减低心肌负荷和氧耗。用肾上腺素受体药时,应尽可能选择心肌氧耗稍低的多巴胺或间羟胺,勿用甲氧胺。多巴胺(Dopamine)增加心肌收缩和心输出量,扩张肾和肠系膜动脉,改善重要内脏器官的血供,常用20~40mg加入250~500ml等渗葡萄糖液中静滴,血压回升后减慢滴速至逐渐停用。间羟胺(Aramine)主要兴奋α受体,收缩周围血管,增强心肌收缩,增进脑、肾及冠状动脉血流,常用20~40mg加入5%葡萄糖液250~500ml内静脉滴注。去甲肾上腺素(Noradrenaline)主要兴奋α受体,轻度兴奋β受体,心肌收缩加强,收缩血管提高外周阻力而升高血压,一般5mg加入5%葡萄糖液500ml中静滴,注意防止血管外渗漏造成组织坏死。酚妥拉明(Phentolamine)阻滞α受体,轻度增加心肌收缩力,舒张肾动脉及周围血管,增加冠状动脉流量,作用快但维持时间较短,用5~10mg加入5%葡萄糖溶液中按0.3mg/min静脉滴注。西地兰增强心肌收缩力,减慢心率,在输液量和血钾已补充充分时,动脉压仍低而CVP>1.47kPa(15cmH$_2$O),可用其快速洋地黄化,首剂0.4μg缓慢静脉注射,有效时再给维持量,60~120分钟后再注0.2~0.4μg。西地兰、多巴胺、间羟胺等均有一定增强心肌作用,但多巴酚丁胺较显著,剂量为4~10μg/(kg·min),尤适宜于原有冠心病史者。心率>150次/分持续稍久者(根据心电图)除用西地兰外,可用异搏定5mg缓慢静注;乙胺碘呋酮125~250μg加入100~150ml葡萄糖液内静脉点滴;或利多卡因50mg每15分钟静注1次,总量不超过300mg。葡萄糖-胰岛素-钾盐液(GIK,按1g/kg:0.5U/kg:10mmol配制)缓慢静脉点滴增强心肌作用。

创伤性休克

创伤性休克(traumatic shock)多见于严重创伤,如多发伤、骨折、挤压伤、大手术等,特点为全血或血浆的丢失,如损伤组织出血、渗出、水肿等;严重创伤还易发生各种感染加重休克;损伤组织坏死、分解,产生血管抑制性的组胺、蛋白分解酶等炎性因子;多脏器功能障碍综合征发生率较单纯低血容量性休克高。

除了失血性因素外,患者因创伤较重也可影响其心血管功能。如胸部外伤引起缺氧,降低静脉回流和心搏出量;腹部损伤则影响呼吸或下腔静脉回流;颅脑损伤则引起交感、迷走神经的心血管调节失常。组织损伤可引起全身性炎症反应综合征,导致血管通透性增高,血管平滑肌舒缩失常,造成内皮损害、血栓形成和肺血管损伤等。所以微循环病变、细胞缺氧以及继发的病理改变较为严重。

诊断时主要依据创伤病史及休克的临床表现,反复仔细体检、甚至特殊检查,避免遗漏隐蔽的复合性损伤,及早发现感染及器官功能障碍等并发症。治疗时根据创伤的性质及种类,适时手术以控制出血及清创,应用大量抗生素预防控制感染,坏死组织多及感染严重时应注意纠正代酸中毒,谨慎使用血管收缩剂以免加重组织缺血性损伤。

病因处理

若外科性病因未得到有效治疗,休克难以根本好转或继续加重,因此须强调创伤处理。休克状态需要紧急手术时,可采取临时措施稳定血压再手术,或者两者同时进行。

及早制止急性大出血,确切止血一般需行手术。体表大动脉出血可用各种临时止血法,如压迫包扎、止血带等。腹腔内大出血则插入腹主动脉内气囊导管,暂时阻断其血流,继以开腹手术。胸部伤并发休克常需紧急局部处理,例如堵塞开放性气胸的伤口,制止反常呼吸运动;张力性气胸采用穿刺和闭式引流;固定连枷形的多发肋骨骨折,限制呼吸时部分胸壁浮动;出现心包压塞时切开心包,排出积血和修复心肌伤口等。这类创伤优先处理,能使静脉回流恢复和逆转心脏神经的病理反射。

创伤性强烈神经刺激,可适当应用哌替啶等镇痛药,但应避免呼吸中枢抑制。有时可用普鲁卡因或利多卡因施行神经封闭术(如颈交感、迷走神经封闭)。脊髓损伤引起的休克多为一时性,可用某些升压药如麻黄碱等。

抗休克

创伤性休克失血(液)量的补充应结合创伤的有关特点。与单纯失血性休克相比,创伤性休克多见血液黏度增高、毛细血管内红细胞聚集,休克较重时组织间隙液体潴留和血液浓缩明显。胸腹部损伤,增加胸腹腔内压时,可影响 CVP 对血容量的估计。结合血压、脉率、尿量等重新估计失血(液),最好监测平均动脉压、PAWP、CI 等。有时,CI 增高是因组胺、色胺作用所致,不一定表示微循环良好。

> **特别提示**
> 根据创伤后微循环高黏性,扩容常先用电解质液,辅以全血或浓缩红细胞。若估计失血 >1 000ml,从多条静脉通路加快输液输血。如血压测不到、心率用心电图方能显示、CVP<0.5kPa(5cmH$_2$O),可在 30 分钟内输入液体和全血共 3~4L,然后根据机体反应调节输注速度,或用血管活性药等。扩容总量大多需超过估计损失量 1 倍,因为第三间隙贮留的液体量很多,尤其是多处伤、挤压伤、大面积开放性创伤等。若血管漏出增多,组织间隙水肿明显,不利于细胞物质交换和代谢;组织内压增加甚至可阻碍

> **特别提示**
> 局部循环(如肢体挤压伤时)。即使输注大量胶体也难防止这种倾向,反而加重组织水肿和细胞损害。因此,当输入足够晶体液和胶体液(已达估计丢失量 1.5 倍)时,如果血压仍不回升,则需用血管活性药改善循环,避免无效甚至有害输液。

感染性休克

感染性休克(infective shock)最常见于胆道感染、绞窄性肠梗阻、急性弥漫性腹膜炎、败血症、大面积烧伤及多部位复合创伤感染等,可表现为体温急剧变化(骤升或骤降),全身毒血症表现加重,如烦躁不安,脉搏细速,血 WBC 计数异常升高,出现核左移、毒性颗粒、毒性空泡和(或)异形淋巴细胞等均预示休克将要发生或已经发生。

脓毒性休克病理变化复杂,治疗困难。在原有创伤、手术、烧伤或某些慢性疾病基础上,病原菌及毒素引起机体广泛性损害,导致组织低灌流、缺氧和代谢障碍,可引起全身炎性反应。脓毒性休克多继发于腹腔、烧伤创面、多处创伤后感染等,有时源于感染性手术或导管置入等。临床表现有体温增高或过低,心率呼吸加快,白细胞增多或过少等,称脓毒症(或称败血症)。但脓毒症造成的感染性休克一般容易恢复。

(一) 分类

感染性休克因感染病原体、引起血流动力学变化的不同而有两类不同的典型临床表现(表 1-8)。早期微循环舒张,表现为皮肤泛红、肢暖、心率快,心输出量增加,称之为暖休克(高排低阻型);持续一定时间(30 分钟~16 小时)后进入微循环血管收缩期,表现为四肢厥冷、末梢发绀、脉搏细弱、血压下降,称之为冷休克(低排高阻型)。冷休克又称低动力型休克,CI 降低而 SVR 增高("低排高阻")。CI 降低主要由于静脉回心血量降低,还与心肌抑制物质相关。SVR 增高则与儿茶酚胺、血管加压素等大量释放相关,此时微循环更加不良。然而 CI、SVR 变化未必与临床表现完全一致,区别暖休克和冷休克对临床选用血管药物等有一定的指导意义。

脓毒性休克的血流动力学改变与临床表现之间关系较为复杂。脓毒性休克后期,表现近似冷休克,但 CI 和 SVR 均降低("低排低阻"),反映心功能不全、微动脉平滑肌失去张力和大量动静脉分流,常出现多器官功能障碍,死亡率极高。

表 1-8 感染性休克两类不同的临床表现

病原体	G⁻杆菌	G⁺细菌
感染途径	胆道、肠道、泌尿道、产道等	皮肤疖痈等
神经精神症状	躁动、淡漠、嗜睡、昏迷	神志不清
休克发生时间	早	晚
休克类型	高阻力型(冷休克)	低阻力型(暖休克)
血压	极低	轻、中度降低
毛细血管充盈	时间延长	<2s
脉压差	<4kPa(30mmHg)	>4kPa(30mmHg)
皮肤	苍白、湿冷、花斑发绀	潮红、较暖、干燥
尿量	少尿,<25ml/h	常不出现少尿
心排出量	降低	正常或略高
CVP	降低	正常
代酸中毒	严重	轻、中度
病死率	较高	较低

(二)治疗

感染性休克反映局部感染对机体的整体影响,并扩及全身脏器。因此,感染灶须及早处理,否则细菌、毒素不断进入循环,休克难以好转或恶化。首先,应积极处理感染病灶,尽量采取有效、简单的手术或微创操作,避免对患者生理稳定的干扰。一般在血压好转、生命器官稳定时处理病灶,充分引流脓液,清除坏死组织或切除病变组织。若感染灶内压较高者(如闭袢型绞窄性肠梗阻、急性梗阻性化脓性胆管炎)可迅速手术引流减压,腹腔内坏死组织(肠坏死、胰腺坏死)及积脓需及时清除和引流,深部脓肿宜切开引流。近年来,借助 B 超、CT 等定位,施行深部病灶穿刺引流。其次,可先按细菌感染的可能种类经验性选择抗生素,严重者选用大剂量广谱抗生素,一旦获得细菌培养和药敏试验结果,立即换用有效抗生素,同时加强支持治疗及营养治疗。

1.控制感染　抗感染药物是否得当直接与脓毒性休克的转归相关。

> **特别提示** 选择药物最可靠依据是病原体培养和药敏试验,但培养需要时间,结果也有可能假阴性。可供参考的其他依据有:①鲎血试验(+)提示内毒素血症,大多为革兰阴性菌感染;②脓液或分泌物性状,如绿脓杆菌感染的分泌物呈青绿色,伤口肉芽组织倾向坏死溶解,厌氧菌感染分泌物有臭味、稀薄、色暗,肉芽污秽不鲜;③涂片可大致区分 G^+ 或 G^- 球菌、杆菌等;④感染原发部位及过程,例如腹腔感染一般以肠道菌属为主,医源性感染病菌常有耐药性。以上仅是推测病原菌种类的参考,临床上使用抗生素的情况相当不规范,选择药物前还须了解病人接诊前用药种类和方法,以免重复用无效的药物。

单一病菌引起的脓毒症,采用一种细菌敏感的抗生素,但对脓毒性休克宜用两种针对病原菌的药物联合,例如金葡菌感染用红霉素-邻氯苯唑青霉素或者新青霉素Ⅱ-头孢噻吩,原因是休克时病人免疫力较低,细菌毒力较强,需要迅速逆转病情;同时,联合用药减少单一药物剂量及其副作用。许多脓毒症为混合感染,形成深部脓肿者常为需氧菌和厌氧菌感染,所以更需要抗生素联合治疗。许多肠源性感染宜用针对肠道需氧菌的庆大霉素、丁胺卡那霉素或妥布霉素等,以及针对厌氧菌的灭滴灵(甲硝唑)、氯林可霉素等。有人认为,抗菌谱较广的第二代头孢菌素如头孢噻吩、头孢羟唑(Cefamandole)和第三代头孢菌素如头孢氨噻(Cefotaxime)、羟羧氧酰胺菌素(Moxalactam),可以代替上述联合用药。使用抗生素时,应注意休克时机体药物动力学的特点,口服和肌注的吸收均易受限,最好以静脉途径为宜。肾功能不全易出现药物蓄积毒性作用,应适当控制剂量,延长给药间隔时间。此外,还要注意抗生素过敏反应,以及对肾、肝、骨髓、神经系统等损害。

休克合并严重感染、烧伤或创伤,均降低机体抗感染能力,或部分病人原有免疫功能低下,如粒细胞减少、糖尿病、使用皮质激素或抗癌药、肝硬化等。为增强免疫能力,可用丙球蛋白、纤维结合素或冷沉淀、干扰素、IL-1、抗血清、核糖脂质抗体等。

2.抗休克治疗 感染性休克时有效循环血量不足,扩容剂量的多少与病因、休克程度相关。如急性腹膜炎和急性肠梗阻等,因呕吐、腹膜渗出、肠内积液而失液多,又因毒血症时血液滞留于微血管渗入间质,故血容量明显不足。

特别提示　冷休克病人大多有体液额外丢失,摄入不足,故扩容剂量更大,输注速度应更快。暖休克者体液额外丢失较少,故扩容剂量应少于冷休克者。脓毒症较易引起肺血管通透性增高,一旦蛋白分子渗入肺间质内就不易移出,所以除了有低蛋白血症或明显贫血者,均不宜用血浆或全血。一般先输入低分子右旋糖酐500ml及平衡盐液1 000ml,先快后慢。注意血压是否回升、心率是否减慢、皮肤是否转暖,必要时输给适量血浆或白蛋白。输液总量和速度视病情而定,最好监测平均动脉压、CVP、心电图和每小时尿量,有条件时应监测PAWP、CI、SVR等。输入右旋糖酐(中分子和高分子)不宜超过1 000ml/d,以免加重血管内凝血。

感染性休克中,代酸中毒发生早而重。在补充血容量的同时,从另一途径输注5%碳酸氢钠溶液200ml,以后再根据血气分析结果补充。休克早期或某些肺部病变时,可能有呼碱中毒或呼酸中毒,低氯血症时可有代碱中毒。

改善脓毒性休克血流动力学需用综合方法,在补足血容量、纠正酸中毒的基础上,可适当选用心血管活性药物。

特别提示　原则上,冷休克需用扩血管药物,暖休克需用收缩血管药物。而这种临床表现只能大体上反映皮肤、肾等灌流,并不反映血管系统的全面情况。为了稳妥起见,血压很低时,即使表现冷休克,仍不宜使用作用较强的血管扩张药。因为平均动脉压<8.0kPa(60mmHg)时,心脑血管调节功能甚低;使用强血管扩张药物后,心脑灌流可能进一步减少。

首先应设法使血压上升到12.0kPa(90mmHg),如多巴胺或多巴酚丁胺20~40mg加入输液250ml中静滴,间羟胺2~6μg/(kg·min)或多巴胺与间羟胺联合应用。这些药物均有升压作用,低剂量时尚可保持肾的灌流。如果多巴胺和间羟胺联合使用无明显效果,可改用升压作用较强的去甲肾上腺素10~30μg/(kg·min),但降低肾灌流,可与小剂量多巴胺配合。

用血管扩张药可改善微循环,但血压下降8%~10%不至于影响休克好转,可选用山莨菪碱(654-2)或东莨菪碱、阿托品、酚妥拉明、苯苄胺等。如山莨菪碱每次 0.3~0.5mg/kg,每隔 5~10 分钟静注 1 次,一般 6~8 次出现病情好转,改善感染性休克的微循环障碍及减轻血管内凝血安全有效。心功能有损害者可用毛花苷药物治疗。如果用药后血压仍不回升,须考虑心功能不全或肾上腺皮质功能低下(皮质内出血或坏死),设法进行相应的治疗。

3. 减轻细胞损害 细胞损害是休克研究中继微循环学说以后的重要发现。脓毒性休克时使用糖皮质激素,抑制有害因子释放,稳定血压(不直接升压),改善一般状态。一般主张大剂量,常用氢化可的松 100~300mg、地塞米松 3~10mg 或甲强龙 20~30mg 缓慢静注,间隔 4~6 小时可重复上述剂量 1/2,不超过 48 小时并留意应激性溃疡。为改善细胞膜功能和细胞内代谢,可用 ATP-氯化镁合剂和葡萄糖-胰岛素合剂,缓慢静脉滴注并用心电图监测。维生素 C 和 SOD 等减轻氧自由基对细胞的损害;抑肽酶、AT Ⅲ、PGE 等减轻溶酶体酶的损害。

4. 其他治疗 注意维持呼吸功能、保持呼吸道通畅,以防肺不张、肺内感染。脓毒性休克时易发生 DIC,常合并肺、脑等功能障碍。血小板 $<80\times10^9/L$ 时,虽无临床表现和化验异常,应警觉凝血系统早期改变,可以考虑输入小分子右旋糖酐改善微循环。如血小板 $<50\times10^9/L$,出现某些意识和呼吸方面症状,但未发生纤溶加速和出血倾向,可考虑用肝素和抗凝血酶Ⅲ。当纤维蛋白原减少、凝血酶原和部分凝血活酶时间延长、鱼精蛋白副凝集试验阳性,并有出血倾向时,需加用氨甲苯酸等。

(方天翎 陈汝福)

第十一节　多脏器功能衰竭

多脏器功能衰竭概况

多脏器功能衰竭(multiple organ failure, MOF)是创伤(包括意外创伤和有计划的、发生在手术室的创伤外科手术)、休克和感染后的严重并发症,死亡率极高。应该明确,多脏器衰竭不是一个疾病,而是在处理和研究创伤患者中的一个概念。它甚至不能算是真正的综合征,它不符合"一些症状同时出现,并且是某种疾病的特征"的含义。根据美国急性生理状态及慢性健康状态评估协会提出的定义:由创伤、手术、严重感染、心肺复苏后及免疫性疾病等各种因素侵袭机体,引起两个或两个以上重要脏器同时或连锁出现持续24小时至48小时功能衰竭的病理综合征。除心、肺、肝、肾及脑等重要脏器的功能发生衰竭外,也可有血液、消化、神经及免疫的功能衰竭。

多器官衰竭综合征最初是由 Tilney 于 1973 年提出。Tilney 观察了 18 例腹主动脉瘤术后并发急性肾衰竭的患者,尽管给予积极治疗,均先后出现非心源性急性肺水肿、急性胰腺炎和急性肾功能衰减,这些远隔的器官发生序贯性衰竭,病死率高达94%,由此而提出"序贯性系统衰竭"(sequential system failure)的概念。1975 年, Baue 发现 3 例原发病不同的患者,最终均发生 MOF 而死亡,尸检显示类似的结果,从而提出严重的生理损害可以导致远隔器官损伤,因此命名为"多发性、进行性或序贯性系统衰竭"(multiple, progressive or sequential system organ failure)。1980 年, Fry 等分别命名为"多器官衰竭"(multiple organ failure, MOF)和"多系统器官功能衰竭"(multiple system organ failure, MSOF)。

1992 年美国胸外医师学会和危重病学会(ACCP/SCCM)共同倡议将沿用多年的多系统器官功能衰竭(MSOF)改称为多器官功能不全综合征(MODS),指机体遭受严重创伤、休克、感染等急性损害24小时后,同时或序贯出现两个以上系统或器官功能障碍以致不能维持内环境稳定的临床综合征。此概念的提出是为了纠正既往过于强调器官衰竭标准的诊断,而应着眼于脓毒症发展的全过程,重视器官衰竭前的早期诊断和治疗。

多脏器功能衰竭的发病因素

(一)病因

MODS 的发生可能是下列因素单独或综合作用而发生。

1. 重度创伤　多发伤、严重手术创伤、持续较长时间的大手术、过长时间应用人工心肺机以及大面积烧伤等。

2. 感染　尤其是腹膜炎或肺炎常常是潜在的问题,触发器官衰竭或引发其他一个或多个器官衰竭;严重炎症,尤其是与组织坏死有关时可产生或激活介质抑制循环,改变器官功能,如急性坏死性胰腺炎。

3. 医源性因素　各类治疗措施的影响如引流管放置不当或去除过早,不恰当使用器械检查造成脏器穿孔、损伤,对病情判断错误而延误诊治,以及经验不足的临床医师对隐性休克判断失误等。

(1)呼吸管理:长期气管内插管引起肺部感染;应用呼气末正压引起回心血量减少;长时间高浓度吸氧引起氧中毒;机械通气或吸痰等引起呼吸道损伤;吸入性肺炎。

(2)循环管理:大量输血、输液引起肺水肿和凝血功能障碍;有创导管检查引起血行感染。

(3)血液净化:治疗循环功能失调(如失衡综合征);出血倾向(肝素应用)。

(4)药物致肝、肾毒性及其他不良反应。

(5)滥用抗生素,尤其是三代头孢抗生素导致的菌群失调。

(6)大量输血。

(7)其他:临床技术失误而没能及时发现,如持续出血、伤口闭合不全、复杂吻合口瘘、胸腔或腹腔积液或严重细菌污染。

4. 术前或伤前有一个或多个器官功能受限的患者　更容易出现 MOF。

(二)诱发因素

诱发 MOF 的独立危险因素包括低血容量性休克、脓毒症以及从受伤到开始抢救的时间。Sauaia 等提出,伤后容易并发 MOF 的危险因素有:受伤者≥55 岁,ISS≥25,最初 12 小时输血≥6 个单位,表明将发生 MOF;但如果碱剩余 >8mmol/L、乳酸盐 >2.5mmol/L 则预示更有可能发生 MOF。其他危险因素包括慢性疾病基础、营养不良、昏迷等。

MOF在发生、发展和转归犹如一条长链,包含着许多环节,其中必然存在某些相对薄弱的环节,链条的强度由最薄弱的那个环节决定,而不取决于最强的环节。最薄弱的环节将最先发生断裂,在疾病过程中,功能最为脆弱的器官将最早发生衰竭。20世纪70年代前危重患者发生器官衰竭的最显著特点几乎均为单一器官衰竭,也就是说,由于缺乏有力的支持手段,一旦发生某一器官衰竭,患者往往死于该器官的衰竭。如第二次世界大战期间及之前,机体链条中最薄弱的环节是循环,休克是当时最为突出的问题。认为血压的下降是血管动力耗竭、肾上腺皮质功能衰竭和创伤毒素的结果,忽视了创伤后出血、脂肪栓塞和脑创伤等在休克中所起的关键作用。随着对休克认识的进步,朝鲜战争期间,早期积极输血、输液以恢复血容量、补充丢失的全血,大批创伤性休克患者奇迹般地获得存活,但令人遗憾的是,部分创伤性休克患者在休克纠正后10天左右,出现无尿,进而死于急性肾衰竭。肾脏成为最薄弱的环节,急性肾衰竭是威胁患者生命的难题。而到20世纪60年代末的越南战争期间,机体最薄弱的环节转到肺,急性呼吸衰竭是危重患者死亡的主要原因。20世纪70年代以后,器官支持技术的进步,使得越来越多的危重病患者不再死于单一器官衰竭,而是死于多个器官衰竭。时至今日,机体任何器官和系统均可能发生衰竭,但是否同时发生或是序贯性的发生,则取决于机体的状态、损伤的严重程度和并发症的发展情况。可能并发MOF的器官见表1-9。

表1-9 多器官功能衰竭可累及的器官或系统

循环系统——循环衰竭(休克)
肾　　脏——急性肾衰竭
呼吸系统——急性呼吸衰竭
肝　　脏——急性肝功能衰竭
血液系统——血液功能衰竭
胃肠道——胃肠道功能衰竭
神经系统——神经系统功能衰竭
免疫系统——免疫功能衰竭
代　　谢——代谢功能衰竭

多器官功能衰竭诊断

MOF或MODS,诊断上必须同时有两个或两个以上器官系统功能受损害,并达到相应的诊断标准。有许多作者提出了具体的器官系统功能衰竭的诊断条件,下面是临床工作中简单实用的诊断标准。

肺衰竭:需呼吸机支持至少72小时,吸入氧浓度 $FiO_2 \geq 0.40$,呼气末正压(PEEP)在 5~10cmH$_2$O 或更高。根据这个定义将创伤后呼吸功能不全分为3度(表1-10)。

表1-10 创伤后肺功能不全

程度	FiO$_2$	PEEP(cmH$_2$O)
I	>0.4	5
II	≥0.4	5~10
III	>0.5	>10

心脏衰竭:心脏充盈压增高,循环不足和心律失常,需要药物支持循环(解剖发现心脏损害)。

肾脏衰竭:血清肌酐水平 $\geq 176.8\mu mol/L$,不论是否伴多尿和少尿(终末期需透析治疗)。

肝脏衰竭:血清胆红素水平持续48小时 $\geq 10^3 \mu mol/L$,谷氨酸脱氢酶升高正常值2倍以上。

凝血系统衰竭:血小板减少 $< 60 \times 10^9/L$。纤维蛋白原 $<2g/L$,由于异常出血需输入凝血因子。

免疫系统:主要特征为原正常患者出现表皮葡萄球菌、念珠菌、铜绿假单胞菌感染。

胃肠道衰竭:经内镜证实胃肠道出血、穿孔、伤后或术后5~7天不能进食,需输血治疗。

代谢衰竭:尚无特异诊断指标,主要表现为体重丢失、恶病质及肌无力等。

内分泌衰竭:肾上腺衰竭,需激素替代治疗。

中枢神经系统:Glasgow 昏迷评分6分或以下(不使用镇静剂),见表1-11。

胰腺衰竭:休克、肺功能衰竭和胃肠道衰竭。

伤口衰竭:伤口愈合不良,肉芽组织生长困难,常与代谢衰竭有关。

表1-11 Glasgow 昏迷评分

观察项目	计分
睁眼	
自动睁眼	4
呼唤睁眼	3
疼痛睁眼	2
没有反应	1

续表

观察项目	计分
运动	
服从命令运动	6
疼痛刺激反应,定位动作	5
肢体屈曲回缩	4
去皮质强直	3
去大脑强直	2
对如何刺激无反应	1
言语	
正确回答问题	5
回答问题不确切	4
能发连贯的词语	3
声音不可理解	2
无反应	1

患者如住 ICU,尤其是并发 MODS,须考虑其时间过程及其住院费用。MODS 评分由此产生。该评分分别运用血压校正的心率(pressure adjusted heart rate, PAR)、PaO_2/FiO_2 比率、血肌酐、胆红素值、血小板计数及 Glasgow 计分,根据各指标与病死率相关程度,将分值定为 0~4 分,其中 0 分对应于病死率 <5% 或仅有轻微的脏器功能改变;4 分对应于病死率 >50% 或显著的脏器功能损害。各指标总得分反映测评时多器官功能状态,最大值 24 分。得分与病死率之间存在着明显的正相关,病死率 ~25%,~50%,~75%,~100% 分别与分值 9~12,13~16,17~20,>20 对应,住院期间得分的变化亦与病死率呈显著正相关。该评分为判断 MODS 的发生发展、评估住院期间病情变化,乃至 MODS 的病因学研究,提供了客观有效的依据(表 1-12)。

表 1-12　MODS 评分表

计分指标	分值				
	0	1	2	3	4
氧合指数(PaO_2/FiO_2, kPa)	>300	226~300	151~225	76~150	≤75
肌酐(Cr, μmol/L)	≤100	101~200	201~350	351~500	>500
血清胆红素(μmol/L)	≤20	21~60	61~120	121~240	>240
心率校正值(PAR,次/分)	≤10.0	10.1~15.0	15.1~20.0	20.1~30.0	>30.0
血小板计数(×10⁹/L)	>120	81~120	51~80	21~50	≤20
GCS(分)	15	13~14	10~12	7~9	≤6

心率校正值(PAR) = 心率 × 右心房(中心静脉)压/平均动脉压

多器官功能衰竭的发病机制

过去认为 MOF/MODS 是严重感染或创伤的直接后果,即入侵的细菌/内毒素或组织损伤是导致 MODS 的根本原因。但临床上积极使用抗生素,并致力于寻找隐匿的感染灶,甚至在缺乏充分证据的情况下,进行经验性治疗或早期剖腹探查,或者对腹腔脓肿患者进行充分的脓肿引流和抗生素治疗,均未能使 MODS 逆转,也不能降低病死率。

基于上述研究,目前认为 MODS 并非细菌/毒素或组织损伤直接作用的后果,可能是机体炎症反应紊乱的结果。这是 MODS 发生机制的重要理论假设。即机体在遭受细菌或毒素打击时,炎症细胞大量激活和炎症介质过量释放,并涌入循环产生持续性全身性炎症瀑布反应,这是导致 MODS 的根本原因。炎症细胞激活和炎症介质异常释放、组织缺氧和自由基、肠道屏障功能破坏和细菌/毒素移位,是机体炎症反应失控的表现,是 MODS 的炎症反应失控的结果。

(一) 炎症反应假说

炎症反应学说是 MODS 发病机制的核心内容,基本内容包括感染或创伤引起的毒素释放和组织损伤并不是导致器官功能衰竭的直接原因,细菌/毒素和组织损伤所诱发的全身性炎症反应是导致器官功能衰竭的根本原因。

创伤和感染都可导致补体活化,进而使包括中性粒细胞、单核细胞和巨噬细胞在内的吞噬细胞激活,被激活后可以释放一系列物质,从而导致剧烈的炎症反应和组织器官的损害。

这些炎性物质从作用上可分为两类。一类包括氧自由基,溶酶体酶、阳离子蛋白等。其作用是解聚胶原和基底膜等结缔组织;与脂质发生过氧化反应,破坏生物膜的通透性;与含有 – SH 基的蛋白质和酶反应而使其变性等。因此,它们具有强烈的细胞和组织毒性,是直接导致炎症和器官损伤的物质。

另一类物质被称作细胞活素(cytokines),如白细胞介素($IL-1\beta$,$IL-2$, $IL-6$, $IL-8$)等及肿瘤坏死因子($TNF\alpha$)等。被认为是炎症介质瀑布样反应的最后共同途径。大多数细胞活素并没有直接的细胞毒性,但可以通过对免疫细胞调控而深刻影响整个免疫过程,包括毒性介质释放。细胞活素还具有多种生物学活性,其影响之广,程度之深,足以造成机体更严重的损伤和紊乱。

(二)缺血-再灌注损伤学说

缺血再灌注和自由基也是导致 MODS 的重要机制之一。创伤或感染后体内氧自由基的形成和释放增加。氧自由基除可由激活的吞噬细胞释放外,缺血组织的复苏过程或持续低灌注是另一重要来源。

氧输送不足导致组织细胞直接的缺血缺氧性损害。当氧输送低于临界水平时,必然引起全身组织器官的缺血缺氧,导致器官功能损害。通过提高心排血量、血红蛋白浓度或动脉血氧饱和度,使全身氧输送明显高于临界水平,即超常水平(supernormal)的氧输送,可以达到改善组织器官缺氧的目的。这是在逻辑上让人信服的理论,在临床实际中,全身氧输送的提高与某一器官血流和氧输送改变并不一致。当全身氧输送高于正常时,肠道、肝脏等内脏器官仍然可能处于缺血缺氧状态。在一部分病人并不能改变 MODS 的预后。

缺血再灌注促发自由基大量释放。组织器官血流灌注的恢复或重建对于机体的生存是很有必要的,却能诱导自由基的释放。黄嘌呤氧化酶和白细胞激活途径是自由基生成的主要来源。黄嘌呤脱氢酶转化为黄嘌呤氧化酶是自由基释放的前提,黄嘌呤脱氢酶转化为黄嘌呤氧化酶在不同组织器官只需 10 秒到 30 分钟。灌注后不同组织器官酶转化时间的差异,是不同组织器官缺血再灌注损伤程度不同的基础。再灌注和自由基造成的损害往往比缺血更为严重,因此,组织器官最严重的损伤不是发生在缺血期,而是发生在再灌注期。针对再灌注期自由基对组织细胞的严重损害,抑制自由基生成、阻断自由基作用或直接中和自由基,则是更为合理的 MODS 防治策略。

白细胞与内皮细胞的互相作用,导致组织和器官损伤,最终发生 MODS。由毒素和炎症介质诱导的失控炎症反应在很大程度上作用于血管内皮细胞水平。内皮细胞可表达组织因子激活外源性凝血途径,表达表面受体,如内皮细胞-粒细胞黏附分子(ELAM)、细胞间黏附分子(ICAM-1)等,促进白细胞与内皮细胞黏附和激活。当局部炎症反应放大或失控时,毒素和炎症介质不仅刺激损伤部位的毛细血管内皮,而且可能弥漫性损伤全身毛细血管内皮细胞,结果造成微血栓形成及器官功能损害,导致 MODS。

(三)胃肠道学说

该学说认为,肠道是机体最大的细菌和毒素库,肠道有可能是 MODS 患者菌血症的来源。且 MODS 患者菌血症的细菌往往与肠道菌群一致。肠道可能是 MODS 发生发展的动力器官(gut motor)。

目前认识到,肠道不仅仅是一个消化器官,由于肠黏膜内大量散在分布的淋巴细胞、肠系膜中广泛分布的淋巴结以及肝脏内大量的枯否细胞,肠道实际上也是一个免疫器官。在感染、创伤或休克时,即使没有细菌的移位,肠道内毒素的移位也将激活肠道及其相关的免疫炎症细胞,导致大量炎症介质的释放,参与 MODS 的发病。

(四)代偿性抗炎反应综合征

当人们认识到 SIRS 是导致 MODS 的本质性原因这一认识,抑制 SIRS 就有可能阻断炎症反应,从而降低 MODS 病死率。于是大量的炎症介质拮抗剂如内毒素单抗、TNFα 单抗等在临床大量使用,结果相继失败,甚至个别研究报道增加病死率。因此研究者基于这样一种思考,当机体受到创伤、感染以及内毒素的打击之后,出现一过性细胞免疫功能降低,使机体对感染易感,释放炎症介质引起 SIRS,同时大量释放内源性抗炎介质。导致机体免疫功能损害。同时临床上盲目使用炎症介质拮抗剂,可能使免疫功能损伤加重。鉴于此,1996 年 Bone 针对感染或创伤时,导致机体免疫功能降低的内源性抗炎反应,提出了代偿性抗炎反应综合征(compensatory antiinflammatory response syndrome, CARS)的理论。CARS 和 SIRS 作为相对立的两种机制,常常处于不平衡状态。如保持平衡,则内环境稳定得以维持,不会引起器官功能损伤。一旦 SIRS/CARS 失衡,将引起内环境失去稳定性,导致组织器官损伤,发生 MODS。

CARS 以机体免疫功能低下为特征,目前的临床诊断标准为外周血 CD14 + 的单核细胞表面 HLA - DR 的表达量低于 30%,而且伴有炎症性细胞因子释放减少。如果同时存在 SIRS 和 CARS,则诊断为混合性炎症反应综合征(mixed antagonis/response syndrome, MARS)。因此,MODS 是 SIRS/CARS 失衡致炎症反应失控的严重后果。

(五)二次打击学说

二次打击学说认为,将创伤、感染、休克等早期直接损伤作为第一次打击,第一次打击所造成的组织器官损伤是轻微的,虽不足以引起明显的临床症状。当打击强度足够大时,可直接导致原发性 MODS。这种早期损伤激活了机体免疫系统。此后,如病情稳定,则炎症反应逐渐缓解,损伤组织得以修复。当病情进展恶化或继发感染、休克等情况,则构成第二次或第三次打击。第二次打击使已处于预激活状态的机体免疫系统爆发性激活,大量炎症细胞活化、炎症介质释放。结果炎症反应失控,导致组织器官的致命性损害。

二次打击学说的意义在于强调了创伤、感染的后期处理,尤其是在病人相对稳定之后的处理。后期处理不当,后果比早期损伤的结果更为严重,更具危害性。

防治原则

所以 MODS 患者转入 ICU 应成为医院常规,治疗方案可以由专科医师和 ICU 专职医师共同拟定,在日后的共同查房中不断完善。不能以满足 MODS 全部诊断标准作为开始治疗的依据。MODS 患者病情复杂,涉及各组织器官的解剖与病理生理。即使早期开始治疗 MODS 死亡率仍高达 50%~100%,说明迄今的治疗尚难以改变其预后。但仍应遵循下列原则积极治疗,把器官受损的严重性和数目控制到最小,并最大限度地提高患者的生命质量。

(一)病因治疗

控制原发疾病是 MODS 治疗的关键,治疗开始即应重视处理原发疾病。

重点控制感染病灶,包括腹部或胸腔脓肿的引流和创伤的彻底清创,积极的肺部灌洗,尿路感染的引流和及早拔除感染的导管。感染性休克病人,感染灶的控制应在生命体征稳定后即刻进行,但要明确,如果不控制感染病灶,任何支持治疗都会失败。

> **特别提示** 针对感染部位可能出现的病原菌或已经证实的病原菌进行治疗。在抗生素的选择中尤其要注意避免使用容易诱导耐药的抗生素。腹腔内感染需要针对肠道革兰阴性杆菌(如大肠埃希杆菌)和针对厌氧菌(如脆弱类杆菌)的抗生素。ICU 的肺部感染选用抗生素要针对耐药革兰阴性菌(如铜绿假单胞菌)。导管菌血症通常由葡萄球菌引起,但切记导管源性感染第一步治疗是拔除导管。

当危重病患者出现腹胀、不能进食或无石性胆囊炎时,应采用积极的措施,如导泻、灌肠等,以保持肠道通畅,恢复肠道屏障功能,避免肠源性感染。

对于休克患者,必须争分夺秒地进行休克复苏,尽可能地缩短休克时间,避免引起进一步的器官功能损害。

(二)改善血流循环纠正组织缺氧

MODS 的发生常与心功能不全、血压下降、微循环瘀血、动、静脉短路以及外周组织氧利用障碍有关,治疗的目的在于通过增加全身氧输送、降低全身氧需、改善组织细胞利用氧的能力等手段改善氧代谢障碍,纠正组织缺氧。Shoemaker 提出外科术后病员所应达到的几项重要标准:心输出量(CO) $>4.5L/min$,氧输送(DO_2) $>550ml/(min \cdot m^2)$,氧耗(VO_2) $>167ml/(min \cdot m^2)$。由于患者的应激反应和代谢率较普通外科手术后患者更高,因此,以上数据也应更高。其中提高氧输送是改善组织缺氧最可行的方法。由公式

$$DO_2 = 1.34 \times SO_2(氧饱和度) \times Hb \times CO \times 10$$

可知,临床上提高 SO_2 和 Hb 十分有限,而维持足够的 CO 是为了确保向外周提供足够 DO_2 的重要手段。

由于组织缺氧是氧供和氧需失衡的结果,氧需增加也是导致组织缺氧和 MODS 的原因之一,降低氧需对 MODS 的防治具有重要意义。降低氧需的方法中主要通过控制体温、预防寒战、适当深度的镇静镇痛、防治抽搐以及对使用呼吸机的病人尽可能合理地调整参数以降低使用呼吸机增加的需氧量。

导致 MODS 的很多原因均可导致全身血流分布异常,胃肠道和肾脏等内脏器官常常处于缺血状态,持续的缺血缺氧将导致急性肾衰竭和肠道功能衰竭,加重和诱发 MODS。因此改善内脏灌注是 MODS 治疗的重要内容。临床上可以通过动态观察胃黏膜 CO_2 张力和胃黏膜酸度(pHi)来评估内脏微循环灌注水平。小剂量多巴胺扩张肾脏血管和改善肠系膜灌注的作用已受到质疑,而大剂量山莨菪碱的作用可能是一个较有前途的药物。

(张 斌)

第十二节　外科重症监护

概述

　　重症监护(critical care)这个名词的含义是指最大限度地确保病人的生存和后续的生命质量而采取及时、高质量和系统化的医学监护。重症监护意味着对患者实施连续实时的循环功能、通气功能及与生理监测相联系的药理学监测，以重新达到新的内稳态，最小程度地减少原发、继发和医源性的损伤。外科重症监护与其他重症监护的不同在于前者必须对手术干预的结果给以严密的监护，同时也对潜在的慢性病的病理生理状态进行严密观察，同时给予适当的处理。

　　现代重症监护始于麻醉和术后复苏室。1923年，由于神经外科术后病人的需要，第一个ICU在美国Johns Hopkins医院成立。到1960年，随着医学技术的发展以及各种危重病人的出现，促成了一大批技艺精湛的危重症医学专家的诞生，使得现代危重症监护病房得以建立。1970年，美国成立危重症医学学会(Society of Critical care Medicine,SCCM)，成立了专业杂志《美国呼吸与危重症医学杂志》(Am J Rspir Crit Care Med)。我国在1985年后相继在北京、上海、昆明等地相继建立了不同规模的ICU,1996年中国病理生理学会危重症医学专业委员会成立，标志我国危重症医学学科有了新的开端。

　　危重症医学是一个新的临床交叉学科，是医学发展的一个重要标志。ICU作为危重症医学专科的临床基地，是集中医院里危重病患者和某些术后高危患者集中治疗的科室，是医院对重症患者的最后一道防线。

　　一个优秀的ICU,集中危重症医学专科的医护人员，能够利用优秀的医疗设备，对患者的生命进行全方位支持，降低并发症，提高救治成功率。通过精心全面的护理和封闭管理，化解各种医患矛盾，减轻临床各科室的压力。

　　ICU的患者主要来自院前急救的重症患者和院内临床各科室,这些患者多数都存在多器官功能不全或处于围手术期的危重阶段,对这些患者的处理大多都超出了普通内科和外科的范畴,是一个多学科的交叉融合。患者的病情多较复杂、变化快,涉及各器官系统的解剖、生化和病理生理过程,治疗时机常常稍纵即逝,处理需要准确及时,还要对尚未发生和即将发生的病理生理变化有前瞻性的思考,并做出相应的处理,所有这些都要求危重症医学专业医护人员具有全面的技术素质和心理素质。经合格ICU培训的医护人员,其综合素质也会有一定提高。

现代ICU专业发展的最佳模式是封闭式专科ICU和综合ICU并存,把若干个专科ICU和综合ICU集中起来形成集束型ICU,组成一个危重症医学管理委员会,各管理单位的专业人员须经过严格的危重症医学专业训练,掌握危重症医学的基本技术,取得危重症医学上岗资格证,方能胜任各ICU管理单元的临床诊疗工作。

ICU收治标准

ICU作为全院危重病人抢救力量最强的科室,理应收治那些需下列支持和治疗、有救治价值的患者。

(一)高级呼吸支持治疗

1. 机械通气治疗
2. 在呼吸功能突然急性恶化时立刻进行气管插管和机械通气

如:急性肺损伤,急性呼吸窘迫综合征(ARDS),严重肺感染,中枢性、神经肌肉麻痹性呼吸功能不全。

(二)基本的呼吸监测和支持治疗

1. 需要浓度大于50%的氧气治疗
2. 疾病进行性恶化时需要高级呼吸支持治疗
3. 至少每2个小时进行一次物理治疗以清除分泌物
4. 长期气管插管和机械通气后,刚拔除气管插管
5. 需要面罩式持续正压通气或无创性通气治疗

如:血管栓塞,各类内分泌危象,破伤风,其他如电击伤、毒蛇咬伤、溺水、自缢、中暑、高位截瘫,其他全麻术后未清醒、重大手术后呼吸、循环功能不稳定,普胸手术后病情不稳定病人,60岁以上、心肺功能差的术后患者。

(三) 循环支持

1. 需要血管活性药物维持动脉血压和心输出量
2. 任何原因引起的循环血容量减少所导致的循环不稳定(包括术后出血、胃肠道出血和与凝血相关的出血)

如:各类休克,急性心功能不全,严重水电解质、酸碱平衡紊乱,心肺脑复苏后需进一步生命支持,多发伤及复合伤,或败血症(Sepsis),多脏器功能障碍综合征,心脏、大血管手术后病人,化学毒物、农药、药物中毒危及生命。

(四) 神经系统监测和支持

无论何种原因,中枢神经系统抑制足以引起气道损害和反射性保护作用的破坏。

有创神经系统监测。如:各类急性脑功能障碍危重期。

(五) 肾脏支持治疗

紧急肾脏替代疗法(血液透析、血液滤过或血液超滤)。
如:急性肾功能不全,全身炎症反应综合征。

危重病人的生理监护

对危重病人的监护其实质是尽可能保证患者的病情沿着主管医生所设计的轨迹和目标发展,在ICU的逗留过程中,要不断评估该病人的时间过程如何;所运用的监护手段及其费用以及如何评价这种监护方法的风险和利益。应该认识到在发病后最初几小时的抢救有力与否,对潜在的疾病或"隐性休克"是否处理得当,都深刻地影响病情的转归。这里应该提醒的是,尽管监护系统收集、记录、储存和分析大量的资料,护理人员必须全面客观地结合患者情况进行分析以免被机器误导而做出错误的处理。

要理解繁多的监护数据并做出有价值的结论,就必须进行扎实的基础理论学习,只有理解的东西,才能更深刻地感觉并掌握它,如各项指标的动态变化和报警。否则,便会视而不见、听而不闻,或者亦见亦闻,但不能引起足够的重视和采取紧急的救治措施。下一节介绍一些基本的监护项目。

(一) 心血管功能监测

1. 动脉血压

> **特别提示**
>
> 动脉血压与心排血量(CO)和总外周血管阻力有直接关系,反映心脏后负荷,心肌耗氧和作功及周围组织和器官血流灌注,是判断循环功能的有用指标,但不是唯一指标。因组织器官灌注除取决于血压外,还决定于周围血管阻力。若周围血管收缩,阻力增高,虽血压不低,但组织血流仍不足。因此,不宜单纯追求较高血压,监护室的医生尤其强调密切关注那些血压正常但处于隐性休克的患者。

(1) 无创血压:监测方法包括人工袖套测压法和电子自动测压法,在此不多赘述。无论哪一种无创血压监测法在血压不稳定的危重病人都不能及时反映血压骤降的瞬间变化。

(2) 有创血压:为了克服无创血压在危重病人救治方面的缺陷,为危重病人的早期诊断、及时治疗以及评估治疗反应提供可靠的依据,有创血压已成为危重病人血流动力学监测的主要手段。

动脉血压监测时通常选用桡动脉、肱动脉、股动脉和足背动脉进行插管。应选择易穿刺和不易感染的动脉,选择易穿刺的动脉对进行抗凝治疗的病人尤为重要。还应注意侧支循环的情况。桡动脉是最常选用的穿刺动脉,穿刺插管前应进行 Allen's 试验。

有创直接测压较无创测压高 $0.67 \sim 2.67$ kPa($5 \sim 20$ mmHg),股动脉压较桡动脉压高 $1.33 \sim 2.67$ kPa($10 \sim 20$ mmHg)。

动脉血压监测中要注意严格无菌操作,熟悉管道的连接,以完成测压、冲洗、抽取血标本等操作,并防止出血、栓塞等并发症的发生。注意保持导管的通畅,定时肝素盐水冲洗,如疑有导管不畅通,应用针筒抽吸,不能加压推注,以防血凝块脱落,密切观察穿刺肢体远端的血供情况,注意皮肤色泽、感觉和肢体活动情况。如发现桡动脉血栓形成、远端肢体缺血症状,应立即拔除导管,严密观察。

2. 中心静脉压(CVP) 右心房和胸腔内大静脉的血压称为中心静脉压。穿刺部位时应尽量首选颈内静脉。中心静脉压的正常值为 $0.5 \sim 1.2$ kPa($5 \sim 12$ cmH$_2$O)。

CVP 可在一定程度提示有效循环血量,指导输液。但需注意影响中心静脉压的因素较多,除病理因素外,神经体液因素、药物因素等都会对其产生影响,例如,使用血管收缩药物的病人,中心静脉压可以升高,但此时病人的血容量并未改变,它的升高是由于血管床容量缩小所致。在控制病人的输液速度时,除可根据中心静脉压监测调整外,还需要根据病人的尿量来调整。

中心静脉压监测的主要并发症有感染、血肿、血胸气胸、心律失常、神经和淋巴管损伤、空气栓塞以及血管和心脏穿孔等。

> **特别提示** 进行穿刺操作时切忌在同一时间进行两侧颈静脉或锁骨下静脉穿刺以免同时出现双侧气胸。

3. 肺动脉压(PA) 由漂浮导管端孔测得。作为血流动力学监测的一项重要指标,可以反映病人的肺血管阻力情况,如有肺梗死或左心功能不全时,则可以见到肺动脉压力明显增高。平均肺动脉压正常值:1.3~2.67kPa(10~20mmHg)。

4. 肺小动脉嵌压(PAWP) 测压管与导管端孔连接,然后向气囊内注入CO_2,导管向前推进嵌入肺动脉分支。是一项非常重要的心功能监测指标,可以间接反映左心房的压力,即左心室的容量负荷,在重症病人的监护治疗过程中有明显的指导意义。肺小动脉嵌压正常值为0.67~2.0kPa(5~15mmHg)。

5. 混合静脉血氧饱和度(SvO_2) 导管经加装光学纤维和改装后,可用于测定混合静脉血氧饱合度。可监测心排出量,了解组织的耗氧量及其他影响氧传送的因素。SvO_2正常值为4.13~5.87kPa。低于正常值表明组织的氧供不足或氧的需求增加,常见于贫血、血容量不足、心源性休克、低氧血症、体循环或肺循环的右-左分流、通气-灌注比率不匹配、发热、癫痫发作、寒战、疼痛、甲状腺功能亢进等。高于正常值则表明组织供氧过多,氧流量过大、存在体循环的左-右分流、使用高压氧、心排出量增加或氧的需求减少等。SvO_2正常值为60%~80%。

6. 心输出量(CO) 测定心输出量的方法有无创性和直接测定两大类。由于监测技术的发展,无创监测心输出量日益受到重视。直接测定法中温度稀释法是从右房水平快速均匀注入(5ml/3s)一定量(一般为5ml)冰盐水(0~5℃),导管尖端热敏电阻即可感知注射冰水前后血温之差。通过心输出量测定仪的计算机便可直接显示心输出量。

(二)呼吸功能监测

1. 病史 对于入住ICU的危重病人,呼吸系统病史的询问尤为重要,可以作为脱离呼吸机以及拔除气管插管的重要参考依据。通过亲戚朋友可以得到更多的有关病人疾病的信息,包括平时呼吸困难的状态存在,以及发生的时间、加剧因素、时间的长短和缓解的方式。明确平时呼吸困难伴随的前胸部不适是否与心绞痛、胸膜炎有关。如是COPD患者,应询问24小时内的痰量、痰的颜色、黏稠度以及痰液中是否带血等情况。其他包括病人过去的健康情况、长期生活的环境、危险因素、以往的用药史及家族史、吸烟时间的长短及数量等。

2. **通气功能测定** 呼吸功能监测的主要目的有:①对病人的呼吸功能状态作出评价;②对呼吸功能障碍的类型和严重程度作出诊断;③掌握高危病人呼吸功能的动态变化,便于病情估计和调整治疗方案;④对呼吸治疗的有效性作出合理的判断等。呼吸功能的监测是重症监护过程中极重要的一个环节,在进行呼吸功能监测时,病人的通气功能、氧的传递、血流动力学情况以及组织接受和利用氧的能力是四项最基本的内容。

(1) 肺容量的监测

1) 潮气量(VT):正常人的潮气量一般为300~500ml,其中一部分进入肺泡内能够有效地进行肺泡气体交换即肺泡容量(VA),另一部分则是进入传导气道和完全没有血流的肺泡,即为无效腔(VD),一般的无效腔占潮气量的25%~35%,其值相当于2ml/kg体重。潮气量测定方便,是最常用的测定项目之一,它反映人体静息状态下的通气功能。另外人工呼吸时,吸气与呼气潮气量的差值可反应呼吸管道的漏气情况。

2) 每分通气量(V):指每分钟病人吸入或呼出的气体量,正常成人约为6L/min(5~7L/min)。成人V>10~12L/min,常提示通气过度;V<3~4L/min,则通气不足。

3) 肺活量(Vc):指最大吸气之后缓慢呼出的最大气量(呼气肺活量)或最大缓慢呼气后用力吸入的最大气量(吸气肺活量)。正常成年男性为3.5L,女性为2.4L,为常用的测定项目之一,它反映肺每次通气的最大能力,即反映肺、胸廓最大扩张和收缩的呼吸幅度。它受呼吸肌力强弱、肺组织和胸廓弹性及气道通畅的影响。

4) 功能残气量(FRC):指平静呼气后肺内所残留的气量,正常成年男性2 300ml,女性1 600ml。在呼吸气体交换过程中,缓冲肺泡气体分压的变化,减少通气间歇时对肺泡内气体交换的影响,FRC减少说明肺泡缩小和塌陷。

3. **呼吸力学监测**

(1) 气道阻力(R_{AW}):是气道内呼吸气体单位流量所需的压力差,即气道压强差和气流流速的比值。R_{AW}直接反映气道的阻塞情况。

R_{AW}增加可见于气道分泌物增多、气管黏膜水肿(如哮喘、支气管炎、肺水肿)、支气管痉挛、气道异物、气管内肿瘤。另外,见于人工气道或呼吸机管道障碍,如气管插管过深、气管导管套囊疝出或偏心、人工气道内形成痰痂、呼吸机管道内积水等。R_{AW}监测的临床意义在于评价气道病变的程度,指导机械通气的撤机和呼吸治疗,评价支气管扩张药物的疗效等。

(2)肺顺应性(CL):即肺内压力与容积改变之间的关系[VT/(平台压 – PEEP)],代表肺的可膨胀性与僵硬度。此参数可影响潮气量、气体在肺内的分布以及呼吸功的大小。肺顺应性又分为静态顺应性(Cst)和动态顺应性(Cdyn)。正常 Cst 为 $0.23\sim0.35L/cmH_2O$,Cdyn 为 $0.166\sim0.246L/cmH_2O$。Cst 系指在呼吸周期中,气流暂时阻断时所测得的肺顺应性,它相当于肺组织的弹性。Cdyn 则指在呼吸周期中,气流未阻断时测得的肺顺应性,它反映肺组织弹性,并受气道阻力的影响。

(三)肾功能监测

目前,围手术期间对肾功能监测的重视程度往往不及对心肺功能的监测。一方面是由于多数医生在抢救危重病人时第一时间是关注心肺功能变化而没有进行综合考虑。二是主管医生对所使用的药物了解不够全面,在不经意之间一定程度地引起或加重了肾损害。三是由于多数肾功能试验是间断进行的,难以反映实时的生理状态。重症病人的肾功能状态对于整个机体或各个病损脏器功能的治疗均有明显的临床意义。监测肾功能的意义不仅能评价肾脏本身的功能状态,而且可作为评估细胞外液和微循环灌注的重要参数,并有助于发现和处理一些全身性疾病,如溶血、横纹肌溶解、糖尿病和酮症酸中毒等。大部分急性肾衰竭本身是可以逆转的,但发生多器官功能衰竭时,若合并肾衰竭,死亡率就大大增高。因此,对于重症病人须及早进行严密的肾功能监测。

治疗中应监测液体摄入量、排泄量、血清及尿液内的电解质、血尿素氮、肌酐、血浆白蛋白含量及容积渗透克分子量。在疑有急性肾功衰竭者,必须首先排除及纠正低血容量、低心输出量和低血压。在脑损伤的脱水治疗中尤其要注意监测和评估大剂量甘露醇对肾脏的损害作用。

(四)肝功能监护

在创伤和脓毒症患者常常出现肝脏增大和黄疸。形态学检查包括超声和放射学检查、肝血管胆道造影、CT及磁共振成像、核素显像、腹腔镜检查、肝组织活检和病理学检查等。在肝脏形态发生变化之前常已出现肝功能的改变,因而肝功能监测能更及时地反映肝脏的状况。肝功能监测术前术后都是必不可少的。许多药物都经肝脏代谢和排泄,在使用时需考虑肝血流量、肝排泄功能和胆汁流量等因素,以便选择合适的药物、剂量和用药途径等,这一点在临床工作中常易忽视。

(五)胃肠道

监护的目的为防胀、防溃疡、出血与穿孔。每次查房都应关注胃肠蠕动、胃液及大便的潜血情况,以及早期进行胃肠营养的胃肠耐受情况。胃肠功能衰竭之前常存在胃肠循环灌注不足和胃肠功能不全,胃肠功能与危重病的预后有密切关系。

(六)胃黏膜 CO_2 张力监测

胃黏膜 CO_2 张力监测是一项近于无损伤的技术,可用来测定胃肠黏膜细胞内的 PCO_2(在小液囊和黏膜间隙液两者间 CO_2 压力平衡后),反映了胃肠黏膜的缺血状态。它测定的理论基础是:胃血流改变和(或)细胞缺氧时组织 CO_2 增多引起胃黏膜细胞内 PCO_2 增高、pH值(intramucosal pH,pHi)降低,故 pHi 的变化可认为是反映组织缺氧和缺血的早期指标。

目前临床研究已证实 pHi 与重症患者的并发症和病死率有明显相关关系,动脉血 PCO_2 与黏膜 PCO_2 之差可能比 pHi 更能反映黏膜下酸中毒,而且与其他监测指标相比更可靠,已被认为是评价休克复苏的金指标。

(七)出凝血

对出凝血时间的监护在各种手术后及有凝血因子缺乏者较为重要。尤其是脓毒血症或多器官功能不全病人需使用抗凝剂。其监护内容有:凝血酶原时间、部分凝血激酶时间、血小板计数、纤维蛋白原含量和纤维蛋白裂解产物等。

(八)温度监测

ICU 中危重病人体温变化是最常见的征象,是感染、中枢神经系统功能降低、药物毒副作用的最早临床反映。体温过高或过低可发生明显的病残率或病死率。

(九)中枢神经系统

大脑呈高灌注、高代谢、高氧耗,而脑组织内低储能,脑静脉血内相对的低氧含量,加之脑细胞对缺氧极为敏感,故必须时刻注意脑的灌流量和灌注压的改变。脑灌注流量决定于脑灌注压[平均动脉压(MAP) - 颅内压(ICP)]。一般认为,脑灌注压介于 8.67 ~ 10.67kPa(65 ~ 80mmHg)之间是可以接受的,介于 6.67 ~ 8.67kPa(50 ~ 65mmHg)是处于边缘状态,而低于 6.67kPa(50mmHg)时可产生明显脑缺血。由此可见,对颅脑外伤或颅脑手术后病人,平均动脉压与颅内压连续监测有重大意义。

(十)镇静镇痛技术

无论出于人文关怀还是医疗安全的考虑,必须关注术后和创伤病人的焦虑与疼痛的问题,在普通病房和 ICU 都不应该听到病人痛苦的呻吟。镇静镇痛的目的在于消除或减轻病人对疼痛的感觉,使病人在救治过程中最低程度疼痛,转移其注意力,精神放松,感到舒适,减少焦虑,易于入睡,从而减少创伤所致的应激反应,降低机械通气阻力,以确保各项救治措施能够按计划顺利进行。同时也减少创伤性精神障碍的发生率。另外,镇静镇痛还可解除骨骼肌或平滑肌的痉挛,使病人保持较好的咳嗽反应,减少长期卧床肺部感染发病率。

(张 斌)

第十三节　外科手术基本操作

手术是外科最重要的组成部分,所有的外科手术必须通过各种基本操作来完成。基本操作的优劣直接影响手术的效果。良好的手术操作不仅要有准确、熟练的手技,而且还要适应解剖生理、病理改变以及治疗的总目标。不管多复杂的手术,其操作均由以下几部分组成。

显露

手术尤其是深部手术的显露非常重要,只有充分显露手术野,才能清晰显示病变的性质和范围,从而使局部解剖层次清晰化,使操作便利,防止手术的副损伤;若显露不够充分,不但增加手术难度,延长手术时间,还可能损伤血管、神经、脏器,甚至导致手术失败。

充分显露手术野,离不开手术途径、切开分离和牵开器等的应用。

1. 手术途径　即切口,根据病变和术式而设计。

> **特别提示**　理想的切口应符合3点要求:①能使手术野充分显露。一般来说,切口应尽量接近病变部位;同时为配合实际需要,能便于延长扩大;②切开时尽量减少组织的创伤;③切口适应局部解剖和生理特点,利于伤口愈合和最大限度恢复功能。这3点要求中,第一点是根本,但也应该重视其他两点。

实际工作中,同一部位的手术可能选择不同的切口,譬如腹部手术有纵行、横行和斜行切口,各有优缺点,这就靠手术医生的经验,结合病人的具体情况来厘定。

2. 切开和分离　既是显露手术野的需要,又是处理病变组织器官的必要步骤之一。

(1)切开:切开可以用手术刀,也可以用高频电流(电刀)和激光(光刀)。一般情况下用手术刀,因为对组织的损伤性较少;后两者比较适用于较大的切口,较厚的肌层和微血管丰富组织的切开,能节省操作时间,但是要注意避免意外事故如易燃物爆炸,电流和激光对人体的损伤。

> **特别提示** 做手术切口时有以下注意事项:①确定切口的部位、形态和长度,需要时先以亚甲蓝等标记;②切开前固定皮肤;③切开时刀刃面应与皮肤垂直;④从皮肤、皮下组织到切口深层组织的切开应在同一平面;⑤到达深层组织时必须防止对血管、神经、内脏的副损伤。

(2)分离:有锐性和钝性分离两种。锐性分离是利用刀刃和剪刀刃的切割作用,将致密的组织切开,边缘整齐,组织细胞损伤甚少;钝性分离使用血管钳、刀柄、组织剪外侧缘、手指、剥离子等,实际起推离作用,能分开比较疏松的组织。遇到较大的血管、神经等,容易发觉而避免损伤。但如果操作粗暴,往往会残留许多失活组织,也可能损伤血管、神经等。了解这两类分离方法的特点,在实际手术中,加上熟悉局部解剖,认清病变性质,就能很好地结合实施这两种分离方法,达到显露、游离、切除等目的。

3. 牵开器等的应用　为了充分显露手术野,常需要利用各种牵开器(拉钩)展开切口。为避免其副损伤,可用纱布类衬垫于拉钩与组织之间。另外,腹腔、盆腔等深处的手术,还需用纱布垫帮助显露局部病变和器官,并隔离沾染。

除了以上3点的应用,手术野的显露还要有良好的麻醉效应、病人体位的安置以及助手对术者的配合默契。

（止血）

手术中迅速彻底的止血非常重要,其目的除了减少失血量,保持手术野清晰,还可以避免手术后出血。然而,除了手术前已发生的出血或凝血功能障碍,术中还可能遇到各种出血情况,需要手术医生熟悉各种止血方法,并且有充分的术前器械用品准备,才能做到处事不惊,游刃有余。

(一)一般的止血法

1. 压迫止血(擦血)　手术中最常用的止血法。用纱布压迫创面,通过压力使血管破口缩小或闭合,启动凝血机制形成血栓,使出血停止。

> **特别提示** 止血时应将纱布放下轻压,固定原处1~5分钟,然后垂直方向移去。比较广泛的渗血可以利用加热促进凝血的原理,用温热的盐水纱布压迫止血。盐水温度50~60℃,压迫3分钟以上,需要时重复2~3次。压迫止血还可用纱布填塞法,但是仅限于其他各种止血法无效时使用。

2. 结扎止血 有单纯结扎和缝合结扎两种。前者经常使用,如果单纯结扎有困难或避免结扎线脱落时用缝合结扎。

结扎止血前,先游离出血管或看清血管行径,以血管钳钳夹、缝线贯穿或血管钳引线,将血管结扎,再切断血管。器官的切除常用这种方法处理其主要血管,可使出血量显著减少。

(二)选择的止血法

1. 血管阻断和修复 血管阻断是利用止血带的原理,用手指或血管阻断带(或无损伤血管钳)阻断主要的供血血管,以临时制止大出血或者预防出血。但是要避免阻断时间过长而引起组织细胞缺氧,必要时可用导管在阻断的血管两端架桥。

血管修复:较大的血管损伤需行血管修复,以维持其分布区域的血循环。线性的血管裂伤可予以缝合;完全断裂、挫伤、贯通伤等,应游离其远近端,修整受伤的血管壁。对合张力不大可行两端直接吻合;如缺损段较长,则需要移植血管(自体静脉或人造血管)。

2. 局部药物止血 主要用于创面渗血时,制剂包括明胶海绵、纤维蛋白泡沫体、纤维蛋白原胶等。起到促进血液凝固、封闭小血管、封闭小面积膜组织缺损等作用。当创面渗血活跃时,制剂可能被推离,所以先用加热压迫止血,然后敷上制剂保持压迫数分钟,使之黏附于创面。

3. 电凝止血 主要用于创缘组织的小出血点,可先用止血钳钳夹或直接用电极灼凝。一般用高频(约500kHz)电流,根据凝固止血和切开组织的需要调节功率(100~700W)。使用时需注意有的情况下不适用:病人有凝血功能不全;伤口沾染电凝后易感染者。

4. 其他 激光(常用CO_2、Ar和Nd),不但可使血液凝固,还能使血管壁皱缩。可用于凝血功能不全病人的紧急手术;眼科和显微外科的血管神经焊接;内镜治疗如切除结肠息肉,切除胆囊等。

微波(波长12cm,频率2 450MHz,功率不超过100W),可用于肝、胰等手术或内镜治疗。

另外,骨科手术的骨端出血可用骨蜡;脑外科手术可用银夹止血。

缝合

缝合能起对合或闭合组织的作用,可促进伤口愈合、止血以及帮助器官结构重建或整形。

(一)缝合材料

缝合材料一般分为不吸收性和可吸收性两类:丝线、棉线、金属丝等属于不吸收性;肠线等属于可吸收性;合成纤维则两类均有。缝线有不同粗细可供选择。选择时要考虑其张力强度,并根据组织的性质和缝线结扎时对组织的损伤程度来选择不同的缝线。

1. 丝线和棉线 并非完全不能吸收,不过要经过很长时间,棉线的存留时间更长。两者都对组织有较大的切入作用,有时会形成较大的异物结节,或造成浅部伤口瘘。因为丝线的组织反应较小,维持张力强度较久,所以是目前最常用的缝合、结扎材料。

2. 肠线 成分是胶原纤维。普通肠线在组织中3天失效,7天左右被吸收;铬制肠线能保持作用5天以上,2~3周被吸收。组织对肠线的反应较强。肠线(铬制肠线多用)主要适用于预期较快吸收和可能发生感染的缝合、结扎。使用前先用温水浸泡以免结扎欠紧或断线。

3. 金属丝 由合金制成。其特点是强度最强,且组织反应轻微。适用于骨的结合和张力很大的伤口缝合。但是其不可吸收,在体内长时间存在。如果接近体表可触及而使病人不适。

4. 合成纤维 分不可吸收的合成纤维(如尼龙6.6、锦纶、涤纶、普罗伦等)和可吸收的合成纤维(如Dexon、Vicryl、PDS、PVA)。与丝线相比,不可吸收合成纤维的优点是:可具相当的张力强度而直径很小,故可用于显微外科;它表面光滑,对组织损伤很小,组织反应也小于丝线;对于沾染伤口的影响很小。但是其缺点是质地硬,易松解,所以结扎时需要打3~5扣。可吸收的合成纤维对比铬制肠线的优点是:组织反应轻,吸收时间延长,可能有抗菌作用。

(二)缝合方式

缝合方式基本上可分为单纯缝合、内翻缝合、外翻缝合3类;各类又有间断缝合和连续缝合2种。缝合的目的应达到:使组织对合,且保持足够的张力强度;组织能顺利修复,直至伤口愈合;缝合处愈合后不影响功能。所以,根据治疗目的和组织结构选取各种缝合方式。连续缝合和间断缝合各有特点:因为被缝线结扎的组织都会缺血,加上缝线的刺激引起局部炎症,所以原则上缝合线骑跨的组织应尽量少,残留在组织内的线头应尽量短,手术中大多用间断缝合。然而连续缝合有增加组织对合的严密性,制止渗血和节省时间等优点,故可适当使用。下面就一般伤口、肠管吻合和血管吻合为例,说明以上缝合方式。

1. **一般的伤口缝合** 主要用间断单纯缝合法。缝合的层次是深筋膜、肌膜、腱膜、皮下筋膜和皮肤。间断单纯缝合的方式有:普通穿透缝合、8形缝合、U形缝合等。普通缝合的张力强度不如其他方式,但残留线头最小,故经常使用。如果伤口张力很大超过以上缝合的强度则需要减张缝合,即用粗丝线或金属丝等将多层组织一并缝合,并在皮肤和缝线间加弹性材料以缓冲切入作用。不过这种成块缝合影响组织层次的对合,不宜常规使用。

2. **肠管的吻合** 肠管可供缝合的主要是肌黏膜和肌层。各种缝合方式的区别,在于缝合的层次不同。缝合后要求吻合处肠壁内翻和浆膜对合,主要是防止外翻后黏膜对黏膜,愈合不良而发生肠内容物漏出。肠管浆膜的对合法有 Lembert 式,Halsted 式,Dupuytern 式,Connell 式等。肠管双层缝合法有 Czerny 式,Parker-Kerr 式;肠管单层缝合法有 Albert 式,Gambee 式,Wölfler 式等。目前趋向于单层缝合。因为双层缝合虽有闭合肠壁完全和增加张力强度的优点,但是也有不少缺点,如:组织反应大,有明显水肿;缝合的内层血循环不良,容易坏死;缝合处突向肠腔,或术后形成较大瘢痕,易引起肠管狭窄;操作时间长。尽管单层缝合可能闭合肠壁不够严密,但是注意操作就可以弥补此缺点。

3. **血管的吻合** 血管吻合要求吻合处血管壁外翻,为了防止血管腔狭窄和血栓形成。缝合前常将血管纤维被膜除去,可避免缝合时将被膜纤维带入血管壁内,且可以减少血管痉挛的机会。缝合时应避免血管平滑肌裸露于血管内面,否则易形成血栓。大血管吻合可以用连续外翻缝合法,或加间断外翻缝合;小血管吻合可用间断外翻缝合法。缝合时应从血管内向外引出针线,用无损伤性针线可以减少缝合后漏血的机会。

(三)打结方法

无论用哪种缝合方法都离不开重要的一步:打结。打结的好与坏直接影响了止血和缝合的成功与否。打结方法有三种:单手打结,双手打结和持钳打结。如图 1-1~1-3 所示。

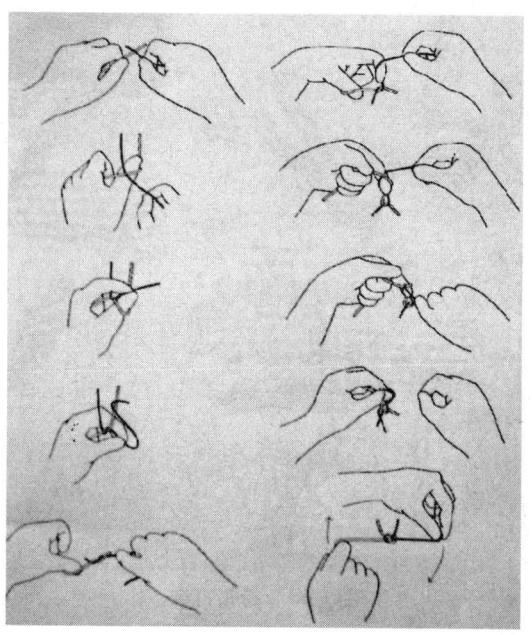

图 1-1 单手打结

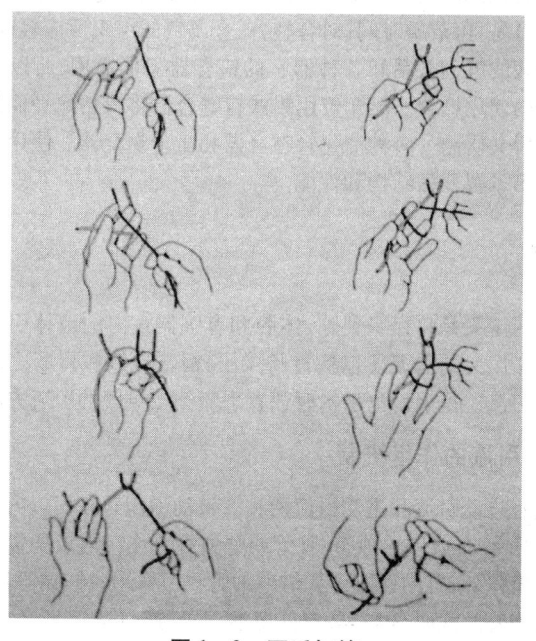

图 1-2 双手打结

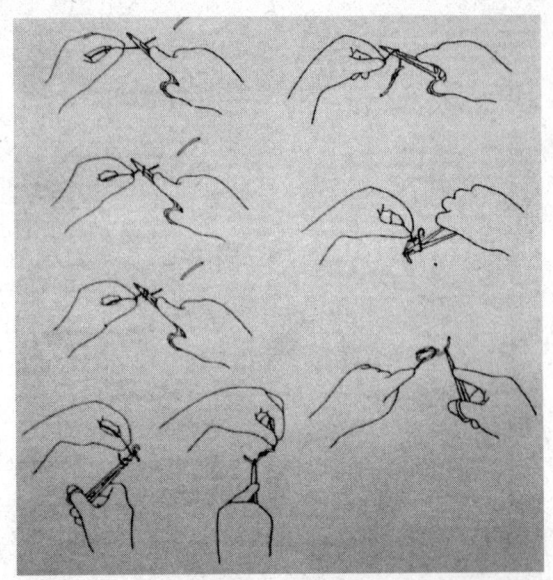

图1-3 持钳打结

(四)钉合

钉合是机械性缝合或吻合,原理和钉书器相同。以钉合代替手法缝合的优点是:可节省时间,对合整齐,金属钉的组织反应轻微。但是,由于手术区的解剖关系和各种器官的钉合器不能通用,所以只能在有限的范围内使用钉合。早年曾用钳式胃缝合器将胃切除平面的前后壁钉合。以后又研制了多种消化管吻合器和血管吻合器。使用之前都应阅读说明书了解器械结构和性能。

引流

引流的定义是将组织裂隙、体腔和有脏器官内的液体引离原处和排出体外。广义的引流还包括胃肠减压、留置导尿和胃肠之间的短路吻合等内引流。这里讨论手术时放置引流物或导管的引流方法。

(一)引流的作用机制

引流有被动引流和主动引流两种。被动引流是在伤口内留置Penrose引流条、纱布或者油纱布、胶管或塑料管。伤口内液凭借与大气的压力差流出体外;有的引流还凭借毛细管吸引作用或虹吸等物理作用。被动引流为开放式时,较容易有外源性污染,所以适用于浅部伤口;被动引流为闭合式时,需缩小体表引流口,将引流管外端通向封闭容器。

例如胸腔引流连接水封瓶,以保持负压吸引。

主动引流是将引流管接减压器,借助负压作用吸出伤口内液体。主动引流为闭合式时,吸引力较大,可促使伤口内腔迅速缩小,但引流管容易吸附于邻近组织而失去引流作用。主动引流为半开放式时,用套管引流,其套管内段有多个开口,体表外段有一个小开口。负压吸引力较前者小,可减少内口堵塞的机会。套管内管还可注入液体供灌洗之用。半开放式引流主要用于腹腔手术。

(二) 引流适应证

1. 浅部引流　浅部较小的脓肿切开后,用油纱条引流。较大的脓肿宜用软胶管引流,需要时对口引流。清洁手术和轻度沾染手术的伤口,原则上不留置引流物。如果组织分离创面较大,术后估计渗出较多,则需留置引流,避免局部积液影响愈合。例如乳癌根治术。

2. 深部引流　胸腹手术时留置引流的目的有:排出腔内感染性液体,以减轻炎症和全身毒血症,如脓胸、腹膜炎、腹腔脓肿等;排出腔内非感染性液体,以免继发感染,如重症急性胰腺炎,癌肿广泛切除术等;为促使器官功能恢复,如胸腔手术后的肺叶复张;为观察手术部位术后有无出血或消化液等漏出,以便及时作必要处理,如肝叶切除、未经准备的结肠切除吻合术等。深部引流大多用主动引流法,但胸腔引流只用水封瓶;引流后期也可改用开放式被动引流。

(三) 引流的注意事项

特别提示

(1) 引流条管内端应达到伤口底部,否则引流不充分,残留死腔。

(2) 由于引流口难免有感染或沾染,手术切口较长时,引流条管可从另外的戳孔引出体表,以免整个切口并发感染。

(3) 术后必须保持引流通畅,纱布或油纱布不可堵塞引流口,引流管内有堵塞物必须及时排除或更换引流管。

(4) 完成引流目的后必须及时取出引流物,以免增加外源性沾染和引流管造成粘连或副损伤。深部引流物可分次拔出。

(5) 为防止引流物的意外脱落,应适当用胶布、别针或缝线等固定。还要防止错将引流物内端缝于组织。

(张　磊)

第二章

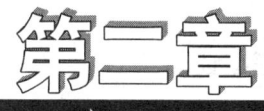

外科医师手册

临床诊疗技术

LinChuang ZhenLiao JiShu

第一节　静脉切开术

适应证

(1) 病情需要快速输血、输液,而静脉穿刺有困难者。
(2) 作为保证术中输液、输血通畅的静脉通路。
(3) 帮助施行抢救中的一些特殊检查和治疗,如中心静脉压的测定、心导管检查、人工心脏起搏器的安置等。

操作方法

1. 切开部位的选择

> **特别提示**　首选大隐静脉,也可选择前臂静脉。一般输血、输液可选择内踝上方的大隐静脉,测定中心静脉压可选择肘部贵要静脉、正中静脉及腹股沟的大隐静脉。

2. 步骤(以踝部大隐静脉切开为例)

(1) 病人仰卧,术侧下肢外旋,以内踝上方3~5cm处的大隐静脉为中心,常规皮肤消毒、铺巾,1%普鲁卡因或利多卡因局部麻醉。
(2) 横行切开皮肤1.5~2cm,分离皮下组织,暴露游离大隐静脉。
(3) 用小弯血管钳在静脉下方置两根丝线,一根在静脉的远端结扎,另一根置于静脉近端暂不结扎。
(4) 提起静脉远端的结扎线,用小尖剪刀往向心方向在静脉壁上剪一斜口,插入塑料输液管3~7cm于静脉腔内,检查输液通畅无漏液后,结扎静脉近端丝线。
(5) 剪断两端的结扎线头,缝合切口皮肤,留一皮肤缝线结扎固定塑料输液管,覆盖无菌纱布并用胶布固定,绷带包扎。儿童及意识障碍的病人可用夹板固定下肢,防止输液管滑脱。

特别提示

注意事项

(1) 切口不可太深太大,以免伤及血管。切开部位应由远心向近心端分段使用,以保护静脉。

(2) 静脉内置管不宜超过2~3天,否则易发生静脉炎或脉管栓塞。如出现静脉炎,应立即施行拔管、抬高患肢、局部热敷、使用抗生素等处理措施。

术后处理

(1) 保持局部干燥、无菌,每日更换敷料。

(2) 经常观察输液是否通畅和有无切口渗漏。

(3) 静脉切开输液一般不超过1周,以2~3天为宜,以免发生静脉炎。

(4) 结束静脉切开输液后,剪除固定导管的皮肤缝线,拔除导管,切口处压迫1~2分钟,无菌敷料压迫,包扎。术后7天拆线。

(商昌珍)

第二节 深静脉穿刺置管术

适应证

(1)严重创伤、休克及急性循环衰竭等危重病人无法做周围静脉穿刺者。

(2)需接受大量快速补充血容量或输血的病人。

(3)需长期静脉输注高渗或有刺激性液体及实施全静脉营养者。

(4)经中心静脉导管安置心脏临时起搏器。

(5)利用中心静脉导管测定中心静脉压,随时调节输入液体的量和速度。

(6)需长期多次静脉取血化验及临床研究。

(7)循环功能不稳定及施行心血管和其他大而复杂手术的病人。

禁忌证

(1)锁骨外伤,局部有感染。

(2)凝血功能障碍。

(3)病人兴奋、躁动、极为不合作者。

操作技术

1.颈内静脉穿刺置管术

(1)穿刺径路:①前路:将左手示指和中指放在胸锁乳突肌中点、颈总动脉外侧,右手持针,针尖指向同侧乳头,针轴与冠状面呈30°~40°角,常于胸锁乳突肌的中点前缘入颈内静脉。②中路:胸锁乳突肌的胸骨头、锁骨头与锁骨上缘构成颈动脉三角,在此三角形顶点穿刺。针轴与皮肤呈30°角,针尖指向同侧乳头,一般刺入2~3cm即入颈内静脉。③后路:在胸锁乳突肌外侧缘的中下1/3交点,约锁骨上5cm处进针,针轴一般保持水平位,针尖于胸锁乳突肌锁骨头的深部指向胸骨上切迹。

(2)步骤:①病人取仰卧、头低位15°角,头后仰并转向对侧,必要时肩部垫高;②常规消毒皮肤、铺巾,穿刺点用1%普鲁卡因或利多卡因局部麻醉;③目前临床常用的为钢丝引导式中心静脉导管,常取中路进针,边进针边回抽,并保持一定的负压,抽到静脉血时,即减少穿刺针与额平面的角度,血流很通畅时,固定穿刺针的位置;④经穿刺针插入导引钢丝,体外保留约40cm,退出穿刺针;⑤从导引钢丝尾插入扩张管,按一个方向旋转,将扩张管旋入血管后,左手用无菌纱布按压穿刺点并拔除扩张管;⑥将导管顺导引钢丝置入血管中,为防导管引起严重不良后果,一般导管插入深度为13～15cm;⑦将装有生理盐水的注射器分别连接每个"猪尾巴"(导管尾端),在抽吸回血后,向管内注入2～3ml生理盐水,锁定卡板,取下注射器,拧上肝素帽;⑧将导管固定片固定在接近穿刺点处,缝针固定导管,用纱球覆盖穿刺及缝合处,透明胶膜固定;⑨连接输液器。

2.锁骨下静脉穿刺置管术

(1)穿刺径路:①锁骨下:锁骨中、内1/3交界处的锁骨下1cm为穿刺点。刺入皮肤后,针尖方向直对胸骨切迹或甲状软骨下缘,紧靠锁骨后面。穿刺过程中始终保持一定的负压,并尽量保持穿刺针与胸壁呈水平位,一般3～5cm即达锁骨下静脉。②锁骨上:胸锁乳突肌锁骨头外侧缘的锁骨上约1cm处为穿刺点。刺入皮肤后,针尖指向胸锁关节或对侧乳头,穿刺针与皮肤呈15°角或与冠状面保持水平,进针约1.5～2cm即可进入静脉。

(2)步骤:①病人肩部垫高,头转向对侧,取头低位15°角;②消毒皮肤、铺巾、穿刺点局部麻醉,穿刺工具同颈内静脉穿刺;③按锁骨下或锁骨上径路穿刺;④其余同颈内静脉置管术。

注意事项

特别提示

1. 选择穿刺途径　左颈内静脉后面及前斜角肌的前方有胸导管通过,左侧穿刺易损伤胸导管,且左肺尖与胸膜较右侧高,所以,临床上多采用右颈内静脉穿刺。若必须于左侧进行,应选后路颈内静脉穿刺为宜。

2. 定位准确　医生应选用自己最熟练的定位方法。为提高穿刺准确率及减轻组织损伤,最好在麻醉过程中同时确定血管的位置。宜在麻醉针探查到血管后再用穿刺针进行穿刺,不要直接用粗针反复探试锁骨下静脉。

第二节　深静脉穿刺置管术

> **特别提示**
>
> 3. 判断动静脉　通过回血的颜色和血管内的压力来判断动、静脉。静脉血往往不动或持续缓慢地向后推动，血液呈暗红色。动脉血流则呈顿挫式，血色鲜红。但在严重缺氧、休克或静脉压力升高、三尖瓣关闭不全的病人，常难以作出准确的判断。在监护仪上，动脉波形高而尖，静脉波形浅而平缓。
>
> 4. 插入导引钢丝　"J"形导引钢丝的弯曲方向必须与预计的导管走向一致，否则可能会出现导引钢丝打折或导管异位的情况。
>
> 5. 导管留置的管理　导管的重力滴速可达80滴/分。如发生导管打折、移动、脱出或凝血，可导致滴速明显减慢。新近的阻塞，可试用1ml生理盐水冲管；如无效或阻塞时间较长，应拔除导管。在导管留置期，每天用2～3ml的肝素（10～100U/ml）生理盐水冲洗管道；穿刺点隔2～3天更换1次敷料；如发现局部红肿、导管位置变化、皮下渗液或缝针松动等情况，应及时作出相应的处理。

常见的并发症

1. 气胸　是较常见的并发症，多发生于经锁骨下的锁骨下静脉穿刺。穿刺后病人出现呼吸困难、同侧呼吸音减低，就要考虑到有此并发症的可能。应及早摄胸片加以证实，以便及时做胸腔抽气减压或闭式引流等处理。

2. 血胸　穿刺过程中若将静脉或锁骨下动脉壁撕裂或穿透，同时又将胸膜刺破，血液可经破口流入胸腔，形成血胸。病人可表现为呼吸困难、胸痛和发绀。胸片有助于诊断。临床一旦出现肺受压症状，应立即拔出导管，并做胸腔穿刺引流。

3. 血肿　由于动静脉紧邻，操作中可能会误伤动脉。当刺破动脉时，回血鲜红且压力较大，应立即拔出穿刺针，经压迫局部后可不引起明显血肿。

4. 神经损伤　损伤臂丛神经时，病人出现放射到同侧手、臂的触电样感或麻刺感，应立即退出穿刺针或导管。

5. 胸导管损伤　做左侧锁骨下静脉或颈内静脉穿刺插管时有可能损伤胸导管，表现为穿刺点渗出清亮的淋巴液。此时应拔除导管。如发生乳糜胸，应及时放置胸腔引流管。

6. **空气栓塞** 中心静脉在吸气时可能形成负压,穿刺过程中、更换输液器及导管和接头脱开时,尤其是头高半卧位的病人,容易发生空气栓塞。

> **特别提示** 病人应取头低位穿刺,插管时不要大幅度呼吸,多可避免空气栓塞的发生。

7. **血栓形成和栓塞** 主要发生于长期置管和全静脉营养的病人,应注意保证液体持续滴注及定期肝素生理盐水冲洗。

8. **感染** 导管留置期间无菌护理十分重要,一般每2~3天更换1次敷料。如病人出现不能解释的寒战、发热、白细胞数升高、导管穿出皮肤处压痛和红肿等,应立即拔除导管,做导管头端及病人血液的细菌培养,并同时应用抗生素。

9. **大血管和心脏穿孔** 为少见的严重并发症。主要表现为血胸、纵隔血肿和心包压塞,一旦发生后果严重;心包压塞死亡率可高达80%。穿孔原因往往与导管太硬及插入过深有关,尤其当原有心脏病变、腔壁变薄而脆的情况下。留置中心静脉导管的病人若突然出现发绀、面颈部静脉怒张、恶心、胸骨后和上腹疼痛、不安和呼吸困难,进而血压下降、脉压变窄、奇脉、心动过速、心音遥远时,都提示有心包压塞的可能。

> **特别提示** 遇此紧急情况,应采取如下措施:①立即中止静脉输注;②降低输液容器的高度至低于病人心脏的水平,以利用重力尽可能吸出心包腔或纵隔内的积血或液体,然后慢慢地拔出导管;③必要时应考虑做心包穿刺减压。预防措施有:①导管质地不可太硬;②导管顶端插至上腔静脉与右心房交界处即可,不宜过深;③有怀疑时,可经导管注入2ml X线显影剂,以判断导管尖端的位置。

(商昌珍)

第三节 腹腔穿刺及灌洗术

适应证

主要用于明确腹腔内有无积血、积脓和抽取腹腔腹水标本。

禁忌证

腹腔内有广泛粘连,妊娠,躁动不安,严重肠胀气及病人不合作的情况禁忌行该操作。

操作要点

(1)操作前嘱病人排空膀胱内积尿。
(2)嘱病人平卧或斜卧于病床。
(3)腹腔穿刺点常采用的是脐和髂前上棘连线中、外 1/3 交界处,或经脐水平线与腋前线相交处。
(4)术者常规戴口罩、帽子及无菌手套。常规术区消毒,铺无菌孔巾。穿刺点做局部浸润麻醉直至壁层腹膜。
(5)用长针头连接注射器,经穿刺点与腹壁垂直缓慢刺入。

> **特别提示**
> 当突然有落空感时,表明针尖已经进入腹腔,即可抽吸。如未抽得液体,可将针退回腹壁,改换方向再行穿刺。也可以采用可通过细塑料管的穿刺套管针进行穿刺,穿刺成功后拔除针心,将有多个侧孔的细塑料管经针鞘送入腹腔处进行抽吸。如未抽得液体,可以改变病人体位或塑料管深度。

(6)穿刺抽吸完毕后,拔除穿刺针,压迫针孔片刻,局部消毒,盖无菌纱布,胶布固定。
(7)诊断性腹腔灌洗术的穿刺点则取腹正中线脐上或脐下,用穿刺套管针同上法穿刺,进入腹腔后拔除针心,经针鞘将有侧孔的塑料管置入腹腔。塑料管尾端接输液瓶,缓慢向腹腔内滴注无菌等渗盐水500ml,当液体流完或病人感腹胀时,将输液瓶放正于病床下,借虹吸作用使腹腔液体流回瓶中,备检验用。拔除塑料管和穿刺针,局部消毒,压迫穿刺点片刻后盖无菌纱布,胶布固定。

(8)肉眼观察腹腔灌洗液是否含血液、胆汁或胃肠内容物等。如灌洗液显微镜下红细胞计数 >100×10^9/L,或者白细胞计数 >0.5×10^9/L,或淀粉酶 >100U(Somogyi 法),或发现有细菌者,均属阳性结果。

> **特别提示**
>
> **注意事项**
> 穿刺前应嘱病人排空膀胱积尿,以免穿刺损伤膀胱。

(商昌珍)

第四节 外科输血

外科输血作为一种替代性治疗,对于因外伤或手术而大量失血病人,紧急输血能够挽救患者的生命,同时还改善机体循环、增加携氧、增进免疫力和凝血功能。其中根据病人实际情况采用的成分输血,使得外科紧急输血更趋向合理、有效和安全。

输血适应证

1. 失血　失血量超过全身血容量的30%,应输入全血,使血细胞比容不低于35%。必要时还需加输凝血因子,如新鲜冰冻血浆和浓缩血小板,以改善凝血机制。

2. 休克　除输全血外,还应同时补充平衡盐溶液及代血浆。

3. 术前贫血　为保证贫血病人的术中携氧功能,术前应纠正重度贫血,使血红蛋白提高到90g/L为宜。一般认为对主要器官功能尚正常的慢性贫血病人,术前血红蛋白为7g/dl,仍可很好耐受大手术,预计术中不会有大出血,术前并不一定要输血,从而可减少许多术前输血。

4. 出血性疾病(血友病、血小板减少性紫癜等)　患者围手术期常需输血,但必须输入新鲜血、新鲜冰冻血浆、浓缩血小板等,以改善凝血机制。

输血注意事项

特别提示

(1) 遵守同型输血原则,供受双方的血样做交叉配合试验。

(2) 库存血输注前应仔细检查,如血液颜色暗紫,血浆是红色(已溶血),血浆层暗淡无光呈褐色、乳糜色、有胶化凝集或呈絮雾状(多为细菌感染),以及有较大血凝块者都不宜输用。

(3) 输入的血液必须过滤,以去除库存血中常有的聚集体与不定型颗粒,防止肺、脑、肾等重要器官的微循环栓塞。

特别提示

(4) 血中不宜加用药物,必须同时输注的药物应从另一静脉通路输注。

(5) 严格执行无菌操作与管理,维持良好的静脉通路,输血时应密切观察及及时处理输血反应,输血后严密观察有无并发症。

输血反应、并发症及处理

1. **发热** 除血中致热原清除不彻底所致外,不少的发热反应与人类白细胞抗原-抗体反应有关。一旦发生应减慢输血速度或立即停止输血,并给予异丙嗪25mg。

2. **过敏** 临床表现为荨麻疹,血压下降,甚而可致过敏性休克及因支气管痉挛而致呼吸困难。严重者可给予小量肾上腺素、氢化可的松或地塞米松。

3. **溶血** 血型不合所致的急性溶血反应是极为严重的并发症。典型症状是输血后头痛、心前区窘迫、全身麻木及腰部胀痛、寒战、高热、恶心、呕吐、面色苍白、大汗、血压下降、休克甚至死亡。继而出现黄疸、血红蛋白尿及少尿型肾衰。救治原则是立即停止输血,给予输液及利尿剂,用大剂量激素,并给予碳酸氢钠使尿液碱化。必要时换血疗法。

4. **污染** 血液被细菌污染可引起严重输血反应,轻者发热,重者休克。库血取出后不应在室温下保存,室温高时输血以不超过4小时输完为宜。处理原则为按感染性休克治疗。

5. **并发症** 大量快速输血时可发生心脏负荷过重、出血倾向、枸橼酸中毒、高钾血症、体温下降、酸碱失衡等并发症。

特别提示

应注意:
(1) 大量快速输血时应监测中心静脉压。
(2) 大量输血应尽量采用新鲜血,以防止出血倾向。
(3) 大量输入含有枸橼酸钠的库血后应补充适量葡萄糖酸钙。
(4) 库血中钾离子释放增多,大量输血时应监测心电图,及时发现及处理可能出现的高钾血症。
(5) 大量输血时库血应适当复温。
(6) 库血中pH值低,大量输注后应适量补充碱性药物。

6.可经输血传播的疾病 包括乙型肝炎、非甲非乙型肝炎、疟疾、丝虫病、黑热病、梅毒、艾滋病等。

成分输血制剂

将全血和血浆用物理的和(或)化学的方法分离并制成各种血制品,针对病人不同需要,可达到缺什么就补什么的目的。目前可用于临床的有:①浓缩红细胞;②洗涤红细胞;③新鲜冰冻血浆;④白蛋白;⑤免疫球蛋白;⑥白细胞制品;⑦血小板制品;⑧凝血制品。

自身输血法

随着输血技术在临床治疗的广泛应用,节约用血和安全输血已成为输血工作中的一个重要课题。由于异体输血有传播疾病的危险并可能伴随各种不良反应,所以自体输血代替异体输血成为当前患者手术治疗的重要输血方案。特别是术前贮血可使许多手术患者得以安全的临床治疗。同时又可以确保稀有血型患者的血源。

外科自身输血有3种方式:

(1)预存自身输血:即在严格无菌操作下,术前反复多次采取病人血贮存,术中术后输回其自身。

(2)血液稀释法自身输血:手术开始前采血,同时按采血量:代血浆:晶体液等于1:1:0.5的比例输入代血浆及晶体液以稀释病人血液;手术后期或结束时再将采集的血液回输给病人。血液的稀释程度以血细胞比容降至30%为限。

(3)手术中血液回收:在无菌操作下采集病人手术区或体腔内的血液,经过抗凝和过滤、洗涤或浓缩后回输给病人。

但自体输血仍需要解决以下问题:

(1)激活凝血因子(如FDP)输入的限度。

(2)输入污染血的安全性。

(3)在肿瘤外科,自体输血还有引起恶性肿瘤细胞加速和继发转移的危险性,回输血用射线照射消除肿瘤细胞的效果以及自体输血对肿瘤病人寿命的影响。

(商昌珍)

第五节 三腔两囊管的应用

适应证

（1）病情需要快速输血、输液，而静脉穿刺有困难者。
（2）作为保证术中输液、输血通畅的静脉通路。

操作要点

（1）操作前试行向宫腔和双气囊内充气，确认气囊膨胀均匀，无漏气和破损，管腔通畅。

（2）嘱病人半卧位，先吞咽 5～10ml 石蜡油或植物油。用注射器抽瘪气囊，在管壁及气囊壁均匀涂液体石蜡，选择从一侧鼻孔缓缓将管插入，待管前端到达咽部时，嘱病人做吞咽动作，此时，轻柔地顺势将管插入，如此反复进行插管至 60cm 处，先向胃气囊充气 200ml，用血管钳夹闭注气管，将三腔管轻轻外拉，直至不能拉动为止，然后利用滑车装置，用 0.5kg 的重物悬挂在尾端进行牵拉。如出血停止，说明胃底静脉破裂出血已经被气囊压迫止血。如仍有呕血，则向食管气囊注气 150ml 予以充盈，然后也用血管钳夹闭其注气管。

（3）经胃管尽量抽除胃内容物，以便观察是否再有新鲜出血，或间歇用等渗盐水灌洗，同时观察。

注意事项

特别提示
（1）在三腔两囊管压迫止血期间，应嘱病人侧卧或头部侧转，以便吐出唾液。同时要经常吸出病人口腔和咽喉部的分泌物，以防发生吸入性肺炎。
（2）密切观察，防止气囊被牵引物拖出而堵塞咽喉引起窒息。万一发生，应迅速抽空气囊，拔除三腔管，进行抢救。

特别提示

(3)一般置管压迫24小时,如出血停止,可先排空食管气囊,然后排空胃气囊,观察24小时。如已经确切止血,可先吞服液体石蜡或植物油5~10ml后将三腔管慢慢拉出。置管压迫的时间不宜持续超过3~5天,并应每隔12小时将气囊放空12~20分钟,如仍出血,再充盈气囊。

(商昌珍)

第六节　经皮肝穿刺胆道造影引流术

经皮肝穿刺胆道造影引流术(percutaneous transhepatic cholangiography and drainage，PTCD)是在 X 线或 B 超监视下，利用特制穿刺针经皮穿入肝内胆管，再将造影剂直接注入胆道而使肝内外胆管迅速显影，然后置管引流，以解除阻塞以上胆管高压、降低血清胆红素、控制感染及引流胆汁的一种方法。本法可以清楚地显示肝内外胆管的情况、病变部位、范围、程度和性质等，并可解除胆道内压力，通畅引流胆汁，从而有助于胆道疾病的诊断和治疗。本法操作简便，成功率高，有胆管扩张者更易成功，结果不受肝功能和血胆红素浓度的影响，且并发症少，是当前胆道外科的一项重要诊断治疗技术，已经广泛应用于临床。但同时它也是一项有创性检查，有可能发生胆汁漏、出血、感染等并发症。

适应证

(1)梗阻性黄疸术前引流，有助于减少并发症，降低死亡率。
(2)急性化脓性胆管炎伴有休克、肾功能不全、意识障碍等的病人，无法耐受手术，可急诊行 PTCD 引流。
(3)因肝内外胆管结石多次胆道手术后症状复发者，或怀疑有严重并发症需确诊者，如胆内瘘、胆管狭窄等。
(4)晚期胆道系统、胰腺肿瘤病人行姑息性引流。
(5)胆石源性肝脓肿的诊断与治疗。
(6)先天性胆道畸形。

禁忌证

(1)凝血功能异常、有明显出血倾向，虽经注射维生素 K 后不能改善者。
(2)大量腹水或肝、肾功能不良。
(3)对造影剂过敏者。

术前准备

(1) 造影剂过敏试验。
(2) 了解凝血功能。
(3) 术前3天肌注维生素K。
(4) 有胆道慢性感染者预防性使用抗生素。
(5) 术日早晨禁食、禁水,给予适量静脉补液。检查前30分钟肌内注射阿托品0.5mg,安定10mg。
(6) 备用药物:肾上腺素和地塞米松10mg。
(7) 器械和造影剂

1) PTC穿刺针:常选用22号薄壁细针;国产或进口PTCD套管针,常用外径为5F~6F,包括穿刺针心、外套管以及导丝等。引流管的直径常在6F~9F之间,多有数个侧孔。

2) 造影剂:76%泛影葡胺40~100ml,使用时用生理盐水稀释成40%浓度。

技术和方法

PTCD一般在PTC后进行,两者均在X线透视或B超引导下进行,有利于定位和了解造影情况。两种引导方法各有优缺点。X线透视下可了解胆道系统的大体情况,整体感强,医生操作方便。其缺点:胆管穿刺的盲目性大,操作者需接触较多X线照射。超声引导下PTCD的优点为能引导胆管穿刺,操作者无X线损伤。但超声引导时胆道系统整体观欠佳。最好将两种方法结合起来,先行超声引导下穿刺,成功后在X线引导下将导丝和引流管置放在适当位置。

1. 穿刺径路

(1) 经右腋中线入路:一般选择右腋中线8~10肋间入路。在此区水平进针刺入胆管的机会最大。但是此处为胸腹壁的交界,肝脏随患者的呼吸下移,而胸廓活动度较小,引流管容易脱出。一般胆总管和右肝管阻塞采用此入路。

(2) 剑突下入路:一般选择在剑突下约2cm处穿刺。此处局部呼吸移动度较腋中线入路小,引流管不易脱出。但其缺点是操作者双手常直接暴露于X线下。胆总管和左肝管狭窄可选此径路。

2. 操作步骤

(1) 体位:病人平卧于检查台,双手上举置于枕后,常规皮肤消毒、铺巾。

(2)麻醉:于B超或X线透视下确定穿刺点已避开胸膜腔和胃、结肠等。1%普鲁卡因5~10ml局部麻醉,先做一皮丘,然后令患者闭气后直接刺入肝包膜下,边注射边后撤。

(3)PTC:

> **特别提示**
>
> 局部麻醉后如果经右腋中线入路时,进针方向保持水平并指向剑突下2cm,针尖距离脊柱右缘3~5cm处停止;如果选择剑突下入路时使针尖指向肝门区刺入深度约为8~10cm。注意要在病人呼气后屏住呼吸时进针。然后一边注射少量造影剂,一边慢慢回撤PTC针,同时观察荧光屏上的影像,直至针尖位于胆管内。胆管显影的标志为一管道状影持续显示并向其他管道缓慢流动。若刺入肝动脉、门静脉或肝静脉时,造影剂迅速排空;在肝组织内时造影剂呈小团状弥散缓慢;在肝包膜下及穿过包膜时造影剂呈斜行长条状或弧形。确定PTC针进入胆管后,便可继续注射造影剂,观察胆系情况。

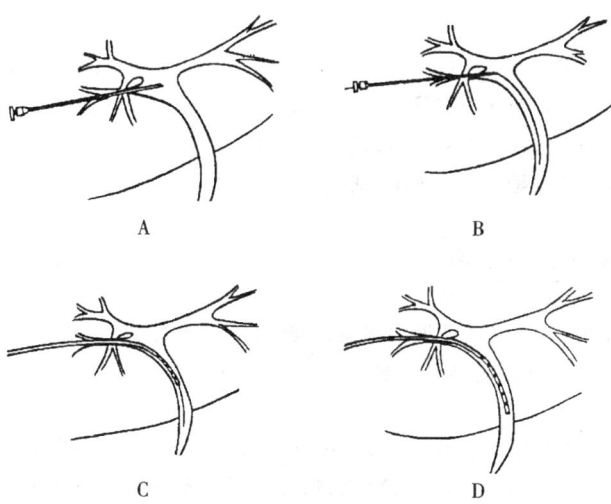

图2-1 PTCD示意图
A. 经皮经肝穿刺胆道系统　　B. 造影证实后送入导丝于胆总管内
C. 引入多侧孔引流管丝于胆总管内　　D. 多侧孔流管留于胆管内

(4) PTCD：

特别提示

根据PTC侧位片，选择第2穿刺点，原来的PTC针留作标记。于穿刺点切一小口并扩张皮下组织。手持PTCD套管针刺入皮下，嘱患者屏住呼吸，于穿刺点沿穿刺方向水平刺入肝组织。透视下调整针尖方向，使其插入目标胆管，拔出针芯，用5ml注射器抽取造影剂接于针尾，再次造影证实PTCD套管针位于目标胆管内。或者拔出针芯并接上注射器慢慢回抽，观察流出物是否为胆汁以证实套管针位于目标胆管内。然后沿PTCD套管送入导丝，尽量使导丝进入胆总管，肝门部恶性肿瘤所造成的狭窄常通过困难，可用超滑导丝试行通过，导丝不能通过时，到达阻塞胆管的近端即可。固定导丝并撤出外套管。通过导丝插入引流管。引流管入后，再注入造影剂核实其在适当的位置。观察引流是否通畅，胆汁的性状等。然后固定引流管于腹壁，并与引流袋连接。

术后处理

每日用抗生素生理盐水冲洗引流管，避免深呼吸或剧烈咳嗽使引流管脱出。若胆汁引流量突然减少时，应在X线透视下经套管内造影了解引流管位置。如果是引流管阻塞，则将导丝经引流管插入更换新引流管。如果是引流管脱出，则应重新置管引流。

并发症及防治

常见的并发症有腹腔内出血、胆漏、胆汁性腹膜炎和胆管炎。此外还有气胸和胆道出血。一般并发症发生率为2%~5%，死亡率为0.2%。

1. 腹腔内出血　常见于穿刺针穿出肝实质而误伤肝外血管或脏器，或反复多点穿刺尤其在置管失败时，穿刺针拔除后易引起出血。因此操作时务必保持穿刺针在肝实质内。PTCD失败时针道应置管堵塞防止出血。术后应卧床12小时，测血压脉搏，注意腹部体征。若出现腹痛、腹胀、脉搏增快、血压下降，应即时行诊断性腹腔穿刺，一旦确诊，立即手术探查。

2. 胆漏胆汁性腹膜炎　多发生于 PTC 时,在 PTCD 术后发生率较低。可出现腹膜炎的典型表现,寒战高热,右上腹或全腹部压痛、反跳痛,有时腹腔穿刺可抽到胆汁。一般来讲,即使置管失败,也应该留置导管数日再拔除。一旦发生胆汁性腹膜炎,应立即行胆总管切开 T 管引流,同时修补肝表面破裂口。

3. 胆管炎及败血症　造影剂刺激和扩散可诱发胆管炎,尤其是推注造影剂压力超过肝细胞分泌压(2.94kPa)时。感染胆汁可经过扩张的毛细胆管与肝窦之间可能出现的交通进入血流。胆管炎表现为 PTCD 后半小时至数小时内骤起畏寒、高热、右上腹胀痛、白细胞计数升高、黄疸加深。严重者出现脉搏细弱、血压下降等中毒性休克表现。PTCD 后常规静脉滴注抗生素。出现胆管炎症状时除应用大剂量广谱抗生素外,还应密切监测血压、脉搏、腹部体征及尿量。如果保守治疗效果欠佳或出现尿少、血压下降、黄疸进行性加深时,应及时手术行胆道减压。

4. 损伤性气胸　多数因为穿刺点定位偏高,直接刺入胸腔损伤肺叶所致。表现为术后胸闷、气急,听诊右肺呼吸音减低,胸透可见右肺压缩。少量气胸可保守治疗。肺叶压缩 30% 以上时应行胸腔闭式引流术。穿刺前先透视确定穿刺点及避开肋膈角,穿刺时让病人暂停呼吸,可避免气胸发生。

5. 穿刺点感染　无菌观念不强、操作时胆汁污染穿刺点,都有可能引起穿刺点感染。在操作时,注意无菌操作,尽量避免胆汁外流,操作完毕彻底消毒穿刺点,有利于预防穿刺点感染。

(商昌珍　陈汝福)

第七节 内镜下逆行胰胆管造影术

内镜下逆行胰胆管造影术（ERCP）是将内镜插入十二指肠降部，寻找胰胆管开口的乳头，再经活检孔插入造影导管，注入造影剂进行X线检查的一种方法。是检查胰、胆疾病的重要手段。ERCP自20世纪70年代初得到应用以来，从单纯X线下胰胆管显影逐步发展成为胰胆疾病不可或缺的诊治手段，甚至是许多胆胰疾病诊断的"金标准"，并在此基础上开展了许多治疗技术。

ERCP的适应证

当临床上怀疑有胆、胰系统疾病时，实验室、B超、CT等检查未能确诊的基础上可进行诊断性ERCP。当已确诊为胆胰疾病并具有内镜下治疗指征时，可行治疗性ERCP。其适应证为：

(1) 胆总管结石。
(2) 无手术适应证的肝外胆道肿瘤。
(3) 无手术适应证的胰头肿瘤并梗阻性黄疸。
(4) 慢性胰腺炎。
(5) 急性化脓性胆管炎。
(6) 急性胆源性梗阻性胰腺炎。
(7) 胰腺管未合伴有复发性胰腺炎或胰管结石。
(8) 乳头蛔虫嵌顿所致急性胆管炎或胰腺炎。
(9) 肿瘤或炎症致十二指肠乳头狭窄。
(10) 胆道或胰腺手术致狭窄或漏形成。
(11) 胆囊手术后胆道高度扩张，乳头排出不畅伴有明显症状。
(12) 乳头括约肌功能障碍。

诊断性ERCP

在目前的技术水平下MRCP只能作诊断研究不能作介入治疗和活检，而ERCP可连续、动态观察胰胆管的细微结构和造影剂排泄情况，在此基础上可进一步获取组织标本，进行胰胆管测压和胰胆管镜检查并同步进行相应的治疗,既可减轻患者痛苦,又能节约医疗资源。

1. ERCP 时获取组织标本　胰胆管狭窄的良恶性鉴别非常困难,主要是胰胆管结构狭长,位置较深,周围大血管较多,常规的 B 超或 CT 引导穿刺难以准确穿入管腔且风险大,并发症多。ERCP 下能直观观察乳头,并可做细胞刷、活检、留取胆胰液、细针穿刺,因此在胰胆管狭窄、中断、扩张中有较高的临床价值。

2. 胆管镜、胰管镜及管腔内超声　近年来在 ERCP 基础上开展的技术进展很快,较引人注目的有胆管镜、胰管镜及管腔内超声(IDUS)。它们都是利用 ERCP 技术将微探头或纤细的内镜插入胆胰管进行探查,对胆胰管壁的形态观察及狭窄的良恶性鉴别有重要意义。

治疗性 ERCP

内镜下乳头切开(EST)取石术:本疗法实际上是 ERCP 技术的延伸,要求有娴熟的 ERCP 技术后方能进行。在内镜下使用高频电切刀将乳头括约肌切开,然后用网篮将胆管内结石取出。EST 具有痛苦少、重复性好、恢复快、不用全身麻醉等优点。通过 EST 治疗,可以使绝大多数的胆总管结石顺利排出,变手术治疗为非手术治疗。

ERCP 广泛应用于胆、胰系疾病的诊断和治疗。良性或恶性胆管梗阻继发阻塞性黄疸、化脓性胆管炎,以及胆道术后胆漏是临床上棘手的问题,传统方法是手术解除梗阻或修补。对于不能进行手术治疗的恶性胆道梗阻,ERCP 胆汁引流是安全有效的姑息性治疗。对于胆管良性狭窄、胆漏,胆汁引流则是一种创伤小、低并发症的有效治疗手法。急性梗阻性化脓性胆管炎行内镜下紧急胆汁引流,抢救患者生命,为进一步治疗创造机会。胰腺炎既往是内科综合治疗(对症、支持)或外科手术治疗(引流、切除),随着 ERCP 的发展和经验的积累,内镜治疗急性胰腺炎(胆石源性)以及慢性胰腺炎已取得了明确的临床效果,目前对于胰腺炎的治疗,ERCP 已占有十分重要的位置。

并发症

1. 低氧血症和心脏意外　心脏意外是消化道内镜检查时最严重的并发症。

2. 高淀粉酶血症及急性胰腺炎　ERCP 术后高淀粉酶血症和胰腺炎都是由于胰腺实质受损引起的,测得血淀粉酶高于正常的 4、5 倍即为高淀粉酶血症,若伴有典型的胰腺疼痛则诊断为急性胰腺炎。

3. 出血　常发生于 ERCP 术后,极少数是贲门黏膜撕裂所致。

4. 穿孔　多发生于 EST 后与乳头小、切开过大、切开方向偏离、乳头旁憩室及毕Ⅰ式胃切除术后有关;偶可发生于插镜过程中出现的食管、胃、十二指肠穿孔、胆道扩张术和导丝插入损伤胰管分别引起的胆漏和胰漏以及取石导致的胆总管穿孔。

5. 胆道感染　多为造影导管将肠道细菌带入胆管内,同时又存在着梗阻因素,如 EST 未能将胆胰管段完全切开,切口过于水肿,胆管内结石未完全取尽甚至嵌顿;鼻胆管引流不畅;肝胆恶性肿瘤行胆管支架术后;引流范围小于全肝的 40%,这样细菌将驻留并繁殖造成感染。

(商昌珍　周泉波)

第八节 胆道镜的应用

胆道镜的应用包括经皮经肝胆道镜、术中胆道镜、术后胆道镜,下面以术中胆道镜为例介绍其在外科胆道手术中的应用。术中胆道镜是指在胆道手术中,应用胆道镜经胆道造口直接进入胆道进行诊断和治疗,主要优点是降低胆道手术后残留结石的发生率,以及对胆道可疑肿瘤进行活检。

适应证

(1) 术前胆道疾病诊断不明确者;
(2) 术前可疑胆道肿瘤者;
(3) 可疑结石残留者;
(4) 大量肝内胆管结石经取石后行术中胆道镜检查可了解是否取干净结石。

禁忌证及并发症

术中胆道镜无特殊禁忌证及并发症。

操作方法

手术中,胆道镜可以经胆囊管、胆总管或肝胆管造口直接进入胆道,由于操作时生理盐水冲洗和胆汁的溢出,较容易造成腹腔的污染,应做好切口保护,并及时吸净溢出的胆汁,最后应冲洗腹腔。

临床应用

1. 发现并取出胆道残余结石、确诊胆道病变　常规手术治疗胆道结石因无法直视,时常有残留的结石。胆道镜不仅可以直视,而且镜身纤细又可弯曲,因此可以进入病理扩张的Ⅲ、Ⅳ级胆管。术中应用胆道镜可以直接观察到结石,可以发现遗漏的胆道结石,同时取净肝外胆管结石和部分简单的肝内胆管结石,这样可明显降低胆道术后残余结石的发生率。

> **特别提示** 对于大量肝内胆管结石,术中胆道镜将难以取净且操作困难,以直接手术处理为好,胆道镜可协助了解是否取净。

2. 诊断胆道病变　胆道镜直视胆道内部真实情况,正确区分炎症、血块、结石、肿瘤,特别是对可疑肿块活检,做出病理诊断。

3. 其他应用　胆道出血手术治疗或术中胆道出血,应用胆道镜可以尽快找到出血点,并可直视下钳夹止血、局部喷洒止血药物或激光止血等。

(商昌珍)

第九节　腹腔镜检查术

腹腔镜下进行活体组织检查有以下优点：①可在直视下进行，或通过腹腔镜B超引导下进行，比在CT或体外超声引导下穿刺活检更为准确、方便；②腹腔镜下活检可结合病变的病理形态进行诊断，从而提高了诊断率；③可在直视下发现穿刺部位副损伤或出血，并予以处理，因此更加安全；④对肝脏进行穿刺活检时如有腹水，B超或CT引导下穿刺活检时因肝脏在水中漂浮移动而使定位穿刺难以进行，腹腔镜下进行可以控制肝脏的移动，容易成功；⑤代替了创伤较大的、有一定手术并发症和死亡率的剖腹探查术。基于腹腔镜下活体组织检查术的创伤小、操作方便、诊断阳性率高的优点，腹腔镜下活检已成为诊断腹腔疾病的重要手段。

适应证

（1）原因不明的腹水病人需要鉴别腹水的性质时，特别是结核、肿瘤或慢性肝病的鉴别。

（2）肝脏结节的鉴别诊断，特别是肝硬化结节与肝细胞癌的鉴别，影像学诊断常难以定论时。

（3）消化道恶性肿瘤的范围，有无腹膜、肝脏、网膜的转移。

（4）慢性肝病的性质和程度。

（5）影像学诊断提示腹腔内占位病变而其性质难以确定时。

（6）妇科病变需明确诊断时。

禁忌证

（1）心肺功能不良，不能耐受气腹者。

（2）凝血功能障碍，有出血倾向者。

（3）对于多次腹部手术史者，是否可行腹腔镜检查取决于腹腔粘连的程度和术者的腹腔镜外科技术。

> 活检技术

1. 麻醉　一般选择局部或硬膜外麻醉。
2. 器械　一般选用 Veress 气腹针穿刺造气腹,选用 10mm 腹腔镜,视野大而清楚,同时配备电凝设备和冲洗吸引器、活检钳。
3. 穿刺针活检术　经常用于肝脏病变的活检,也用于胰、脾或腹腔占位病变的活检。如对肝脏活检,依据病变部位在腹壁相应位置进行穿刺。

> **特别提示**
> 麻醉成功后做小切口,再用活检套管针穿刺,进针后在腹腔镜直视下进行,进针后退出针芯,经套管插入活检针,刺入病灶 2~3cm,将穿刺针旋转 360° 后缓慢退针,将标本从穿刺针内取出送活检。

4. 小块组织活检　适用于肝脏或腹腔脏器表面的病灶,可用活检钳直接咬取一块组织取出,活检后取标本部位出血应电凝止血。
5. 腹部包块的活检　凡能获得良好的暴露的腹部包块均可取病理标本。例如,胰腺占位病变活检,可打开胃结肠韧带,进入小网膜取胰腺肿物。其他肿物活检还包括:淋巴结切取、包块局部切除活检术等。
6. 活检后切口和创面处理　腹部穿刺切口或套管针穿刺切口如大于 10mm 者,应检查有无出血,如有出血应彻底止血,并予缝合。

> 注意事项

> **特别提示**
> 对于肝脏穿刺活检,应注意以下几点:①腹壁穿刺点应在肋膈角以下水平进入腹腔,避免进入胸腔,造成气胸或污染胸腔;②穿刺点应在下一肋的上缘进针,避免肋间动脉损伤;③完成活检后应观察有无出血,如有出血应电凝止血;④如创面较大,有可能出血或发生胆漏,应放置引流。有腹水病人的切口应予仔细缝合,防止腹水渗漏。

(商昌珍　周泉波)

第三章

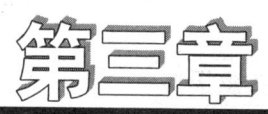

外科医师手册

神经外科

ShenJing WaiKe

第三章 神经外科

第一节 颅脑损伤

头皮损伤

头皮损伤包括头皮血肿、头皮裂伤及头皮撕脱伤。单纯头皮损伤一般不会导致严重后果，但必须重视是否合并有颅内损伤。

(一)临床特点

1. 头皮血肿

(1)皮下血肿：一般皮下血肿体积小、张力高，疼痛剧烈，中心稍软，周边隆起较硬。

(2)帽状腱膜下血肿：血肿范围宽广，严重时血肿边界与帽状腱膜附着缘一致。血肿张力低，波动明显，疼痛较轻，有贫血外貌。婴幼儿巨大帽状腱膜下血肿，可引起休克。

(3)骨膜下血肿：血肿周界止于骨缝，罕有骨膜下血肿超过骨缝者，除非骨折线跨越两块颅骨时，但血肿仍将止于另一块颅骨的骨缝。

2. 头皮裂伤 可分为头皮单纯裂伤、头皮复杂裂伤和头皮撕裂伤。前者常为锐器直接刺伤或切割所致，后两者多为钝器损伤或头部碰撞所致。伤口的形态常能反映致伤物的大小和形状。这类创伤往往伴有颅骨骨折或脑损伤，严重时亦可引起粉碎性凹陷骨折或孔洞性骨折穿入颅内，故常有毛发、布屑或泥沙等异物嵌入，易致感染。

3. 头皮撕脱伤 头皮撕脱伤可表现为皮肤、皮下组织层与帽状腱膜3层同时撕脱，也可表现为皮肤、皮下组织层、帽状腱膜、骨膜和额、颞肌全5层撕脱。患者表现为头痛、失血，甚至休克。较少合并颅骨骨折或脑损伤。

(二)诊断要点

根据临床表现诊断不难。皮下血肿易误为凹陷骨折，骨膜下血肿常有颅骨线形骨折，头皮复杂裂伤和撕裂伤常伴有颅骨骨折或脑损伤，可行头颅X线摄片或CT检查加以明确。头皮撕脱伤在急诊止血后应行血常规检查以了解出血严重程度,必要时考虑行头颅 CT 检查以排除颅内损伤。

(三)治疗原则

头皮的创口和创面要尽早彻底清创,开放性损伤应用 TAT1 500U 肌内注射一次(需皮试,阳性反应需脱敏注射)。伤口污染较轻可口服抗生素,伤口污染较重应静脉应用抗生素。疗程 3~5 天。广泛而复杂的创面导致失血过多者,应输液、输血补充血容量,纠正休克。

1. 头皮血肿的处理

> **特别提示**
>
> (1)皮下血肿早期给予冷敷以减少出血和疼痛,24~48 小时之后改为热敷以促其吸收。
>
> (2)对较小的帽状腱膜下血肿可按皮下血肿原则处理。若血肿巨大,则应在严格皮肤准备和消毒下,分次穿刺抽吸后加压包扎,尤其对婴幼儿患者,须间隔 1~2 天穿刺一次,必要时尚需补充血容量。
>
> (3)骨膜下血肿早期仍以冷敷为宜,但忌用强力加压包扎。婴幼儿骨膜下血肿,在一定时间后可出现钙盐沉着,形成骨性包壳,难以消散。对这种血肿宜及时穿刺抽吸,在密切观察下小心加压包扎。

2. 头皮单纯裂伤　尽早施行清创缝合,即使伤后逾时 24 小时,只要没有明显的感染征象,仍可进行彻底的清创缝合。在头皮复杂裂伤或撕裂伤,除遵循一般清创原则外需作头皮缺损成形术。原则上要把整形带来的张力分散到远离伤口的部位,以避免伤口张力过大导致伤口边缘坏死、崩裂和感染。

3. 头皮撕脱伤的处理　根据患者就诊时间的早迟、撕脱头皮的存活条件、颅骨是否裸露以及有无感染迹象而采用不同的方法处理:

(1)头皮瓣复位再植:伤后 6 小时内将完整的撕脱头皮经过清创后行血管吻合,原位再植。

(2)清创后自体植皮:适于头皮撕脱后不超过 6~8 小时,创面尚无明显感染、骨膜亦较完整的病例。

(3)晚期创面植皮:头皮撕脱伤为时过久,头皮创面已有感染存在,则只能行创面清洁及交换敷料,待肉芽组织生长后再行晚期邮票状植皮。

颅骨骨折

暴力作用后颅骨的连续性遭致破坏称为颅骨骨折。颅骨骨折的重要性不在于骨折本身,而在于它提示外力作用程度较重,常常伴有颅内容物的损伤。按颅骨骨折的部位,可分为颅盖骨折及颅底骨折,后者可伴发外伤性气颅或脑脊液漏。

(一) 临床特点

1. 颅盖骨折

(1) 线形骨折:颅骨 X 线摄片可显示密度深黑、走形较直、一般无分支的骨折线。

(2) 粉碎凹陷骨折:硬脑膜常为骨碎片所刺破,局部有冲击伤之外,常有对冲性脑挫裂伤或颅内血肿。

(3) 凹陷骨折:颅骨大多全层陷入颅内,偶尔仅为内板破裂下凹。一般单纯凹陷骨折头皮完整。粉碎凹陷骨折则常伴有硬脑膜脑组织损伤,甚至引起颅内出血。

2. 颅底骨折

(1) 前颅窝骨折:迟发性眼睑皮下瘀血及眼结膜出血,局部呈紫蓝色(熊猫眼)为其特征;有鼻出血或脑脊液鼻漏,常合并单侧或双侧嗅觉障碍或不同程度的视力障碍;有时伴有额叶底部损伤及气颅。

(2) 中颅窝骨折:表现为颞部软组织肿胀、耳后迟发性瘀斑(Battle 征)及伴随的脑神经损伤,常出现耳出血及脑脊液耳漏。可有听力障碍和面神经周围性瘫痪。若骨折伤及海绵窦则可致动眼、滑车、三叉外展神经麻痹,并有引起颈内动脉假性动脉瘤或海绵窦动静脉瘘的可能,甚至导致大量鼻出血。若骨折累及蝶鞍,可造成蝶窦破裂,血液和脑脊液经窦腔至鼻咽部,引起鼻咽或咽后壁瘀血肿胀,少数患者并发尿崩症,则与鞍区骨折波及丘脑下部或垂体柄有关。

(3) 后颅窝骨折:表现为颈部肌肉肿胀、枕下或乳突区皮下迟发性瘀斑及咽后壁黏膜瘀血水肿等征象。有时伴面神经、听神经、舌咽神经、迷走神经、副神经等脑神经损伤的表现。

(二) 诊断要点

根据受伤部位、体检、颅底骨折特有的临床表现,结合颅骨 X 线和头颅 CT 一般能确诊。重要的是能明确有无合并的颅内损伤。

(三)治疗原则

1. 一般治疗 患者应卧床,严密观察病情变化,及时复查头颅CT,排除颅内出血。

> **特别提示** 脑脊液漏者,严禁填塞或冲洗鼻腔或外耳道;保持耳鼻孔清洁;禁忌腰椎穿刺。取头高体位或半坐位,尽量避免打喷嚏、咳嗽、擤鼻涕及放置鼻饲胃管。

2. 药物治疗

(1) TAT应用。对于颅底骨折或伴有头皮裂伤的颅骨骨折应使用TAT。

(2) 使用抗生素2周,有脑脊液漏者,至漏停止后一周以上。

(3) 使用止血剂。

3. 手术治疗

(1) 单纯的线形骨折本身无需特殊处理。

(2) 凹陷骨折手术指征:①凹陷骨折片深度超过1cm;②广泛凹陷骨折,引起颅内压升高;③因凹陷骨折导致癫痫、偏瘫、失语等神经功能损害;④小儿颅骨凹陷骨折,为避免影响发育,主张积极手术复位;⑤开放性凹陷骨折尽早施行颅脑清创缝合术,变开放伤为闭合伤,防止感染,减少并发症与后遗症;⑥静脉窦附近的凹陷骨折,若未伴有颅内血肿或静脉窦受压引起的颅内压升高,则不急于手术,即使需要手术,最好在伤后2周进行,以免造成大出血。

(3) 颅底骨折伴脑脊液漏多可在2周内自行封闭愈合,对经久不愈长期漏液达4周以上,或反复引发脑膜炎及大量溢液的患者,应施行修补手术;伤后出现视力减退,疑为碎骨片或血肿压迫视神经者,应在12小时内行视神经管减压术。

原发性脑损伤

原发性脑损伤是指外伤性暴力作用于脑组织的瞬间造成的损伤。分为脑震荡和脑挫裂伤,后者还包括弥漫性轴索损伤。

(一)临床特点

1. 脑震荡 头部外伤后,立即发生意识障碍,一般不超过半小时;伴有逆行性遗忘;在意识障碍期可有皮肤苍白、出汗、血压下降、心动徐缓、呼吸浅慢、肌张力低,随着意识的恢复很快趋于正常;神经系统检查无阳性体征,脑脊液检查无红细胞,CT检查无异常。

2. 脑挫裂伤　脑挫伤指脑组织遭受破坏较轻,软脑膜尚完整;脑裂伤指软脑膜、血管和脑组织同时有破裂,伴有外伤性蛛网膜下腔出血。两者多同时并存,常合称脑挫裂伤。

(1)一般症状较重。①意识障碍多较严重,且持续时间长,甚至持续昏迷;②多有明显的自主神经功能障碍,并持续时间较长,表现为呼吸、脉搏、血压和体温的波动;③可有明显病理生理改变和生物化学异常:如脑脊液含红细胞,并见乳酸、蛋白质增多。血白细胞数显著增高,分类左移,血浆白蛋白下降等。

(2)伤后立即出现相应部位的神经系统症状。按部位不同可分为:①额叶、颞叶、顶叶、枕叶损伤;②胼胝体损伤;③基底节损伤;④下丘脑损伤;⑤垂体及垂体柄损伤;⑥脑干损伤;⑦小脑损伤。根据部位不同,临床表现不一。

(3)继发性脑水肿和出血使伤后早期症状加剧。轻者,常为头痛、头昏或意识障碍加重等;较重者,原发脑损伤症状加重;更重者,颅内压急增和脑疝征象。

3. 弥漫性轴索损伤　为惯性力所致的弥漫性脑损伤,由于脑的扭曲变形,脑内产生剪切或牵拉作用,造成脑白质广泛轴索损伤。根据是否合并胼胝体和(或)脑干的局灶性损伤,可将其分为三级:Ⅰ级,仅有弥漫性轴索损伤的表现;Ⅱ级,弥漫性轴索损伤加上胼胝体的局灶性损伤;Ⅲ级,弥漫性轴索损伤加上胼胝体与中脑的局灶性损伤。轻症类似脑震荡,可望完全恢复。但患者伤情一般均较严重,多数表现为伤后迁延性昏迷,而无占位性病变表现。早期可有去大脑强直和各种形式的脑干症状。

(二)诊断要点

(1)有明显的头部外伤史。

(2)症状及影像学检查可确诊。CT表现为不规则的片状低密度水肿区内有斑点状高密度出血灶,出血量多可融合形成脑内血肿;在弥漫性轴索损伤患者,CT可见大脑皮质与髓质交界处、胼胝体、脑干、内囊区或三脑室周围多个点状或小片状出血灶。MRI在诊断脑挫裂伤方面,其敏感性明显优于CT,但在显示急性出血方面不如CT。

(3)原发性脑损伤可按格拉斯哥昏迷记分法(GCS)分值将昏迷程度分型。见表3-1。

表 3-1 Glasgow 昏迷评分

观察项目	计分
睁眼	
自动睁眼	4
呼唤睁眼	3
疼痛睁眼	2
没有反应	1
运动	
服从命令运动	6
疼痛刺激反应,定位动作	5
肢体屈曲回缩	4
去皮质强直	3
去大脑强直	2
对如何刺激无反应	1
言语	
正确回答问题	5
回答问题不确切	4
能发连贯的词语	3
声音不可理解	2
无反应	1

轻型:13~15 分。伤后昏迷 30 分钟内。

中型:9~12 分。伤后昏迷 30 分钟至 6 小时。

重型:3~8 分。伤后昏迷 6 小时以上或在 24 小时内意识恶化,再次昏迷 6 小时以上。其中 3~5 分,为特重型。

(三)治疗原则

1. 特殊监测

(1)CT 检查:①伤后复查 CT 有利于早期发现迟发颅内血肿;②可了解脑水肿范围有无扩大,脑室有无受压及中线结构有无移位等情况;③有助于判定非手术或手术治疗的效果,及时调整治疗。

(2)颅内压监测:用于重度脑外伤者,其目的为:①了解颅内压和颅内顺应性变化,为选择治疗方法提供依据;②直接观察治疗的效果;③判断预后,经各种积极治疗颅内压仍维持在 5.3kPa 或更高,预后极差。

(3)脑诱发电位:有助于确定受伤部位,判断伤情程度和预后。

2. 一般处理　在事故现场或急诊时,应针对最紧急的情况急救,如解除呼吸道梗阻、制止头部伤口出血,以及处理休克并注意有无其他器官的损伤等。对呼吸、循环不稳定者不宜转送。

3. 代谢平衡与营养支持疗法　必须保持体内正常的内环境,促使那些尚未遭受严重损伤的神经细胞尽早恢复功能。其中要特别保持血气、水与电解质、蛋白质和能量代谢等方面的平衡。

> **特别提示**　关于供给营养的途径,目前主张早期经肠道供给。但中度或重度脑外伤后可发生肠蠕动障碍,从而可限制胃的排空。中度或重度脑外伤患者肠道营养起始时间以伤后24～48小时内为宜。多数危重病人,每日消耗热能为25～35kcal/kg,蛋白需要量为1.5～2.0g/(kg·d)。对于腹部损伤不能耐受肠道内营养者,则应经肠道外补充。

4. 颅内高压和脑水肿的处理　常使用20%甘露醇、速尿及人血白蛋白等。在使用利尿、脱水药时要注意其副作用。大剂量糖皮质激素对脑外伤的作用未能得到充分的临床证实,不可滥用。

5. 手术治疗　脑挫裂伤合并脑水肿的手术指征为:①意识障碍进行性加重,甚至脑疝可能者;②CT检查发现中线结构移位,脑室明显受压;③降颅压治疗过程中病情恶化者。宜大骨瓣开颅术尽可能清除无生机脑组织和血肿,并充分止血。如肿胀明显,最好扩大修补硬脑膜以减压,同时又能阻止硬膜外的血性物质进入蛛网膜下腔,必要时同时去骨瓣减压。

6. 蛛网膜下腔出血的治疗　病情稳定后,如无产生脑疝之虑,腰穿是清除蛛网膜下腔出血的有效方法。每日或隔日一次,直至脑脊液正常为止。必要时可用脑血管解痉剂如尼莫地平等。

7. 并发症的治疗　肺部感染和消化道出血是常见并发症。一旦感染应选择敏感抗生素;应用洛赛克,结合局部使用凝血酶对消化道出血疗效好。

外伤性颅内血肿

外伤性颅内血肿是头部损伤后引起的继发病变。按血肿症状出现的时间分为:特急性血肿(伤后3小时内);急性血肿(伤后72小时内);亚急性血肿(伤后4～21天);慢性血肿(伤后21天以上)。按血肿在颅内不同的层次分为:硬脑膜外血肿;硬脑膜下血肿;脑内血肿;脑室内血肿。

(一) 临床特点

1. 颅内压增高症状　头痛、呕吐和视盘水肿。

2. 生命体征改变　可出现典型的库欣(Cushing)综合征,即血压升高,脉搏和呼吸减慢。

3. 意识障碍　意识障碍出现的时间对于判断脑损伤的轻重及颅内血肿的类型有很重要的意义。

> **特别提示**　颅内出血的典型意识障碍表现为"昏迷→清醒→昏迷"。在较重的脑挫裂伤患者,由于原发昏迷时间较长,经过一段时间后,病人神志好转,但尚未清醒,此时由于颅内血肿的原因致使神志恶化,进入再昏迷,在这两次昏迷之间,其神志变化称为"中间好转期"。某些颅内血肿的患者伴有严重的脑挫裂伤,意识障碍呈进行性加重,可没有中间清醒期或中间好转期。

4. 瞳孔变化　早期可表现为患侧瞳孔缩小;后期患侧瞳孔开始散大,光反射迟钝至消失;晚期双侧瞳孔散大,双侧光反射消失。

5. 局灶性损害症状　表现为偏瘫,失语,局限性癫痫,偏侧感觉障碍,同侧偏盲,失用等。

(二)诊断要点

(1)根据头部外伤史,神志改变,颅内压增高的临床表现及定位体征,结合 CT 或 MRI 检查,可以明确诊断。

(2)辅助检查:颅骨 X 线照片可了解有无颅骨凹陷骨折及其凹陷的深度;CT 扫描可以判定血肿的部位、大小、数目,并能与脑挫裂伤及脑肿胀相鉴别;MRI 一般不用于急性颅内血肿的诊断,对于亚急性及慢性硬膜下血肿显示十分明确,优于 CT。

(三)治疗原则

1. 手术适应证

(1)幕上急性血肿量在 30ml 以上,幕下血肿量在 10ml 以上,病人出现进行性颅内压增高症状。

(2)如果血肿量虽然少于上述数值,但周围水肿明显,尤其是血肿骑跨于横窦或上矢状窦,临床情况因颅内增高而恶化时,亦应考虑手术治疗。

(3)少数病人 CT 扫描显示颅内血肿量小,中线结构无移位或移位不明显,临床上神志清楚,无明显脑局灶性症状,在严密观察下,可经保守治疗。

2.手术方式

(1)钻孔探查或血肿清除。因各种原因不能进行CT扫描而病人已出现脑疝时,可进行颅骨钻孔探查或血肿清除术。

(2)减压术。一部分颅内血肿患者在血肿清除术后由于脑挫裂伤严重并伴有严重脑水肿,脑组织膨出,以致硬脑膜无法缝合,去骨瓣无法还纳,此时可考虑用骨膜、肌筋膜或硬脑膜替代物将硬脑膜行袋状修补,在骨缘下垫以明胶海绵,去骨瓣减压。

(3)慢性硬脑膜下血肿术后易复发,行钻孔冲洗引流术时,钻孔选择要恰当,低压注入生理盐水并冲洗至清亮,术后适当增加盐水补液量;对血肿壁厚,且腔内液体不多,或血肿腔内为血凝块时,可考虑改成开骨瓣血肿清除术。

(4)脑内血肿多采用骨瓣开颅血肿清除术,需尽量清除血肿及止血,并清除坏死及失活脑组织。如颅内压高,必要时可行颞肌下减压及去骨瓣减压术。

(5)脑室内血肿如脑室内出血少,未形成血凝块,可以行非手术保守治疗,一般血肿在21天内可以吸收;深部脑内血肿向脑室内破溃,脑室内血肿较大,可以开颅手术彻底清除血肿及止血;单纯脑室内出血,且出血量大,早期在未形成血凝块前可以行颅骨钻孔脑室冲洗引流术,可向脑室内注入尿激酶2 000~10 000U,保留1~2小时后开放引流,如无脑疝,可同时进行腰椎穿刺放出血性脑脊液。

开放性颅脑外伤

按致伤物不同可分为火器性与非火器性两类。

(一)临床特点

1.火器性颅脑损伤 分为枪弹伤和弹片伤两种。枪弹或弹片可在脑内形成长短和形状各异的伤道。枪弹动能很大,脑干常被累及,致伤者常立即死亡。弹片穿过颅板后动能被大量消耗,伤后立即死亡者少。这些飞射物还常造成脑血管调节障碍,发生脑肿胀。可形成硬膜外、硬膜下和脑内血肿及脑室内出血,患者出现相应的神经系统定位征及颅高压征。随后伤道感染而形成脓肿。晚期可有癫痫等并发症。

2.非火器性颅脑外伤 分为锐器伤和钝器伤。锐器伤中刀斧伤又称切伤;枪、剑、匕首等造成的损伤称为戳伤;针、锥、钉等造成的损伤称为刺伤。锐器伤的特点为创缘整齐,无或少有头皮、头发和颅骨碎片带入脑内,创伤感染的发生率较低。钝器伤的特点为创缘不整齐,损伤处颅骨发生凹陷骨折、粉碎性骨折及穿孔骨折或洞形骨折等,硬脑膜撕裂,脑损伤范围大,脑组织内常有头皮、头发、颅骨碎片或其他异物存留,因而感染发生率较高。

(二)诊断要点

根据病史、CT检查诊断不难。

(三)治疗原则

对开放性脑损伤应尽早行清创缝合术,使之成为闭合性脑损伤,一般在伤后6小时内进行,在应用抗生素的情况下,72小时内尚可行清创缝合。清创由浅入深,逐层进行,彻底清除异物,吸除凝血块及无生机的脑组织,彻底止血。对位置较深,体积较小或分散的金属异物,视具体情况,可用立体定向法摘除,但应权衡利弊。如实属困难可暂不取出,以免增加脑损伤。其他处理原则同闭合性脑损伤。

(郭 英 王 辉)

第二节 神经系统肿瘤

胶质瘤

神经胶质瘤是神经外胚叶组织发生的肿瘤,为颅内最常见的恶性肿瘤,约占全部颅内肿瘤的 40%~50%。根据瘤细胞的分化情况可分为:星形细胞瘤、少突胶质瘤、室管膜瘤、髓母细胞瘤、多形性胶质母细胞瘤等。

(一) 临床特点

1. 星形细胞瘤　为胶质瘤中最常见的一种。恶性程度相对较低,生长较缓慢。临床症状依病变部位、肿瘤病理类型和生物学行为而定。

(1) 颅内压增高和其他一般症状:头痛、呕吐、视力下降、复视、癫痫和精神症状。

(2) 局灶性症状:①额叶后部者出现对侧偏瘫;②优势半球语言中枢者出现失语;③顶叶者出现对侧感觉障碍,优势半球者出现失读、失写;④颞叶及枕叶者可出现同向偏盲及幻视;⑤位于内囊及丘脑者可出现对侧躯体运动及感觉异常,有时伴有癫痫发作及精神症状;⑥小脑及脑干处者可出现同侧肢体共济运动及平衡失调、眼震、肌张力减低、构音困难、强迫头位和颅神经麻痹等。

2. 少突胶质细胞瘤　约占胶质瘤的 7%,多生长于两侧大脑半球白质内,生长较慢,肿瘤形状不规则,瘤内常有钙化斑块。

(1) 癫痫为本病最常见的症状,且常常为首发症状。部分病人可被误为原发性癫痫而治疗多年。

(2) 肿瘤位于额叶特别是伴有广泛浸润者常出现精神症状。

(3) 功能区肿瘤可出现相应部位的神经系统体征。肿瘤分界较清,常可手术全切。术后复发较慢。

3. 室管膜瘤　室管膜瘤性质偏良性,好发于儿童及青年,由脑室壁上的室管膜细胞发生,多见于脑室系统,偶见于脊髓中央管。可穿过脑室壁侵入脑实质,可经第四脑室的正中孔或侧孔长入小脑延髓池及桥池内。肿瘤与周围脑组织分界尚清楚,有时有假囊形成,容易引起阻塞性脑积水。症状依肿瘤所在部位而定。

(1)位于第四脑室者,颅内压增高症状出现较早,头痛为首发症状,伴头晕、呕吐、枕颈部疼痛、强迫头位等。

(2)位于侧脑室者,颅内压增高症状出现较晚,肿瘤侵入邻近脑组织可出现对侧肢体运动及感觉障碍等。

(3)位于第三脑室者,易引起阻塞性脑积水,主要表现为颅内压增高症状。

4.髓母细胞瘤 为高度恶性肿瘤,好发于2~10岁儿童。多见于小脑蚓部并可向第四脑室、两侧小脑半球及延髓部侵犯。肿瘤生长迅速,若阻塞第四脑室及导水管下端可导致脑积水。

(1)恶心、呕吐,行走困难多为首发症状。可逐渐出现复视、共济失调、视力下降等。

(2)常发现有视盘水肿、眼球震颤、闭目难立、眼球不能外展等。小儿常常表现为头围增大、颅缝裂开。

5.多形性胶质母细胞瘤 为胶质瘤中恶性程度最高的肿瘤。多生长于成人的大脑半球,以额、顶、颞叶为多。肿瘤呈浸润性生长,增长迅速,导致血供不足,肿瘤中心多坏死出血,给肿瘤造成多形性的外观。

(1)肿瘤生长迅速,病程短,半数病程在3~6个月。

(2)患者主要表现为颅内压增高和局灶性神经功能障碍。如头痛、呕吐、精神异常、肢体无力、意识和言语改变。

(3)体检可发现局灶性神经功能受损体征。

(二)诊断要点

(1)根据进行性颅内压增高并伴有癫痫、肢体运动感觉异常、共济失调和脑神经损害等局灶性体征者,得出初步判断。

(2)辅助检查

1)头颅X线平片显示部分肿瘤有钙化。

2)头颅CT显示肿瘤为低密度为主的混合病灶,增强扫描可有不同程度强化,病灶周围常存在水肿带。

3)MRI检查除显示病灶外,能显示肿瘤与周围组织结构的解剖关系。增强扫描可提供更多诊断资料,并可明确肿瘤血供情况。

(三)鉴别诊断

脑胶质瘤需与颅内其他肿瘤、颅内感染性病变及血管畸形等相鉴别。

(四)治疗原则

脑胶质瘤的治疗原则是以手术为主辅以放疗、化疗及生物治疗的综合治疗。

1. **手术治疗** 在不增加神经功能损伤的前提下,应尽可能多的切除肿瘤组织,为提高放疗、化疗和生物治疗的疗效提供良好的条件。目前,可以通过神经导航技术、肿瘤术中辨识技术、术中快速病理检查切除肿瘤边缘组织的检查等措施来达到更有效切除肿瘤,有能保护周围正常脑重要结构的目的。

2. **放射治疗** 对于低度恶性星形细胞瘤,若已行肿瘤全切除,通常不需放疗。对于高级别恶性胶质瘤,术后必需加放疗。目前立体定向放射外科、插植放疗及超分割外放疗能选择性提高局部放射线剂量而不增加正常组织的损伤。

3. 化疗

> **特别提示** 化疗药物选择主要为:①脂溶性高、分子量小、非离子化、对正常脑组织毒性较小的药物;②不能通过血脑屏障应选择瘤腔内植入或鞘内给药,也可先经动脉使用高渗透性药物或罂粟碱开放血脑屏障,随后动脉内注射;③根据肿瘤细胞动力学原理,选择作用于不同周期的药物联合应用,如先使用对增殖期细胞和非增殖期细胞均有杀伤作用的细胞周期外特异性药物,行大剂量短期冲击疗法,然后再改用细胞周期特异性药物,交替使用以提高疗效。

4. **其他** 主要有免疫治疗、基因治疗等。

(五)预后

边界不清的实质性星形细胞瘤不能彻底切除,术后往往复发,需辅以放射治疗及化学治疗,5年生存率约30%。分界清楚的囊性星形细胞瘤,如能将瘤壁结节完全切除可望获得根治。多形性胶质母细胞瘤恶性程度高,预后极差。髓母细胞瘤对放疗敏感,但放疗后易复发。术后放疗需包括椎管。室管膜瘤亦有种植性转移趋向。手术切除后仍会复发,术后需放射及化学治疗。

脑膜瘤

发生率仅次于脑胶质瘤,约占颅内肿瘤总数的20%。良性,病程长。其分布大致与蛛网膜粒的分布情况相似,以大脑半球矢状窦旁为最多,其次为大脑凸面、蝶骨嵴、鞍结节、嗅沟、颅后窝、岩骨尖、斜坡及脑室内等,偶尔可见于颅外组织,为异位的脑膜瘤。肿瘤与硬脑膜紧密粘连,构成肿瘤的蒂,通过该处可接受来自颈外动脉的血供。邻近颅骨有增生或被侵犯的迹象。肿瘤的病理组织形态可分为内皮细胞型与纤维型等。肿瘤可有钙化或囊性变。男女之比约为2:3。高峰发病年龄为30~50岁。

(一)临床特点

脑膜瘤除具有脑肿瘤的共同表现外,还具有如下特点:

(1)通常生长缓慢,病程较长。

(2)瘤体可以很大,但症状却很轻微。

(3)多先有刺激症状如癫痫发作,继之出现麻痹症状,如偏瘫、失语、视力视野的损伤等。

(4)肿瘤可见于颅内任何部位,但好发于蛛网膜纤毛分布较密集处,常见于矢状窦旁、鞍结节、筛板、海绵窦、桥小脑角、天幕等,不同部位的肿瘤各有其相应的局灶症状。

(二)诊断要点

(1)新近出现的癫痫发作或局灶性神经功能损伤。

(2)不明原因的精神症状或视力下降、视野缺损。

(3)辅助检查

1) CT平扫显示一境界清楚的等密度或稍高密度的占位病灶,增强扫描显示肿瘤均匀一致强化。

2) MRI扫描显示T1像与灰质信号强度相同或低信号,T2像为等信号或高信号的占位病灶,增强扫描后强化明显,并可出现特征性"脑膜尾征"。

3)脑血管造影(DSA)不仅可以了解肿瘤供血来源和回流情况,而且可以明确与肿瘤关系密切的重要血管移位、变形和受压等情况。在功能区及颅底深部脑膜瘤,DSA检查是很有必要的。

(三)鉴别诊断

脑膜瘤有时需与原发性癫痫、脑血管畸形及颅内其他肿瘤相鉴别。

(四)治疗原则

1. 手术治疗　应在最大限度保护神经功能的基础上,尽量争取全切除脑膜瘤,以达到治愈的目的。

> **特别提示**　手术主张切除一定范围的瘤周脑膜,再行修补,以减少复发率。

2. 放射治疗　肿瘤对放射及化学治疗效果不显著。脑膜瘤直径小于3cm可行X-刀或γ-刀治疗。

(五)预后

大部分脑膜瘤为良性肿瘤,具有完整包膜。手术切除应包括受侵犯的硬脑膜及与之相邻的颅骨,否则容易复发。脑膜肉瘤是脑膜瘤的恶性类型,约占脑膜瘤总数的5%,肿瘤切除后易复发,预后较差。

垂体腺瘤

垂体腺瘤为来源于垂体前叶的良性肿瘤。按细胞的分泌功能将垂体腺瘤分为催乳素腺瘤(PRL瘤)、生长激素腺瘤(GH瘤)、促肾上腺皮质激素腺瘤(ACTH腺瘤)及混合性腺瘤等。

(一)临床特点

1. 肿瘤的直径　小于1cm,生长限于鞍内者称为微腺瘤,除CT或MRI外尚需作血清内分泌激素含量测定方能确诊。如肿瘤增大直径超过1cm并已超越鞍隔者称为大腺瘤。除内分泌症状外尚可引起对周围结构的压迫症状。

2. 内分泌功能的异常

(1) PRL腺瘤的主要表现。在女性为闭经、泌乳、不孕等,在男性典型者为性欲减退、阳痿、体重增加、毛发稀少等。

(2) GH腺瘤的主要表现。如在青春期前发病者为巨人症,发育期后患病者为肢端肥大症。

(3) ACTH腺瘤的主要表现为皮质醇增多症,病人有满月脸、"水牛背"、腹壁及大腿部皮肤紫纹、肥胖、高血压及性功能减退等。

(4) 促甲状腺素腺瘤主要表现为甲亢症状。

(5) 无功能性腺瘤主要表现为肿瘤增大到一定程度后对周围结构

的压迫症状。

3. 压迫症状

(1) 头痛,早期头痛位于眼眶后及额部,为鞍隔受压所致;

(2) 视神经或视交叉的压迫症状,表现为视力、视野的受损,其典型表现为双颞侧偏盲;

(3) 肿瘤压迫垂体柄、下丘脑而出现尿崩及下丘脑功能障碍;

(4) 累及脑室系统可致脑积水、颅内压增高;

(5) 累及额叶可致精神异常及癫痫;

(6) 累及海绵窦可到Ⅲ、Ⅳ、Ⅴ、Ⅵ对脑神经损伤及颞叶癫痫;

(7) 累及脑干引起交叉性麻痹及昏迷;

(8) 累及蝶窦可出现鼻出血、鼻漏等。

(二) 诊断要点

(1) 女性患者不明原因的闭经、溢乳、不育。

(2) 不明原因的视力下降及视野缺损。

(3) 肢端肥大或巨人症。

(4) 尿崩、持续性头痛、Cushing 综合征。

(5) 辅助检查

1) 内分泌检查:内分泌检查在垂体瘤诊断中具有重要意义,主要检查包括:血清泌乳素(PRL)、生长激素(Gn)、促甲状腺素(TSH)、促性腺激素(SFH)、促肾上腺皮质激素(ACTH)等。

2) X 线蝶鞍平片和蝶鞍断层片:可显示蝶鞍扩大。

3) CT 检查:可表现为鞍底倾斜、鞍隔隆起垂体柄移位、垂体窝及鞍上池内异常占位(等或高密度影,实性或伴有囊性变,实性部分均匀强化)。

4) MRI 检查:实质性肿瘤 T1 呈较低信号或等信号,T2 呈等信号或高信号,增强扫描呈明显均匀强化,动态增强扫描可提高微腺瘤的诊断率。

(三) 鉴别诊断

垂体瘤需与颅咽管瘤、鞍结节脑膜瘤、视神经胶质瘤、脊索瘤等相鉴别。

(四) 治疗原则

在保全垂体及重要结构功能的前提下,尽可能清除肿瘤。

1. 手术治疗　包括经蝶入路和经颅入路。随着经蝶显微技术的发展,术中辅助神经内镜的应用,经蝶入路已成为绝大部分垂体腺瘤的首选手术入路。不适合经蝶手术者主要包括:肿瘤向鞍外生长明显者;蝶窦气化不良或发育明显不良者;鼻窦及鼻腔炎症者。经颅入路主要适于肿瘤呈哑铃形向鞍上生长或肿瘤向鞍外生长至前、中、后颅窝底者。主要包括经额、经翼点及经眉弓锁孔入路垂体瘤切除术。

手术并发症有:脑脊液漏、尿崩、脑神经损伤、颅内感染及下丘脑损伤的症状等。

2. 放射治疗　包括立体定向放射外科治疗及术后普通放疗。前者以 γ - 刀为代表,已逐步成为治疗垂体腺瘤的主要治疗手段之一。

3. 药物治疗　溴隐亭对抑制 PRL 腺瘤、恢复病人的月经周期、促使受孕具有良效,但停药后症状往往复发,肿瘤将重新生长。生长抑素类似物善龙对 GH 腺瘤、赛庚啶对 ACTH 腺瘤有不同程度的疗效。垂体内分泌功能减退者可采用相应的激素替代治疗。

听神经瘤

听神经瘤起源于第Ⅷ颅脑神经前庭支的神经鞘膜细胞。

(一)临床特点

1. 前庭窝神经受损症状　病灶侧耳鸣、听力下降;头昏、眩晕。
2. 邻近脑神经受压症状　同侧面部感觉异常、周围性面瘫、呛咳、声嘶及吞咽困难等。
3. 小脑受压症状　眼震、步态不稳、同侧肢体的共济失调等。
4. 脑干受压症状　锥体束征、意识障碍、呼吸抑制。
5. 脑积水及颅内压增高症状　头痛、呕吐、视盘水肿等。

(二)诊断要点

(1)头痛、眩晕、耳鸣及进行性听力下降等。
(2)Ⅴ、Ⅶ、Ⅷ颅脑神经及后组脑神经损伤症状。
(3)小脑及脑干症状。
(4)辅助检查
1)听力及电测听检查、前庭功能检查、脑干诱发电位异常。
2)影像学检查:CT 及 MRI 可发现脑桥小脑角实性、囊性或囊实性混杂病灶,实性部分增强效应明显。CT 对小于 1cm 病灶难以发现,MRI 对显示小病灶或病灶周围重要结构关系具有明显优势。

(三) 鉴别诊断

听神经瘤除了与内耳性眩晕、前庭神经炎、内耳炎等相鉴别外,还需要与脑桥小脑角脑膜瘤、表皮样囊肿、三叉神经鞘瘤小脑及脑干胶质瘤、转移瘤等相鉴别。

(四) 治疗原则

1. 手术切除为主　全切除后可得到根治,反之则可复发。如肿瘤直径未超过3cm用伽马刀治疗可取得良效。手术切除常会损伤面神经而导致病侧面瘫,有时需做面副神经或面舌下神经吻合术矫正。显微外科技术,特别是目前术中神经电生理监测的应用,使得面神经保留率已明显提高。

2. 放射外科(γ-刀治疗)　对于直径在2.5cm以下的听神经瘤,可以选择γ-刀治疗。

预后

听神经瘤全切除的复发率3%~4%,次全切除后放疗的复发率为6%。因此,在保全功能的前提下,应尽可能全切除。

颅咽管瘤

颅咽管瘤为胚胎期颅咽管残余组织发生的良性先天性肿瘤。约占颅内肿瘤的5%。多见于儿童及少年,男性多于女性。

(一) 临床特点

颅咽管瘤多位于鞍上区,可向第三脑室、下丘脑、脚间池、鞍旁、两侧颞叶、额叶底及鞍内等方向发展,使视神经及视交叉受压,阻塞脑脊液循环而导致脑积水。

1. 颅内压增高症状　头痛、呕吐、视盘水肿、外展神经麻痹,晚期出现意识障碍。

2. 视神经受压症状　视力减退、视野缺损。

3. 垂体功能低下　倦怠、乏力及精神差。儿童生长发育迟缓,至青春期性器官发育障碍、无第二性征、男性阳痿、女性月经失调或停经。

4. 下丘脑功能损害　体温偏低、嗜睡、尿崩及肥胖型生殖综合征。

(二)诊断要点

(1)在儿童,根据发育迟缓、视力视野改变及颅内压增高等症状,结合内分泌检查、CT、MRI 等影像学检查即可做出诊断。

(2)成人颅咽管瘤,与其他鞍区肿瘤表现极为相似,诊断要慎重。

(3)辅助检查

1)垂体内分泌功能检查。

2)头颅 X 线片表现为鞍区"蛋壳样"或斑块状钙化影。

3)CT 扫描显示散在钙化,囊性呈低密度,囊壁弧形钙化,增强扫描囊壁部分强化。MRI 可显示肿瘤与周围重要结构的关系。

(三)鉴别诊断

颅咽管瘤需与垂体腺瘤、鞍结节脑膜瘤、嗜神经胶质瘤、第三脑室前部胶质瘤相鉴别。

(四)治疗原则

以手术切除为主。早期确诊、采用显微外科技术、争取首次手术全切除、加强激素替代治疗及术后监护等,对提高疗效有重要意义。

> **特别提示** 由于肿瘤与下丘脑及周围重要神经血管粘连紧密,因此,主张在保全重要神经功能的前提下,尽可能全切除肿瘤。在全切除困难时,有人主张经侧脑室做囊肿内引流术,或囊肿抽吸后注入放射性^{32}磷或^{198}金行内放射治疗。

(五)预后

颅咽管瘤病死率介于 5% ~10%,5 年生存率为 55% ~85%,不少肿瘤在术后一年内复发,再次手术致残率及病死率均升高。

颅内转移瘤

颅内转移瘤为身体其他部位经血液或其他途径转移至颅内所致。转移来源依次为肺、子宫与卵巢、黑色素瘤、泌尿生殖系肿瘤,也有一部分病人找不到原发灶。好发于脑实质内,肿瘤多位于幕上大脑中动脉供应区。转移瘤可以是结节型也可以是弥漫型。

(一) 临床特点

表现为颅内压增高、局灶性症状和体征,如偏瘫、偏身感觉障碍、失语、眼震和共济失调等。病程短,起病后病情急性加重。如发生肿瘤出血、坏死,病情可突然加重。弥漫性的转移瘤多见有脑膜刺激症状。

(二) 诊断要点

年龄在 40~60 岁的病人,出现颅内压增高和神经系统定位体征,并在短期内病情发展较快,呈进行性加重,CT 或 MRI 扫描明显强化,周围脑组织水肿,尤其是多发占位者,支持转移瘤的诊断。对怀疑有转移瘤的病人应行肺部检查、腹腔实质性脏器 B 超检查或消化道造影检查等。

(三) 鉴别诊断

颅内转移瘤应与脑原发肿瘤、脑脓肿等相鉴别。

(四) 治疗原则

对病情危重,不能耐受手术或急性恶化垂危的病人首选给药物治疗,如激素、脱水剂等,待病情稳定后再采取其他治疗方法。

多发性转移瘤不宜手术治疗,放疗或化疗较为合理。对单发转移灶,如原发灶已切除,病人一般情况好,应及早手术。对先后发现颅内转移瘤及原发癌的病人,一般应先切除原发瘤,后切除转移瘤。但对颅内症状明显的病人,也可先行颅脑手术,而后再切除原发病灶。

(郭 英 李文胜)

第三节 脑血管病

高血压性脑出血

高血压性脑出血是指在原有高血压和脑动脉硬化的基础上,由于用力和情绪改变等外加因素使血压进一步升高所致。

(一)临床特点

(1)多发生于中老年人,但目前发病年龄有年轻化趋势。发病前常无预感,多在激动、兴奋、劳累、用力排便或脑力紧张活动时突然发病,病情多在数分钟至数小时内发展到高峰。

(2)不同部位的血肿有其特征性表现。

1)内囊-基底节区出血。①轻型者多属壳核出血,出血量一般为数毫升至30ml,或为丘脑小量出血,患者突然头痛、呕吐、意识清醒或轻度意识障碍、病灶对侧肢体瘫痪或伴有偏身感觉障碍及偏盲,两眼向病灶侧凝视。②重型者壳核出血量超过30ml,有时多达100ml以上,或丘脑大量出血,血肿侵入内囊或破入脑室。表现为突然发病,意识障碍重,频繁呕吐,两眼向病灶侧凝视或固定于中央位,双侧瞳孔不等大,一般病灶侧瞳孔散大,病灶对侧肢体偏瘫,肌张力减低,病理反射阳性。③如继续发展,大量血液破入脑室或累及下丘脑及脑干,昏迷加深,出现去脑强直或四肢软瘫,高热,肺水肿,最终呼吸循环衰竭死亡。

2)脑叶出血。往往出血量较少,病情较轻,易出现癫痫发作。根据出血部位不同而表现为不同的局灶症状和体征。

3)脑干出血。绝大部分发生在脑桥,出血量超过5ml以上者,会很快陷入昏迷,四肢软瘫,针尖样瞳孔,高热,呼吸不规则,常在短时间内死亡。

4)小脑出血。多见于单侧小脑齿状核,表现为枕部疼痛、频繁呕吐、眩晕、眼球震颤、病灶侧共济失调,出血量继续增加易并发枕骨大孔疝而死亡。

(二)诊断要点

(1)50岁以上,有高血压病史,情绪激动、活动中发病,头痛、呕吐、意识障碍、偏瘫等症状者即可诊断。

(2)CT 或 MRI 检查可早期确诊,急性期以 CT 为最佳。

(三)鉴别诊断

高血压性脑出血需与蛛网膜下腔出血、脑梗死、脑挫裂伤等相鉴别。

(四)治疗原则

急性期的主要治疗原则是防止再出血、控制脑水肿、维持生命功能和防治并发症。

1. 内科治疗

(1)控制颅内压增高。目的在于减轻高颅压所致的继发性脑损害。常用 20% 甘露醇,成人每次 125ml,30 分钟滴完,每 6~8 小时重复 1 次。另外还可应用甘油、速尿、白蛋白等。

(2)保持血压稳定。

> **特别提示** 防止过高造成再出血,过低导致脑血流灌注压不足。一般来说,以降低用药前血压的 20% 为宜,降低颅内压可使高血压降低。

(3)保持呼吸道通畅,维持水电解质及酸碱平衡及补充营养等。

(4)防治并发症。最常见为肺部、泌尿系统感染及压疮,应尽可能查明致病菌,选用敏感抗生素并定期翻身,加强护理。

2. 外科治疗 目前,倾向于超早期(7 小时内)手术。

(1)目的:清除血肿、降低颅内压、防治脑疝的发生发展。

(2)适应证:①壳核、丘脑区或其他脑叶内血肿,血肿量≥30ml,病情进行性恶化;②有可能出现脑疝者;③小脑出血≥10ml,病情恶化者。

(3)手术方法:①开颅清除血肿,分为骨瓣形成开颅和钻孔扩大骨窗法;②穿刺吸除血肿(包括立体定向引导);③神经内窥镜清除血肿;④脑室穿刺外引流。

自发性蛛网膜下腔出血

自发性蛛网膜下腔出血是由于多种原因使血液进入颅内或椎管内的蛛网膜下腔所引起的综合征。动脉瘤所致高达 50%,另外也可以由脑动静脉畸形、高血压动脉粥样硬化、血液疾病、烟雾病、感染引起的脑动脉炎及肿瘤等。

（一）临床特点

1. 症状　突发剧痛、呕吐、意识障碍、抽搐及精神障碍等。
2. 体征　脑膜刺激征、高血压、肢体运动功能障碍、脑神经受损及眼底出血等。

（二）诊断要点

(1) 首先应确立是否有蛛网膜下腔出血存在。
(2) 确定引起出血的病因。活动中或情绪改变时突起剧烈头痛、呕吐、脑膜刺激征阳性即高度提示本病。
(3) CT发现蛛网膜下腔高密度即可确诊。CTA及DSA检查有助于明确病因。

> **特别提示**　因腰穿有诱发脑疝、加重病情可能,腰穿行脑脊液检查的适应证选择及操作时要慎重。脑血管造影有助于确定出血来源和部位。

（三）鉴别诊断

本病应与脑出血、颅内感染、血管性头痛等相鉴别。

（四）治疗原则

去除引起出血的原因,防治继发性血管痉挛,制止继续出血和预防复发。

(1) 一般处理:严格绝对卧床休息4~6周,避免情绪激动,通便,减少外界刺激;观察神志、血压、脉搏、呼吸;监测生化,维持电解质平衡。
(2) 药物治疗:根据病情给予镇静、止血、脱水、抑酸、通便、钙离子拮抗剂。可考虑预防性使用抗癫痫药。
(3) 脑室外引流:发生急性脑积水或合并严重脑室内出血时,可行脑室外引流,但有增加再出血的危险。
(4) 病因治疗:参见本章第三、四节。

（五）预后

预后与病因、出血的部位及出血量的多少、有无并发症以及是否维持适当的治疗有关。出血后出现继发性蛛网膜粘连的病例常可发生正常颅压脑积水,患者可出现智力减退、神志不清和尿失禁等严重后遗症。

颅内动脉瘤

颅内动脉瘤指颅内一段动脉的局限性异常扩大。根据形态,颅内动脉瘤可分为囊性、梭形及夹层动脉瘤。

(一)临床特点

颅内动脉瘤临床症状可分为三类:出血症状、局部压迫症状、破裂前驱症状。

1. **出血症状** 绝大多数动脉瘤病人以蛛网膜下腔出血起病,多数于体力劳动或情绪激动时突然发病,剧烈头痛,伴恶心、呕吐;常常出现颈痛、项强直及背痛;一过性意识障碍、癫痫样发作、体温升高及广泛视网膜出血。动脉瘤破裂出血患者的病情分级,全世界应用最广泛的是Hunt-Hess分级法。具体见表3-2。

表3-2 动脉瘤破裂出血患者的病情分级(Hunt-Hess)

级别	表现
Ⅰ级	无症状,或仅轻度头痛
Ⅱ级	中~重度头痛,颈项强直,无脑神经以外的神经功能障碍
Ⅲ级	嗜睡,精神错乱,轻度局灶体征
Ⅳ级	昏迷,中度;严重偏瘫,可有早期去大脑强直或自主神经功能紊乱
Ⅴ级	深昏迷,去大脑强直,濒死状态

若有严重的全身疾患如高血压、糖尿病、严重的动脉硬化、慢性阻塞性肺病及动脉造影上显示有严重的血管痉挛则加1级。

2. **局部压迫症状** ①类肿瘤样表现:前交通动脉瘤类似鞍区肿瘤;大脑中动脉瘤类似额、颞叶肿瘤;基底动脉瘤类似脑干肿瘤;小脑上动脉瘤类似听神经瘤;动脉瘤巨大者甚至可引起颅内压增高。②脑神经受累症状:患侧动眼神经麻痹为最常见的局灶体征;颈内动脉与基底动脉瘤压迫可引起三叉神经痛及麻痹;另外,可有后组脑神经症状。③前循环动脉瘤可压迫垂体与视神经出现内分泌、视觉障碍。④下丘脑症状:前循环动脉瘤压迫所致,引起尿崩、肥胖、代谢异常。

3. **破裂前驱症状** 部分病人出血前有一些前驱症状,以头痛和眼肌麻痹最为常见。先兆症状的起因与动脉瘤的突然扩大、少量渗血、血管痉挛以及瘤径释出栓子引起缺血有关。

(二)诊断要点

主要根据自发性SAH病史,然后进行影像学检查来确诊。

1. 病史　中年以上病人,活动或情绪激动时起病,急起SAH症状。
2. 腰椎穿刺　是最敏感的检查方法。

> **特别提示**　如果CT阴性,对可疑病人应行腰穿检查,但应注意腰穿可能使动脉瘤跨壁压力差改变而导致再出血。

3. CT扫描　先行CT平扫,确定有无SAH,然后行CTA扫描,以发现动脉瘤。CT平扫表现为蛛网膜下腔内高密度,部分伴发脑积水。平扫可对出血来源加以分析,如大脑前动脉和前交通动脉瘤破裂出血多积聚于前纵裂及其附近;后交通动脉、颈内动脉和大脑中动脉瘤破裂后出血多积聚于外侧裂及其附近;脚间池与环池附近血液聚积主要见于椎－基底动脉瘤破裂出血。CT血管造影(CTA)可显示三维图像,描述与相邻骨性结构的关系,有利于手术入路的选择。

4. MRI及磁共振血管成像(MRA)　MRI对于急性期SAH不敏感,对于亚急性到慢性SAH效果最佳,不作为动脉瘤常规检查。MRA对于直径3mm以上的动脉意义瘤多能显示,对瘤大小、瘤内血流方向以及与载瘤动脉的关系亦清晰可辨。

5. 脑血管造影(DSA)　对确诊动脉瘤有决定性意义,可了解动脉瘤的大小、形态、瘤底方向、瘤颈与载瘤动脉的关系,并可了解有无血管痉挛及侧支循环情况。SAH后,除V级外,皆应尽早造影。

(三)鉴别诊断

颅内动脉瘤需与垂体瘤脑卒中、脑血管畸形、高血压脑出血等相鉴别,通过临床特点及CT、MRI、DSA等检查多能明确诊断。

(四)治疗原则

首选直接手术,非手术治疗适用于有严重内科并发症及高龄或拒绝手术的患者。

1. 内科治疗

(1)一般处理:①绝对卧床休息3周;②适当镇静、镇痛、通便、抗酸、抗癫痫等;维持水、电解质平衡及营养支持治疗。

(2)特殊处理:提高对再出血的警惕;控制血压在适当水平;降低颅内压;抗纤溶药;血管痉挛的治疗,应用尼莫地平、低分子右旋糖酐等。

2.手术治疗

(1)动脉瘤夹闭术:目的是夹闭动脉瘤颈部同时又保持载瘤动脉远端通畅,是动脉瘤最理想的治疗方法。若动脉瘤巨大,可进一步切除动脉瘤并行载瘤动脉血管重建。

(2)动脉瘤加固术:手术无法夹闭动脉瘤时,可行加固术。加固目的是减少出血几率,加固材料可采用肌肉、纤维蛋白胶等。

(3)孤立术:当夹闭与加固都存在困难时,可将动脉瘤近端及远端动脉夹闭。估计孤立会引起严重后果时需同时行颅内-颅外的搭桥来保持远端血流。

(4)近端结扎:主要用于巨大动脉瘤的治疗,无法夹闭、加固时,唯一方法是将载瘤动脉近端结扎,术前应做好充分评估,对于颈内动脉结扎前,应行马他试验。

(5)血管内介入治疗:采用电解可脱铂金圈(GDC)或可脱球囊进行栓塞,应严格掌握适应证,对于宽颈、直径大于20cm的动脉瘤不适应介入治疗。

> **特别提示**
>
> 手术时机
>
> 分为早期手术(SAH后72小时内)和晚期手术(SAH后10~14天以上)。一般认为Hunt-Hess Ⅰ~Ⅱ级患者适合早期手术,Ⅲ级及以上患者宜先保守治疗,状态改善后再考虑手术。

(五)预后

颅内动脉瘤出血急性期病死率为40%,存活者约1/3复发。其中60%复发在发病后2周内,第1次出血存活时间愈长,复发的概率愈小。第2次出血的病死率约为60%,第3次几乎是100%。

脑动静脉畸形

脑动静脉畸形(AVMs)是一种胚胎时期血管发育异常所致的先天性血管畸形。典型的脑动静脉畸形由畸形血管团、供血动脉和引流静脉三部分组成。

(一)临床特点

1.出血 多发生在脑内,其他还可为蛛网膜下腔出血、脑室内出血和硬膜下出血。表现为突发剧烈头痛、呕吐、意识障碍和脑膜刺激征。

临床上小的 AVMs 比大的更易出血,有人认为小的 AVMs 的供血动脉有更高的压力,因此小 AVMs 比大的更致命。

2. 癫痫 约 1/3 以上病人以癫痫发作起病,多呈局限性抽搐,而且年龄越小发生抽搐的风险越大,该症状有定位意义。

3. 头痛 主要症状为长期头痛,常为偏头痛样,当部位不固定且与病变的位置无关。

4. 局限性神经功能障碍 主要由于脑盗血现象,病变远端和邻近脑组织缺血所致,此外,颅内压增高、扩张的深静脉压迫脑室引起梗阻性脑积水亦为引起神经功能障碍的机制。

5. 颅内杂音 AVM 大、部位表浅,特别是伴有硬膜 AVMs 时可听到。

6. 临床分级 一般用 Spetzler 分级法分成 1～5 级(表 3-3)。

表 3-3 脑 AVM Spetzler 评分标准

项目	内容	计分
AVM 大小	<3cm	1 分
	3～6cm	2 分
	≥6cm	3 分
AVM 部位	位于功能区	1 分
	位于非功能区	0 分
AVM 引流	深部	1 分
	浅部	0 分

分数 = AVM 大小分数 + AVM 部位分数 + AVM 引流分数。完全位于功能区巨大 AVM 或累及下丘脑和脑干的 AVM 视为 6 级,级别越高,手术难度越大,预后越差。

(二)诊断要点

(1)中青年患者,有反复头痛,进行性神经功能障碍,首次癫痫或 SAH,应高度怀疑本病,需施行有关特殊检查。

(2)脑血管造影是本病最可靠的诊断方法,典型表现为动脉期见粗细不等、迂曲的血管团,动静脉同时充盈。

(3)MR 及 MRA:表现为 T1 像和 T2 像出现流空现象。并可显示病变的解剖部位及与周围脑组织的关系,为手术入路提供依据。

(4)CT 平扫病变常为等密度,部分有钙化,强化后显示更为清楚。

(5)脑电图:多为局限性慢波、棘-慢综合波等。

(三)鉴别诊断

脑动静脉畸形需与颅内动脉瘤、烟雾病、脑胶质瘤、脑转移瘤等相鉴别,根据临床特点及 CT、MRI、DSA 等检查多能明确诊断。

(四)治疗原则

目的在于切除或消除病灶、杜绝出血、改善神经功能。方法有三种:手术治疗、介入治疗、放射治疗(γ-刀,χ-刀)。

1. **手术治疗** 是目前最有效的治疗手段,手术应切除范围包括畸形血管团、供血动脉、引流静脉。

> **特别提示** 对于出血引起脑疝者,在没有血管造影及 MR 检查的情况下,手术以清除血肿为主,不应勉强切除 AVM;巨大 AVM 术前或术中可联合栓塞治疗。

2. **介入治疗** 单纯介入无法彻底治愈 AVM,它可作为手术与放射治疗的辅助手段。

3. **放射治疗(γ-刀,χ-刀)** 直径小于 3cm 的 AVM,可考虑立体定向放射治疗。通常需要 1~3 年后才能见效,其间有出血、癫痫加重的可能。

4. **手术适应证** ①单侧大脑半球 AVM、反复出血的 AVM、后颅窝 AVM;②顽固性癫痫、头痛;③进行性神经功能障碍;④栓塞后未全闭塞的 AVM;⑤无明显手术禁忌证者。

(五)预后

脑血管畸形的预后较好,病死率为 10%~15%,复发率也较低。存活的脑蛛网膜下腔出血患者经 2~3 周后症状大多消失,一般不留后遗症。如伴有脑实质局灶性症状的病例可遗有不同程度的后遗症。

缺血性脑卒中

缺血性脑卒中源于脑血管痉挛、狭窄或闭塞后,供血不足所致的脑循环和功能障碍。可分为短暂性脑缺血发作和脑梗死。脑梗死是局部脑组织因供血障碍而发生的缺血性坏死。临床上可分为:①可逆性神经功能障碍(RIND);②发展性卒中(SIE);③完全性卒中(CS)。

(一)临床表现

1. 短暂性脑缺血发作表现　局灶性神经功能障碍持续不超过24小时,但可反复发作。累及颈内动脉系统时表现为一过性黑蒙、发作性偏瘫侧或单肢轻瘫常见。若病变在优势半球还常可出现失语。累及椎-基底动脉系统时多表现为阵发性眩晕,伴恶心、呕吐,可有耳鸣。在脑干和小脑受累时可出现复视、眼震、共济失调平衡障碍等。

2. 脑梗死表现

(1)可逆性神经功能障碍:神经功能障碍较轻,24小时以后逐渐恢复,一般在1~3周内功能恢复。脑内可有小范围的梗死灶。

(2)发展性卒中:症状呈阶梯式或稳步恶化,常于6小时至几日内达到高峰。脑血管造影可见颈内动脉或大脑中动脉闭塞。

(3)完全性卒中:中度以上的局部神经功能障碍,于数小时内达高峰。病人可能出现偏瘫、偏盲、失语及感觉障碍,随闭塞的动脉不同而症状各异。

(二)诊断要点

(1)中老年病人,安静状态下突然出现偏瘫、偏身感觉障碍、偏盲、失语、局限性癫痫发作等脑功能障碍,不伴有头痛及脑膜刺激征,参考有高血压、高血脂、糖尿病、心脏瓣膜疾病等高危因素,应考虑缺血性脑中风的诊断。

(2)头颅CT和MRI检查可明确诊断并排除其他病变。血管造影(DSA)及经颅多普勒(TCD)可了解脑动脉狭窄部位和程度。

(三)鉴别诊断

需与脑出血、颅内占位病变、颅内动脉瘤和动静脉畸形等相鉴别,依靠CT、MRI、DSA等影像学检查可以鉴别。

(四)治疗原则

1. 一般治疗　稍抬高头部,保持呼吸道通畅,保证氧的供应,必要时气管切开,加强心电监护和瞳孔、意识及生命体征的监测。特别加强基础护理,预防和治疗肺炎、压疮等并发症。

2. 药物治疗

(1)抗凝和溶栓。一般采用肝素和双香豆素联合治疗。对于不宜进行抗凝治疗者,可用阿司匹林、低分子右旋糖酐等。

(2)稀释血液和扩充血容量。常用低分子右旋糖酐静脉滴注。

(3)降低颅内压。可给予20%甘露醇125ml静脉滴注。

(4)维持血压稳定。逐步调整收缩压至160mmHg左右,但不宜低于中风前的血压水平。

(5)改善脑循环及脑代谢。保持正常体温,同时控制癫痫发作,使用自由基清除剂,常用的有维生素E、维生素C、甘露醇、地塞米松,高压氧治疗。

3.外科治疗　目的是恢复和改善脑血流,建立侧支循环,消除栓子来源。

(1)颈动脉内膜剥离术。对颈动脉狭窄超过70%时,应当进行该手术。

(2)椎-基底动脉手术治疗。椎-基底动脉内膜剥离术、椎动脉与颈内动脉吻合术、椎动脉与锁骨下动脉或甲状颈干或颈总动脉吻合术、枕动脉与小脑后下动脉吻合术、枕动脉与小脑前下动脉吻合术。

(3)颅外-颅内动脉吻合术。根据血管管径大小以及皮层缺合适的供血及受血动脉,分下列几种方法:颞浅动脉-大脑中动脉-小脑后下动脉,脑膜中动脉-大脑中动脉皮层分支,耳动脉皮层分支。

(4)介入治疗:可采用经皮血管成形术、颈动脉内支架植入术、经皮血管内膜斑块旋磨术等。

(5)对于大面积的脑梗死,为预防脑疝,可采用大骨瓣减压和坏死组织吸出术。对于急性小脑梗死产生明显的肿胀及脑水肿患者,可行脑室外引流术或去除坏死组织等方法。

烟雾病

烟雾病(moyamoya disease)是一种原因不明、慢性进行性的脑血管闭塞性疾病。主要表现为单侧或双侧颈内动脉远端大脑中动脉的大脑前动脉近端狭窄,或闭塞伴脑底部和软膜烟雾状、细小血管形成。

(一)临床特点

1.儿童　主要表现为脑缺血性症状,如TIA、缺血性脑卒中和脑血管性痴呆等。

2.成人　主要表现为脑出血性症状。另外还可表现癫痫、不随意运动、头痛、昏迷、偏瘫、感觉障碍以及智商降低等。

(二)诊断要点

(1)根据临床表现和辅助检查,本病诊断不困难。确诊有待于头颅影像学检查,特别是脑血管造影。

(2)辅助检查

1)脑血管造影:典型表现为颈内动脉末端、大脑前动脉和大脑中动脉起始段狭窄闭塞,脑底部有异常扩张的血管网。有时伴有血管瘤。

2)头颅CT:在脑缺血患者表现为脑内点片状低密度灶及程度不同的脑萎缩征象。在脑出血患者,CT表现有脑内出血、脑室内出血或蛛网膜下腔出血。

3)MRI显示三个特征性改变:Willis环模糊不清;基底节区多个低信号区;灰、白质对比不清晰。

(三)鉴别诊断

需与脑出血、脑梗死、颅内动脉瘤和动静脉畸形等相鉴别,依靠CT、MRI、DSA等影像学检查可资鉴别。

(四)治疗原则

> **特别提示** 对脑缺血表现的患者,倾向于内科治疗。对脑出血的病人,病灶小可用内科治疗;出血灶较大有脑压迫者,或脑室内出血者,应采取手术吸除血肿或脑室内引流术。

亦可通过手术方法增加脑的侧支循环,改善脑供血,恢复正常神经功能。手术方法包括直接和间接血管重建手术。

颈内动脉海绵窦瘘

颈内动脉海绵窦瘘是指颈内动脉海绵窦段受损后,动脉经破口直接与静脉交通,形成动静脉漏。

(一)临床特点

(1)搏动性突眼:单侧及双侧眼球突出,伴有与脉搏一致的搏动,球结膜水肿明显。

(2)进行性视力下降及复视。

(3)眼部或(和)颅内可闻及与脉搏一致的血管杂音。

(4)眼球活动障碍。

(二)诊断要点

(1)根据搏动性突眼、进行性视力下降及复视、眼部杂音及眼球活动障碍表现可诊断。

(2)既往有颅脑损伤史。

(3)CT、MRI检查有助于诊断,DSA可确诊,并了解瘘口的部位和大小、脑的代偿循环情况、静脉引流情况、盗血现象。

(三)鉴别诊断

颈内动脉海绵窦瘘需与眶内脑膜膨出、眶内动脉瘤、海绵窦血栓、海绵窦区硬脑膜动静脉畸形等相鉴别。

(四)治疗原则

以最简单的方法可靠地封闭瘘口并保持颈内动脉畅通。方法有血管内介入球囊栓塞和手术孤立、结扎颈内动脉。

(郭 英 王 辉)

第四节 颅内感染性疾病

颅内感染性疾病是指由于细菌、病毒、寄生虫等病原体颅内生长繁殖并导致一系列病理生理反应,造成中枢神经等颅内结构损伤的一类疾病。

脑脓肿

化脓菌侵入脑内引起化脓性炎症和局限性脓肿。可发生在脑内任何部位。脑脓肿多单发,也有多发。可发生于任何年龄,以青中年占多数。脑脓肿最常见的致病菌有葡萄球菌、链球菌、肺炎球菌、大肠杆菌和变形杆菌等。感染途径有:①来自邻近感染灶,其中耳源性脑脓肿最多见,约占脑脓肿的2/3;②血源性脑脓肿,由于身体其他部位细菌栓子经动脉血行播散到脑内而形成脑脓肿;③外伤性脑脓肿;④隐源性脑脓肿。脑脓肿的形成是一个连续过程,可分为三期:①急性脑膜炎、脑炎期;②化脓期;③包膜形成期,一般经1~2周,脓肿外围的肉芽组织由纤维组织及神经胶质细胞的增生而初步形成脓肿包膜,3~4周或更久脓肿包膜完全形成。包膜形成的快慢与致病菌种类和毒性及机体抵抗力、对抗生素治疗的反应有关。

(一)临床特点

脑脓肿病人一般表现急性全身感染、颅内压增高和局灶定位三类征象。

1. **全身及颅内感染症状** 除有原发感染灶症状外,病变初期表现发热、头痛、呕吐、困倦、全身无力及颈部抵抗等。

2. **颅内压增高症状** 随着脑脓肿包膜形成和脓肿增大,颅内压再度增高且加剧,甚至可导致脑疝形成或脓肿破溃,使病情迅速恶化。危重者如不及时救治,可因此死亡。

3. **局灶症状** 根据脑脓肿性质和部位出现不同的局灶定位症状。由于脑脓肿周围脑组织炎症水肿较重,局灶症状往往出现较早且明显。

4. **辅助检查**

(1)X线平片可显示颅骨与鼻窦、乳突的感染灶。外伤性脑脓肿可见颅内碎骨片和金属异物。

(2) CT 及 MRI:CT 可显示脑脓肿周围高密度环行带和中心部的低密度改变。MRI 对脓肿部位、大小、形态显示的图像信号更准确。由于 MRI 不受骨伪影的影响,对幕下病变检查的准确率优于 CT。MRI 能精确地显示多发性和多房性脑脓肿及脓肿周围组织情况。

(二) 诊断要点

根据病人原发化脓感染病史、开放性颅脑损伤史,随后出现急性化脓性脑膜炎、脑炎症状及定位症状,伴头痛、呕吐或视盘水肿,应考虑脑脓肿的存在。结合辅助检查诊断多不难。

(三) 鉴别诊断

在脑脓肿早期需要与化脓性脑膜炎相鉴别,某些隐源性脑脓肿需与脑肿瘤鉴别。

(四) 治疗原则

脑脓肿的处理原则是在脓肿尚未完全局限以前,应进行积极的抗炎和控制脑水肿治疗。脓肿形成后,手术是唯一有效的治疗方法。

1. **抗感染** 应针对不同种类脑脓肿的致病菌,选择相对应的细菌敏感的抗生素。原发灶细菌培养尚未检出或培养阴性者,则依据病情选用抗菌谱较广又易通过血脑屏障的抗生素。

2. **降低颅压** 因脑水肿引起颅内压增高,常采用甘露醇等高渗溶液快速、静脉滴注。激素应慎用,以削弱机体免疫能力。

3. **手术治疗**

(1) 穿刺抽脓术:此法简单易行,对脑组织损伤小。适用于脓肿较大、脓肿壁较薄、脓肿深在或位于脑重要功能区,婴儿、年老或体衰难以忍受手术者,以及病情危急、穿刺抽脓作为紧急救治措施者。

(2) 导管持续引流术:

> **特别提示** 为避免重复穿刺或炎症扩散,于首次穿刺脓肿时,脓腔内留置一内径为 3~4mm 软橡胶管,定时抽脓、冲洗、注入抗生素或造影剂,以了解脓腔缩小情况,一般留管 7~10 天。目前 CT 立体定向下穿刺抽脓或置导管引流技术更有其优越性。

(3) 切开引流术:外伤性脑脓肿、伤道感染、脓肿切除困难或颅内有异物存留,常于引流脓肿同时摘除异物。

(4)脓肿切除术:最有效的手术方法。对脓肿包膜形成完好,位于非重要功能区者;多房或多发性脑脓肿、外伤性脑脓肿含有异物或碎骨片者,均适于手术切除。脑脓肿切除术的操作方法与一般脑肿瘤切除术相似。术中要尽可能避免脓肿破溃,减少脓液污染。

硬膜外及硬膜下脓肿

硬脑膜外脓肿是局限于颅骨和硬脑膜之间的化脓性感染。在颅内脓肿中比较少见。硬脑膜下脓肿在颅内感染性疾病中很少见。由于硬脑膜下腔缺乏间隔这一解剖学特点,脓液不但可以扩散在同侧的脑表面,部分病例还可以通过大脑镰下缘蔓延到对侧,也可以扩散到脑底或脊髓腔,化脓范围常比较广泛。致病菌常为葡萄球菌、链球菌,有时为革兰阴性杆菌。

(一)临床特点

1.头面部有明确的感染灶 如颅骨骨髓炎、额窦炎、中耳炎、乳头炎等。有时存在全身感染灶,如肺部感染、细菌性心内膜炎、胆道感染、皮肤疖痈等。

2.感染中毒症状 急性期有周身不适、发热、头痛等。重者可有谵妄、癫痫和脑膜刺激征。硬膜下脓肿易累及脑实质,导致意识障碍。

3.脑组织受累的局灶症状 如偏瘫、感觉障碍、失语及癫痫发作等。

(二)诊断要点

(1)颅外感染灶、颅内压增高及脑局灶损害的症状。
(2)辅助检查
1)血象有白细胞增高。
2)腰椎穿刺脑脊液压力稍高。细胞数增多、蛋白含量增高、糖和氯化物正常或偏低,此多见于硬膜下脓肿。
3)CT扫描硬膜外脓肿表现为脑外梭形低密度区,并有增强环。硬膜下脓肿表现为脑表面低密度灶与增强环。
4)MRI可见脑表面的病灶有异常信号。T1加权像为低信号,增强扫描可见环形增强。T2加权像为高信号,包膜为低信号。

(三)鉴别诊断

需与硬膜外及硬膜下慢性厚壁血肿等疾病相鉴别。

(四)治疗原则

(1)积极处理原发病灶。

(2)脓肿及肉芽组织的清除。

(3)抗炎治疗:及时、有效、足量、足够疗程的使用抗生素。

脑结核瘤

脑结核瘤多见于30岁以下的青少年及儿童,发病率随地区性而异。多继发于身体其他部位结核病,经血行扩散而来。病灶单发者多见,可发生于颅内任何部位,但小儿幕下发生率较高,以小脑半球多见。

(一)临床特点

(1)幕上结核瘤的首发症状为头痛和癫痫发作,随后出现进行性局灶症状和颅内压增高症状。幕下结核瘤则颅内压增高症状出现较早。

(2)如果患者同时有其他脏器活动性结核病灶,可伴有发热、咳嗽、咯血、盗汗等征象。

(二)诊断要点

(1)30岁以下的青少年及儿童患者,有颅外结核病史或结核病接触史。

(2)出现颅内高压症状及相应的局灶症状,伴有癫痫者。

(3)辅助检查

1)X线胸片检查肺结核和胸膜结核病变阳性率高。

2)血沉正常或高于正常水平。

3)头部CT扫描可发现病灶环形中心有钙化,成熟结核瘤有串珠状,强化明显。

(三)鉴别诊断

本病应与脑肿瘤及脑脓肿相鉴别。

(四)治疗原则

1. 药物治疗 异烟肼、利福平和乙胺丁醇容易透过血脑屏障,常与链霉素联合应用,效果较好。

2. 外科治疗 如果患者有严重的颅内压增高症状或有生命威胁

者,可以采用手术摘除结核瘤。病情允许时,术前应用抗结核药物治疗2周。

脑真菌性肉芽肿

脑真菌性肉芽肿常由新型隐球菌、粗球孢子菌、荚膜组织胞浆菌、曲霉菌等引起,其中以新型隐球菌多见。常见于长期使用广谱抗生素、肾上腺皮质激素和免疫抑制剂患者,本病发病率有增高趋势。

(一)临床特点

起病缓慢,脑病首发症状为额、颞部逐渐加重的头痛,伴恶心、呕吐,有时出现颈项强直、克氏征阳性。患者可出现低热、脑神经损害症状,严重者有意识障碍。

(二)诊断要点

(1)根据病史、临床表现、头部 CT 或 MRI 检查、脑脊液涂片找到真菌可以确诊。

(2)辅助检查

1)脑脊液检查

> **特别提示** 脑脊液检查压力增高,无色或黄色浑浊,白细胞数增高,以淋巴细胞为主,糖含量明显减少。脑脊液涂片墨汁染色可找到新型隐球菌。

2)CT 平扫。脑实质内的真菌肉芽肿为等或高密度影;增强扫描后呈不均匀强化或环状强化。

(三)鉴别诊断

需与其他颅内占位病变特别是结核瘤等相鉴别,确诊需依赖于病原学诊断。

(四)治疗要点

(1)药物治疗:两性霉素 B 是治疗脑真菌性肉芽肿的首选药物。

(2)脑真菌性肉芽肿形成占位病变,出现颅内高压或局灶症状者,可以行开颅手术切除。

脑囊虫病

脑囊虫病在脑寄生虫病中最常见,传播途径主要有:患者食用未煮熟的带囊虫猪肉、虫卵污染的蔬菜后感染,以及肠道内成虫排卵后的自身感染。

(一)临床特点

1. 颅内压增高症状　头痛、呕吐及视盘水肿等。
2. 局灶性脑损害症状　表现为偏瘫、失语、感觉异常、癫痫发作、脑膜刺激征及精神症状等,基底池蛛网膜炎可致脑神经损害,如出现视力下降/视野缺损等。
3. 皮下结节　皮下有数目不等的0.5~1.5cm大小的质地坚实、可自由移动、无压痛圆形结节。活检可确诊。

(二)诊断要点

(1)根据上述临床特点结合脑脊液、血清学检查、粪便病原学检查以及CT检查等可明确诊断。
(2)辅助检查:头颅CT可表现为颅内小低密度囊肿伴偏心性斑点状高密度灶,环形强化及脑实质内斑点状钙化。

(三)鉴别诊断

脑囊虫病需与脑肿瘤、脑脓肿、其他脑寄生虫病相鉴别。

(四)治疗原则

1. 一般治疗　包括精神障碍、癫痫及颅内压增高的处理。
2. 驱虫治疗　主要药物有槟榔和南瓜子、丙硫咪唑、甲苯咪唑及灭绦灵等。
3. 手术治疗　囊绦虫结节摘除术、脑脊液分流术等。

颅内蛛网膜炎

颅内蛛网膜炎是常见的颅内非化脓性感染疾病,主要病变是视网膜增厚与粘连,常常由于颅内感染、脑部邻近的感染、全身感染、颅内手术损伤后、鞘内给药、颅内原发病变等引起。脑蛛网膜炎主要侵犯的部位是大脑半球凸面、视交叉和后颅窝。

(一)临床表现

(1)大脑半球凸面蛛网膜炎早期主要症状是头痛、癫痫发作或精神症状,发作较慢,时好时坏。

(2)视交叉蛛网膜炎是最常见的类型,常以慢性头痛为首发症状,伴一侧视力进行性下降,数月后波及对侧。经抗炎等药物治疗后可好转,而劳累、感冒后又再发加重。

(3)颅后窝蛛网膜炎很常见,容易使脑脊液循环发生障碍,引起颅内压增高症状;压迫小脑半球出现共济失调和眼球震颤;累及脑神经出现脑神经受累症状。

(二)诊断要点

(1)全身或脑邻近结构感染外伤史。
(2)急性、亚急性起病,渐转为慢性,时好时坏。
(3)有颅压增高症状,癫痫、脑神经损伤的症状等。
(4)辅助检查
1)腰穿

> **特别提示** 脑脊液压力可正常,但在有梗阻性或交通性脑积水时显著增高。淋巴细胞增多,细胞总数常在 $50 \times 10^6/L$ 以下。

2)头部 CT 或 MRI 显示脑室系统缩小、正常或一致性扩大,有时局部形成囊肿。

(三)鉴别诊断

颅内蛛网膜炎需与视神经炎及颅内肿瘤等相鉴别。

(四)治疗原则

一般先采用药物控制蛛网膜炎症,松解炎症粘连和降低颅内压力,并积极治疗原发病灶。出现颅内高压可行手术探查,脑积水时行脑室-腹腔分流术。

(郭 英 李文胜)

第五节　椎管内疾病

急性脊髓损伤

脊髓损伤是脊柱骨折的严重并发症,由于椎体的移位或骨碎片突入于椎管内,使脊髓或马尾神经产生不同程度的损伤;无脱位或骨折的脊髓损伤则可能为挥鞭样损伤或脊髓血液供应障碍等。

(一)临床特点

1. 外伤史　可为屈曲性损伤、伸展性损伤、挥鞭样损伤、刀伤和火器伤。伤后立即出现损伤水平运动、感觉和括约肌功能障碍,脊柱骨折可有后突畸形,伴有胸腹脏器损伤者,可有呼吸困难、休克等表现。

2. 脊髓震荡　表现为不完全性神经功能障碍,持续数分钟至数小时后恢复正常。

3. 脊髓休克　损伤水平以下感觉完全消失,肢体迟缓性瘫痪、尿潴留、大便失禁、生理反射消失、病理反射阴性,持续时间依损伤严重程度而不同。一般多需 2~4 周或更长。

4. 脊髓完全性损伤　休克期过后表现为损伤平面以下肌张力增高,腱反射亢进,出现病理反射,自主运动及感觉完全消失。

5. 脊髓不完全性损伤　可在休克期过后,亦可在伤后即现。表现为损伤平面以下感觉、运动和直肠膀胱括约肌功能部分丧失。

(二)诊断要点

(1)根据外伤史、脊髓损伤的表现,结合辅助检查可确诊。

(2)辅助检查:脊柱 X 线可检查脊柱骨折和脱位情况。CT 可显示骨折部位,有无椎管内血肿。MRI 可清楚显示脊髓受压及损伤情况,有无出血。需注意有外伤史、脊髓损伤的表现,尽管 X 线未见骨折或脱位,仍需行 CT 或 MRI 检查。

(三)治疗原则

1. 合适固定,防止再损伤　颌枕带牵引或持续的颅骨牵引。

2. 减轻脊髓水肿和继发性损伤　甲泼尼龙冲击疗法、甘露醇、条件允许下及早行高压氧治疗。

3. 手术治疗　椎体骨折的切开复位和固定、椎板切除、脊髓及受损神经根减压术。手术的指征是：脊柱骨折-脱位有关节突交锁者；脊柱骨折复位不满意，或仍有脊柱不稳定因素存在者；影像学显示有碎骨片凸出至椎管内压迫脊髓者；截瘫平面不断上升，提示椎管内有活动性出血者。

椎管内肿瘤

椎管内肿瘤是指发生于脊髓本身及椎管内与脊髓邻近的组织（脊神经根、硬脊膜、血管、脂肪组织、先天性残留组织等）的原发性肿瘤或转移性肿瘤。肿瘤可分为髓内、髓外硬脊膜下和硬脊膜外肿瘤。髓内肿瘤主要为胶质瘤和室管膜瘤，少数为先天性肿瘤，也可有转移癌和神经鞘瘤。髓外硬脊膜下肿瘤最常见，主要是神经鞘瘤和脊膜瘤，少数为先天性肿瘤。硬脊膜外肿瘤多为恶性肿瘤，如肉瘤和转移瘤，此外还有脂肪瘤、血管瘤、软骨瘤、骨瘤、神经鞘瘤、脊膜瘤、胶质瘤和囊肿等。

（一）临床特点

椎管内肿瘤可分为三个临床阶段：

1. 刺激期　在疾病早期可出现神经根刺激症状。疼痛性质多为电灼、针刺、刀切或牵拉感。初期发作为阵发性疼痛，每次持续数秒至数分钟，任何增加胸腹腔内压的动作，如咳嗽、喷嚏和用力大便等，均可使椎管内压力增高而诱发疼痛或使其加重。夜间痛和平卧痛是椎管内肿瘤较为特殊的症状，病人常被迫"坐睡"。

2. 脊髓部分受压期　肿瘤压迫脊髓，出现脊髓传导束受压症状，表现为受压平面以下肢体运动和感觉障碍。典型体征为 Brown-Sequard 综合征。髓内肿瘤感觉障碍平面是从上向下发展，髓外肿瘤则由下向上发展。

3. 脊髓完全受压期　表现为压迫平面以下运动、感觉、括约肌功能完全丧失。此期脊髓损伤为不可逆性。因此，对椎管内肿瘤的早期诊断、早期治疗是至关重要的问题。

（二）诊断要点

> **特别提示**
>
> 椎管内肿瘤的诊断步骤如下。
> (1) 有无椎管内肿瘤。
> (2) 肿瘤的节段定位和肿瘤的上下界。
> (3) 肿瘤的横位定位和髓内髓外肿瘤的鉴别。

辅助检查

（1）腰椎穿刺。

> **特别提示** 对椎管内肿瘤有一定的危险性,放液后可使病情突然加重。脑脊液生化改变呈蛋白细胞分离现象。Quectenstedt's test 可显示蛛网膜下腔有不同程度的梗阻。

（2）脊柱 X 线平片:可以了解椎骨的继发性改变。

（3）CT 和 MRI:其中以 MRI 最具定位及定性诊断意义,可直接观察肿瘤的形态、部位、大小和与脊髓的关系。

（4）脊髓血管造影:可显示肿瘤病理性血管及其供血动脉和引流静脉情况,对手术操作有指导意义。对于血管瘤、血管网状细胞瘤及其他血管性病变的诊断和手术切除更具意义。

（5）脊髓碘油造影:对不具备条件行 MRI 检查或因病人体内有金属异物不能进行 MRI 检查者,则可行脊髓碘油造影。

（三）鉴别诊断

椎管内肿瘤与非肿瘤性其他疾病的鉴别。须仔细询问病史并详细地进行全身及神经系统检查,辅以必要的辅助检查,特别是 MRI 和血管造影。

（四）治疗原则

手术治疗是椎管内肿瘤唯一有效的办法。除确诊为转移癌、原发病灶不能解决或已有广泛转移、病人全身情况差不能耐受手术者外,一旦确诊为椎管内肿瘤应尽早及时地进行手术治疗。椎管内肿瘤大多数可以手术全切除,如未能行全切除,如髓内肿瘤与转移瘤等,术后应及时辅以放射治疗和化学药物治疗。术后给予激素、脱水治疗以减轻脊髓水肿反应。

（郭　英　叶卓鹏）

第六节 颅脑先天性疾病

脑积水

脑积水是由于脑脊液的产生与吸收之间失去平衡而引起的颅内蛛网膜下腔、脑室内的脑脊液异常积聚,使其一部分或全部异常扩大的病理状态。

(一)临床特点

(1)出生6个月内的脑积水患儿,主要表现为头围迅速增大,额顶凸出,囟门扩大隆起,颅缝增宽,头皮静脉怒张,面颅明显小于头颅,颅骨变薄和叩诊呈破罐音。晚期出现"落日征"。眼球运动障碍或瞳孔反射异常。脑皮质受压变薄,患儿智力低下,可有抽搐发作。

(2)成人脑积水主要表现为头痛、呕吐、视物不清、共济失调和视盘水肿等。

(二)诊断要点

(1)根据上述临床表现,辅以颅骨X线,特别是头颅CT或MRI检查,能明确诊断。

(2)诊断类型

1)根据发病时间可分为先天性脑积水和后天性脑积水。

2)根据解剖学分类可分为交通性脑积水和非交通性脑积水(阻塞性脑积水)。交通性脑积水是脑室和蛛网膜下腔之间并无梗阻,梗阻部位是在脑脊液流出脑室后的更远端,大多在基底池的部位;脑脊液可以流到枕大池和脊髓蛛网膜下腔,但不能到达幕上的蛛网膜下腔,即大脑半球表面,脑脊液不能被蛛网膜颗粒吸收。非交通性脑积水(阻塞性脑积水)是由于脑室系统有梗阻所致,梗阻部位多在脑室系统的狭窄处,如室间孔、导水管或第四脑室出口处等,梗阻以上的脑室系统可显著扩大。

(3)辅助检查

1)颅骨X线片:头颅增大,头面比例不对称,颅骨颅缝分离、增宽,前后囟门延迟闭合或扩大。

2) 头颅 CT：可显示脑室扩大程度和脑皮质厚度，推断梗阻的部位，同时可显示有无肿瘤等病变。CT 检查并可用于复查或追踪脑积水的病情发展。

3) MRI 检查：能准确地显示脑室和蛛网膜下腔各部位的形态、大小和存在的狭窄，显示有无脑畸形或肿瘤存在，故有助于判断脑积水的病因，区别交通性和非交通性脑积水。

(三) 鉴别诊断

小儿头颅增大应注意是否为脑积水所引起。成人脑积水应与颅内占位所致的慢性颅内压增高相鉴别。

(四) 治疗原则

除极少数经利尿、脱水等治疗或未经治疗可缓解症状，停止发展外，绝大多数脑积水患儿需行手术治疗。手术方法主要有如下三种：

1. 解除梗阻的手术

> **特别提示**　对 Arnold-Chiari 畸形小脑扁桃体下疝所致枕骨大孔处的梗阻，可行后颅窝减压术解除。对 Dandy-Walker 畸形第四脑室出口的梗阻，如果蛛网膜下腔无粘连，可打开第四脑室恢复通路。

2. 建立旁路引流的手术　①Torkildsen 手术；②第三脑室造瘘术。

3. 分流术　通过改变脑脊液的循环途径，将脑脊液分流到人体体腔而吸收，达到疏通脑积水的目的。

(1) 腰脊髓蛛网膜下腔-腹腔分流术：仅适用于交通性脑积水。

(2) 脑室-体腔分流术：适用于任何类型的脑积水。

(3) 脑室-腹腔分流术：简便易行，目前最常应用。

(4) 脑室-心房分流术。

颅裂与脊柱裂

颅裂和脊柱裂都是由于胚胎发育障碍所致。颅裂和脊柱裂均可分为显性和隐性两类。隐性颅裂只有颅骨缺损而无颅腔内容物的膨出，隐性脊柱裂只有椎管的缺损而无椎管内容物的膨出，隐性颅裂和脊柱裂大多无需特殊治疗。下面仅讨论显性颅裂和脊柱裂。

(一)临床特点

1. 颅裂　多发于颅骨的中线部位,好发于枕部及鼻根部。出生时即可发现一局限肿块,随年龄的增大而增大。有些基底宽,有些基底窄。多数可以直接触及骨质缺损,可以有脑积水体征。

2. 脊柱裂　表现为出生后即可见脊柱背侧的软组织隆起突出,一般为宽蒂,可以随年龄增大。表面皮肤可以菲薄,甚至破溃,流出脑脊液,可以合并色素沉着或毛细血管瘤,当为皮毛窦时,表面可以见到毛发和窦道,窦道口可以有脓性分泌物。单纯的脊膜膨出时透光试验阳性。病人可以出现神经受累症状,如运动感觉障碍,二便障碍,足部畸形等。

(二)诊断要点

1. 颅裂　出生后颅骨中线部位软组织膨出,逐渐增大,X线、CT、MRI等可以证实其颅骨缺损和显示软组织膨出。

2. 脊柱裂　出生后即可见脊柱背侧的软组织膨出,可以出现神经系统症状,二便障碍,足部畸形,MRI、CT可以明确诊断。

(三)治疗原则

1. 颅裂　手术治疗的目的是关闭颅裂处的缺损,切除膨出的肿块。

2. 脊柱裂　显性脊柱裂均需手术治疗,手术时机在出生后1~3个月;如囊壁已极薄须提前手术。手术切除囊壁后,分离松解与囊壁粘连的神经组织,将之还纳入椎管内,切除多余的囊壁,严密缝合脊膜的开口,并将裂孔两旁筋膜翻转重叠覆盖加以修补。对有脊髓栓系综合征的患者,可行椎管探查,松解粘连及切断终丝。

颅底陷入症

又称颅底凹陷症,是最常见的颅颈交界处的先天性畸形。

(一)临床特点

主要特点是枕骨大孔周围的颅底结构向颅内陷入,枢椎齿突高出正常水平,甚至突入枕骨大孔;枕骨大孔的前后径缩短和颅后窝狭小,因而使脊髓受压和局部神经受牵拉。合并其他先天性畸形时还可以出现其他症状体征,如发际低等。

(二)诊断要点

(1)脊髓受压和局部神经受牵拉的症状和体征。
(2)辅助检查:主要依靠枕骨大孔部位矢状位测量而定。

> **特别提示**
>
> 1)Chamberlain 线:自硬腭后缘至枕大孔后缘的连线,又称腭枕线。齿状突高于此线 3mm 时,即可诊断。
> 2)基底线:又称 McGregor 线,自硬腭后缘到枕骨最低点的连线。当齿状突高于此线 4.5mm 时,即可诊断。
> 3)Wackenheim 线:沿斜坡延长线至椎管,一般正常人齿状突位于此线腹侧,而颅底陷入症时将突出此线。
> 4)Klau 值:自鞍结节至枕内粗隆连线,齿状突至此线的距离正常时为 41mm±4mm,<35mm 时即可诊断。
> 5)枕大孔前后径<19mm 时容易出现临床症状。

(三)鉴别诊断

本病需与脊髓空洞症、颅颈交界肿瘤及原发性侧索硬化等疾病相鉴别。

(四)治疗原则

对于无症状或症状轻微的病人可以观察,无需手术。对于症状较重的病人,应该手术治疗,以改善压迫,常选用后颅凹减压术。当病人合并小脑扁桃体下疝和延髓腹侧受压迫时,无论是否伴有脊髓空洞症,宜先行腹侧减压,然后行后颅凹减压的病人症状不改善,甚至加重。对于由于枕大孔区筋膜等软组织导致的枕大孔狭窄,手术切除并松解增厚的环枕筋膜以改善压迫。术中应该注意稳定性的问题。

蛛网膜囊肿

蛛网膜囊肿是由蛛网膜包裹囊液所形成的病变,占颅内占位性病变 1%~5%,好发于中颅凹侧裂区,后颅凹中线处和鞍上,其次为小脑脑桥角、四叠体池和大脑凸面等,多发者少见。男性较女性多见(2.9~4.7:1),左侧较右侧多见。脊髓的蛛网膜囊肿好发于胸段,多见于背侧,可以延续多个节段。绝大多数为脑外囊肿,鲜有脑实质内发生者。

第六节 颅脑先天性疾病

(一)临床特点

临床表现与囊肿的大小、部位以及病人的年龄有关。一般先天性蛛网膜囊肿的病人常于20岁前发病;鞍区部位病变者多为5岁以下的儿童,其中约15%患儿出现不自主的节律性点头症状。多数病人因发现头痛、头晕,少数为癫痫、肢体力弱和视力下降等就诊。部分病人局部颅骨突出。椎管内蛛网膜囊肿一般呈现脊髓压迫症状。

(二)诊断要点

临床症状和体征与囊肿的部位有关:头痛、头晕,癫痫发作,视力下降,小儿可以出现头围增加。CT和MRI示类圆形病变,囊液信号同脑脊液,局部颅骨可以膨胀,变薄。

(三)治疗原则

由于多数囊肿并无明确相关的颅高压症状且没有明确的占位效应,相当一部分病人因头外伤或其他原因行CT或MRI检查时"偶然"发现,因此对是否要采用手术治疗蛛网膜囊肿应该慎重,可以先随访观察。

1. 手术适应证

(1)囊肿进行性增大。

(2)对于占位效应明显,尤其是出现肢体力弱麻木,视力下降时。

(3)对于位于后颅窝中线和鞍区等引发脑积水者。

(4)出现急性颅压高,如硬膜下积液或血肿,以及囊内出血的病人应该积极采取手术治疗。

2. 手术方式 评价手术效果的指标应该主要是症状是否改善,而不仅是病变是否消失。

(1)囊肿腹腔分流术:目前有效的治疗方案。

> **特别提示**:选用低阻抗分流管。部分病人囊肿迅速消失(<1周),可以因为过度引流出现低颅压症状;而部分病变可能需要1~2年才能缩小。注意颅内段置入不可过深,以防损伤重要结构,或刺激硬膜引发头疼。应该注意分流管可能阻塞而使分流效果下降。

(2)内镜囊肿脑池引流术:该手术创伤小,安全有效,但是应该注意重要结构的保护。

(3)囊肿切除术：虽然可以切除囊肿,但是手术危险性大,损伤大,长期随访发现复发率高(5%～100%)。

(4)囊肿穿刺外引流或脑室穿刺外引流：仅作为短期治疗或抢救手段。

脑发育不全

脑发育不全分为大脑发育不全和小脑发育不全。大脑发育不全根据神经系统发育过程,可以分为：

1. 腹侧诱导过程障碍　如前脑无裂畸形(holoprosencephaly)、视隔发育不良(septo-optic-dysplasia)。

2. 神经元增殖和分化过程障碍　如积水性无脑畸形(hydroencephaly)、脑穿通畸形(prorencephaly)、小头畸形(mircocephaly)。

3. 神经元移行和脑沟形成障碍　如无脑回畸形(agyria)、巨脑回(macrogyria)、多发小脑回畸形(mircopolygyria)、脑灰质异位症和胼胝发育不全等。

小脑发育不全包括小脑蚓部和小脑半球没有发育,由于产前B超和磁共振(MRI)的应用,发现率上升,并为出生后的处理提供了信息。

(一)临床特点

一般病人会出现智力障碍、癫痫发作等神经系统症状体征,伴有脑积水者会出现颅高压表现；可以伴有颅面等其他异常,如 Chiari 畸形。无脑回畸形的患儿头颅小,去皮层强直,严重的智力障碍,可以伴有癫痫。一般死于2岁前。脑回肥厚者,存在严重的智力障碍,1岁前常有癫痫发作,一般存活时间长。多发小脑回畸形者可以无症状。

(二)诊断要点

病人有神经系统症状和体征,结合 CT 和 MRI 等可以明确诊断。B超对胎儿即可诊断。脑电图可以提示癫痫的部位。

(三)治疗原则

对有癫痫发作的病人进行药物或手术治疗。对伴有颅内高压的病人可以行分流术。对于合并的颅面其他畸形需要与其他专科医生共同治疗。

(郭　英　叶卓鹏)

第七节 神经外科中的电生理监测

监测和保护神经系统功能的完整性在神经外科手术中非常重要,换句话说,手术中离开电生理监测,就谈不上微创神经外科手术。用电生理方法将所触及的神经加以监测,使神经损伤减少到最低程度,以维持神经系统的正常功能。

脑电图

脑电图(EEG)是将大脑细胞的自发生物电活动通过放大器放大并描记下来,从而客观记录大脑皮层的功能状态的检测方法。目前,通过术中脑电监测,即观察脑电波形的不同改变,以随时指导术者进行正确的手术操作,起到最大限度地保护大脑皮层的作用。

(一)脑电监测的方法

1. 头皮脑电图　按国际标准导联 10/20 系统安装电极,描记头皮脑电图。其中 24 小时脑电图可以将患者 24 小时的脑电信号记录在磁带上,然后进行回放。

2. 硬脑膜外和皮层脑电图　开颅术中,在硬脑膜或大脑皮层表面放置电极记录脑电图。

3. 深部电极脑电图　将电极插入海马、杏仁核或某个脑叶深部,描记所得到的脑电图。

(二)正常脑电图表现

1. 正常成人 EEG

(1) 基本波由 $8\sim13Hz$ 的正弦形的 α 波和 $14\sim28Hz$ 的 β 波组成;正常人 80% 以上均是以 α 节律活动为主。

(2) β 节律主要见于颞、额区和 α 波调幅的周期间歇期。波幅在 $50\mu V$ 以下,$6\%\sim10\%$ 的正常人的脑电图背景波以 β 波为主。

(3) 正常人颞、额区有少数低幅不规则的 θ 波及低幅 δ 波。

2. 正常儿童脑电图　新生儿的脑电为低波幅、不规则的 $0.5\sim2Hz$ 的波幅,为 $10\sim20\mu V$,上面重叠有 α、β 波的似基线不稳的低幅 δ 波组成,随着年龄的增长,频率加快,波幅增高,逐渐接近正常成年人脑电图。

(三)异常脑电图(abnormal EEG)

(1)正常节律(α波、β波)在全脑区或局部脑区的减弱或消失。
(2)脑波频率变慢,在全脑或局部脑区θ、δ活动增多。
(3)出现异常电活动:如棘波、棘慢综合波、阵发性θ、δ活动等。

(四)脑电图的临床应用(clildcal application of EEG)

1. 脑电图在脑部疾病诊治中的应用
(1)癫痫的诊断和分类。
(2)颅内占位病变(肿瘤,脓肿,血肿)定位诊断。
(3)脑血管疾病脑功能的评价。
(4)脑炎的早期诊断。
(5)脑外伤脑损伤的评定。
(6)大脑弥散性病变(脱髓鞘病)脑功能评价。
(7)肝性脑病的早期诊断。
(8)代谢性脑病的脑功能评价。
(9)药物监测。
(10)昏迷及脑死亡评定。

2. 脑电图术中监测
(1)癫痫手术:EEG 是反应大脑功能变化的客观、灵敏的指标,外科手术行癫痫灶源切除时,必须记录皮层脑电图,根据皮层 EEG 的结果切除病变的脑组织。
(2)手术过程中由于出血,手术操作对脑细胞的影响,脑电活动也必然有所反映,从而被广泛应用于神经外科手术中的监测。ICU 重病监测,全身麻醉过程麻醉程度的监测、脑血管病介入放射时脑功能的监测。

脑电地形图

脑电地形图(brain electrcodes activity mapping,BEAM)是将大量的、复杂而不规则的脑生物电通过电子计算机进行二次处理,转换成一种以能反映量变而又能进行定位的图像形式,醒目而直观地显示大脑功能变化的情况,从而有助于颅内病变的诊断和大脑功能的正确评价。

(一)脑电地形图分析图像分类

1. 功率谱地形图　按不同频率显示图像,常用的有 δ 频带地形图(频率为 2~3.8Hz)、θ 频带地形图、α 频带(α_1、α_2)地形图、β 频带地形图。
2. 视觉诱发电位地形图
3. 体感诱发电位地形图
4. 听觉诱发电位地形图
5. 棘波地形图
6. 显著概率地形图

(二)脑电地形图在临床的应用

由于 BEAM 是一种无创性的能灵敏、客观、定量地、直观以图像的形式反应大脑活动的情况,又能做动态观察,临床医生易读、易懂,因此得到广泛的应用,其应用的范围如下:

1. 脑血管病方面的应用
(1)TIA 的早期诊断。
(2)脑梗死所致脑功能异常的定位及评价。
(3)脑出血引起脑损伤的评价。
(4)脑血管病药物疗效的动态观察和评价。
(5)脑血管病所致脑功能损害预后的评估。
2. 颅内占位性病变的定位诊断　它比常规脑电图灵敏,阳性率高,定位准确,在没有 CT 的地区更有实际应用价值。
3. 颅内弥散性病变功能的评价　颅内弥散性病变如炎症、脱髓鞘病脑功能的评价。
4. 脑外伤后脑功能的评价
5. 手术中麻醉监测及术后脑功能的监测

诱发电位

诱发电位(evoded potentials,EPs)是对整个神经系统中某一特定部位给予刺激,而在中枢神经系统相应部位产生可测出的电位变化。

诱发电位具有以下特点:①诱发电位的出现与给予刺激之间有一定的时间关系;②一种刺激引起的诱发电位在中枢神经系统中有一定空间分布形式;③不同形式刺激引起的诱发电位有不同的反应形式。

诱发电位检查主要包括如下项目:感觉诱发电位(sensory evoked

potentials,SEP)、运动诱发电位(motor evoked potentials,MEP)和感觉神经动作电位(sensory nerve action potentials,SNAP),其中感觉诱发电位有:体感诱发电位(somatosensory evokodpotentials,SEP),听觉诱发电位(auditory evokedpotentials,AEP)和视觉诱发电位(visual evokod potentials,VEP)。每一种诱发电位形式在反映相应神经通路功能完整性方面都具有独特的作用。

术中诱发电位监测主要应用感觉诱发电位的短潜伏期成分、运动诱发电位和感觉神经动作电位。其优点在于:①不影响手术操作。②受麻醉影响较小。③能够连续监测手术过程。为及时调整手术节奏和方法,权衡进一步手术的利与弊提供重要信息,使手术操作由经验解剖阶段进入功能解剖阶段。④诱发电位检测的术前和术后比较研究为评估手术效果提供了一个准确而客观的指标。

(一)体感诱发电位(SEP)

体感诱发电位(SEP)可按记录和刺激电极放置的部位、刺激后的潜伏期等方式分类,临床上多用短潜伏期体感诱发电位(SLSEP),中潜伏期和长潜伏期诱发电位由于受意识状态影响较大,在临床中应用受限。

1. SEP 在临床的应用
(1)周围神经病损评定及神经再生和再生速率判断。
(2)脊髓损伤的评定。
(3)神经系统弥散性病变如变性疾病、遗传代谢性疾病的判断。
(4)对多发性硬化有早期诊断的价值,可以协助检出亚临床病灶。
(5)脑血管病、脑肿瘤、脑外伤时脑功能的评定。

2. SEP 术中监测的应用　脊髓、脑干、大脑半球不同节段的感觉通路的传入神经元的突触改变皆可影响 SEP,导致潜伏期延长,波幅降低或 SEP 成分丢失。可应用于幕上中央沟附近和纵裂入路手术;中线及脑干附近手术;血管畸形和动脉瘤手术;血管内栓塞术;脊髓手术。

(二)脑干听觉诱发电位(BAEP)

听觉诱发电位是指给声刺激后从颅顶头皮记录的远场电位,按反应波出现的时间分为早成分、中成分和晚成分,早成分的反应波出现在10毫秒内,其各波来源于听觉传导通路故又称脑干听觉诱发电位。中成分的反应波出现在 10~50 毫秒以内。晚成分反应波出现在 50~500 毫秒以内。

1. BAEP 在临床的应用

(1)听觉损伤的评定。听力下降者 BAEP Ⅰ～Ⅴ各参量可发生变化,但应注意 BAEP 只代表纯听力图 1 000～4 000Hz 范围的听敏度。

(2)脑干听觉传导通路的各种疾患常见的有:①听神经瘤。②小脑脑桥脚肿瘤和小脑肿瘤。③脑干内病变(肿瘤、炎症、血管病)。④脑干挫伤。⑤多灶性脑干脱髓鞘病。⑥中脑病变包括松果体瘤、脑血管意外和血管畸形等。

(3)BAEP 对药物副作用的监护。用于耳毒性药物和抗癫痫药物毒副作用监测。

2. 手术中 BAEP 的监护作用

(1)BAEP 主要用于监测听觉通路的功能完整性。有利于改善听神经瘤术后听力保存率极低这一难题,BAEP 的改变主要发生在开始分离肿瘤到切除肿瘤的过程中。从而起到警示作用。

(2)BAEP 也可用于其他后颅窝手术,如血管瘤,第Ⅷ脑神经分离术,脑桥小脑角肿瘤手术等。

(3)术中麻醉深度的监护。

(4)术中体温的监测:体温降低也可引起 BAEP 波潜伏期和波间期的改变,并呈线性相关。

(三)视觉诱发电位(VEP)

VEP 系指给予视觉刺激时,主要在枕叶和颞叶后部记录到的由视觉通路传导并产生的诱发电位反应电位。一侧视网膜受刺激时,冲动向两侧枕叶皮层投射,产生两侧对称性的 VEP。

1. 视觉诱发电位在临床的应用

(1)视神经炎和球后视神经炎的早期诊断。

(2)多发性硬化(MS)。

(3)前视路的压迫性病变。

(4)弥散性神经系统病变:①脊髓小脑变性;②帕金森病。

(5)后视路病变。

2. VEP 术中监测的应用　对于视神经周围的肿瘤和动脉瘤,解除对视神经压迫可以使 VEP 得到不同程度的改善。VEP 的改善预示病人术后视力会得到改善。术中 VEP 监测可帮助手术者识别肿瘤与视神经的关系,观察术中有无对视神经的影响,从而解除由于手术给视神经带来的损伤。

(四)其他诱发电位

1. 运动诱发电位(MEP)　运动诱发电位是通过对大脑运动皮层的

刺激,在锥体束或骨骼肌上记录的电反应。它主要用于观察锥体束的功能情况,在脑干腹侧病变、斜坡病变和颅底血管瘤手术中监测锥体束功能,对于防止或减少锥体束损伤有着极其重要的作用。

2. **三叉神经诱发电位**　三叉神经诱发电位是刺激三叉神经终端器官或三叉神经感觉传导纤维产生的诱发电位,临床主要用于后颅凹或脑干手术过程中监护三叉神经是否被牵拉,预防神经受损。

3. **诱发肌电图**　诱发肌电图的术中监护(Intraoperative monitoring of EMG)主要用来监护周围运动神经的功能。在听神经瘤切除术时,即给面神经以机械刺激,在其支配的肌肉记录 EMG 活动,为神经外科医师提供即时信息。术中通过颅内刺激识别手术野内的其他神经,以避免手术引起的脑神经运动功能损伤。也可用于腰椎手术中脊神经功能的监护。

肌电图

肌电图(electromyography EMG)是记录神经肌肉(即运动单位)的生物电活动,借以判定神经肌肉所处的功能状态,从而根据神经肌肉的电生理改变来确定病损来自哪个系统或来自什么部位,对病理过程不同的各种疾病作出诊断和鉴别诊断。

(一)肌电图检查分类

1. **直接记录肌电位**　用同心针电极插入肌肉,观察和记录该针极附近一组肌纤维的电活动;并听取从肌电图仪扬声器中发出的不同电活动的声音变化。

2. **电刺激检查**　刺激神经记录诱发肌肉的电位(包括运动和感觉神经传导速度,神经重复电刺激),记录各种反射活动(牵张反射,屈肌反射,Hoffmann 反射)。用电刺激周围神经来观察和记录肌肉或神经的电活动(如神经传导速度、神经重复电刺激、H 反射及 F 反射等)。

(二)临床应用

1. **肌萎缩**　鉴别其为神经源性肌萎缩还是肌源性萎缩,如进行性脊肌萎缩症和肌营养不良等。

2. **各种肌病**　如对多发性肌炎、肌强直、重症肌无力和代谢性肌病等的诊断提供重要佐证。

3. **周围神经病变**　如面神经瘫痪、周围神经外伤、神经根压迫等，判断其损伤程度、部位及再生功能等情况，有助制订正确的治疗措施。

4. **脊髓疾病** 如脊髓前角灰质炎的诊断和愈后判断，运动神经元疾病等的诊断。

5. **中枢神经系疾病** 对锥体束损害和震颤、肌阵挛等不自主运动提供客观记录。

6. **器质性与功能性病变的鉴别**

（郭　英　石德金）

第四章

DI SI ZHANG

心脏血管外科
XinZang XueGuan WaiKe

第一节 室间隔缺损

室间隔缺损(ventricle septal defect,VSD)是指心室间隔上单发或多发的缺损,为最常见的先天性心脏病之一,男与女发病率大致相等,存活新生儿中发病率约为0.2%。室间隔缺损可作为单独疾病发生,也可能是其他复杂畸形的一部分,如法洛四联症。

病理分类与病理生理

心室间隔由漏斗间隔、窦部间隔、膜部间隔和小梁间隔四部分组成。各部分均可出现先天性缺损。室间隔缺损的形态学分类很多,临床上采用较多的是根据解剖部位分成膜周部、干下漏斗部与肌部三种缺损。膜周部包括室上嵴下、隔瓣后和累及小梁部的缺损;干下漏斗部缺损包括动脉干下与漏斗部肌性缺损;肌部缺损包括小梁部和流入道部分肌部缺损。

膜周部缺损时房室束走行于缺损后下缘的左侧(偶尔在边缘)。修补缺损时要避免损伤房室束,否则会产生房室传导阻滞。永久性完全房室传导阻滞的预后不良。

室间隔缺损分流的方向和数量取决于缺损的大小和心动周期间隔两侧心室的压力阶差。因为左室压比较恒定,右室压力又直接与肺血管阻力有关,所以也可以说取决于缺损大小和肺血管阻力。大缺损的直径等于或大于主动脉口径时,右室压力与左室相似。中等缺损,右室压力为左室的一半左右。小缺损分流量小,右室压力在正常范围之内。室间隔缺损存在左向右分流时,肺血流量增加、左房回血增多、左房压可能上升。通过二尖瓣口的流量增多,心尖区可出现相对二尖瓣狭窄的舒张期杂音。左右心室做功增加,左室增厚,右室扩大。婴儿期肺静脉压上升、肺间质液体增加,易引起肺感染,同时肺顺应性下降,呼吸做功增加。由于能量消耗多,动脉血流量较低,影响进食,婴儿常有营养不良。大的室间隔缺损当肺血管阻力明显增加时,左向右分流减少,肺血流量接近正常,左房与肺静脉压力降低,临床症状明显改善。但肺动脉高压持续,肺血管病变不断进展,终将产生艾森曼格综合征,而出现右向左分流,右室肥厚与青紫。

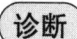 诊断

(一)临床表现

1. 症状 小的缺损一般无明显症状。缺损较大伴有大量分流者,活动后可出现心慌、气促、反复呼吸道感染,严重的可有充血性心力衰竭。

2. 体征 典型病例可在胸骨左缘第3、4肋间闻及响亮、粗糙的全收缩期杂音,伴有震颤。分流量较大的缺损于肺动脉听诊区可闻及第二音增强或亢进。

(二)特殊检查

1. X线 小型缺损的胸片示心肺基本正常,肺纹理正常或稍增粗增多。中大型缺损有大量分流者肺纹理明显增粗增多,肺动脉段突出,肺门动脉扩张,搏动增强,甚至呈"肺门舞蹈"征。左右心室增大,左房轻度增大。并发重度肺动脉高压者,肺动脉段呈瘤样扩张,肺门血管呈"残根状",肺血流量减少。

2. 心电图检查 小型缺损的心电图多为正常或左室高电压。中大型缺损的心电图示左室肥厚,并随着肺血管阻力的逐步增高,由左室肥厚转变为双室肥厚。

3. 超声心动图 超声心动图可查出室间隔回声中断的征象,有时还可根据中断的部位来确定缺损的类型。

4. 心导管检查 能更好地判断缺损的部位、直径、分流量,了解心腔各部压力和肺血管阻力,以便对病情、手术适应证选择及手术方法的决定等提供进一步的资料。

鉴别诊断

对临床不十分典型的病例与以下疾病鉴别。

1. 轻症肺动脉瓣狭窄 鉴别点为肺动脉狭窄的心电图示右室肥厚,X线示肺动脉突出明显,右心导管无血氧差别而有右室-肺动脉压力差。

2. 房间隔缺损 其杂音位置较高且柔和,大多无震颤,大分流量者可听到相对性三尖瓣狭窄的舒张期杂音,右心导管能经缺损进入左

房则可明确房间隔缺损的诊断。超声心动图对鉴别诊断具有重要价值。

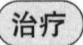

小型缺损

> **特别提示**　无临床症状或临床症状逐渐减轻,缺损有自行闭合征象时,可暂不手术,观察到7岁左右再决定是否手术。有症状的小型缺损及中型缺损应尽早手术。大型缺损合并肺动脉高压者,只要肺血管病变为可逆性,未出现艾森曼格综合征,仍可争取手术治疗。

室间隔缺损

> **特别提示**　手术治疗年龄有逐渐提早的趋势。但对有心力衰竭、肺部感染无法控制的婴儿,仍可考虑行肺动脉环束术,以减少肺血流量,改善心肺功能,至2岁后再行根治术。一般病例,根据缺损自然闭合90%发生在8岁以前,故宜于学龄前期行缺损修补术。

常用手术方法是于体外循环下修补缺损。常用切口有:

(1)右心房切口:除干下型和部分肌部缺损不适用外,其余类型缺损均可采用。

(2)右心室切口:几乎所有类型室间隔缺损均可用此切口。缺点是右室心肌受损,可能损伤冠状动脉,对缺损后下缘危险区显露困难。

(3)主动脉切口:适用于干下型缺损,避免右室的损伤,有利于心功能的保护。

根据缺损大小不同,修补的方法有以下几种。

(1)单纯缝合法:适用缺损小于1cm,且边缘为白色组织者。一般采用间断带小垫片褥式缝合,直接缝在纤维组织上使缺损闭合。

(2)补片修补法:适于较大缺损,周边纤维组织不全以及干下型、隔瓣下型缺损。可采用带垫片的褥式缝合,也可直接缝合,但均要避免对传导系统和主动脉瓣的损伤,以防造成术后完全性房室传导阻滞和主动脉关闭不全并发症。

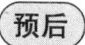

随着对室间隔缺损的病理解剖,特别是对心脏传导系统的深入了解,手术效果逐年提高,手术死亡率降低到2%以下,但对伴有严重肺动脉高压者,手术治疗尚存在不少问题。

(王铭辉)

第二节 房间隔缺损

房间隔缺损(atria septal defect, ASD)是最常见的先天性心脏病之一。在先天性心脏病中占第5位,为总发病率的17.7%。约每13 500名小于14岁的儿童中占1例。女性多见,男女之比约为1.6∶1。房间隔缺损的形成是由于原始心房间隔在发生、吸收和融合时出现异常,左右心房之间仍残留未闭的房间孔。房间隔缺损可单独存在,也可与其他心血管畸形合并存在。

病因

房间隔缺损的确切病因还不十分清楚,研究表明遗传性疾病、孕妇在妊娠3个月内患风疹或服用药物"反应停"等均可能导致房间隔缺损。

病理及分类

在胚胎发育的第4周末,原始心腔开始分隔为4个房室腔。心房间隔自后上壁中线开始,对向心内膜垫生长,下缘呈新月形,与心内膜垫融合后形成原始房间隔。如在发育过程中受某种因素影响,原始房间隔在与心内膜垫融合前停止生长,即成为原发孔缺损。在原始房间隔与心内膜垫融合前,其上部逐渐吸收,构成两侧心房新的通道,称为继发孔。同时,在原始房间隔右侧出现继发房间隔,向下腔静脉入口生长,与原始房间隔上缘接触形成卵圆窝。如果继发房间隔发育障碍或原始房间隔吸收过多,则上、下边缘不能接触,残留的缺口称之为继发孔缺损。

房间隔缺损致使左、右心房间隔留存通道,于心房水平发生左向右血液分流。最基本的血流动力学改变是心房水平的左向右分流,早期因肺循环能容纳大量血液,能维持正常的肺动脉压。但长期大量的左向右分流,肺小动脉产生内膜增生和中层肥厚,形成肺动脉高压。如果仍未及时防治缺损,肺动脉高压不断加重,最后发展为艾森曼格综合征。

临床上根据房间隔缺损在心房的部位不同,将其分为四型:

1. 卵圆窝型缺损或中央型缺损　最常见,占总数的75%以上。与原发孔缺损的重要区别是,前者位于冠状窦口后上方,而后者则位于前下方。

2. 低位缺损或下腔型缺损　仅占10%,其下缘即为下腔静脉入口,伴有较大的下腔静脉瓣;手术中易将此瓣误作缺损下缘缝合,导致下腔静脉血液直接回流入左心房。

3. 高位缺损或称上腔型缺损、静脉窦型缺损　约占4%。其上缘为上腔静脉开口,下缘为房间隔,几乎均伴有右肺静脉异位引流,并使上腔静脉血液同时回流入左、右心房。

4. 混合型缺损　缺损巨大,兼有上述两种类型的特点,临床上较为少见。

诊断

(一)临床表现

1. 病史、症状　早期无症状,或仅易患呼吸道感染。后期有活动后心慌气短、易疲劳、咳嗽等症状。晚期可出现活动后晕厥、右心衰竭、咯血、发绀。

2. 体征　胸骨左缘第2、3肋间可闻及Ⅰ~Ⅲ级吹风样收缩期杂音,无震颤。肺动脉区第二音亢进,伴固定分裂。

(二)特殊检查

1. X线　肺血增多,右心房室增大;肺动脉段突出,主动脉结缩小。大量分流者透视下"肺门舞蹈"征。

2. 心电图检查　电轴右偏,P波高。大部分伴有不完全性右束支传导阻滞。

3. 超声心动图　超声心动图可查出房间隔回声中断的征象,并可确定缺损的类型。

4. 心导管检查　了解心腔各部压力和肺血管阻力,部分病例心导管可通过缺损进入左心房和肺静脉。

鉴别诊断

临床不十分典型的病例常与以下疾病鉴别:

1. 部分型心内膜垫缺损　心前区能听到二尖瓣反流的收缩期杂音,心电轴左偏,P-R间期延长和QRS主波向下的心电图改变,超声心动图示原发孔处房间隔回声脱失,常伴有二尖瓣前叶间裂。

2. 肺静脉异位引流　部分型肺静脉异位引流常合并房间隔缺损,临床症状较重,因左向右分流量较大容易合并肺动脉高压,心导管检查时,心导管从右房进入有肺静脉或下腔静脉。

治疗

> **特别提示**　小缺损在生后一年内有可能自行闭合。1岁以后自行闭合的可能性很小。房间隔缺损可通过手术完全矫正。手术适宜年龄随缺损大小而异,手术年龄以5岁左右为理想,但缺损大的,幼儿期即有充血性心力衰竭,则不应受年龄限制,及早手术,避免引起肺动脉高压和心内膜炎。病情进入晚期,肺动脉高压和阻力重度增高,造成右向左分流,则为手术禁忌证。

手术方法已取得比较一致的意见,主张在体外循环下直视修补缺损,以获得充裕的时间和良好的显露,使修补更为精细、完全。心外探察注意是否合并左上腔静脉和部分型肺静脉畸形引流。切开右房后检查冠状静脉窦开口位置,并通过缺损检查二尖瓣及肺静脉开口,排除原发孔房间隔缺损、三房心和肺静脉畸形引流等。

> **特别提示**　缺损小,左房发育好,可直接缝合;缺损大则应补片修补。对下腔型缺损,应看清下腔静脉心房入口,以避免误将下腔静脉缝至左房。对上腔型缺损或伴有右上肺静脉异位引流者,直接缝合缺损常会造成肺静脉入口处狭窄,故宜用补片修补。

预后

手术死亡率为1%左右。幼儿期接受手术的患儿其寿命与正常人相同,青少年期接受手术者接近正常人群,而在老年接受手术者短于正常老人,但长于未接受手术的房间隔缺损患者。

(王铭辉)

第三节 二尖瓣关闭不全

二尖瓣结构由瓣叶、瓣环、腱索、乳头肌组成。上述诸结构及左心房、左心室的解剖结构正常并协调运动时,才能维持二尖瓣的正常关闭;各种原因导致上述结构破坏,而引起它们的协调发生障碍时,则产生二尖瓣关闭不全(mitral inconpetence)。

病因

(1)风湿性心脏病,最多见。
(2)二尖瓣退行性变。
(3)感染性心内膜炎。
(4)冠心病。
(5)扩张性心肌病。
(6)二尖瓣环钙化症。
(7)先天性心脏瓣膜发育不全。

病理

(1)风湿性心脏病的病理改变为二尖瓣环扩大,瓣叶挛缩卷曲,腱索乳头肌融合、缩短、断裂,左心房、左心室扩大。
(2)二尖瓣退行性变表现为瓣叶冗长,黏液样变,腱索拉长或断裂。
(3)感染性心内膜炎引起二尖瓣叶穿孔,腱索和乳头肌断裂,瓣环破坏。
(4)冠心病导致乳头肌功能失调或断裂。
(5)扩张性心肌病引起左心室肥大及瓣环扩大。

病理生理

左心室收缩时,由于两个瓣叶不能合拢,一部分血液反流入左心房,左心房及左心室容量负荷因而增加,左心房及左心室扩大、加重二尖瓣反流。肺静脉淤血,肺动脉压力升高,引起右心衰竭。

诊断

(一)临床表现

1. 症状

(1)病变轻者可无任何症状。病变虽重,仍处于代偿期者也可无任何症状。

(2)病变持续一定时间后,心脏明显增大,劳累后可出现乏力、心悸、气促等症状。

(3)急性肺水肿和咯血的发生率远较二尖瓣狭窄少。

(4)临床上出现症状后,病情可在短时间内迅速恶化。

(5)栓塞也是二尖瓣关闭不全的并发症。

2. 体征　心尖搏动增强,心浊音界向左下移位,心尖区可听到全收缩期杂音,常向左腋下传导。如果主要是由后叶引起的关闭不全,则杂音向主动脉根部传导。

(二)心电图

左心房、左心室增大劳损,有肺动脉高压者则双心室肥大劳损。心律失常较多见,以心房纤颤最为多见。

(三)X线检查

与二尖瓣狭窄的X线表现相比,其左心房扩大更为明显,常有巨大左房。左心室向下扩大明显。

(四)超声心动图

左心房、左心室增大,二尖瓣反流,风湿性心瓣膜病的超声表现为:瓣叶、腱索增厚、僵硬,可有腱索断裂。感染性心内膜炎主要表现为:赘生物,瓣叶穿孔,腱索或乳头肌断裂,瓣周脓肿。

(五)心导管与心脏造影

1. 判断反流程度

Ⅰ度:仅少量造影剂进入左心房,并且呈射流束状。

Ⅱ度:整个左心房均为造影剂,但造影剂浓度明显低于左心室。

Ⅲ度:左心房与左心室造影浓度相同。

Ⅳ度:左心房造影浓度大于左心室与主动脉。

2. 测定左心室收缩功能及舒张功能
3. 测定肺动脉压力　了解肺血管病变程度。

(六) 诊断要点

(1) 心尖部全收缩期杂音,向左腋下传导。
(2) 超声心动图示二尖瓣反流。

治疗

> **特别提示**　与二尖瓣狭窄相比,二尖瓣关闭不全的手术指征难掌握,这是因为:①很难确定是否能做修复术。如果能做修复术,则手术时间可以提前。②有时症状很轻,但心脏已发生不可逆性损害。因此对二尖瓣关闭不全的病人选择手术时间或方式不仅根据症状,更应根据左室功能状态。

手术方式:①二尖瓣修复术。②二尖瓣置换术。

预后

二尖瓣成形手术的手术死亡率<4%。预期10年效果良好率达90%,二尖瓣置换术手术死亡率约3%~7%,10年生存率60%。

(王铭辉)

第四节 二尖瓣狭窄

病因

临床上所见的二尖瓣狭窄(mitrial stenosis)绝大多数是风湿热的患者。由于风湿炎症的反复发作,引起二尖瓣交界粘连,瓣叶开放受限。

病理

风湿性二尖瓣狭窄的病理改变,主要是交界处融合,瓣叶增厚、钙化、腱索融合。按病变程度可分为两型:

1. 隔膜型狭窄　二尖瓣前叶没有病变或病变较轻,活动尚好。瓣叶边缘粘连,引起瓣孔狭窄,一般无关闭不全。

2. 漏斗型　二尖瓣前叶和后叶均极度增厚及纤维化,瓣活动极差,腱索和乳头肌有显著的缩短和融合,将瓣叶向下牵拉,整个瓣叶形成漏斗状,常伴有显著的关闭不全。

病理生理改变

正常成年人二尖瓣口面积为 $4\sim5cm^2$,每分钟约有 $4\sim5L$ 血液在舒张期从左心房通过二尖瓣口流入左心室。

(1) 二尖瓣轻度狭窄时(瓣口面积 $2\sim2.5cm^2$),不引起血流动力学的改变,故不引起明显的症状,临床上仅有二尖瓣狭窄的体征,这一阶段称为左心房代偿期。

(2) 中度狭窄时($1\sim2cm^2$)即可产生血流障碍,在运动时由于血流增大,血流受阻更为明显,故病人于活动时即有症状。

(3) 重度狭窄时($<1cm^2$),在静息状态下即有明显血流受阻,病人亦感到呼吸困难。在这时,左房压力增高,左房扩大。肺静脉和毛细血管压力升高,扩张和淤血,于是形成慢性肺淤血,这一阶段称左心房衰竭期。

(4) 由于肺静脉和毛细血管压力升高，引起肺小动脉痉挛，管壁增厚，管腔狭窄，肺动脉高压形成。右室因此肥厚、扩张，三尖瓣产生反流，即发生右心室衰竭。在右心衰竭期，左心衰竭症状反而减轻。这主要是因为肺淤血缓解，肺泡和毛细血管之间的组织增厚所致。

诊断

（一）临床表现

(1) 轻者表现为劳累后心慌、气促、咳嗽。

(2) 重者出现明显的呼吸困难，表现为阵发性夜间呼吸困难，端坐呼吸。

(3) 可有不同程度的咯血。

(4) 大约 10%～25% 的患者发生体循环栓塞。

(5) 10% 患者有胸痛。

(6) 二尖瓣面容。

(7) 心前区隆起及收缩期抬举感。

(8) 第一心音亢进，心尖部舒张期隆隆样杂音，肋骨左缘第 3、4 肋间可闻及二尖瓣开瓣音。

（二）心电图

(1) 左房增大，二尖瓣型 P 波。

(2) 电轴右偏，右室肥大。

(3) 晚期常有心律失常，主要是心房颤动。

（三）X 线检查

左心房增大，肺动脉段突出，并可有右心室增大。由于左房增大，引起左支气管抬高。右前斜吞钡拍片可显示食管向右后移位，肺门阴影增大。

（四）超声心动图

(1) 左房、右室增大，并可发现左房内血栓。

(2) 二尖瓣前叶双峰曲线表现为"城墙样"改变。EF 段下降速度变慢，可以反映二尖瓣狭窄的程度。

(3) 观测交界粘连、瓣下结构情况。左室短轴切面可测定瓣口面积。

(五)诊断要点

(1)劳累后心慌、气短。
(2)心尖部第一心音亢进,舒张期"隆隆样"杂音及二尖瓣开瓣音。
(3)超声心动图示二尖瓣前叶双峰曲线表现为"城墙样"改变。瓣口面积减小,舒张期于左室侧湍流频谱。

治疗

1. 球囊二尖瓣成形术
2. 闭式二尖瓣交界分离术
3. 直视二尖瓣成形术
4. 人造瓣膜置换术　适用于瓣膜病变严重者。

预后

> **特别提示**　闭式二尖瓣交界分离术,多数于8～10年后产生不同程度的狭窄合并关闭不全,而需再次手术。球囊二尖瓣扩张术后疗效维持时间还要短些。直视二尖瓣交界分离术明显优于闭式二尖瓣交界分离术,20年后多数病例产生不同程度再狭窄及关闭不全。

二尖瓣置换的手术死亡率在3%～7%,影响术后长期疗效的因素较多,一般来说,10年生存率在80%左右。

防治

长期随诊,监测 LrgR 抗凝药用量是否适中。

(王铭辉)

第五节　主动脉瓣关闭不全

病因与病理

（一）慢性主动脉瓣关闭不全（aortic incompetence）

1. 风湿性　瓣叶组织呈纤维增厚、挛缩，使瓣叶不能合拢。
2. 先天性　见主动脉瓣呈二瓣化，常合并瓣叶增厚、钙化。还见于高位室间隔缺损并主动脉瓣关闭不全，主要是由于主动脉瓣失去支撑，或主动脉瓣环本身发育缺陷，在左向右血流冲击下易发生主动脉瓣脱垂。
3. 结缔组织疾病　如马方综合征、大动脉瓣不扩张症等，主要表现为主动脉瓣环扩张。
4. 梅毒及大动脉炎　引起升主动脉根部呈瘤样扩张。
5. 高血压　引起主动脉根部瘤样扩张及主动脉瓣呈黏液样变性。

（二）急性主动脉瓣关闭不全

（1）感染性心内膜炎，瓣环穿孔、交界破坏。
（2）急性升主动脉夹层动脉瘤，引起主动脉瓣脱垂。
（3）外伤。

病理生理

主动脉瓣关闭不全的严重程度取决于反流口径的大小、舒张期主动脉与左室压力阶差及舒张期时限。大量主动脉反流的直接结果是左室容量负荷增加，因而使主动脉收缩压明显升高，舒张压显著降低，脉压增宽。慢性主动脉瓣关闭不全病例，左心室可发生心腔扩大及肥厚，早期室壁厚度与心腔内径成比例增加即所谓心脏代偿期，多数病人可维持相当长时间无症状，一旦失代偿，即出现临床症状，并出现心力衰竭。急性主动脉关闭不全主要先通过增加心率以维持心排血量，还可以通过左室舒张末压急剧升高起到临时保护作用：①减少主动脉反流量;②提高心肌张力,增加心肌收缩力;③使二尖瓣关闭时间提前,防止血液反流回肺循环。

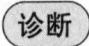

(一)临床表现

1. 病史 风湿热、梅毒、高血压、发热史等。
2. 症状 相当一部分病例诊断明确后仍有一段时间无症状,但一旦出现症状,病情迅速恶化。较早出现的症状为活动后心慌气促,部分病例主诉心绞痛,这与舒张期冠状动脉灌注不足及心肌肥厚需氧量增加有关。发生晕厥者少见。
3. 体征 心尖搏动增强,心脏向左下扩大,主动脉听诊区可闻及典型叹息样舒张早期杂音向心尖传导。大量反流的血液可冲击二尖瓣前叶,引起二尖瓣相对狭窄,故于心尖部可闻及舒张中期隆隆样杂音。

(二)特殊检查

1. X线 左室扩大,升主动脉向右侧突出或呈瘤样扩张。
2. 超声心动图 左室径扩大,多普勒可检测到主动脉反流信号,还可粗略计算反流量。
3. 心电图 左室肥大。
4. 心导管与心脏造影

(1)判断反流程度(升主动脉造影)

Ⅰ度:左室流出道见反流束。

Ⅱ度:左室腔全部显影,但其浓度低于升主动脉。

Ⅲ度:左室与升主动脉同程度显影。

Ⅳ度:左室显影浓度大于升主动脉。

(2)了解左室功能。

(3)升主动脉形态。

(4)40岁以上的病人,行冠脉造影,明确有无冠状动脉病变。

(三)诊断标准

根据典型的症状与体征结合胸片及心电图可以做出诊断。二维超声及彩色多普勒检查到有主动脉瓣反流信号可确诊。

治疗

1. 主动脉瓣替换术
2. 主动脉瓣成形术
(1) 瓣叶折叠悬吊术。
(2) 瓣叶修补术。
(3) 瓣叶环缩术。

预后

主动脉关闭不全的病人,其换瓣术的结果与狭窄病人类同,成形术13年生存率约为86%。

(王铭辉)

第六节 主动脉瓣狭窄

病理与病因

1. 风湿性　单纯主动脉瓣狭窄(aortic stenosis)比较少见,绝大多数合并有二尖瓣膜风湿性病变。出于风湿热反复影响,主动脉瓣叶及交界粘连或融合,瓣叶变硬,边缘卷曲,瓣叶两面还可出现钙化小结,瓣口变成小圆形或小三角形。因此,主动脉瓣狭窄往往伴有不同程度的主动脉关闭不全。

2. 动脉粥样硬化性　主要见于成年人,瓣叶增厚,粥样钙化斑块填塞于主动脉瓣窦,限制了主动脉瓣膜开放。

3. 先天性　主动脉瓣叶畸形可引起严重主动脉狭窄,是婴幼儿主动脉瓣狭窄的主要原因。主动脉瓣二叶化畸形可引起湍流,后者损伤瓣叶,最终引起瓣叶增厚变硬、钙化,限制主动脉瓣开放。

4. 类风湿也可以引起主动脉狭窄　但很少见,其病理改变表现为主动脉瓣叶结节性增厚。

病理生理

主动脉瓣口面积为 $2.5 \sim 3.5 cm^2$,由于左室代偿功能强,轻度狭窄可不产生明显血流动力学改变。但当瓣口面积减少到 $1cm^2$ 以下,左心室排血就遇到阻碍,左心室收缩压升高。静息时排血量尚可接近正常水平,但运动时不能相应地增加,左心室与主动脉出现收缩压力阶差。中度狭窄压力阶差为 $4.0 \sim 6.7 kPa (30 \sim 50 mmHg)$,重度狭窄可达 $6.7 \sim 13.3 kPa (50 \sim 100 mmHg)$。左心室壁发生向心性肥厚,心肌氧耗量增加。主动脉均压又低于正常,进入冠状动脉的血流减少,常出现心肌血液供血不足的症状。

诊断

(一)临床表现

1. 病史　过去可能有风湿热病史,如游走性大关节炎、心肌炎。

2. 症状　轻度主动脉瓣狭窄病例可无明显症状,中度和重度狭窄者均有不同程度症状。30%～50% 的病例具有典型的三联症状:心绞痛、晕厥及呼吸困难。晚期可发生心力衰竭,则表现为端坐呼吸及肺水肿。

3. 体格检查

(1)心脏检查:胸骨右缘第 2 肋间可触及收缩期震动,主动脉瓣区有粗糙喷射性收缩期杂音,向颈部传导,主动脉瓣区第二音延迟并减弱。

(2)外周血管征:脉搏细小,血压偏低,脉压差小。

(二)心电图检查

电轴左偏,左心室肥大、劳损,T 波倒置,部分病例可有左束支传导阻滞或其他心律失常。

(三)X 线检查

左室增大,升主动脉狭窄后扩张。

(四)超声心动图

主动脉瓣叶开放幅度减小,瓣叶增厚、变形或钙化,瓣口缩小。左心室壁呈向心性肥厚。

(五)心导管检查

测定左室与主动脉压差,计算主动脉开口面积、左心室腔大小。测量主动脉内径,计算左室功能,还可同时行冠状动脉造影。

(六)诊断标准

(1)风湿热病史。
(2)心前区疼痛,呼吸困难,晕厥。
(3)动脉瓣区喷射状、粗糙收缩期杂音及周围血管征。
(4)超声心动图示主动脉瓣口减小,瓣叶活动受限。
(5)心导管检查:左室-主动脉收缩期有跨瓣压差,左室造影示主动脉瓣口面积小。

治疗

主动脉瓣狭窄的治疗有两种手术方法:一是瓣膜成形术,二是瓣膜替换术。

> **特别提示**
>
> 瓣膜成形术一般选择在儿童和青年先天性二叶化畸形的病人。后天性的主动脉瓣狭窄由于瓣叶病变严重,即使在直视下的成形术,也不能取得满意的效果,故以瓣膜替换术为主。

预后

手术死亡率<2%,5年生存率>85%。

(王铭辉)

第七节　法洛四联症

法洛四联症(tetralogy of Fallot)是临床上常见的发绀型先天性心脏病。占先天性心脏病的 10%～15%，在发绀型先天性心脏病中占首位，约 50%～90%。该病症最早由法国病理学家、内科医师 Arthcr Fallot 于 1888 年对其四种病理解剖及临床表现做了较完整的描述，故临床上称之为法洛四联症。

定义

法洛四联症的诊断仅限于 Fallot 提出的四种病理解剖：①肺动脉狭窄。②高位室间隔缺损。③主动脉骑跨。④右心室肥厚。因此，法洛四联症的病理解剖学定义是一种有特征性室间隔缺损和肺动脉狭窄所组成的心脏畸形。由于法洛四联症的室间隔缺损巨大和肺动脉狭窄相当严重，而导致左右两心室收缩压高峰相等，这便是法洛四联症的病理生理学定义。凡不属于上述定义者，如一般室间隔缺损合并漏斗部狭窄，肺动脉瓣下室间隔缺损合并肺动脉瓣缺损，以及右心室双出口合并肺动脉狭窄等，均不属于法洛四联症。

外科解剖要点

1. **肺动脉狭窄**　包括漏斗部狭窄或同时合并肺动脉瓣狭窄，也可能合并肺动脉主干及分支狭窄。肺动脉瓣狭窄主要出于二瓣化或者三个交界相融合而致。由于漏斗部同时狭窄，肺动脉不存在"狭窄后扩张"，主肺动脉直径小于升主动脉直径。

由于漏斗部狭窄对外科手术影响较大，临床上将其分为三型：

Ⅰ型(漏斗部近端狭窄)：狭窄较局限，有较大的第 3 心室，肺动脉瓣环发育较好。单纯切除肥厚的室上嵴便可以达到疏通右室流出道的目的。

Ⅱ型(漏斗部弥漫性狭窄)：漏斗部为长管状狭窄，第 3 心室不明显，肺动脉瓣环也小。手术往往需要行室流出道补片扩大内腔。

Ⅲ型(漏斗部发育不全或不发育)：漏斗部短小，肺动脉瓣口可能闭锁。外科矫正需用带瓣的人工管道在右室与肺动脉之间架桥。

2. 室间隔缺损 法洛四联症的室间隔缺损均位于主动脉瓣下相当于正常心脏漏斗部壁束的位置,即位于膜部间隔之前,肌部间隔之上,主动脉瓣下和肺动脉瓣之后方。

法洛四联症的室间隔缺损的前缘、上缘和下缘很相似,而后缘则有所变异,即上缘为主动脉瓣环与右室前壁连接部,为光滑的肌组织。前缘为前移的室上嵴壁束,亦为肌肉组织。下缘为肌部室间隔,包括室上嵴隔束的上线,亦为肌性组织。

由于室间隔缺损的后缘与房室传导束毗邻,与外科手术关系极大,手术方法亦因其变化而有所不同,临床上将室间隔缺损的后缘分为两型:

Ⅰ型:室间隔缺损的后缘与三尖瓣环之间没有肌束。三尖瓣环与主动脉瓣之间为纤维性延续,膜部间隔发育不完全,房室束走行于膜部间隔的边缘上。在修补其缺损时,缝针应远离其后缘。

Ⅱ型:室间隔缺损后缘与三尖瓣环之间有肌束。室间隔缺损的四周为完整的肌肉环,主动脉与三尖瓣被肌束隔开,肌束后方为发育良好的膜部间隔,传导束在膜部间隔之后方,室间隔缺损后缘内没有传导束。在修补时可以直接缝此肌肉边缘。

3. 主动脉骑跨 主动脉根部位置比正常偏右,骑跨于室间隔之上。包括三个方面:主动脉瓣环顺钟向转位;主动脉瓣右移及圆锥室间隔向右移位。主动脉的骑跨程度与右室流出道的发育及漏斗部室间隔的偏移有关。

4. 右心室肥厚 法洛四联症的右心室肥厚是肺动脉狭窄的后果,也可能与右心室压力高及心室内分流有关。右心室肥厚导致右室表面的冠状动脉增粗、延曲、扩张;同时,右心室肥厚也使心肌变硬和纤维化,在深低温下不易松弛。这些均给外科手术操作带来困难。

病理生理

法洛四联症的病理生理取决于它的特征性的肺动脉狭窄和室间隔缺损两种畸形相互影响及其后果。主要表现为:

1. 左、右心室收缩压高峰相等 由于巨大的室间隔缺损及右室流出道阻塞相当严重,致右心室收缩压极高,基本与左室收缩压相等。

2. 心内分流 分流的方向取决于体循环的血管阻力和右心室射血阻力的比值。大多数法洛四联症患者的右室流出道梗阻相当严重,心内分流的多少和方向往往以右向左分流为主,仅少数为双向分流或左向右分流为主。在心室射血期,上述两种阻力对心内分流的多少和方向起直接影响,从而产生右心室到主动脉的大量右向左分流。

3. 肺部血流减少 其程度取决于肺动脉狭窄的严重程度,与肺动脉狭窄的部位和类型无关。右室流出道阻塞愈严重,肺部血流愈少,动脉血氧饱和度就愈低,因此,肺动脉狭窄的严重程度,对法洛四联症的血流动力学和临床症状起决定性作用。

4.慢性缺氧　系法洛四联症血流动力学产生的后果,从而导致红细胞增多症及肺部侧支循环血管增多、增粗。

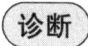

(一)临床表现

1.症状

(1)发绀:是法洛四联症的主要症状。大多数患儿在生后3～6个月出现,也有在儿童和成人时期才出现。发绀在运动和哭闹时加重,静息时减轻。

(2)呼吸困难和活动耐力降低。

(3)蹲踞:是法洛四联症的特征性姿态,在儿童多见。其机制是蹲踞时使体循环血管阻力和静脉回流增加,从而使右向左分流减少,肺部血流增加,改善缺氧、呼吸困难及发绀。

(4)缺氧性发作:在婴幼儿及儿童时期多见。患儿在哭闹或有其他因素使体循环阻力增加时,可使动脉血氧严重降低,导致缺氧性昏厥,发绀加重,甚至昏迷、抽搐死亡。

2.体征

(1)生长发育缓慢:发生在严重肺动脉狭窄的病例。

(2)杵状指(趾):多发生于发绀出现后数月至2年。

(3)心脏体征:心脏听诊的特点是:①右室流出道梗阻产生的收缩期杂音在胸骨左缘第3～4肋间最响,呈喷射性。杂音的高低与肺动脉的狭窄程度有关,狭窄愈重,杂音愈低愈短。②肺动脉瓣区第二心音减弱甚至消失,系因肺动脉狭窄、肺部血流减少所致。

(二)实验室检查

红细胞计数、血红蛋白和血细胞比容均升高,并与发绀程度成比例。血红蛋白多在200g/L左右,严重者可达250g/L。

(三)特殊检查

1.心电图检查　均显示电轴右偏,右心室肥大,部分伴有不完全性右束支传导阻滞。

2. X线检查 有两个特点：①肺纹理细小，肺动脉段凹陷。②右心室肥厚，心尖上翘，心脏呈"靴形"。

3. 超声心动图

（1）M型超声心动图检查可发现主动脉增宽，主动脉前壁和室间隔的连续中断及主动脉骑跨。

（2）B型超声检查可显示室间隔缺损的大小、位置，主动脉骑跨的程度，主、肺动脉的直径，右室流出道的狭窄程度及右室壁的厚度。

（3）多普勒检查对测量肺动脉的反流程度及跨右室流出道的压差。

4. 心导管检查及心血管造影 早期对所有需要手术的四联症都要求做心导管及造影检查，随着超声技术及手术、体外循环技术的改进与提高，该检查并非对所有四联症患者都必须。目前仅在诊断尚不明确或在下述情况时应考虑行心解剖畸形严重的病人时应考虑行心导管及造影检查。

（四）诊断标准

法洛四联症的诊断多无困难。如患儿生后早期出现发绀、活动能力降低、蹲踞等症状；胸骨左缘第2～4肋间闻及收缩期杂音，肺动脉瓣区第二音减弱；红细胞计数、血红蛋白增高；胸片示肺纹理细小、靴形心等，即可作出诊断。确诊需做超声心动图检查、心导管检查及心血管造影。

治疗

手术治疗是法洛四联症患者缓解症状和治愈的唯一方法。手术方法有姑息性手术（分流术）和根治术两类。姑息性手术主要有锁骨下动脉－肺动脉吻合术（Blalock-Taussig 分流术）、降主动脉－左肺动脉吻合术（Potts 分流术）等。目前此类姑息性手术已较少应用，仅用于两侧肺动脉发育差的病例。根治术于1954年由Scott在低温麻醉下阻断上、下腔静脉后施行，同年Lillehei应用"控制性交叉循环"的方法进行直视根治术。1955年Kirklin创用在体外循环下直视根治术的标准方法，成为现代外科治疗法洛四联症的基本方法。近40年来，随着对四联症的病理解剖和病理生理的深入研究，以及手术技术、体外循环设备和术后护理水平的不断提高，法洛四联症的手术死亡率已明显降低（5%以下），远期效果越来越好。

（王铭辉）

第八节　先天性动脉导管未闭

动脉导管未闭(patent ductus arteriosus)是常见的心脏血管畸形,发生率约15%~20%,常合并其他心脏畸形。

解剖与病理生理

动脉导管位于左肺动脉或左肺动脉起始部与主动脉发出锁骨下动脉远侧之间。主动脉弓右位时,导管可能与有肺动脉起始部相通。胎儿期间胎盘的氧合血经下腔静脉、右心一部分经动脉导管供应胎儿躯干与下肢。出生呼吸后肺阻力下降、血氧增加、导管的平滑肌收缩,以致导管生理性闭合。足月儿这种闭合在生后10小时出现,48小时96%闭合。2~4个月内解剖性闭合。绝大多数在6个月内闭合。

动脉导管未闭在早产儿或出生低体重小儿中,发生率很高。低于1 000g新生儿发生率高达80%,可能与导管平滑肌少、平滑肌对氧的反应弱和血中具有扩张血管作用的前列腺素水平较高有关。因为左向右分流存在,肺充血,肺顺应性降低,左右心负荷增加,加重了未发育成熟的器官负担,而可能出现呼吸抑制综合征、坏死性肠炎、心室内出血等。

作为一种畸形,也可与其他心脏畸形合并存在。当与其他左向有分流病变如室间隔缺损、房间隔缺损、主动脉窦瘤破裂同时存在,血流动力学改变则重叠加重。如果与梗阻性病变或发绀性畸形合并(如主动脉闭锁、肺动脉闭锁、法洛四联症、大血管转位等),通常具有改善供血、减轻缺氧的代偿作用。

动脉导管未闭的自然闭合率很低,如不手术40岁前的死亡率高达34%。到成年人时除非导管很细,常存在充血性心力衰竭、肺动脉高压、右向左分流。导管本身可出现钙化或形成动脉瘤。

临床表现与诊断

> **特别提示**　临床症状、体征和检查发现取决于四个因素:导管口径大小、肺血管阻力、就诊年龄和有无合并畸形。

足月婴儿,2个月前因肺血管阻力尚高、分流量小,常无症状。早产儿则因肺小动脉平滑肌少、阻力低、分流量较大,1周内即出现症状。不足1 000 g者,出现症状更早。表现为易激惹、不愿进食、呼吸快、心律快。动脉导管大者,常有心力衰竭表现。体检时心前区活跃,心底部肺动脉区有收缩期杂音、连续性杂音较少。舒张压降低。心电图在大婴儿有左室肥厚。心脏X线像示心影大,有心衰的病例可见肺充血。超声心动图发现左房与主动脉直径比值大于1.4~1.5,二维超声可进一步证实导管的大致形态。

小的动脉导管,多因查体时发现心脏杂音或因"心内膜炎"而就诊。心脏杂音可能为收缩期,更多的呈连续性杂音。心电图、心脏X线像上可在正常范围,超声心动图可证实其存在。

中等大导管可无症状。多在10岁前感到活动后呼吸困难,尔后可能出现充血性心衰的症状与体征。有典型机械样连续性杂音,心电图上常有左室肥厚,心脏X线示肺血增多、心影增大。超声心动图可证实诊断。

粗的导管,婴儿期即可能出现肺动脉高压,2岁后可出现肺血管病变,进一步加重肺动脉高压,严重时活动后可能出现青紫。心脏杂音舒张期变短,收缩期杂音变轻,肺动脉第二音亢进;脉压可正常,可能出现差异性发绀(下半身发绀),心电图示双室或右室肥厚,心脏X线像上心影轻度增大,肺动脉段突出与肺门血管增宽。

具典型连续性杂音者,应与主动脉窦瘤破裂、主肺间隔缺损、冠状动脉瘘、室间隔缺损合并主动脉瓣关闭不全等鉴别。

手术适应证

动脉导管未闭的手术治疗,效果好、危险小,因此诊断明确后,原则上应建议手术。

> **特别提示**
>
> 无症状的病例最好在4~6岁时手术。有症状者应早进行。婴幼儿药物闭合导管失败、不能脱离呼吸机者,早产儿、婴儿的大导管、心力衰竭药物难以控制者、身体发育迟缓或明显肺动脉高压者,均应及早手术。合并心内膜炎者,一般在炎症控制3个月后手术。年龄大、已有严重肺动脉高压、同时出现青紫或差异性发绀者,不宜手术。多个畸形并存、起代偿作用的动脉导管,应和并存病变同时处理,只关闭导管常可能造成灾难性后果。

> 手术方法

关闭导管的方法不下 10 种,大体上不外从导管外闭合,从腔内阻塞以及切断缝合三种。最常用的是导管结扎或切断缝合手术。有时需在体外循环下关闭导管。药物闭合用于早产儿。近年发展起来的经心导管的介入方法及经胸腔镜钳闭导管的方法,治疗效果肯定。

(一)导管结扎和切断缝合

切口:通常采用胸部后外侧切口,可取腋下直切口或左胸前外切口。
基本步骤:
(1)显露。辨认弓降部主动脉、锁骨下动脉与迷走神经位置,扪及导管区与左肺动脉震颤时初步证实诊断。沿迷走神经后方剪开纵隔胸膜,置线牵引胸膜切口前缘,迷走神经与喉返神经也随同牵向前方。
(2)游离导管。先锐性分开导管前缘,尔后分离下缘和上缘,最后分离后缘。

> **特别提示**　分离时要注意解剖层次,尽量在明视下操作。后缘的分离宜从下缘与上缘将后缘大部分分离后再通过直角钳。导管短粗张力较大时,可轻轻翻转降主动脉起始部,从其后方分离导管后壁。

(3)阻断试验。

> **特别提示**　可于导管后放一直角钳用手指压闭导管,试行阻断导管,观察血压与心率的变化。阻断后心率减慢、血压下降、肺动脉张力反而升高时,应中止手术。存在严重肺动脉高压者,阻断前先使血压降到 90mmHg 再试阻导管。

(4)关闭导管采用结扎或切断缝合法。
(5)稀疏地缝合胸膜,防止局部液体积留。放置胸腔引流管,逐层关胸。

(二)体外循环或准备体外循环关闭导管

主要用于心内畸形同时处理、年龄大导管钙化、术后导管再通或有动脉瘤形成者,通常经胸骨正中切口进行。

导管比较细小时，可在心包内心包反折处游离导管。将升主动脉向右下方牵引，肺动脉向下方牵引，可增加显露，游离导管，穿过10号粗丝线，体外循环转流前结扎。显露困难时，也可在体外循环并行运转下进行，此时心脏变小，肺动脉压力降低，便于操作。

导管粗大、位置异常或二次心脏手术时，局部因瘢痕显露困难，可经肺动脉关闭导管。

并发症的防治

1. 左喉返神经损伤　已很少见。只要靠近神经时不使用电灼，结扎导管或放置导管钳时（尤其在处理残端出血时）看清喉返神经走行再处理，多可避免。

2. 术后高血压　产生机制尚不全明了，可能与导管闭合后体循环血量增加或术后早期疼痛有关。因此，无特殊失血的手术一般不要输血，术后注意控制输液速度和必要的止痛。高血压主要危害为高血压脑病和导管残端出血。治疗措施有镇痛、利尿，必要时用硝普钠控制血压。

3. 出血　术中出血常见原因是分离导管时钳尖伤破后壁、结扎线切断导管、线过导管后壁时割破血管和残端漏血。一般出血，术者手执干纱布压迫局部多可止住，吸净积血，看清破口用镊子夹住，放钳阻断导管残端后修补止血。显露差影响操作时，应扩大切口，游离导管上下的邻近主动脉穿以套带，阻断主动脉后再行处理，切忌慌乱在血泊中盲目钳夹，造成多孔出血难以控制的局面。

4. 肺不张　常见的是左上肺叶不张。术前治疗呼吸道感染，术终注意膨肺消除不膨胀区域，拔出气管插管前彻底吸痰；术后注意鼓励咳痰，此类并发症多可避免。治疗时除加强物理治疗外，必要时行支气管镜吸痰。

（王铭辉）

第五章

DI WU ZHANG

胸腔外科

XiongQiang WaiKe

外科医师手册

第五章 胸腔外科

第一节 胸部创伤

概述

(一) 分类

根据损伤暴力性质不同,胸部创伤可分为钝性伤和穿透伤;根据损伤是否造成胸膜腔与外界沟通,可分为开放性胸部损伤和闭合性胸部损伤。钝性胸部损伤多由减速性、挤压性、撞击性或冲击性暴力所致,损伤机制复杂,多有肋骨或胸骨骨折,常合并其他部位损伤;器官组织损伤以钝挫伤与裂伤为多见,心肺组织广泛钝挫伤后继发的组织水肿常导致急性呼吸窘迫综合征、心力衰竭和心律失常;伤后早期容易误诊或漏诊,钝性伤病人多数不需要开胸手术治疗。穿透性胸部损伤多由火器或锐器暴力致伤,损伤机制较清楚,损伤范围直接与伤道有关,早期诊断较容易;器官组织裂伤所致的进行性出血是伤情进展快、病人死亡的主要原因,相当部分穿透性胸部损伤病人需要开胸手术治疗。

(二) 紧急处理

胸部创伤的紧急处理包括入院前急救处理和入院后的急诊处理两部分。

1. 院前急救处理 包括基本生命支持与严重胸部损伤的紧急处理。其原则为:维持呼吸通畅,给氧,控制出血,补充血容量,镇痛,固定长骨骨折,保护脊柱(尤其是颈椎),并迅速转运;威胁生命的严重胸外伤需在现场施行特殊急救处理。张力性气胸需放置具有单向活瓣作用的胸腔穿刺针或闭式胸腔引流。开放性气胸需迅速包扎和封闭胸部吸吮伤口,安置上述穿刺针或引流管。对大面积胸壁软化的连枷胸有呼吸困难者,予以人工辅助呼吸。

2. 院内急诊处理 正确及时地认识最直接威胁病人生命的紧急情况与损伤部位至关重要。有下列情况时应行急症开胸探查手术:①胸膜腔内进行性出血;②心脏大血管损伤;③严重肺裂伤或气管、支气管损伤;④食管破裂;⑤胸腹联合伤;⑥胸壁大块缺损;⑦胸内存留较大的异物。

肋骨骨折

暴力直接作用肋骨,可使肋骨向内弯曲折断,前后挤压暴力使肋骨向外弯曲折断。第1~3肋骨粗短,且有锁骨、肩胛骨保护,不易发生骨折。一旦骨折说明致伤暴力巨大,常合并锁骨、肩胛骨骨折和颈部、腋部血管神经损伤。第4~7肋骨长而薄,最易折断。第8~10前端肋软骨形成肋弓与胸骨相连,不易骨折。第11~12肋骨的前端游离,弹性较大而不易骨折。若发生多根多处肋骨骨折将使局部胸壁失去完整肋骨支撑而软化,出现反常呼吸运动,即吸气时软化区胸壁内陷,呼气时外突,称连枷胸。

(一)临床表现

肋骨骨折断端可刺激肋间神经产生局部疼痛,在深呼吸、咳嗽或转动体位时加剧。胸痛使呼吸变浅、咳嗽无力,呼吸道分泌物增多、潴留,易致肺不张和肺部感染。胸壁可有畸形,局部明显压痛,挤压胸部疼痛加重,甚至产生骨摩擦音,即可与软组织挫伤鉴别。骨折断端向内移位可刺破胸膜、肋间血管和肺组织,产生血胸、气胸、皮下气肿或咯血。伤后晚期骨折断端移位发生的损伤可能造成迟发性血胸或血气胸。连枷胸的反常呼吸运动可使伤侧肺受到塌陷胸壁的压迫,呼吸时两侧胸腔压力的不均衡造成纵隔扑动,影响肺通气,导致体内缺氧和二氧化碳滞留,严重时可发生呼吸和循环衰竭。连枷胸常伴有广泛肺挫伤、挫伤区域的肺间质或肺泡水肿导致氧弥散障碍,出现低氧血症。胸部X线片可显示肋骨骨折断裂线和断端错位,但不能显示前胸肋软骨骨折。

(二)治疗

处理原则是镇痛、清理呼吸道分泌物、固定胸廓和防治并发症。镇痛的方法甚多,如口服或静脉注射镇痛剂和镇静剂,或使用病人自控止痛装置、肋间神经阻滞、甚至硬膜外置管镇痛。鼓励病人咳嗽排痰,早期下床活动,以减少呼吸系统的并发症。固定胸廓的方法因肋骨骨折的损伤程度与范围不同而异。

1. **闭合性单处肋骨骨折** 骨折两断端因有完整的肋骨和肋间肌支撑,较少有错位、活动和重叠,多能自动愈合。固定胸廓的目的主要为减少肋骨断端活动和减轻疼痛。可采用宽胶布条、多带条胸带或弹性胸带固定胸廓。

2. 闭合性多根多处肋骨骨折　对于胸壁软化范围小而反常呼吸运动不严重的病人，可用宽胶布条或胸带固定胸廓。胸壁软化范围大、反常呼吸运动明显的连枷胸病人，需在伤侧胸壁放置牵引支架，在体表用毛巾钳或导入不锈钢丝，抓持住游离段肋骨，并固定在牵引支架上，消除胸壁反常呼吸运动。也可用在电视胸腔镜直视下导入钢丝的方法固定连枷胸。对咳嗽无力、不能有效排痰或呼吸衰竭者，需做气管插管或气管切开，以利抽吸痰液、给氧和施行辅助呼吸。具备其他手术适应证而开胸手术时，在肋骨两断端分别钻孔，贯穿不锈钢丝固定肋骨断端。

3. 开放性肋骨骨折　胸壁伤口需彻底清创，用不锈钢丝固定肋骨断端。如胸膜已穿破，尚需做胸膜腔引流术；术后应用抗生素预防感染。

胸骨骨折

胸骨骨折通常由暴力直接作用所致，最常见的是交通事故中驾驶员胸部撞击方向盘，使用方向盘气囊已明显减少发生胸骨骨折，大多数胸骨骨折为横断骨折，好发于胸骨柄与体部交界处或胸骨体。胸骨旁多根肋软骨骨折，可能发生胸骨浮动，导致连枷胸。胸骨骨折容易合并钝性心脏损伤，气管、支气管和胸内大血管及其分支损伤。

（一）临床表现

胸骨骨折病人有明显胸痛、咳嗽，呼吸和变动体位时疼痛加重，呼吸浅快、咳嗽无力和呼吸道分泌物增多。胸骨部位可见畸形，有时可见胸骨浮动。胸骨骨折局部有明显压痛。骨折断端移位通常为骨折下断端向前，上断端向后，两者重叠。侧位和斜位X线片可发现胸骨骨折断裂线。

（二）治疗

单纯胸骨骨折的治疗主要为卧床休息、局部固定、镇痛和防治并发症。镇痛多采用局部封闭镇痛和口服镇痛剂。局部固定则使用沙袋压迫或胸骨小夹板胸带固定。断端移位的胸骨骨折应在全身情况稳定的基础下，尽早复位治疗。

> **特别提示**　一般可在局部麻醉下，采用胸椎过伸、挺胸、双臂上举的体位，借助手法将重叠在上方的骨折端向下加压复位。手法复位勿用暴力，以免产生合并伤。

骨折断端重叠明显、估计手法复位困难，或存在胸骨浮动的病人，需在全麻下行手术切开复位，在骨折断端附近钻孔，用不锈钢丝予以固定。手术固定者可早期下床活动，手法复位则需卧床休息 2~3 周。

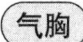

胸膜腔内积气称为气胸。气胸的形成多由于肺组织、气管、支气管、食管破裂，空气逸入胸膜腔，或因胸壁伤口穿破胸膜，外界空气进入胸膜腔所致。气胸可以分为闭合性气胸、开放性气胸和张力性气胸三类。游离胸膜腔内积气都位于不同体位时的胸腔上部。当胸膜腔因炎症、手术等原因发生粘连，胸腔积气则会局限于某些区域，出现局限性气胸。

（一）闭合性气胸

闭合性气胸的胸内压仍低于大气压。胸膜腔积气量决定伤侧肺萎陷的程度。随着胸腔内积气与肺萎陷程度增加，肺表面裂口缩小，直至吸气时也不开放，气胸则可趋于稳定。伤侧肺萎陷使肺呼吸面积减少，将影响肺通气和换气功能，通气血流比率也失衡。伤侧胸内压增加可引起纵隔向健侧移位。根据胸膜腔内积气的量与速度，轻者病人可无症状，重者有明显呼吸困难。体检可能发现伤侧胸廓饱满，呼吸活动度降低，气管向健侧移位，伤侧胸部叩诊呈鼓音，呼吸音降低。胸部 X 线检查可显示不同程度的肺萎陷和胸膜腔积气，有时伴有少量胸腔积液。

> **特别提示**：发生气胸时间较长且积气量少的病人，无需特殊处理，胸腔内的积气一般可在 1~2 周内自行吸收。大量气胸需进行胸膜腔穿刺，抽尽积气，或行闭式胸腔引流术，促使肺尽早膨胀，并使用抗生素预防感染。

（二）开放性气胸

形成开放性气胸时，外界空气经胸壁伤口或软组织缺损处，随呼吸自由进出胸膜腔。空气出入量与胸壁伤口大小有密切关系，伤口大于气管口径时，空气出入量多，胸内压几乎等于大气压，伤侧肺将完全萎陷，丧失呼吸功能。伤侧胸内压显著高于健侧，纵隔向健侧移位，进一步使健侧肺扩张受限。呼、吸气时两侧胸膜腔压力不均衡，出现周期性变化，使纵隔在吸气时移向健侧，呼气时移向伤侧，称为纵隔扑动。纵隔扑动和移位影响静脉回心血流，引起循环障碍。伤员出现明显呼吸困难、鼻翼扇动、口唇发绀、颈静脉怒张。伤侧胸壁可见伴有气体进出胸腔发出吸吮样声音的伤口,称为胸部吸吮伤口。气管向健侧移位,伤侧胸部叩诊鼓音,呼吸音消失,严重者伴有休克。X线检查可见伤侧胸腔大量积气,肺萎陷,纵隔移向健侧。开放性气胸急救处理要点:将开放性气胸立即变为闭合性气胸,赢得挽救生命的时间,并迅速转送至医院。使用无菌敷料如凡士林纱布、纱布、棉垫或清洁器材如塑料袋,衣物、碗杯等制作不透气敷料和压迫物,在伤员用力呼气末封盖吸吮伤口,并加压包扎。转运途中如伤员呼吸困难加重或有张力性气胸表现,应在伤员呼气时开放密闭敷料,排出高压气体。送达医院后做进一步处理:给氧,补充血容量,纠正休克;清创、缝合胸壁伤口,并做闭式胸腔引流;给予抗生素,鼓励病人咳嗽排痰,预防感染;如疑有胸腔内脏器损伤或活动性出血,则需剖胸探查。

闭式胸腔引流术的适应证:①中、大量气胸、开放性气胸、张力性气胸;②胸腔穿刺术治疗下气胸增加者;③需使用机械通气或人工通气的气胸或血气胸者;④拔除胸腔引流管后气胸或血胸复发者。方法为:根据临床诊断确定插管的部位,气胸引流一般在前胸壁锁骨中线第2肋间隙,血胸则在腋中线与腋后间第6或第7肋间隙。取半卧位,消毒后在局部胸壁全层做局部浸润麻醉,切开皮肤,钝性分离肌层,经肋骨上缘置入带侧孔的胸腔引流管。引流管应深入胸腔内4~5cm。引流管外接闭式引流装置,保证胸腔内气、液体能通畅引流出胸腔,而外界空气、液体不会吸入胸腔。术后经常挤压引流管以保持管腔通畅,记录每小时或24小时引流液量。引流后肺膨胀良好,已无气体和液体排出,可在病人深吸气屏气时拔除引流管,并用凡士林纱布与胶布封闭伤口。

(三)张力性气胸

张力性气胸为气管、支气管或肺损伤处形成活瓣,气体随每次吸气进入胸膜腔并积累增多,导致胸膜腔压力高于大气压,又称为高压性气胸。伤侧肺严重萎陷,纵隔显著向健侧移位,健侧肺受压,腔静脉回流障碍。高于大气压的胸内压,驱使气体经支气管、气管周围疏松结缔组织或壁胸膜裂伤处,进入纵隔或胸壁软组织,形成纵隔气肿或面、颈、胸部的皮下气肿。

张力性气胸病人表现为严重或极度呼吸困难、烦躁、意识障碍、大汗淋漓、发绀。气管明显移向健侧。静脉怒张,多有皮下气肿。伤侧胸部饱满,叩诊呈鼓音,呼吸音消失。胸部X线检查示胸腔严重积气,肺完全萎陷,纵隔移位,并可能有纵隔和皮下气肿,胸腔穿刺时可见到高压气体将针筒芯向外推。不少病人有脉细快、血压降低等循环障碍表现。

> **特别提示** 张力性气胸是可迅速致死的危急重症,入院前或院内急救需迅速使用粗针头穿刺胸膜腔减压,并外接单向活瓣装置;在紧急时可在针柄部外接剪有小口的柔软塑料袋、气球或避孕套等。使胸腔内高压气体易于排出,而外界空气不能进入胸腔。

进一步处理应安置闭式胸腔引流,使用抗生素预防感染。闭式引流装置与外界相通的排气孔外接可适当调节恒定负压的吸引装置,以利加快气体排除,促使肺膨,待漏气停止24小时后,X线检查证实肺已膨胀,方可拔除插管。持续漏气而肺难以膨胀时需考虑开胸探查手术。

血胸

胸膜腔积血称为血胸,可与气胸同时存在。胸腔积血主要来源于心脏、胸内大血管及其分支,胸壁、肺组织、膈肌和心包血管出血。血胸发生后不但因血容量丢失影响循环功能,还可压迫肺,减少呼吸面积。血胸推移纵隔,使健侧肺也受压,并影响腔静脉血回流。当胸腔内迅速积聚大量血液,超过肺、心包和膈肌运动所起的去纤维蛋白作用时,胸腔内积血发生凝固,形成凝固性血胸。凝血块机化后形成纤维板,限制肺与胸廓活动,损害呼吸功能。血液是良好的培养基,经伤口或肺破裂口侵入的细菌,会在积血中迅速滋生繁殖,引起感染性血胸,最终导致脓胸。持续大量出血所致胸膜腔积血称为进行性血胸。少数伤员因肋骨断端活动刺破肋间血管或血管破裂处血凝块脱落,发生延迟出现的胸腔内积血,称为迟发性血胸。临床表现血胸的临床表现与出血量、速度和个人体质有关。一般而言,成人血胸 < 0.5L 为少量血胸,0.5 ~ 1.0L 为中量血胸, > 1.0L 为大量血胸。伤员会出现不同程度的面色苍白、脉搏细速、血压下降和末梢血管充盈不良等低血容量休克表现;并有呼吸急促、肋间隙饱满、气管向健侧移位、伤侧叩诊浊音和呼吸音减低等胸腔积液的临床和胸部X线表现。胸膜腔穿刺抽出血液可明确诊断。

具备以下征象则提示存在进行性血胸:①持续脉搏加快、血压降低,或虽经补充血容量血压仍不稳定;②闭式胸腔引流量每小时超过200ml,持续3小时;③血红蛋白、红细胞计数和血细胞比容进行性降低,引流胸腔积血的血红蛋白量和红细胞计数与周围血相接近,且迅速凝固。

> **特别提示** 当闭式胸腔引流量减少,而体格检查和影像学检查发现血胸持续存在的证据,应考虑凝固性血胸。

治疗非进行性血胸可根据积血量多少,采用胸腔穿刺或闭式胸腔引流术治疗,及时排出积血,促使肺膨胀,改善呼吸功能;并使用抗生素预防感染。

> **特别提示** 闭式胸腔引流术的指征应放宽,血胸持续存在会增加发生凝固性或感染性血胸的可能性。进行性血胸应及时行开胸探查手术。凝固性血胸应待伤员情况稳定后尽早手术,清除血块,并剥除胸膜表面血凝块机化而形成的包膜;开胸术可提早到伤后2~3天,更为积极地开胸引流则无益,但明显推迟手术时间可能使清除肺表面纤维蛋白膜变得困难,从而使简单手术复杂化。感染性血胸应及时改善胸腔引流,排尽感染性积血或积脓。若效果不佳或肺复张不良,应尽早手术清除感染性积血,剥离脓性纤维膜。

近年电视胸腔镜已用于凝固性血胸、感染性血胸的处理。

肺挫伤

肺挫伤大多数发生于钝性伤病人,常伴有骨性胸廓严重损伤,如连枷胸;也可能由爆炸产生的高压气浪或水波浪冲击胸壁、撞击肺组织所致,称为肺爆震伤。肺挫伤会引起肺细胞和血管损伤,出血进入肺实质,更重要的是挫伤后炎症反应促使炎性细胞沉积和炎性介质释放,肺毛细血管通透性增加。并使血管内液体渗出到血管外间隙,聚集到肺泡和肺间质,引起通气血流失衡和低氧血症。

肺挫伤病人临床表现为呼吸困难,咯血,血性泡沫痰及肺部啰音。X线表现为胸壁损伤部位肺的斑片状渗出区,严重时可广泛散在分布。创伤初期X线表现不明显,而伤后24~48小时变得明显。

肺挫伤本身并无特殊治疗。可预防性应用抗生素。肺挫伤最主要的危险是发展成为急性肺损伤,甚至急性呼吸窘迫综合征。急性呼吸窘迫综合征死亡率高达40%~50%。近年来提倡采用保护性机械通气的策略治疗本综合征,可使病人的死亡率降至25%。具体要求是:降低潮气量,容许可接受的高碳酸血症等,避免正常肺泡的进一步气压损伤。

气管和主支气管损伤

气管、主支气管损伤常发生于钝性胸部损伤,致伤的可能机制为:①胸部受压时骤然用力屏气,气管和主支气管内压力骤增引发破裂;②胸部前后方向挤压使两肺移向侧方,气管分叉处强力牵拉导致主支气管起始部破裂;③减速和旋转产生的剪切力作用于肺门附近主支气管,产生破裂;④头颈部猛力后仰,气管过伸使胸廓入口处气管断裂。穿透伤直接与伤道或弹道路径有关,颈部气管伤常伴有甲状腺、大血管与食管损伤,胸内气管、主支气管损伤常伴有食管和血管损伤。气管插管、气管切开、镜检和异物摘取也可能误致气管或主支气管损伤。

(一) 主支气管损伤

主支气管损伤多发生在距隆突2~3cm的主支气管段。左主支气管较长,损伤机会较多,两侧同时损伤罕见。纵隔内主支气管断裂而纵隔胸膜完整时,表现为严重纵隔与皮下气肿,胸腔内管破裂很少见。主支气管断裂或纵隔胸膜破损时则表现为张力性气胸。完全断裂的主支气管残端可借助于黏膜回缩、血凝块和增生肉芽而封闭,远端肺完全不张,较少继发感染。部分断裂的支气管残端可因纤维组织增生导致管腔瘢痕狭窄和肺膨胀不全,细菌进入引流不畅的支气管内,容易继发感染,甚至导致支气管扩张与肺纤维化。

1. 临床表现　主支气管损伤临床表现为咳嗽,咯血,呼吸困难,纵隔和皮下气肿,张力性气胸或张力性血气胸。

> **特别提示**　具备以下情况之一者应怀疑主支气管损伤:①胸部损伤存在严重纵隔和皮下气肿;②张力性气胸;③气胸安置闭式胸腔引流后持续漏气且肺不能复张;④胸部X线正位片显示肺不张,肺尖降至主支气管平面以下,侧位片发现气体聚集在颈深筋膜下方。纤维支气管镜检有助于确定损伤部位。

2. 治疗　首先需保持呼吸道通畅,纠正休克和缓解张力性气胸。明确诊断,应尽早开胸探查,行支气管修补成形手术。早期手术有助于肺复张,防止支气管狭窄,显露、解剖与操作也较简单。支气管破裂处缝合后,用纵隔胸膜覆盖,完全断裂者需做端端吻合术。

> **特别提示**　晚期手术病人都存在肺不张,能否保留肺的关键在于远端肺能否复张,不能复张的肺应做肺叶或全肺切除。

手术并发症为气管、支气管再狭窄,支气管胸膜瘘和脓胸。

(二) 气管损伤

颈前部钝性暴力伤可导致喉气管分离、气管破裂或断裂,也可引起多个气管环破坏,气管软化而发生窒息。胸骨骨折断端向后移位可能撕裂胸内气管段。最常见的穿透性损伤是吊颈引起气管部分或完全断裂。气管损伤常合并颈椎、甲状腺、食管和颈胸部大血管损伤。

1. 临床表现　钝性气管损伤的临床表现为咳嗽、喘鸣、呼吸困难、发音改变、颈部皮下或纵隔气肿、咯血。有的病人伴有胸骨骨折。穿透性气管损伤可见颈胸部的伤道和弹道,伤口处常可有气体随呼吸逸出。病人常有咯血,颈部皮下或纵隔气肿。

2. 治疗　应紧急行气管插管,阻止血液与分泌物流入远端气管,保持呼吸道通畅。气管横断或喉气管分离时远端气管可能回缩入胸腔,需紧急做颈部低位横切口,切开气管旁筋膜,手指探查后用组织钳夹住远断端,插入气管导管。气管插管困难时可插入纤维支气管镜,引入气管插管。

> **特别提示**　麻醉插管时以及彻底清除呼吸道分泌物之前应忌用肌松弛剂。修补吻合时如有气管壁严重挫伤,可切除2~4个气骨环,再做吻合手术。

心脏损伤

可分为钝性心脏损伤与穿透性心脏损伤。钝性损伤多由胸前区撞击、减速、挤压、高处坠落、冲击等暴力所致。穿透伤多由锐器、刃器或火器所致。心脏在等容收缩期遭受钝性暴力的后果最为严重。

(一)钝性心脏损伤

钝性心脏损伤的严重程度与钝性暴力的撞击速度、质量、作用时间、心脏舒缩时相和心脏受力面积有关。钝性心脏破裂伤员绝大多数死于事故现场,轻者为无症状的心肌挫伤,极少数重者可能通过有效的现场急救而活着送达医院。

1. 临床表现与诊断 轻度心肌挫伤可能无明显症状,中重度挫伤可能出现胸痛、心悸、气促甚至心绞痛等症状。病人可能存在胸前壁软组织损伤和胸骨骨折。心肌挫伤的诊断主要依赖临床医师的警惕性与辅助检查。传统的辅助检查为:①心电图:可存在ST段抬高,T波低平或倒置,心动过速或房性、室性早搏等心律失常;②超声心动图:可显示心脏结构和功能改变;③磷酸肌酸激酶及其同工酶(CK-MB)和乳酸脱氢酶及其同工酶(LDH,LDH1,LDH2)测定值明显增高。心电图与超声心动图的敏感性较差,实验室检测上述酶活性的特异性较差。骨骼肌损伤时这些酶也升高。近年开始采用单克隆抗体微粒子化学发光或电化学法检查磷酸肌酸激酶同工酶的质量和心肌肌钙蛋白I或T。前者的准确性优于活性测定;后者仅存在于心房和心室肌内,不会因骨骼肌损伤影响检测值,特异性高。采用食管超声心动图可减少胸部损伤时经胸探头检查的痛苦,还能提高心肌挫伤的检出率。

2. 治疗 主要为休息,严密监护,吸氧,镇痛等。临床特殊治疗主要针对可能致死的并发症,如心律失常和心力衰竭。这些严重并发症一般在伤后早期出现,但也有迟发者。心肌挫伤后是否会发生严重并发症常难以预测,如果在急诊室发现病人的血流动力学不稳定和心电图有异常,应将病人转入ICU监护治疗。

(二)穿透性心脏损伤

穿透性心脏损伤多由火器、刃器或锐器致伤。火器致伤多导致心脏贯通伤,多数伤员死于受伤现场,异物留存心脏也较多见。刃器锐器致伤多为盲管伤,伤后一期诊断与及时处理是救治成功的关键。值得注意的是,近年心脏介入诊断治疗的发展与普及,使心导管所致的医源性心脏损伤有所增多。发生的部位依次为右心室、左心室、右心房和左心房,穿透伤还可导致心房、心室间隔和瓣膜损伤。

1. 临床表现及诊断 穿透性心脏损伤的病理生理及临床表现取决于心包、心脏损伤程度和心包与心脏裂口大小,心包引流情况。致伤物和致伤动能较小时,心包裂口易被血凝块阻塞而引流不畅,出血滞留于心包腔导致心脏压塞。临床表现为静脉压升高,心音遥远,心搏微弱,脉压差小,动脉压降低的 Beck 三联征。迅速解除心脏压塞并控制心脏出血能成功地挽救病人生命。致伤物和致伤动能较大时,心包和心脏裂口较大,心包裂口不易被血凝块阻塞,血液大部分流入胸腔,临床表现主要为失血性休克。即使解除心脏压塞,控制出血,也难于迅速纠正失血性休克,抢救成功率相对较低。少数穿透性心脏伤病人或心包积血速度较缓慢者,伤后早期可缺乏症状与体征,仅有胸部损伤史与胸部较小的伤口,易延误诊断而失去宝贵的抢救时机。穿透性心脏伤的病情进展迅速,胸部 X 线、心电图、超声波、超声心动图,甚至心包穿刺术对明确诊断都是耗时、准确性不高的方法。抢救成功的关键是尽早开胸手术,手术前不应采用其他任何治疗措施而延误手术时间。

2.治疗　已有心脏压塞或失血性休克者应立即施行急诊开胸手术,在气管插管全身麻醉下,经前外侧开胸切口入胸,切开心包缓解压塞,控制出血,迅速补充血容量。大量失血者需回收胸腔内积血,经大口径输液通道回输。情况稳定后采用无损伤带针缝线修补心脏裂口,必要时加垫缝合。就诊时生命体征平稳、伤后时间短、不能除外心脏伤者,局麻下扩探伤道。若伤道进入心包,应送至具备全身麻醉手术条件的手术室,需改为全身麻醉开胸探查。心脏介入诊治过程中发生的医源性心脏损伤多为导管尖端戳伤所致,口径较小,介入诊治时多已肝素化,因此,可采用中和肝素的抗凝作用并做心包穿刺抽吸治疗,多能避免开胸手术。穿透性心脏损伤抢救存活后常遗留残余病变,如异物存留心脏、创伤性室间隔缺损、瓣膜损伤、创伤性室壁瘤、心律失常、假性动脉瘤或反复发作的心包炎。临床医生应重视伤员出院后随访,明确残余病变的诊断,并做相应的处理。

膈肌损伤

根据致伤暴力不同,膈肌损伤可分为穿透性或钝性膈肌损伤。穿透性膈肌伤多由火器或刃器致伤,伤道的深度与方向直接与受累的胸腹脏器有关,多伴有失血性休克。钝性膈肌伤的致伤暴力大,损伤机制复杂,常伴有多部位损伤,部分病人伤后漏诊膈肌损伤,数年后发生膈疝才明确诊断。

(一)穿透性膈肌损伤

下胸部或上腹部穿透性损伤都可累及膈肌。穿透性暴力伤时伤及胸部、腹部内脏和膈肌,致伤物入口位于胸部,称为胸腹联合伤;致伤物入口位于腹部,称为腹胸联合伤。受损胸部脏器多为肺与心脏,受损腹部脏器右侧多为肝,左侧常为脾,其他依次为胃、结肠、小肠等。火器伤动能大,穿透力强,多造成贯通伤,甚至造成膈肌多处贯通伤;刃器则多导致盲管伤。穿透性暴力所致单纯膈肌伤较为少见。胸腹或腹胸联合伤除了躯体伤口处大量外出血、失血性休克等临床表现外,一般多同时存在血胸、血气胸、血心包,腹腔积血、积气,以及空腔脏器穿透所致腹膜炎的体征。

> **特别提示** 床旁B超检查可快速、准确地判断胸腹腔积血情况。胸腔穿刺术和腹腔穿刺术也是判断胸腹腔积血的简单有效措施。胸腹部X线检查虽然有助于明确金属异物存留、血气胸、腹内脏器疝入胸腔、膈下游离气体和腹腔积血,但检查需耗费时间和搬动病人,伤情危重者需慎重选择。

穿透性膈肌损伤应手术治疗。首先处理胸部吸吮伤口、张力性气胸,输血补液纠正休克,并迅速手术。根据伤情与临床表现选择经胸或经腹切口,控制胸腹腔内出血,仔细探查胸腹腔器官,并对损伤的器官与膈肌予以修补。

(二)钝性膈肌损伤

钝性膈肌损伤多由于膈肌附着的胸廓下部骤然变形和胸腹腔之间压力梯度骤增引起膈破裂。交通事故是导致钝性膈肌伤最常见的,钝性膈肌损伤日益多见。约90%的钝性膈肌损伤原因,随着汽车速度增加与安全带的使用,钝性膈肌损伤日益多见。钝性伤所致膈肌裂口较大,有时达10cm以上。腹内脏器很容易通过膈肌裂口疝入胸腔,常见疝入胸腔的腹内脏器依次为胃、脾、结肠、小肠和肝。严重钝性暴力不单可致膈肌损伤,还常导致胸腹腔内脏器挫裂伤,并常伴有颅脑、脊柱、骨盆和四肢等多部位伤。有时单纯性膈肌损伤最初被忽略,膈肌损伤与膈疝的诊断可延迟到伤后数年。血气胸和病人胸腔脏器所致肺受压以及纵隔移位,可引起呼吸困难,伤侧胸部呼吸音降低,叩诊呈浊音等;疝入胸腔的腹内脏器发生嵌顿与绞窄,可出现腹痛、呕吐、腹胀和腹膜刺激征等消化道梗阻或腹膜炎表现。

> **特别提示** 值得注意的是膈肌破裂后初期可能不易诊断,临床体征和胸部 X 线检查结果缺乏特异性。胸部 X 线片仍是最基本的影像学检查,当胸片上缺乏完整而位置正常的膈影时应怀疑有膈肌损伤。由于进入肠道的气体和造影剂可将疝入肠的部分梗阻转变为完全梗阻,故应禁行肠道气钡双重造影检查。

一旦高度怀疑或确诊为创伤性膈破裂或膈疝,而其他脏器合并伤已稳定,应尽早进行膈肌修补术。

> **特别提示** 膈疝病人应谨慎作胸腔穿刺或闭式胸腔引流术,因为可能会伤及病人的腹内脏器。怀疑创伤性膈疝者禁用充气的军用抗休克裤,以免增加腹内压。

视具体伤情选择经胸或经腹手术径路。无论选择何种手术径路,外科医师应准备两种不同径路的手术野,以备改善术中显露。仔细探查胸腹腔内脏器,并予以相应处理。使用不吸收缝线修补膈肌裂口,清除胸腹腔内积液,并置闭式胸腔引流。

创伤性窒息

创伤性窒息是钝性暴力作用于胸部所致的上半身皮肤、黏膜的末梢毛细血管出血性损害。当胸部与上腹部受到暴力挤压时,病人声门紧闭,胸内压骤然剧增,右心房血液经无静脉瓣的上腔静脉系统逆流,造成末梢静脉及毛细血管过度充盈扩张并破裂出血。

(一)临床表现

面、颈、上胸部皮肤出现针尖大小的紫蓝色淤斑,以面部与眼眶部为明显。口腔、球结膜、鼻腔黏膜有淤斑,甚至出血。视网膜或视神经出血可产生暂时性或永久性视力障碍。鼓膜破裂可致外耳道出血、耳鸣,甚至听力障碍。伤后多数病人有暂时性意识障碍、烦躁不安、头昏、谵妄,甚至四肢痉挛性抽搐,瞳孔可扩大或极度缩小,上述表现可能与脑内轻微点状出血和脑水肿有关。若有颅内静脉破裂,病人可发生昏迷或死亡。

(二)治疗

创伤性窒息所致出血点及淤斑,一般于 2~3 周后自行吸收消退。病人预后取决于承受压力大小、持续时间长短和有无合并伤,少数伤员在压力移除后可发生心跳呼吸停止,应做好充分抢救准备。一般病人在严密观察下对症处理,有合并伤者应针对具体伤情给予积极治疗。

(华 平)

第二节　原发性肺癌

肺癌大多数起源于支气管黏膜上皮,因此也称支气管肺癌。肺癌的发病率和死亡率正在迅速上升,而且是世界性的趋势。据统计,在发达国家和我国大城市中,肺癌的发病率已居男性各种肿瘤的首位。肺癌病人,男女之比约 3~5∶1,但近年来女性肺癌的发病率也明显增加。肺癌发病年龄大多在 40 岁以上。病因至今不完全明确。大量资料说明,长期大量吸烟是肺癌的一个致病因素。纸烟燃烧时释放致癌物质,多年吸烟者肺鳞癌和小细胞癌的发病率比不吸烟者高 4~10 倍。某些工业部门和矿区职工,肺癌的发病率较高,可能与长期接触石棉及铬、镍、铜、锡、砷、放射性物质等致癌物质有关。城市居民肺癌的发病率比农村高,可能与大气污染和烟尘中致癌物质较高有关。因此,应该提倡不吸烟,并加强工矿和城市环境保护工作。人体内在因素如免疫状态、代谢活动影响、遗传因素、肺部慢性感染等,也可能对肺癌的发病有关。近来,在肺癌分子生物学方面的研究表明,癌基因,如 RaS 家族、P53 以及其他基因,如表皮生长因子及其受体转化生长因子残基因 MYC 家族;抑癌基因等表达的变化与基因突变同肺癌的发病有密切的关系。

病理学

肺癌起源于支气管黏膜上皮。癌肿可向支气管腔内或(和)邻近的肺组织生长,并可通过淋巴、血行或经支气管转移扩散。癌肿的生长速度和转移扩散的情况与癌肿的组织学类型、分化程度等生物学特性有一定关系。右肺肺癌多于左肺,上叶多于下叶。起源于支气管、肺叶支气管的肺癌,位置靠近肺门者称中央型肺癌;起源于肺段支气管以下的肺癌,位于肺周围部分者称周围型肺癌。

(一)分类

肺癌主要分两大类:非小细胞肺癌和小细胞肺癌。非小细胞肺癌又分为几种主要组织学类型:即鳞状细胞癌、腺癌和大细胞癌。这种分类方法十分重要,因为两类肺癌的治疗方法是不同的。

1. 非小细胞肺癌

(1)鳞状细胞癌(鳞癌):在肺癌中约占50%。病人年龄大多在50岁以上,男性占多数。大多起源于较大的支气管,常为中央型肺癌。虽然鳞癌的分化程度不一,但生长速度尚较缓慢,病程较长,对放射和化学疗法较敏感。通常先经淋巴转移,血行转移发生较晚。

(2)腺癌:发病年龄较小,女性相对多见。多数起源于较小的支气管上皮,多为周围型肺癌;少数则起源于大支气管。早期一般没有明显临床症状,往往在胸部 X 线检查时发现,表现为圆形或椭圆形分叶状肿块。一般生长较慢,但有时在早期即发现血行转移,淋巴转移则较晚发生。细支气管肺泡癌是腺癌的一种类型,起源于细支气管黏膜上皮或肺泡上皮。发病率低,女性较多见,常位于肺野周围部分。一般分化程度较高,生长较慢,癌细胞沿细支气管、肺泡管和肺泡壁生长,而不侵犯肺泡间隔。淋巴和血行转移发生较晚,但可侵犯胸膜或经支气管播散到其他肺叶。在 X 线形态上可分为结节型和弥漫型两类。前者可以是单个或多个结节,后者形态类似支气管肺炎。

(3)大细胞癌:此型肺癌甚为少见,约半数起源于大支气管。细胞大,胞浆丰富,胞核形态多样,排列不规则。大细胞癌分化程度低,常在发生脑转移后才被发现。预后很差。

2. 小细胞癌(未分化小细胞癌) 发病率比鳞癌低,发病年龄较轻,多见于男性。一般起源于大支气管,大多为中央型肺癌。细胞形态与小淋巴细胞相似,形如燕麦穗粒。因而又称为燕麦细胞癌。小细胞癌恶性程度高,生长快,较早出现淋巴和血行广泛转移。对放射和化学疗法虽较敏感,但在各型肺癌中预后最差。

此外,少数肺癌病例同时存在不同类型的癌肿组织,如腺癌内有鳞癌组织,鳞癌内有腺癌组织或鳞癌与小细胞癌并存。这一类癌肿称为混合型肺癌。

(二)转移肺癌的扩散和转移

有下列几种主要途径:

1. 直接扩散 肺癌形成后,癌肿沿支气管壁并向支气管腔内生长,可以造成支气管部分或全部阻塞。癌肿可直接扩散侵入邻近肺组织,病变穿越肺叶间裂侵入相邻的其他肺叶。癌肿的中心部分可以坏死液化形成癌性空洞。此外,随着癌肿不断地生长扩大,还可侵犯胸内其他组织器官。

2. 淋巴转移 淋巴转移是常见的扩散途径。小细胞癌在较早阶段即可经淋巴转移。鳞癌和腺癌也常经淋巴转移扩散。癌细胞经支气管和肺血管周围的淋巴管道,先侵入邻近的肺段或肺叶支气管周围的淋巴结,然后根据癌所在部位,到达肺门或气管隆突下淋巴结,或侵入纵隔和支气管淋巴结,最后累及锁骨上前斜角肌淋巴结和颈部淋巴结。纵隔和支气管以及颈部淋巴结转移一般发生在肺癌同侧,但也可以在对侧,即所谓交叉转移。肺癌侵入胸壁或膈肌后,可向腋下或上腹部主动脉旁淋巴结转移。

3. 血行转移　血行转移是肺癌的晚期表现。小细胞肺癌和腺癌的血行转移较鳞癌更为常见。通常癌细胞直接侵入肺静脉,然后经左心随着大循环血流而转移到全身各处器官和组织,常见的有肝、骨骼、脑、肾上腺等。

临床表现

肺癌的临床表现与癌肿的部位、大小、是否压迫、侵犯邻近器官以及有无转移等情况有着密切关系。早期肺癌特别是周围型肺癌往往没有任何症状,大多在胸部 X 线检查时发现。癌肿在较大的支气管内长大后,常出现刺激性咳嗽,极易误认为伤风感冒。当癌肿继续长大影响支气管引流,继发肺部感染时,可以有脓性痰液,痰量也较前增多。另一个常见症状是血痰,通常为痰中带血点、血丝或断续地少量咯血,大量咯血则少见。有的肺癌病人,由于肿瘤造成较大的支气管不同程度的阻塞,发生阻塞性肺炎和肺不张,临床上出现胸闷、哮喘、气促、发热和胸痛等症状。

晚期肺癌压迫、侵犯邻近器官和组织或发生远处转移时,可以产生下列征象:①压迫或侵犯膈神经,引起同侧膈肌麻痹;②压迫或侵犯喉返神经,引起声带麻痹、声音嘶哑;③压迫上腔静脉,引起面部、颈部、上肢和上胸部静脉怒张,皮下组织水肿,上肢静脉压升高;④侵犯胸膜,可引起胸膜腔积液,往往为血性,大量积液可以引起气促;有时癌肿侵犯胸膜及胸壁,可以引起持续性剧烈胸痛;⑤癌肿侵入纵隔,压迫食管,可以引起吞咽困难;⑥上叶顶肺癌,也称肺上沟瘤。可以侵入纵隔和压迫位于胸廓上口的器官或组织,如第 1 肋骨、锁骨下动脉和静脉、臂丛神经、颈交感神经等,产生剧烈胸肩痛、上腔静脉怒张、水肿、臂痛和上肢运动障碍,同侧上眼睑下垂、瞳孔缩小、眼球内陷、面部无汗等颈交感神经综合征。肺癌血行转移后,按侵入的器官而产生不同症状。

少数肺癌病例,由于癌肿产生内分泌物质,临床上呈现非转移性的全身症状:如骨关节病综合征(杵状指、骨关节癌、骨膜增生等)、

Cushing 综合征、重症肌无力、男性乳腺增大、多发性肌肉神经痛等。这些症状在切除肺癌后可能消失。

诊断

早期诊断具有重要意义。只有在病变早期得到诊断和治疗,才能获得较好的疗效。为此,应当广泛进行防癌的宣传教育,劝阻吸烟,建立和健全肺癌防治网。对 40 岁以上成人,定期进行胸部 X 线普查。中年以上久咳不愈或出现血痰,应提高警惕,并做检查。如胸部 X 线检查发现肺部有肿块阴影时,应首先考虑到肺癌的诊断,宜行仔细的检查,不能轻易放弃肺癌的诊断或拖延时间,必要时应剖胸探查。

诊断肺癌的主要方法有:

1. X 线检查和 CT   大多数肺癌可以经胸部 X 线摄片和 CT 检查获得临床诊断。中央型肺癌早期 X 线胸片可无异常征象。当癌肿阻塞支气管,排痰不畅,远端肺组织发生感染时,受累的肺段或肺叶出现肺炎征象。若支气管管腔被癌肿完全阻塞,可产生相应的肺叶不张或一侧全肺不张。当癌肿发展到一定大小,可出现肺门阴影,由于肿块阴影常被纵隔组织影所遮盖,需做胸部 X 线断层摄影和 CT 才能显示清楚。在断层 X 线片上可显示突入支气管内肿块阴影,管壁不规则、增厚或管腔狭窄、阻塞。支气管造影可显示管腔边缘残缺或息肉样充盈缺损,管腔中断或不规则狭窄。肿瘤侵犯邻近的肺组织和转移到肺门及纵隔淋巴结时,可见肺门区肿块,或纵隔阴影增宽,轮廓呈波浪形,肿块形态不规则,边缘不整齐,有时呈分叶状。纵隔转移淋巴结,可使气管分叉角度增大,相邻的食管前壁也可受到压迫。晚期病例还可看到胸膜腔积液或肋骨破坏。CT 可显示薄层横断面结构图像,避免病变与正常组织互相重叠,密度分辨率很高,可发现一般 X 线检查隐藏区(如肺尖、脊椎旁、心后、纵隔等处)的早期肺癌病变,对中心型肺癌的诊断有重要价值。CT 可显示位于纵隔内的肿瘤阴影、支气管受侵的范围、癌肿的淋巴结转移以及对肺血管和纵隔内器官组织侵犯的程度,并可作为制定中心型肺癌的手术或非手术治疗方案的重要依据。X 线摄片可发现直径仅 1~2cm 的周围型肺癌,X 表现为肺野周围孤立性圆形或椭圆形块影,轮廓不规则,可呈小的分叶或切迹,边缘模糊毛糙,常显示细短的毛刺影。周围型肺癌长大阻塞支气管管腔后,可出现节段性肺炎或肺不张。癌肿中心部分坏死液化,可见厚壁偏心性空洞,内壁凹凸不平,很少有明显的液平面。CT 分辨率高,可清楚显示肺野中 1cm 以下的肿块阴影,因此可以发现一般胸部 X 线平片容易遗漏的较早期周围型肺癌。同时，也可帮助了解肺门及纵隔淋巴结转移情况，是否侵犯胸膜、胸壁及其他脏器，以及有无胸膜腔积液和癌肿内部空洞情况等。

2. 痰细胞学检查　肺癌表面脱落的癌细胞可随痰液咳出。痰细胞学检查，找到癌细胞可以明确诊断，多数病例还可判别肺癌的病理类型。起源于较大支气管的中心型肺癌，特别是伴有血痰的病例，痰中找到癌细胞的机会更多。临床上对肺癌可能性较大者，应连续数日重复送痰液进行检查。

3. 支气管镜检查　对中心型肺癌诊断的阳性率较高，可在支气管内直接看到并采取小块组织（或穿刺病变组织）做病理切片检查，亦可经支气管刷取肿瘤表面组织或吸取支气管内分泌物进行细胞学检查。

4. 纵隔镜检查　可直接观察气管前隆凸下及两侧支气管淋巴结情况，并可采取组织做病理切片检查，明确肺癌是否已转移到肺门和纵隔淋巴结。中心型肺癌，纵隔镜检查的阳性率较高。检查阳性者，一般说明病变范围广泛，不宜手术治疗。

5. MRI　能清楚地显示心脏大血管的解剖影像，能观察中心型肺癌与大血管的关系，是否侵犯或包绕大血管，对决定是否手术或选择手术方式提供重要的信息。

6. 放射性素　肺扫描肺癌及其转移病灶与放射性核素有亲和力。静脉注射后作肺扫描，在病变部位显现放射性核素浓积影像，阳性率可 80% 左右。但肺部炎症和其他一些非癌病变也可呈现阳性现象，因此必须结合临床表现和其他检查资料综合分析。

7. 经胸壁穿刺活组织检查　这个方法对周围型肺癌阳性率较高，但可能产生气胸、胸膜腔出血或感染，以及癌细胞沿针道播散等并发症，故应严格掌握检查适应证。

8. 转移病灶活组织检查　已有锁骨上、颈部、腋下等处淋巴结转移或出现皮下转移结节者，可切取转移病灶组织做病理切片检查，或穿刺抽取组织做涂片检查，以明确诊断。

9. 胸水检查　抽取胸水经离心处理后，取其沉淀做涂片检查，寻找癌细胞。

10. 开胸探查　肺部肿块经多种方法检查，仍未能明确病变的性质，而肺癌的可能性又不能排除时，如病人全身情况许可应做开胸探查术。术时可根据病变情况或活检结果，给予相应治疗，以免延误病情。

肺癌的 TNM 分期：肺癌的分期对临床治疗方案的选择具有重要指导意义。世界卫生组织按照肿瘤的大小（T）、淋巴结转移情况（N）和有无远处转移（M）将肺癌加以分期，为目前世界各国所采用。

鉴别诊断

肺癌病例按肿瘤发生部位、病理类型和病程早晚等不同情况,在临床上可以有多种表现,易与下列疾病混淆。

1. 肺结核

(1)肺结核球易与周围型肺癌混淆。肺结核球多见于青年,一般病程较长,发展缓慢。病变常位于上叶尖后段或下叶背段。在X线片上块影密度不均匀,可见到稀疏透光区和钙化点,肺内常另有散在性结核病灶。

(2)粟粒性肺结核易与弥漫型细支气管肺泡癌混淆。粟粒性肺结核常见于青年,全身毒性症状明显,抗结核药物治疗可改善症状,病灶逐渐吸收。

(3)肺门淋巴结结核在X线片上肺门块影可能误诊为中央型肺癌,肺门淋巴结结核多见于青少年,常有结核感染症状,很少有咯血。应当指出,肺癌可以与肺结核合并存在。二者的临床症状和X线征象相似易被忽视,以致延误肺癌的早期诊断。对于中年以上肺结核病人,在原有肺结核病灶附近或其他肺内出现密度较浓的块状阴影、肺叶不张、一侧肺门阴影增宽,以及在抗结核药物治疗过程中肺部病灶未见好转,反而逐渐增大等情况时都应引起对肺癌的高度怀疑,必须进一步做痰细胞学检查和支气管镜检查。

2. 肺部炎症

(1)支气管肺炎:早期肺癌产生的阻塞性肺炎,易被误诊为支气管肺炎。支气管肺炎发病较急,感染症状比较明显。X线片表现为边界模糊的片状或斑点状阴影,密度不均匀,且不局限于一个肺段或肺叶。经抗生素药物治疗后,吸收也较快。

(2)肺脓肿:肺癌X线片表现易与肺脓肿混淆。肺癌中央部分坏死液化形成癌性空洞时,症状迅速消失,肺部病变吸收。肺脓肿在急性期有明显感染症状,痰多,呈脓性;X线片空洞壁较薄,内壁光滑,常有液平面,脓肿周围的肺组织或胸膜常有炎性变化。

3. 肺部其他肿瘤

(1)良性肿瘤:如错构瘤、纤维瘤、软骨瘤等有时需与周围型肺癌鉴别。一般肺部良性肿瘤病程长,生长缓慢,临床上大多没有症状。X线片呈现接近圆形的块影,密度均匀,可以有钙化点,轮廓整齐,多无分叶状。

(2)支气管腺瘤:是一种低度恶性的肿瘤,发病年龄比肺癌轻,女性发病率较高。临床表现可以与肺癌相似,常反复咯血。X线表现有时也与肺癌相似。经支气管镜检查,诊断未能明确者宜早做开胸探查术。

4. 纵隔淋巴肉瘤　可与中心型肺瘤混淆。纵隔淋巴肉瘤生长迅速。临床上常有发热和其他部位表浅淋巴结肿大。在 X 线片上表现为两侧气管旁和肺门淋巴结肿大。对放射疗法高度敏感。小剂量照射后即可见到肿块影缩小。纵隔镜检查亦有助于明确诊断。

治疗

目前对肺癌主要采取以外科手术为主的综合治疗。首选疗法是外科手术,它是唯一可能将肺癌治愈的方法。然而肺癌是一种全身性疾病,单纯手术治疗并不能完全解决问题,必须与化疗、放疗及其他治疗联合应用,进行综合治疗。目前手术的远期(5 年)生存率不过是 30%~40%,效果不能令人满意。因此,必须提高对肺癌的警惕性,早诊早治,进一步探讨新的有效治疗方案和方法;此外,对现行的各种治疗方法必须恰当地联合应用,进行综合治疗,这样才有可能提高肺癌的治疗效果。具体的治疗方案应根据肺癌的 TNM 分期、细胞病理类型、病人的心肺功能和全身情况以及其他有关因素等,进行认真详细的综合分析后,确定个体化的治疗方案。

一般来讲,凡非小细胞肺癌 T_1 或 $T_2N_0M_0$ 病例以根治性手术治疗为主;而Ⅱ期和Ⅲ期病人则应加做术前后化疗、放疗等综合治疗;以提高疗效。小细胞肺癌常在较早阶段就已发生远处转移,手术很难治愈。可采用化疗－手术－化疗,化疗－放疗－手术－化疗,或化疗－放疗－化疗,以及附加预防性全脑照射等积极的综合治疗,已使疗效比过去有明显提高。

1. 手术治疗　目的是彻底切除肺部原发癌肿病灶和局部及纵隔淋巴结,并尽可能保留健康的肺组织。肺切除术的范围决定于病变的部位和大小。

> **特别提示**　对周围型肺癌一般施行肺叶切除术;对中心型肺癌,一般施行肺叶或一侧全肺切除术。有的病例,癌肿位于一个肺叶内,但已侵及局部主支气管或中间支气管,为了保留正常的邻近肺叶,避免做一侧全肺切除术,可以切除病变的肺叶及一段受累的支气管,再吻合支气管上下切端,临床上称为支气管袖状肺叶切除术,如果相伴的肺动脉局部受侵,也可同时做部分切除,端端吻合,称为支气管袖状

> **特别提示**
>
> 肺叶切除术,如果相伴的肺动脉局部受侵,也可同时做部分切除,端端吻合,称为支气管袖状肺动脉袖状肺叶切除术。肺切除的同时,应进行系统的肺门和纵隔淋巴结清扫术。对于已侵犯胸膜、胸壁、心包、大血管或其他邻近器官组织(T_3、T_4)时,可根据情况(如能切除者)进行扩大的肺切除术,例如联合胸壁切除及重建术、心包部分切除术、胸膜剥脱术、左心房部分切除、大血管部分切除重建等手术,扩大肺癌切除手术的范围大、损伤重,故在病例选择方面应特别慎重。

手术治疗结果:非小细胞肺癌 T_1 或 $T_2N_0M_0$ 病例经手术治疗后,约有半数的人能获得长期生存,有的报告其 5 年生存率可达 70% 以上。Ⅱ期及Ⅲ期病例生存率则较低。据统计,我国目前的肺癌手术的切除率为 85%~97%,术后 30 天死亡率在 2% 以下,总的 5 年生存率为 30%~40%。影响远期疗效的主要因素有:肿瘤的病理类型,肿瘤的大小和侵犯范围,有无淋巴结转移,手术方式,支气管切缘是否有癌残留,年龄以及病人的全身情况和免疫状态等。

手术禁忌证:①远处转移,如脑、骨、肝等器官转移(即 M_1 病例);②心、肺、肝、肾功能不全,全身情况差的病人;③广泛肺门、纵隔淋巴结转移,无法清除者;④严重侵犯周围器官及组织,估计切除困难者;⑤胸外淋巴结转移,如锁骨上淋巴结(N_3)转移等,肺切除术应慎重考虑。

2. 放射治疗　放射治疗是局部消灭肺癌病灶的一种手段。

> **特别提示**
>
> 在各种类型的肺癌中小细胞肺癌对放射疗法敏感性较高,鳞癌次之,腺癌和细支气管肺泡癌最低。

据统计,单独应用放射疗法 3 年生存率约为 10%。临床上常采用的是手术后放射疗法。对癌肿或肺门转移病灶未能彻底切除的病例,于手术中在残留癌灶区放置小的金属环或金属夹作标记,便于术后放射疗法时准确定位。一般在术后 1 个月左右病人健康情况改善后开始放疗,剂量约为 40~60Gy,疗程约 6 周。有的病例在手术前先作放射治疗,使肿瘤缩小,可提高肺癌病灶的切除率。晚期肺癌病例,伴有阻塞性肺炎、肺不张、上腔静脉阻塞综合征或骨转移引起剧烈疼痛者以及癌肿复发的病例,也可进行姑息性放射疗法,以减轻症状。

放射疗法可引起倦乏、胃纳减退、低热、骨髓造血功能抑制、放射性肺炎、肺纤维化和癌肿坏死液化形成空洞等放射反应和并发症,应给予相应处理。下列情况不宜行放射治疗:①健康情况不佳,呈现恶病质;②高度肺气肿放射治疗后将引起呼吸功能代偿不全;③全身或胸膜、肺广泛转移;④癌变范围广泛,放射治疗后将引起广泛肺纤维化和呼吸功能代偿不全;⑤癌性空洞或巨大肿瘤,后者放射治疗将促进空洞形成。对于肺癌脑转移病例,若颅内病灶较局限,可采用γ刀放射治疗,有一定的缓解率。

3. 化学治疗　对有些分化程度低的肺癌,特别是小细胞肺癌,疗效较好。化学疗法作用遍及全身,临床上可以单独应用于晚期肺癌病例,以缓解症状,或与手术、放射等疗法综合应用,以防治癌肿转移复发,提高治愈率。常用药物有:环磷酰胺、氟尿嘧啶、丝裂霉素、阿霉素、表阿霉素、长春碱、甲氨蝶呤、洛莫司汀(环己亚硝脲)、顺铂、卡铂、紫杉醇等。应根据肺癌的类型和病人的全身情况合理选用药物,并根据单纯化疗还是辅助化疗选择给药方法、决定疗程的长短以及哪几种药物联合应用、间歇给药等,以提高化疗的疗效。需要注意的是,目前化学药物对肺癌疗效仍然较差,症状缓解期较短,副作用较多。临床应用时应掌握药物的性能和剂量,并密切观察副作用。出现骨髓造血功能抑制、严重胃肠道反应等情况时要及时调整药物剂量或暂缓给药。

4. 中医中药治疗　按病人临床症状、脉象、舌苔等表现,应用辨证论治法则治疗肺癌,一部分病人的症状得到改善,寿命延长。

5. 免疫治疗　近年来,通过实验研究和临床观察,发现人体的免疫功能状态与癌肿的生长发展有一定关系,从而促使免疫疗法的应用。

(1)特异性免疫疗法:用经过处理的自体肿瘤细胞或加用佐剂后,做皮下接种进行治疗。如核酸等生物制品。

(2)非特异性免疫疗法激发和增强人体免疫功能。此外尚可应用各种白介素、肿瘤坏死因子、转移因子、干扰素、胸腺肽、香菇多糖等生物制品,激发和增强人体免疫功能。

(华　平)

第三节 食管癌

流行病学

食管癌是人类常见的恶性肿瘤。全世界每年大约有 20 余万人死于食管癌,我国每年死亡达 15 余万人,占据世界食管癌死亡人数的绝大部分。食管癌的发病率有明显的地域差异,高发地区食管癌的发病率可高达 150/10 万以上,低发地区食管癌的发病率只有 3/10 万左右。国外以中亚一带、非洲、法国北部和中南美为高发。我国以太行山地区、秦岭东部地区、大别山区、四川北部地区、闽南和广东潮汕地区、苏北地区为高发区。其中河南省林县,年龄调整的食管癌死亡率男性为 161.33/10 万人口,女性为 102.88/10 万人口,其死亡率居各种恶性肿瘤首位。

病因

食管癌的病因尚不完全清楚,但下列因素与食管癌的发病有关:

1. 亚硝胺及真菌　亚硝胺类化合物具有高度致癌性,可使食管上皮发生增生性改变,并逐渐加重,最后发展成为癌。一些真菌能将硝酸盐还原为亚硝酸盐,促进二级胺的形成,使二级胺比发霉前增高 50~100 倍。少数真菌还能合成亚硝胺。

2. 遗传因素　人群的易感性与遗传和环境条件有关。食管癌具有较显著的家族聚集现象,河南林县食管癌有阳性家族史者占 60%。

3. 营养不良及微量元素缺乏　在亚洲和非洲食管癌高发区调查发现,大多数居民所进食物缺乏动物蛋白质及维生素 B、维生素 A 和维生素 C。维生素 A 及维生素 B 缺乏与上皮增生有关,维生素 C 可阻断亚硝胺的作用。食管中微量元素,如铜、锰、铁、锌含量较低,亦与食管癌的发生有关。

4. 饮食习惯　食管癌病人与进食粗糙食物,进食过热、过快有关,因这些因素致食管上皮损伤,增加了对致癌物易感性。长期饮酒及吸烟者食管癌的发生率明显高于不饮酒、吸烟者。

5. 其他因素 食管慢性炎症、黏膜损伤及慢性刺激亦与食管癌发病有关,如食管腐蚀伤、食管慢性炎症、贲门失弛缓症及胃食管长期反流引起的 Barret 食管(末端食管黏膜柱状细胞化)等均有癌变的危险。

病理

食管癌绝大多数为鳞状上皮癌,占 95% 以上。腺癌甚为少见,偶可见未分化小细胞癌。食管癌以中胸段为多,其次为下胸段及上胸段。食管癌在发展过程中,早期及中晚期有不同的大体病理形态。早期可分为隐伏型、糜烂型、斑块型、乳头型或隆起型,这些类型的病变均局限于黏膜表面或黏膜下层。隐伏型为原位癌,侵及上皮全层;糜烂型大多限于黏膜固有层;斑块型则半数以上侵及黏膜肌层及黏膜下层。中晚期食管癌可分为五型:①髓质型:最常见,约占临床病例 60%,肿瘤侵及食管全层,向食管腔内、腔外生长。呈中重度梗阻,食管造影可见充盈缺损及狭窄,可伴有肿瘤的软组织阴影。②蕈伞型:约占 15%,肿瘤向管腔内突出,如蘑菇状,梗阻症状多较轻,食管造影见食管肿块上下缘形成圆形隆起的充盈缺损。③溃疡型:约占 10%,肿瘤形成凹陷的溃疡,侵及部分食管壁并向管壁外层生长。梗阻症状轻,X 线造影可见溃疡龛影。④缩窄型:约占 10%,癌肿呈环形或短管形狭窄,狭窄上方食管明显扩张。⑤腔内型:较少见,占 2%~5%,癌肿呈息肉样向食管腔内突出。

食管癌的扩散及转移:①食管壁内扩散:食管黏膜及黏膜下层有丰富的淋巴管相互交通,癌细胞可沿淋巴管向上下扩散。肿瘤的显微扩散范围大于肉眼所见,因此手术应切除足够长度,以免残留癌组织。②直接扩散:肿瘤直接向四周扩散,穿透肌层及外膜,侵及邻近组织和器官。③淋巴转移:是最主要的转移途径。上段食管癌常转移至锁骨上及颈淋巴结,中下段多转移至气管旁、贲门及胃左动脉旁淋巴结。但各段均可向上端或下端转移。④血运转移:较少见,主要向肺、肝、肾、肋骨、脊柱等转移。

临床表现

早期症状多不明显,偶有吞咽食物哽噎、停滞或异物感,胸骨后闷胀或疼痛。可能是局部病灶刺激食管蠕动异常或痉挛,或局部炎症、糜烂、表浅溃疡等所致,这些症状可反复出现,间歇期可无症状。中晚期症状主要是进行性吞咽困难,先是进干食困难,继之半流质,最后流质及唾液亦不能咽下,严重时可有食物反吐。随着肿瘤发展与肿瘤外侵而出现相应的晚期症状。若出现持续面严重的胸背疼痛为肿瘤外侵的表现。肿瘤累及气管、支气管可出现刺激性咳嗽。形成食管气管瘘,可引起进食呛咳及肺部感染,或高度梗阻致食物反流入呼吸道,声音嘶哑。穿透入血管可出现致死性大呕血。侵及喉返神经出现诊断对吞咽困难的病人,特别是 40 岁以上者和定期复查,除非已证实为良性病变,否则应多次检查,以免漏诊及误诊,主要的检查方法有以下几种。

1. 食管吞钡造影　早期食管癌的 X 线表现为局限性食管黏膜增粗、中断,小的充盈缺损及浅__龛影。中晚期则为不规则的充盈缺损或龛影,病变段食管僵硬、成角及食管轴移位。肿瘤巨大时,可出现软组织块影。严重狭窄病例,近端食管扩张。

2. 细胞学检查　食管拉网采集细胞检查,常用于本病的普查,对早期诊断有意义,阳性率可达到 90% 左右。除可明确诊断外,分段拉网检查尚可定位。

3. 内镜及超声内镜检查　食管纤维内镜检查可直接观察病变形态和病变部位,采取组织行病理检查。超声内镜检查尚可判断肿瘤侵犯深度,食管周围组织及结构有无受累,以及局部淋巴结转移情况。

4. 放射性核素检查　某些亲肿瘤的核素,对早期食管病变的发现有帮助。

5. CT　示食管癌向管腔外扩展的范围及淋巴结转移情况,对判断能否手术切除提供帮助。

除明确食管癌的诊断外,尚应进行临床分期,以便了解病情,设计治疗方案及比较治疗效果。现主要根据 1976 年全国食管癌防治会议制订标准及结合 1987 年国际抗癌联盟(UICC)的 TNM 分期标准。

区域淋巴结的分布因肿瘤位于不同食管分段而异。颈段食管癌的锁骨上淋巴结转移为区域淋巴结转移;中下胸段食管癌的锁骨上淋巴结转移为远处淋巴结转移。同样,下胸段食管癌的贲门旁、胃左动脉旁淋巴结转移为区域淋巴结转移;颈段食管癌的腹腔淋巴结转移则为远处转移。

鉴别诊断

食管癌应与下列疾病鉴别:

1. 反流性食管炎　有类似早期食管癌的症状,如刺痛及灼痛,X 线检查食管黏膜纹正常。必要时行细胞学及内镜检查。

2. 贲门失弛缓症　多见于年轻人，病程较长，症状时轻时重，X线吞钡见食管末端狭窄呈鸟嘴状，黏膜光滑。食管动力学测定见食管蠕动波振幅低，末端食管括约肌压力正常。

3. 食管瘢痕狭窄　有吞服腐蚀剂的病史，X线吞钡为不规则的线状狭窄。

4. 食管良性肿瘤　常见的有食管平滑肌瘤，病史一般较长，X线检查见食管腔外压迫，黏膜光滑完整。

5. 食管憩室　较大的憩室可有不同程度的吞咽困难及胸痛，X线检查可明确诊断。

治疗

食管癌应强调早期发现、早期诊断及早期治疗，其治疗原则是以手术为主的综合性治疗。主要治疗方法有手术、放疗、化疗、免疫及中医中药治疗。

1. 手术治疗

（1）手术适应证：全身情况良好，各主要脏器功能可耐受手术；无远处转移；局部病变估计有可能切除；无顽固胸背疼痛；无声嘶及刺激性咳嗽。

（2）手术禁忌证：①肿瘤明显外侵，有穿入邻近脏器征象和远处转移；②有严重心肺功能不全，不能承受手术者；③恶病质。

（3）手术切除可能性估计：病变越早，切除率越高；髓质型及覃伞型切除率较缩窄型及溃疡型高；下段食管癌切除率高，中段次之，上段较低；病变周围有软组织块影较无软组织块影切除率低；食管轴有改变者较无改变者切除率低。这些因素综合分析，对术前肿瘤切除可能性判断有较大帮助。

（4）食管癌切除：常用的手术方式有非开胸及开胸食管癌切除术两大类。非开胸食管切除术包括：①食管内翻拔脱术，主要适用下咽及颈段食管癌；②食管钝性分离切除术，可用于胸内各段食管癌，肿瘤无明显外侵的病例；③颈胸骨部分劈开切口，用于主动脉弓下缘以上的上胸段食管癌。这几种术式在切除肿瘤及食管后，采用胃或结肠经食管床上提至颈部与食管或咽部吻合。这类手术具有创伤小、对心肺功能影响小等优点，但不能行纵隔淋巴结清扫。开胸手术主要有：左胸后外侧切口，适用于中、下段食管癌；右胸前外侧切口，适用于中、上段食管癌，肿瘤切除后，经腹将胃经食管裂孔提至右胸与食管吻合，食管切除长度至少应距肿瘤上、下边缘5~7cm;若病变部位偏高,为保证食管足够切除长度,可行颈部切口,胃送至颈部与食管吻合,即右胸、上腹及颈三切口,目前对中段以上的食管癌多主张采用三切口方法。应同时行淋巴结清扫。

> **特别提示** 食管癌切除后常用胃、结肠重建食管,以胃最为常用,因其血供丰富、愈合力强、手术操作简单,只有一个吻合口,可用器械或手工吻合。因胃可上提至颈部,可用于各段食管癌切除重建。结肠有足够的长度与咽或颈部食管吻合,可用于肿瘤不能切除病人的旁路手术或已行胃大部切除的食管癌病人的重建术。下咽及上颈段食管切除后颈段食管缺损除用胃、结肠重建外,尚可用游离空肠移植或肌皮瓣重建。

(5)姑息性手术:对有严重吞咽困难而肿瘤又不能切除的病例,根据病人情况选择以下姑息手术,以解决病人进食。①胃或空肠造口术;②食管腔内置管术;多采用带膜记忆合金支架管,其置管方法简便,可解除病人进食梗阻。③食管分流术;在胸内用胃与肿瘤上方食管行侧侧吻合分流。若术前估计肿瘤切除困难,可采用非开胸胸骨后结肠旁路手术。

(6)术后常见并发症及处理:①吻合口瘘:多发生在术后5~10天,病人呼吸困难及胸痛,X线检查有液气胸征,口服碘水可见造影剂流出食管腔。应立即放置胸腔闭式引流、禁食,使用有效抗生素及支持治疗。早期瘘的病人,可试行手术修补,并用大网膜或肋间肌瓣覆盖加强。颈部吻合口瘘应扩大引流及更换敷料,多可自行愈合。②肺部并发症:包括肺炎、肺不张、肺水肿和急性呼吸窘迫综合征等,以肺部感染较为多见,应引起高度重视。术后鼓励病人咳嗽、咳痰,加强呼吸道管理以减少术后肺部并发症的发生。③乳糜胸:为术中胸导管损伤所致,多发生于术后2~10天,病人觉胸闷、气急、心慌。胸水乳糜试验阳性。一旦确诊,应放置闭式引流,密切观察引流量,流量较少者,可给予低脂肪饮食,维持水电解质平衡及补充营养,部分病人可愈合,对乳糜流量大的病人,应及时剖胸结扎乳糜管。④其他并发症有血胸、气胸及胸腔感染,根据病情进行相应的处理。

(7)手术效果:我国食管癌的手术治疗效果较好,手术切除率为56.3%~80%,5年生存率30%左右;早期食管癌切除率100%,5年生存率90%。

2. 放射治疗　颈段及上胸段食管癌和不宜手术的中晚期食管癌可行放射治疗。采用^{60}Co 或直线加速器体外放射治疗,放射量一般为 60～70Gy/6～7 周,亦有用食管腔内近距离后装放射治疗,均具有一定效果。

3. 药物治疗　食管癌对化疗药物敏感性差,可与其他方法联合应用。食管癌常用的化疗药物有顺氯氨铂(DDP)、博来霉素等。免疫治疗及中药治疗亦有一定作用。

(华　平)

第六章

一般外科

第一节 腹外疝

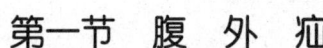
概述

腹外疝是由腹腔内脏器连同腹膜壁层,经腹壁薄弱区或孔隙,向体表突出所形成。如果脏器进入原有的腹腔内间隙囊内,则为腹内疝。腹外疝是腹部最常见的一类疾病,其中以腹股沟疝发生率最高,约90%,其次是股疝,约5%,此外,较常见的还有切口疝、脐疝和白线疝。

(一)病因

1. **腹壁强度减弱** 属于解剖结构原因,是疝发生的器质基础,有先天性和获得性两类。先天性的如腹膜鞘状突未闭,腹内斜肌下缘高位,脐环闭锁不全,腹壁白线缺损等。获得性原因有手术切口,引流口愈合不良、感染、炎症,老龄的肌肉退化萎缩,以及胶原代谢异常。

2. **腹内压力过高** 是一种诱发原因。如慢性咳嗽、慢性便秘、晚期妊娠、排尿困难以及腹内肿瘤等。

(二)构成

1. **疝门** 它是疝囊从腹腔突出的口,多呈环形,亦称疝环。相当于腹壁薄弱或缺损处。

2. **疝囊** 指壁层腹膜经疝门突出形成的囊袋结构。分为囊颈、囊体、囊底三部分。囊颈是指疝囊与腹腔连接的狭窄部,肠内容物经常经此处进出,故常受摩擦而增厚。囊体是疝囊的膨大部分。囊底是疝囊的最低部分。

3. **疝内容** 指从腹腔疝出而进入疝囊的脏器及组织。常见内容为小肠、网膜、结肠、膀胱、卵巢等。

4. **疝被盖** 疝囊以外的腹壁各层组织,由筋膜、肌肉、皮下组织和皮肤组成。

(三)类型

根据疝内容的病理变化和临床表现,可分为以下类型。

1. 易复性疝　指疝内容物很容易回入腹腔的疝。在腹外疝的早期,腹腔内容物仅在患者站立、行走、咳嗽等一时性腹内压突然升高疝出,而在平卧位时可自然或用手轻松还纳腹腔。

2. 难复性疝　指疝内容物不能完全还纳腹腔但是并不引起严重症状。常因疝内容物反复疝出,表面受摩擦而损伤,与疝囊发生粘连所致。

3. 滑动性疝　腹腔后位的脏器,在疝的形成过程中,可随后腹膜壁层而被下牵,也滑经疝门,构成疝囊的一部分,称为滑动性疝。常见的脏器为盲肠、乙状结肠、膀胱等。由于滑动过程容易发生粘连,故滑动性疝也属于难复性疝。

4. 嵌顿性疝　疝内容物突然不能还纳,发生疼痛等一系列症状者,称为嵌顿性疝。如嵌顿的内容为小肠,则产生急性肠梗阻症状。其主要病理特征是肠腔受压梗阻,但是其供应的动静脉血运尚未受阻。当嵌顿的肠袢近远端均同时受压导致完全性梗阻时,称为闭袢性肠梗阻,亦称为嵌闭性疝。如果嵌顿的仅为肠壁的一部分,肠系膜未进入疝囊,称为肠管壁疝(Richter 疝)。如果嵌顿的单是或有 Meckel 憩室,称为 Littre 疝。

5. 绞窄性疝　嵌顿性疝如果不及时解除系膜压迫,导致静脉及动脉受压,肠管血流逐渐减少,最终完全阻断,称为绞窄性疝。早期肠壁水肿增厚,色泽变为深红、紫红色,随着动脉血流阻断,肠壁弹性和蠕动均消失,终成紫黑色。到了晚期,肠壁黏膜发生溃烂,终至穿孔,肠内容外溢,引起广泛的急性粪便性蜂窝织炎。当嵌顿或绞窄性疝同时包含数个连续的肠袢,形如"W"状,称为逆行性嵌顿疝。

腹股沟斜疝

发生于腹股沟区的腹外疝,统称为腹股沟疝,发生率在人类的各种疝中最高。根据腹股沟区的解剖结构及疝门部位,临床上将腹股沟疝分为两种:腹股沟直疝和腹股沟斜疝。斜疝从腹壁下动脉外侧的腹股沟内环脱出,通过全腹股沟管,向内下前方斜行,再穿过腹股沟外环,形成疝块,并可下降至阴囊。直疝则位于腹壁下动脉内侧,直接从腹膜经腹股沟三角向前突出,既不经过内环、腹股沟管,也不落入阴囊。斜疝较直疝多见,占全部腹外疝或腹股沟疝的绝大多数,多发生于男性,右侧多于左侧。

(一)发病机制

腹股沟斜疝有先天性与后天性两种。

胚胎时期,睾丸位于腹膜后,并逐渐下降。在下降过程中,紧贴于睾丸前方的一部分腹膜，随同睾丸穿过腹股沟管下降至阴囊。这样便形成了上通腹腔的腹膜鞘状突。婴儿出生后，正常发育时，腹膜鞘状突除在阴囊部分称为睾丸固有鞘膜外，其余大部分均萎缩、闭塞形成纤维条索或消失。但是若这个腹膜鞘状突继续开放未闭，和腹腔仍然相通，则形成了一个天生的疝囊，遂形成先天性腹股沟斜疝。

后天性斜疝的机制完全不同。当腹横腱膜弓和腹内斜肌下缘高位或发育不全，可削弱腹股沟管腹壁薄弱区的抵抗力，使该部位的生理学上的保护机制失效，而导致诱发后天性斜疝。

（二）临床表现

腹股沟疝的特征性表现为腹股沟区有一肿块突出，开始仅在患者站立、劳动、行走、跑步或剧烈咳嗽时出现；平卧后，突出的肿块可以自行回复。肿块开始较小，随着疾病的发展，逐渐增大，自腹股沟下降至阴囊内。肿块上端狭小，下端宽大，如同一带柄的梨子，柄向外斜行通入腹股沟管。

检查时，患者仰卧，检查者用手轻按肿块上，嘱患者咳嗽，可以感到有膨胀性冲击感；如向外上方轻轻挤压，开始常有轻微的阻力感，随即很快回纳消失。如果内容物为大网膜，则有一种坚实感，无弹性。

疝块回纳后，检查者可用示指尖轻挑阴囊皮肤沿精索向上插入扩大外环，进入腹股沟管内，嘱患者咳嗽后，指尖有冲击感。较大的疝块在回纳后，嘱患者咳嗽，可见到疝块从腹股沟中点上方，相当于外环处自外上方向内下方突出下降。疝块回纳试验也可在患者站立时进行。

> **特别提示** 还纳疝块后，检查者用手紧压内环，然后嘱患者用力咳嗽，肿块并不出现，但若移开手指，则可见疝块自外上方向内下方鼓出，则可肯定为腹股沟斜疝。这种压迫试验可以用来鉴别斜疝和直疝。后者在疝块回纳后，用手压迫内环嘱患者咳嗽，疝块仍可出现。

疝形成后，由于经常摩擦或轻度炎症，疝内容物与疝囊内壁逐渐形成粘连，导致疝内容物不能完全还纳入腹腔，常见于下降至阴囊的较大斜疝。难复性疝局部可有不同程度的酸胀、下坠和疼痛感，但肿块仅能部分还纳，不能完全消失。此外，尚有所谓的消化不良和便秘等症状。在疝的长期病程中，极有可能突发嵌顿和绞窄，且多无明显诱因。疝一旦嵌出，即表现出明显疼痛，疝块紧张坚实，变硬，触痛明显。如果嵌顿的是肠袢，则出现典型的急性肠梗阻症状。

(三)鉴别诊断

典型的腹股沟疝根据上述症状和体检,诊断不难,但是仍需要和下列常见疾病相鉴别:

1. 睾丸鞘膜积液　完全在阴囊内,肿块上缘可触及,无蒂柄进入腹股沟管内,不能还纳,透光试验阳性。肿块呈囊性弹性感。

2. 精索鞘膜积液　肿块位于腹股沟睾丸上方,无还纳史,肿块较小,有囊性感,边缘清楚。但无咳嗽冲击感,透光试验阳性。

3. 交通性鞘膜积液　肿块于每日起床或站立活动后逐渐缓慢出现,平卧后逐渐缩小。透光试验阳性。

4. 睾丸下降不全　隐睾多位于腹股沟管内,肿块小,边缘清楚。同时患侧阴囊内摸不到睾丸。

(四)治疗

手术是首选的治疗方法。婴儿在长大过程中,腹肌逐渐强壮,斜疝有自愈可能。

> **特别提示**　一般主张在一周岁内的婴儿,暂时不考虑手术,可用绷带压住腹股沟管内环,以防疝块脱出。

1. 疝带治疗　适用于老年体弱或因其他疾病不能施行手术者。首先必须先还纳疝内容物,因此疝带不能用于难复性疝。疝带的压垫抵住内环,阻止疝块脱出。长期使用可使疝囊颈部因反复摩擦变得肥厚坚韧,从而促使疝内容物与疝囊内壁发生粘连,形成难复性疝。

2. 手术治疗　术前首先要治疗好诱发腹内压增加的一些因素,如慢性咳嗽、排尿困难、便秘、腹水等。妊娠和局部皮肤感染应该推迟手术时间。

(1) 疝囊切除、高位结扎术:手术在内环处显露疝囊颈,在疝囊颈根部高位结扎或贯穿缝合,切除疝囊。此手术仅适用于婴幼儿。因其在发育中腹肌逐渐强壮可使腹壁加强。也适用于斜疝绞窄发生肠坏死,局部有严重感染的病例。

(2) 传统的疝修补术:是前期治疗腹股沟斜疝最常用的手术。修补在高位切断、结扎疝囊颈后的基础上进行。包括内环修补和腹股沟管壁修补两个环节。内环修补只适用于内环扩大、松弛的病例。腹股沟管壁的修补是修补术的注意环节:

1) Ferguson法:在切断疝囊颈部做高位结扎后,不游离精索,仅将腹内斜肌下缘和腹横腱膜弓在精索浅面缝至腹股沟韧带上,目的是消除上述两者间的空隙薄弱区。是一种加强腹股沟管前壁的修补术。

2) Bassini 法:切断并高位结扎疝囊颈部后,将精索游离,在精索深面将腹内斜肌下缘和腹横筋膜弓缝至腹股沟韧带上,加强腹股沟管后壁。适用于成人腹股沟斜疝。

3) McVay 法:与 Bassini 法的唯一区别处,是将腹内斜肌下缘和腹横筋膜弓缝至耻骨梳韧带上,达到加强腹股沟管后壁的目的。适用于腹壁肌肉重度薄弱的成人、老年人和复发性斜疝。

4) Halsted 法:游离精索后,在其深面将腹内斜肌下缘和腹横筋膜弓与腹股沟韧带缝合后,再做腹外斜肌腱膜缝合。适用于腹壁肌肉重度薄弱的斜疝。

5) Shouldice 法:将腹横筋膜自耻骨结节处向上切开,直至内环,后将切开的两叶重叠缝合,先将外下叶缝于内上叶的深面,再将内上叶的边缘缝于髂耻束上,以再造适合的内环。然后将腹内斜肌缝合于腹股沟韧带深面。适用于较大的成人腹股沟斜疝和直疝。

(3) 无张力疝修补术:传统疝手术的致命缺陷是非生理解剖性的高张力性缝合。现代疝手术改进要点在于最大限度地不干扰腹股沟区的正常解剖结构及无张力修补。随着材料科学的进步,一种不可吸收、具有良好组织相容性和不易感染性、能迅速与人体组织黏合固定的现代人工合成材料的应用,使腹股沟疝治疗达到无张力性修补。Usher 首次报道用 Marlex 聚丙烯片所做的系列实验研究和临床应用结果。Lichtenstein 等在美国外科杂志刊登了用 Marlex 补片填充腹股沟管壁之间的组织空隙,并提出无张力修补(tension-free repair)这个新概念,从而使疝修补手术进入使用补片的无张力修补时代。无张力修补腹股沟疝的优点是术后疼痛轻、术后恢复快、手术指征宽、复发率低等特点。当前无论在腹股沟疝还是切口疝修补中主要使用不可吸收的合成材料的基础聚合体,通常有聚丙烯(polyprophelene)、聚酯(polyester)和膨化聚四氟乙烯(expanded polytetrafluorethyline)等。

无张力疝修补手术仅需最小范围处理精索及邻近组织,减少大量的组织解剖和分离工作,克服传统手术对正常解剖的干扰,与传统手术相比,其手术特点如下:①手术简单、快速。②设计科学、合理,符合正常腹股沟管的解剖、生理,修补可靠,无张力。③创伤小,痛感轻,恢复快。该手术切开腹外斜肌腱膜仅 3～4cm,对腹外斜肌腱膜仅行少许游离,而且不需作腹股沟区的广泛解剖剥离,这种相对微创的手术操作,使病人的痛苦大大减轻,恢复快。④安全性高。该手术无须打开疝囊,减少误伤内脏的风险,无须在深部缝合,避免损伤大血管的可能。手术可在局麻下进行,对身体干扰小,人工复合材料有一定的抗感染力,不会增加切口的感染率。

无张力疝修补手术适应证相对更宽,适用于:①各种初发与复发腹股沟疝。②中度腹压增加及腹股沟管后壁薄弱,如慢性咳嗽、前列腺肥大排尿困难、习惯性便秘和高龄病人(尤其80岁以上老人)。③患有心血管疾病的老龄病人。④巨大疝环、肝硬化伴轻度腹水。但是遇下列情况宜推迟手术的进行:心力衰竭控制不满意、无法控制的腹水、有严重呼吸困难、前列腺肥大有较多残余尿者。

无张力疝修补手术的技术要点:目前临床上有多种无张力疝修补手术方式,我们以应用较广泛的疝环填充式无张力疝修补术为例介绍疝修补术的要点。

> **特别提示**
>
> 1)精细的手术操作、严格的无菌技术和确切止血对避免术后感染和血肿等并发症很重要。
>
> 2)腹外斜肌腱膜切开后两侧分离范围相当于成形补片大小,不作广泛剥离。
>
> 3)疝囊一定要高位游离,以保证其充分内翻,使充填物完整地塞入内环口,深度与腹横筋膜齐平。
>
> 4)疝囊回纳入腹腔后,将充填物的外瓣缝合于内环口周围的腹横筋膜处。
>
> 5)若疝囊过大则行疝囊横断,使大疝囊变成小疝囊,重建的疝囊大小以恰好塞入充填物为适,远端疝囊予以切开扩大。
>
> 6)网塞不要塞的过紧或过松。
>
> 7)补片中央通过精索的孔穴不能太小,避免影响睾丸的血运。
>
> 8)补片与耻骨交叠1~2cm,固定在该处的腱膜组织上避免复发。
>
> 9)补片一定要展平,避免张力,覆盖腹股沟管的整个底部和使补片超过底部的周界而有充分的组织接触面。补片四周与腹内斜肌、腹横肌腱弓、腹股沟韧带缝合固定以防止卷曲。
>
> 10)避免损伤生殖神经、髂腹股沟神经和髂腹下神经。
>
> 11)对于嵌顿疝病人,也可采用此手术。但若术中发现有肠管坏死穿孔,存在较严重污染,不宜行此手术。

腹股沟直疝

腹股沟直疝是指疝环位于腹壁下动脉的内侧,经直疝三角向腹壁外突出的腹股沟疝。其发病原因是腹股沟区内侧原是一特别薄弱区,仅有一层菲薄的腹横筋膜遮盖,其浅面是腹外斜肌腱膜和皮肤。如果腹内斜肌和腹横腱膜弓在腹直肌鞘和耻骨梳韧带的止点位置偏高,肌纤维倾斜度减小,并老年肌肉萎缩,则腹股沟管内侧的空隙变宽,导致疝形成。此外,慢性咳嗽、排尿困难、慢性便秘和过强的劳动都可以增加腹内压,促使直疝的发生。

直疝疝块多呈半球形,位于耻骨结节外上方,在患者站立时候出现。平卧后,由于疝囊颈宽大,多能自行回入腹腔而消失,不需手法复位。回复后,用手指插入腹股沟管外环,常可扪到后壁有较大的缺损。咳嗽时,有膨胀冲击感。直疝极少发生嵌顿,从不降入阴囊。

对于直疝的治疗,首先要控制诱导其产生的诱发原因。如不能控制或伴有严重的心脏疾病者,可使用疝带。而手术方式目前多采用无张力疝修补术。

股疝

凡是经过股环、股管而自卵圆窝突出的疝,称为股疝。股疝多见于中年以上的经产妇女,右侧较多见。

(一)解剖学基础

股管是一个峡长形潜在的间隙,长 1.0~1.5cm。股管有上下两口,上口为股环,椭圆形,直径约 1.25cm,上覆盖有股环隔膜。股管前界是腹股沟韧带,内界是陷窝韧带,后界是耻骨梳韧带,外界是股静脉。股管下口为卵圆窝,在耻骨结节的外侧约 2cm 处,是阔筋膜的一个缺陷,呈椭圆形,上有一层薄膜覆盖,称为筛状板。由于股管几乎是垂直的,疝内容物似直线状下坠,但一出卵圆窝,却折转向前,形成一锐角。加以股环本身狭小,周围韧带坚韧,极易发生嵌顿,并发展为绞窄。

(二)临床表现

疝块一般不大,呈半球形隆起,位于腹股沟韧带下方,卵圆窝处。症状轻微,常不为患者注意。特别是肥胖者更易疏忽,仅在久站或咳嗽者,略有坠胀感,由于疝囊颈较狭窄,咳嗽冲击感不太明显。早期易回纳,由于疝块外有较多的脂肪组织,疝块并不能完全消失。并且,疝囊易与大网膜发生粘连,难以回纳,形成难复性疝。

> **特别提示** 疝块极易嵌顿,引起局部剧烈疼痛,出现明显的肠梗阻症状。腹痛可以十分剧烈,以致有些病例可以掩盖局部症状,特别是对于没有股疝病史的,极易漏诊。因此,对于急性腹痛的患者,特别是女性,一律检查卵圆窝。

(三)鉴别诊断

1. 腹股沟疝　腹股沟斜疝位于腹股沟韧带的上内方,呈梨形,而股疝则位于其下外方,多呈半球形。疝块还纳后,用手指压迫腹股沟管内环,嘱患者站立或咳嗽,在腹股沟斜疝时疝块不出现,而股疝复现。

2. 大隐静脉曲张结节　在患者站立或咳嗽时可增大,平卧后消失,可误诊为可复性股疝。鉴别要点是用手指压住股静脉近侧端,可使大隐静脉曲张结节膨胀增大,而股疝不能。静脉曲张者常伴有下肢其他部分的静脉曲张。

3. 淋巴结肿大　嵌顿性股疝应与急性淋巴结炎相鉴别,后者常呈椭圆形,虽有压痛,但是没有剧烈腹痛等急性肠梗阻病史。

(四)治疗

对于股疝,其嵌顿率较高,又容易导致绞窄,因此明确诊断后应早期手术治疗。对于传统的手术方法多采用 McVay 修补术。目前,随着无张力疝修补术的普及应用,无张力疝修补同样也试用于股疝。如使用无张力疝修补时,宜用疝环填充式无张力疝修补术,在疝囊回纳后用网塞置于股环处,在固定网塞时注意勿损伤内侧的股静脉。不再使用成行补片置于网塞的浅面。

但是,对于嵌顿性股疝的手术方法的选择要依据局部感染的情况而定。

(刘　璐)

第二节　甲状腺功能亢进

甲状腺功能亢进根据治疗方法的选择,分为:①原发性甲亢:腺体肿大和功能亢进综合征同时出现,腺肿多为弥漫性,两侧常对称。多有眼球突出,并伴有胫前黏液性水肿。②继发性甲亢:多发生于单纯性甲状腺肿的流行地区,由多年存在的结节性甲状腺肿转变继发功能亢进综合征。③高功能腺瘤:腺体内有单个自主性高功能结节,是继发性甲亢的一种特殊类型。

病因

研究发现,95%的原发性甲亢患者血液中有几种与促甲状腺激素类似的物质,都能促进人和动物甲状腺释放甲状腺激素,其属于G类的免疫球蛋白,分别称为长效甲状腺刺激素(LATS)、刺激甲状腺抗体(TSAb)、刺激甲状腺免疫球蛋白(TSI)等,这些物质都能与甲状腺滤泡壁细胞膜上的促甲状腺激素受体相结合,从而激活细胞膜上的腺苷环化酶,导致甲状腺分泌大量 T_3 和 T_4。因此,原发性甲亢是一种自体免疫性疾病,产生此种自体抗体的抗原,就是甲状腺滤泡壁细胞膜上的促甲状腺激素受体。

继发性甲亢和高功能腺瘤的发病原因目前未完全明确。血液中长效甲状腺刺激素等的浓度不高。它们是结节本身自主的分泌,不受促甲状腺激素的调节而是结节内滤泡无抑制性的分泌 T_3、T_4 激素,因此抑制了垂体前叶分泌促甲状腺激素,导致结节周围的甲状腺组织功能被抑制而呈萎缩状态。

病理

腺体内血管增多、扩张、淋巴细胞浸润。滤泡壁细胞多呈高柱状,且发生增生,形成突入滤泡腔内的乳头状体。但是滤泡腔内的胶体含量反而减少,这说明大部分已经变成甲状腺激素而释放血液中。

临床表现

女性与男性患者比例为4:1。原发性甲亢患者年龄多在20~40岁之间。甲状腺功能亢进的主要症状可归纳为五方面,其中除眼睛症状外,都与甲状腺功能的亢进有关。而除基础代谢率增高外,其他四方面的症状可能不全存在。

1. 甲状腺 体积略肿大,一般不引起压迫症状。由于腺体血管扩张血流加速,扪诊时有震颤,听诊可有杂音,尤其在上级处更为明显。

2. 自主神经系统 表现为交感神经功能的过度兴奋,原发性甲亢更为明显。患者多言,性情急躁,易激动,且失眠,双手常有细而速的颤动。患者常有热感,容易出汗,皮肤较温暖,说明血管舒缩功能的异常兴奋。

3. 眼睛 典型症状为双侧眼球突出、眼裂增宽和瞳孔散大。个别严重患者上下眼睑闭合困难,甚至不能盖住角膜。突眼的严重程度与甲亢的严重程度无关。突眼的病理表现是眼球后脂肪组织和肌肉的水肿、肥厚,有显著的淋巴细胞浸润和亲水性黏多糖沉淀。近年来认为突眼是和一种称为眼病性免疫球蛋白的自体抗体(OIg)有关。OIg的抗原是眼球后组织,突眼就是OIg不断作用于眼球后组织自体抗原的后果。其他的眼征:①眼睛向下看时,上眼睑不能随眼球下闭。②凝视时极少瞬眼。③两眼集合能力差。

4. 循环系统 交感神经兴奋导致心率加速,脉率每分钟达100次以上。随病情发展,左心逐渐扩张而肥大,且伴有收缩期杂音。严重患者有心律失常,以心房颤动最为常见。最终发生心力衰竭。由于心排出量增多,因而收缩期血压升高,由于周围血管舒张,因而舒张期血压下降,导致脉压增大。

5. 基础代谢 基础代谢率显著增高,程度与临床症状的严重程度平行。轻度甲亢的基础代谢率多在+20%~30%之间;中度在+30%~60%之间;严重的多在60%以上。

6. 其他 患者消瘦、体重减轻、易感疲劳,但是食欲亢进。有时出现停经、阳痿和腹泻等症状。极个别患者伴有局限性胫前黏液性水肿,常与严重突眼同时或先后发生。临床表现为双侧小腿前方下段和足背的皮肤呈暗红色、粗糙、变韧,形成大小不同的片状结节,含有黏多糖沉积。其发病机制不明,可能与自身免疫有关。

诊断

具有典型症状的患者,易于诊断。但是对于甲状腺不肿大、无突眼症状的早期或轻度的病例,则心跳、多汗等症状常被误诊为心血管系统官能症。测定甲状腺功能状态有三种方法:基础代谢率、甲状腺吸^{131}I率以及放射免疫法测定血清中T_3、T_4含量。

1. **基础代谢率** 需在患者清晨空腹静卧条件下根据脉压和脉率反复进行测定。常用的公式有两个:基础代谢率(%) = (脉率 + 脉压) − 111

基础代谢率(%) = 0.75 × [脉率 + (0.74 × 脉压)] − 72

2. **正常人放射性碘摄取试验** ^{131}I在24小时内能被甲状腺摄取30%~40%,其他的60%~70%在48小时内由尿排出。

> **特别提示** 如果在2小时甲状腺所摄取的^{131}I为入体总量的25%以上,或24小时为入体总量的50%以上,且吸^{131}I高峰提前出现,都表示甲状腺功能亢进。

3. **测定血清中T_3、T_4** 是较准确的指标。甲亢发生的早期,T_3上升较早而快,约4倍于正常值;而T_4则较慢,约2.5倍,故T_3的测定是诊断甲亢的敏感依据。此外,诊断有困难时,还可进行促甲状腺激素释放激素兴奋试验。

治疗

首先患者需要充分安静,避免情绪过分激动。并发有心力衰竭时需要卧床休息。饮食应给予高热量和富有维生素的食物。近年来,主要的治疗方法都限于减低亢进的甲状腺功能。根据年龄、病情轻重、原发或继发性、有无合并妊娠谨慎选择。主要有以下三种治疗方法:

1. **抗甲状腺药物的治疗** 主要有丙基硫氧嘧啶和他巴唑或甲亢平。

> **特别提示** 抗甲状腺药物作用是通过抑制过氧化酶,阻止甲状腺内的无机碘转变为有机碘,即阻止无机碘与酪氨酸的合成。并可抑制免疫球蛋白的生成,使血液中长效甲状腺刺激素下降。可缓解除突眼外的其他症状;但是服用较久后,由于垂体前叶的代偿作用,增加了促甲状腺激素的分泌,遂发生甲状腺的肿大和动脉性充血。

初用剂量丙基硫氧嘧啶为每日200~400mg,他巴唑或甲亢平为每日20~40mg。3~4周后,如果疗效显著(基础代谢率下降、体重增加),剂量可以较少。同时给予甲状腺素片避免甲状腺的肿大和充血。

维持剂量丙基硫氧嘧啶为每日 100～200mg,他巴唑或甲亢平为每日 10～20mg,连续服用 6～12 个月。

抗甲状腺药物的临床适应证:①病程短、病情轻的原发性甲亢。②20 岁以下的青少年和儿童。③伴发严重疾病不能手术的患者。④术后复发的患者。⑤术前准备。

抗甲状腺药物的临床禁忌证:①有气管压迫症状的患者。②高度突眼的患者。③妊娠和哺乳的妇女。

抗甲状腺药物的缺点:①疗程长,复发率高。②甲状腺肿大、充血,引起腺体与周围组织的粘连,增加手术操作的难度。③发生过敏和中毒反应,如药物热、皮炎、荨麻疹、关节痛及粒细胞缺乏。

2. 放射性碘治疗　功能亢进的甲状腺摄取 70%～80% 进入体内的 ^{131}I,并先集中储存在腺体内功能亢进的部分。^{131}I 在甲状腺内放出 β 射线,有效射程为 2mm,因此不致损害甲状腺的邻近组织,仅破坏功能亢进的甲状腺组织,从而减少甲状腺激素的合成和分泌。^{131}I 治疗的优点:用极小的量即可达到良好的疗效。估计 ^{131}I 的治疗剂量应根据甲状腺体的大小或重量、基础代谢率的高低、原发或继发性、病人的年龄等因素。腺体小或年轻者,剂量可较小;基础代谢率高、继发性甲亢或高功能腺瘤者,剂量要大。通常剂量为每克甲状腺组织投 ^{131}I 100μCi,空腹一次服用。

^{131}I 治疗的主要适应证为:①伴有其他严重疾病不能手术治疗的患者。②手术后复发的患者。③年龄在 40 岁以上的原发性甲亢。

禁忌证为:①妊娠或哺乳的妇女。②轻度甲亢患者。③青春期前后的患者。

3. 手术治疗　是目前最有效的治疗方法,尤其对于较严重的病例。对于继发性甲亢和高功能腺瘤,应用抗甲状腺药物和 ^{131}I 治疗的效果不佳,同时还有恶变可能的患者,应采取手术治疗。手术方法为甲状腺大部切除术,可缓解或治愈突眼以外其他的所有症状。

手术治疗的禁忌证为:①青少年患者。②病情较轻者。③伴有其他系统疾病不能耐受手术者。但是因甲状腺功能亢进对于妊娠可造成不良影响,对于妊娠 4～6 个月的患者,仍考虑手术治疗。晚期因甲状腺功能亢进与妊娠间的相互影响不大,则可待分娩后再行手术。

(刘　璐)

第三节 甲状腺癌

甲状腺肿瘤分为良性和恶性两类。良性中多为腺瘤,恶性中多为癌,肉瘤少见。甲状腺癌约占全身恶性肿瘤的0.2%(男性)~1%(女性)。在我国其发生率约为11.44/10万,其中男性5.98/10万,女性14.56/10万。

病理分型

根据肿瘤的病理特征,甲状腺癌可分为以下四种。

1. 乳头状腺癌 约占60%,恶性较低。主要转移至颈部淋巴结。有时原发病灶很小,未被察觉,但是颈部转移的淋巴结已经很大。患者常是年轻人,多为女性。

2. 滤泡状腺癌 约占20%,恶性中度。手术时约有10%患者已有血行转移,颈淋巴结转移较少。患者多为中年人。

3. 未分化癌 占10%~15%,按照细胞形态又可分为小细胞和巨细胞癌二型,恶性程度高。很早转移至淋巴结,也可经血行转移至肺和骨。患者常为老年人。

4. 髓样癌 占5%~10%,细胞排列呈巢状、带状或束状,无乳头或滤泡结构,其间质内有淀粉样物质沉着。它发生于滤泡上皮以外的滤泡旁细胞,分泌大量降钙素。组织学上虽呈未分化状态,但是其生物特性与未分化癌不同。恶性程度中等。较早出现颈淋巴结转移,晚期可出现血行转移。

临床表现

甲状腺结节明显增大,质地变硬,腺体在吞咽时上下移动性减少。这三个症状如果在短期内迅速出现,则多为未分化癌;如果逐渐地出现,而患者的年龄在40岁以下,则腺癌的可能性较大。颈淋巴结的转移在未分化癌很早,在腺癌则较晚。晚期出现波及耳、枕部和肩部的疼痛,声音嘶哑,继而发生压迫症状如呼吸困难、吞咽困难和明显的Horner综合征。远处转移主要是扁骨和肺。

在髓样癌,常有家族史。由于肿瘤本身可产生激素样活性物质

(5-羟色胺和降钙素),因此在临床上可出现腹泻、心悸、脸面潮红和血钙降低等症状。此外,还可伴有其他内分泌腺体的增生。

诊断

甲状腺癌的早期诊断主要有以下三个方面:

1. **病史** ①地方性甲状腺肿非流行地区的儿童甲状腺结节。②成年男性甲状腺内的单发结节。③多年存在的甲状腺结节,短期内明显增大。

2. **体征** 甲状腺结节有时很小,不易触及。

> **特别提示** 一般来说,多个结节多为良性病变。而单个结节的性质,首选B超来区别实体性或囊肿性结节。实体性结节的若呈强烈不规则反射,恶性可能性大。对于实体性结节,应常规行核素检查。如为冷结节,则恶性可能性大。

3. **细针穿刺细胞学检查** 细针的直径为0.7~0.9mm,应在结节内以2~3个不同的方向行穿刺吸取。一般来说,细针穿刺活检的诊断正确率可高达80%,但是最终确诊应由病理切片检查来决定。

鉴别诊断

1. **亚急性甲状腺炎** 病史中多有上呼吸道感染。血清中T_3、T_4浓度增加,但是放射性碘的摄取量却显著降低,这种分离现象具有很高的诊断价值。

2. **慢性淋巴细胞性甲状腺炎** 多发生于女性,病程较长,甲状腺肿大呈弥漫性、对称,表面光滑。试用甲状腺制剂后腺体可明显缩小。

3. **乳突状囊性腺瘤** 由于囊内出血,短期内甲状腺腺体可迅速增大。追问病史有重体力劳动或剧烈咳嗽病史。

治疗

甲状腺癌的治疗以手术为主,而手术范围和疗效与肿瘤的病理类型有关。

1. **乳头状腺癌** 如果颈淋巴结没有转移,肿瘤局限在一侧的腺体内,需将患侧腺体连同峡部全部切除,对侧腺体大部切除;如果肿瘤已侵犯左右两叶,则需将两侧腺体、连同峡部全部切除,并至少保留一侧的甲状旁腺。对没有颈淋巴结转移的乳头状腺癌一般不需要清除患侧颈淋巴结。但是如果已有颈淋巴结转移,则应在切除原发癌的同时清除患侧颈淋巴结。

2. 滤泡状腺癌　即使肿瘤局限在一侧的腺体内,也应将两侧的腺体、连同峡部的全部切除。如果颈淋巴结已有转移,大都已有远处血行转移。因此,即使彻底清除颈淋巴结,也多不能提高手术疗效。

3. 未分化癌　此种病理类型肿瘤的发展迅速,强行手术切除有可能加速癌细胞的血行扩散,不能达到手术的目的。因此临床上高度怀疑时,可取活组织检查来证实。而治疗则以放射为主。

4. 髓样癌　应采取积极手术切除两侧腺体连同峡部,同时清除患侧或双侧淋巴结。

> **特别提示**
>
> 施行甲状腺腺体全切时应采取"囊内切除"法,尽量保留腺体背面的囊壁。而囊壁上面残留的腺体组织可用锐性的刮匙刮去,这样既可避免损伤喉返神经,也能保护甲状旁腺。降低术后双侧喉返神经的麻痹和手足搐搦的发生率。
>
> 关于颈淋巴结的清扫,目前多主张行"改良的颈淋巴结清除术",指不需要清除颌下、颏下三角淋巴结,还应保留胸锁乳突肌,更不需要切除颈内静脉。
>
> 放射性碘治疗甲状腺癌的疗效与肿瘤细胞摄取放射性碘的剂量有关。肿瘤细胞摄取放射性碘的多少与癌细胞分化程度成正比。未分化癌已失去甲状腺细胞的正常构造和性质,摄取放射性碘量极少,因此疗效不佳;对髓样癌,放射性碘也无效;分化程度较好的乳头状癌和滤泡状腺癌,摄取放射性碘量较高,疗效较好。
>
> 如果已有远处转移,对于局部可以全部切除的腺癌,应全部切除患侧及健侧的全部腺体,并清除患侧颈淋巴结,并用放射性碘治疗远处转移。腺癌的远处转移,只能在切除全部甲状腺后才能摄取放射性碘。对于放射性碘无效的病例,应早期给予足够量的甲状腺制剂,每日120～180mg,以抑制促甲状腺的分泌。
>
> 4%～7%的结节性甲状腺肿有恶变的可能,并且甲状腺腺瘤有10%的癌变率,因此对于结节性甲状腺肿和甲状腺腺瘤早期需施行手术治疗,预防甲状腺癌的发生。

(刘　璐)

第四节　原发性甲状旁腺功能亢进

甲状旁腺分泌甲状旁腺素(PTH)，生理功能是调节体内钙的代谢，维持体内钙、磷的平衡。甲状旁腺素对血钙的调节是通过肾脏、骨骼和肠道三个器官：①抑制肾小管对磷的回吸收，使尿磷增加，血磷降低；同时加强肾小管对钙的回吸收；并促进1-羟化酶在肾脏内激活维生素D_3。②促进破骨细胞的脱钙作用，使磷酸钙自骨质脱出，提高血钙和血磷的浓度。③通过维生素D_3作用，增加小肠黏膜对钙的吸收。因此通过甲状旁腺素作用，可引起血钙显著增加，血磷随之降低；同时，尿钙和尿磷的排出量都增高。而原发性甲状旁腺功能亢进多由于甲状旁腺腺瘤引起，较少由于多发的腺瘤或四个甲状旁腺的增生引起，由于腺瘤的自主性，血钙过高并不能抑制甲状旁腺素的合成和释放，因此血钙持续增高。

临床分型

1. 肾型　约70%，主要表现为尿路结石，较少为肾实质的钙盐沉积。
2. 肾骨型　约20%，表现为尿路结石和骨骼的脱钙表现。
3. 骨型　约10%，表现为骨骼的脱钙病变。骨质疏松，骨外层和骨小梁萎缩、变薄，骨组织多为纤维组织替代，并形成多个囊肿和巨细胞瘤样变。

临床表现

多见于20~50岁，女性多于男性。肾型常被忽略。近年来在系统检查尿路结石的患者中，5%~10%发现有原发性甲状旁腺功能亢进。对反复发作的肾结石，特别是双肾结石，需考虑此病。

骨型多属于晚期，病变的骨骼(指骨、股骨、胫骨、盆骨和腰椎)有疼痛，呈结节状增厚、凸凹不平、弯曲或畸形；有时发生病理性骨折。X线片上表现为骨质疏松、变薄、变形，骨内有多个透明的囊肿影。由于血钙增高，因此神经肌肉的应激性减低，引起全身肌张力降低，胃肠蠕动减弱，出现疲乏、食欲减低、恶心、便秘，甚至咽肌无力导致吞咽困难。

甲状旁腺功能亢进可伴有胃、十二指肠溃疡，且合并上消化道出血。这可能是由于血钙过高刺激胃泌素分泌过多,或由于血钙过高促使迷走神经末梢释放乙酰胆碱,导致胃酸分泌过多。部分病人可并发急性胰腺炎,这可能与胰管内钙盐沉积有关,或在血钙过高的环境下,胰蛋白酶原被激活。

血钙常超过 12mg%,血磷多降至 2~3mg%,血中碱性磷酸酶常增加。并且,由于部分血钙与血清白蛋白相结合,因此血清白蛋白浓度可影响血钙的浓度,故在测定血钙前应该测定血清白蛋白是否正常。

尿中钙排出量显著增高,即使在低钙饮食三日后,24 小时仍超过 200mg。此外,尿中环磷酸腺苷的排出量升高,测定对于诊断有重要的意义。

诊断

原发性甲状旁腺功能亢进的诊断注意依靠综合指标如血钙、钙磷比值、肾小管磷回吸收试验等。如果多次检查血钙含量增高、磷含量降低、尿中钙的排出量增高,大多数病理可确诊。结合典型的骨相改变:指骨骨膜下骨质吸收、囊肿形成,颅骨斑点状脱钙,必要时行髂嵴活组织检查,显示破骨细胞活跃,可以肯定诊断。

放免法测定血清 PTH 浓度,正常人在 100pg/ml 以下。正常情况下,血清 PTH 浓度与血钙含量呈反馈关系。因此,如果血钙正常或略升高,而血清 PTH 增高,可以诊断原发性甲状旁腺功能亢进。

对于腺瘤的定位,多采用 B 超为首选的检查方法,准确率高达 90%。CT 和甲状腺下动脉插管造影,都有助于肿瘤的定位。

治疗

手术切除是甲状旁腺腺瘤的首选治疗方法。对于早期病例疗效较好;但是对严重的晚期病例,即使有效地切除了腺瘤,也常很难恢复因肾实质的钙盐沉积所引起的严重肾脏损害。

> **特别提示** 由于多数腺瘤发生于右侧的下甲状旁腺,一般手术先探查甲状腺右叶的背面。又由于腺瘤可以多发的存在,因此,即使在右侧已发现腺瘤,也应常规探查左侧。腺瘤一般如樱桃大小,圆形或卵形,质软,红褐色,有完整的包膜。较易从甲状腺背面分离出来,其血管蒂要仔细结扎、切断。并且,术中常规行冰冻病理切片,明确诊断。

肿瘤切除后 1~3 天内，由于腺瘤引起的正常甲状旁腺的不活动性萎缩，正常甲状旁腺功能不足，或由于脱钙的骨骼大量的再吸收血钙，导致血钙含量常降至正常值以下，临床上表现为手足搐搦。这种情况多见于骨型或肾骨型，其轻重也多与骨骼的脱钙程度呈正比。治疗方面用 10% 氯化钙溶液静脉注射，或口服维生素 D_3。如果 4~6 周后血钙仍然低下，可给予二氢速固醇。另外，由于甲状旁腺还具有多尿功能，因此手术后，有时可发生少尿，甚至无尿。一般在输入大量液体后多能好转。

(刘　璐)

第五节 常见乳房良性疾病

乳房感染性疾病

乳房感染常见于18~50岁的妇女，一般分为哺乳期乳腺炎和非哺乳期乳腺炎，现在非哺乳期的乳腺炎越来越多。

(一)临床特点和诊断

(1)病人感觉乳房胀痛，局部红肿，发热，严重时可引起全身炎症反应，并发脓毒症。

(2)患侧腋窝淋巴结常肿大、压痛。

(3)治疗不及时或治疗无效后期可形成脓肿，表浅的脓肿可看见发红的肿物，有波动感，深部的脓肿需通过B超诊断。细针穿刺可抽出脓液。

(4)白细胞计数可升高。

(二)治疗

原则是消除感染，排空乳汁。

(1)当炎症还是蜂窝织炎未形成脓肿时，应用抗生素治疗可获得良好的效果。乳腺炎最常见的致病菌是金黄色葡萄球菌和S-溶血性链球菌，应用青霉素或苯唑西林钠治疗，也可应用头孢菌素治疗。但是因为四环素、氨基糖苷类、磺胺类和甲硝唑可被分泌至乳汁，所以应避免使用。

(2)脓肿形成时，除了应用抗生素外，还应引流脓肿。一种方法是在B超引导下行脓肿反复抽吸，如果抽吸不能控制疾病，就应当手术切开脓肿引流。手术采用放射状切口，乳晕下或深部脓肿可采用乳晕边缘或乳房下缘的弧形切口。

(3)一般不停止哺乳，患侧乳房可采用吸乳器吸尽乳汁，促使乳汁通畅排出。

(三)预防

预防乳头损伤，保持乳头清洁，避免乳汁淤积。

乳腺囊性增生病

常见于中年妇女,是妇女多发病,其病理形态复杂,有时本病的临床表现易与乳腺癌混淆,所以应当认真鉴别。

(一)临床表现和诊断

(1)乳房的胀痛,可分为周期性痛和非周期性痛。周期性痛与月经周期有关,月经前疼痛明显,而月经来潮后缓解。

(2)体检可扪及乳房肿物,片状或结节状,有时弥漫分布,有时局限于一部分,多见于乳房外上象限。

(3)有时可伴有乳头溢液,多为浆液性溢液。

(4)为了排除乳腺癌应当作乳房钼靶照片和乳腺B超。

(二)治疗

(1)轻度乳腺痛可通过生活调节,如戒烟,少食含咖啡因的食物,以及低脂饮食,以及穿戴合适的胸罩。

(2)中到重度的乳腺痛一般需要通过药物治疗。中药或中成药如逍遥散。西药有月见草油;他莫西芬10mg,每日一次;达那唑和溴隐亭。周期性乳腺痛绝经后会缓解。

乳腺纤维腺瘤

女性最常见的良性肿瘤,发病高峰年龄20~30岁,多为单发,少数多发。乳房肿物是主要表现,有些肿物可缓慢增大。常需要手术切除,切除的标本应当常规送病理。

乳管内乳头状瘤

多见于40~50岁的妇女,大多数发生于大乳管近乳头的壶腹部。位于乳腺周围的发生于中小乳管的乳头状瘤常多发。临床上常表现为乳头溢液,多为血性,也有暗棕色和黄色液体。治疗以手术为主,术前应准确定位。乳管内乳头状瘤恶变率为6%~8%。

(贾卫娟)

第六节 乳腺恶性疾病

乳房肉瘤

乳房肉瘤是来源于中胚叶结缔组织的恶性肿瘤,包括叶状囊肉瘤、纤维肉瘤、血管肉瘤和淋巴肉瘤等,其中最常见的是叶状囊肉瘤,按其分化程度可分为良性、交界性和恶性。常见于50岁以上的妇女,临床上通常表现为乳房较大的肿块,质地中等,边界较清楚,肿块表面的皮肤可见静脉扩张。一般很少腋窝淋巴结转移,可发生血行转移。治疗时第一次的手术彻底切除很重要。放疗和化疗的疗效不确定。

乳腺癌

乳腺癌是妇女最常见的恶性肿瘤之一,在西方国家乳腺癌的发病率是妇女恶性肿瘤的第一位,我们国家乳腺癌的发病率也逐年升高。

(一)高危因素

传统的高危因素包括:初潮年龄小于12岁;绝经年龄大于55岁,未生育过或初产年龄大于30岁;良性乳腺疾病(活检为增生性疾病或不典型增生性疾病);乳腺癌家族史。最近研究的可能高危因素包括:绝经后妇女的体重指数;骨矿物质密度;激素替代治疗;酗酒;绝经前吸烟等。

(二)病理类型

1. 原位癌(非浸润性癌) 包括导管原位癌、小叶原位癌和不伴浸润性癌的乳头湿疹样癌。

2. 浸润性非特殊癌 包括浸润性小叶癌、浸润性导管癌、硬癌、不典型的髓样癌、单纯癌、腺癌等。此型是乳腺癌中最常见的类型,占80%。

3. 浸润性特殊癌 包括乳头状癌、典型髓样癌、小管癌、腺样囊性癌、黏液腺癌、大汗腺样癌、鳞状细胞癌等。此型的预后较浸润性非特殊癌好。

4. 其他罕见癌

(三) 转移途径

1. **局部扩展** 可侵及胸壁肌肉、Cooper 韧带和皮肤。
2. **淋巴转移** 主要有两条途径即癌细胞沿淋巴的引流途径引流到同侧腋窝或(和)同侧胸骨旁淋巴结,最后进入血流。一般腋窝淋巴结转移率为 60%～80%,胸骨旁淋巴结转移率为 20%～30%。其他的淋巴转移途径有转移到对侧腋窝或腹股沟淋巴结。
3. **血运转移** 乳腺癌最常见的远处转移途径为肺、骨、肝。

(四) 分期

现在多采用国际抗癌协会建议的 TNM 分期(第六版):

T0:未发现原发癌;

Tis:原位癌;

T1:癌瘤长径≤2cm;

T2:癌瘤长径＞2cm,≤5cm;

T3:癌瘤长径＞5cm;

T4:癌瘤不管大小,但侵及皮肤或胸壁,包括炎性乳癌;

N0:没有同侧腋窝淋巴结转移;

N1:临床扪及同侧腋窝淋巴结肿大,可活动;

N2:临床扪及同侧腋窝淋巴结肿大,固定或同侧腋窝淋巴结没有扪及肿大但同侧胸骨旁淋巴结扪及肿大;

N3:临床扪及锁骨下淋巴结肿大或腋窝淋巴结肿大伴胸骨旁淋巴结肿大或同侧锁骨上淋巴结肿大;

M0:没有远处转移;

M1:有远处转移。

乳腺癌手术后应当采用病理分期,病理分期中的 T 和 M 与临床分期相同,N 分期如下:

N0:同侧腋窝淋巴结没有转移;

N1:同侧腋窝淋巴结 1～3 个转移或(和)同侧胸骨旁淋巴结转移;

N2:同侧腋窝淋巴结 4～9 个转移或同侧腋窝淋巴结没有转移但临床上扪及胸骨旁淋巴结肿大;

N3:同侧腋窝淋巴结 10 个以上转移或锁骨下淋巴结转移或锁骨上淋巴结转移。

根据 TNM 情况,乳腺癌可以分为以下几期:

0期:Tis N0 M0;
Ⅰ期:T1 N0 M0;
Ⅱ期:T0~1N1M0,T2N0-1M0,T3N0M0;
Ⅲ期:T0~2N2M0,T3N1-2M0,T4任何NM0,任何TN3M0;
Ⅳ期:包括M1的任何TN。

(五)诊断

乳腺癌早期诊断的理由是基于乳腺癌的预后与肿瘤分期的关系。肿瘤体积越大,腋窝淋巴结转移的越多,长期存活越差,而肿瘤的体积和腋窝淋巴结的转移数随着时间的增加而增加。

大多数的前瞻性随机对照实验都证明应用乳腺钼靶照片进行普查可以增加早期乳腺癌的检出率,从而降低乳腺癌的死亡率。乳腺癌的X线表现为高密度的毛刺状肿物,细小钙化,或结构扭曲。

乳腺高频B超对检出致密性乳腺中的肿物有一定帮助。可以鉴别肿物为囊性还是实性。还可以引导进行肿物的定位穿刺活检。

乳腺肿物的最终确诊要依靠病理。目前常用的有细针穿刺细胞学检查、空芯针穿刺活检的组织学检查和肿物切除活检。

乳头溢液者可做乳管内视镜检查。

(六)治疗

1. 手术治疗

(1)保留乳房的乳腺癌根治术(breast conservation therapy):Ⅰ期和Ⅱ期乳腺癌患者首选此种手术方式。保留乳房手术的绝对禁忌证是:胸壁或乳房以前有过放疗;怀孕期;多中心性疾病;广泛的恶性钙化。相对禁忌证是:胶原血管病史;肿瘤大小;乳房大小;多个病灶需要两个或以上切口。

(2)乳腺癌根治术:手术切除整个乳房、胸大肌、胸小肌、腋窝及锁骨下淋巴结整块切除。

(3)乳腺癌改良根治术:有两种术式,一是保留胸大肌,切除胸小肌;二是保留胸大肌、胸小肌。

(4)乳腺癌扩大根治术:在根治术的基础上,同时切除同侧胸骨旁淋巴结。

(5)单纯乳房切除术:只切除整个乳房。

2. 化学药物治疗 根据大量的临床随机对照实验,业已证明浸润性乳腺癌术后应用辅助化疗可以改善生存率。一般认为辅助化疗应当术后早期应用,联合化疗的效果优于单药化疗,辅助化疗用药应当足剂量。

浸润性乳腺癌术后辅助化疗的指征:腋窝淋巴结阳性;腋窝淋巴结阴性但是有下列任何一个高危因素者:肿瘤大于 2cm;核分级 2 级或以上;激素受体阴性;脉管侵入;HER2 阳性。

常用化疗方案:CMF 方案(环磷酰胺、甲氨蝶呤、氟尿嘧啶)、CA/EF 方案(环磷酰胺、阿霉素/表阿霉素、氟尿嘧啶)以及联合蒽环类和紫杉醇类药物。

Ⅲ期乳腺癌可以将化疗在手术之前进行,就叫做术前化疗,一般药物和方案与术后辅助化疗相同。

3. 内分泌治疗　　70% ~ 80%乳腺癌雌激素受体(ER)或孕激素受体(PR)阳性,称为激素依赖性肿瘤,这些肿瘤对内分泌治疗有效。乳腺癌内分泌治疗最重要的一个抗雌激素药物是三苯氧胺(tamoxifen)。三苯氧胺的用量为每天 20mg,服用 5 年。新近发展的内分泌治疗药物芳香化酶抑制剂被证明疗效优于三苯氧胺,但是只能用于绝经后乳腺癌妇女。

4. 放射治疗　　放疗是乳腺癌局部治疗的重要手段之一。保留乳房的乳腺癌手术后应当常规进行全乳房放疗。根治术后放疗的指征是:4个以上腋窝淋巴结转移或阳性淋巴结占淋巴结总数的 1/2;腋中或腋上组淋巴结转移;胸骨旁淋巴结转移;原发灶位于乳房的中央或内侧;原发肿瘤大于 5cm。

5. 生物治疗　　最近的研究证实曲妥珠单抗对 HER2 阳性的乳腺癌患者有一定的效果,对于手术后辅助治疗可以提高生存率。

(贾卫娟)

第七章

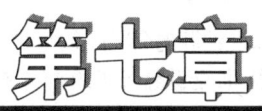

外科医师手册

普通外科

PuTong WaiKe

第一节 原发性肝癌

原发性肝癌(以下简称肝癌)是我国最常见的恶性肿瘤之一,统计资料表明,全世界每年约45%新发病的肝癌病例在我国大陆。近20年来肝癌的病死率又有上升趋势,已成为我国第2位恶性肿瘤致死原因。本病可发生于任何年龄,但中年男性较多,恶性程度较高。其病因可能与肝炎、肝硬化、黄曲霉毒素及亚硝胺类致癌物质等有关。

【临床表现】

起病隐匿早期缺乏典型症状。经 AFP 普查检出的早期病例可无任何症状和体征,称亚临床肝癌。自行就诊者多为中晚期,其主要特征为:

1. 肝区疼痛　半数以上有肝区疼痛,多呈持续性肿痛或钝痛。如病变侵犯膈肌,疼痛可牵涉右肩,如肿瘤生长缓慢,则可完全无痛或仅有轻微钝痛。当肝表面的癌结节破裂,坏死的癌组织及血液流入腹腔时,可突然引起剧痛,从肝区开始迅速扩散至全腹,产生急腹症症状。如出血量大,可引起昏厥和休克。

2. 肝大　肝呈进行性肿大,质地坚硬,表面凹凸不平,有大小不等的结节或巨块,边缘钝而不整齐,常有不同程度的压痛。肝癌突出于右肋弓下或剑突下时,上腹可呈现局部隆起或饱满。

3. 黄疸　一般在晚期出现,可因肝细胞损害而引起,或由于肿瘤压迫、侵犯肝门附近的胆管,或癌组织和血块脱落引起胆道梗阻所致。

4. 肝硬化征象　肝癌伴有肝硬化门静脉高压者可有脾大,腹水,静脉侧支循环形成等表现。腹水很快增多,一般为漏出液。血性腹水多因癌侵犯肝包膜或向腹腔内破溃引起。

5. 恶性肿瘤的全身表现　进行性消瘦,发热,食欲不振,乏力,营养不良和恶病质等,少数肝癌患者由于癌本身代谢异常进而影响宿主机体导致内分泌或代谢异常,可有特殊的全身表现,称伴癌综合征,以自发性低血糖症,红细胞增多症常见。对肝大且有这类表现的患者应警惕本病存在。

6. 转移灶症状　如发生肺、骨、胸腔等处转移,可产生相应症状。

特别提示　胸腔转移以右侧多见,可有胸水。骨骼或脊柱转移,可有局部压痛或神经受压症状,颅内转移癌可有神经定位症。

病理

1. 肉眼类型

(1) 早期肝癌:小肝癌,一般是指单个癌结节直径小于3cm,或结节数目不超过2个,直径总和在3cm以下,患者常无临床症状,而血清AFP阳性的原发性肝癌。瘤结节呈球形或分叶状,灰白色质较软,切面无出血坏死,与周围组织界限清楚。

(2) 中晚期肝癌

1) 巨块型:肿瘤为一实体巨块,圆形或椭圆形,直径常大于15cm,多位于肝右叶内。质软,切面呈杂色,常有出血坏死。瘤体周边常有散在的卫星状瘤结节。

2) 结节型:最多见,常发生于肝硬化的肝内。瘤结节多个分散,呈圆形或椭圆形,大小不等,直径由数毫米到数厘米不等,有的相互融合成较大的结节。被膜下的瘤结节向表面隆起,切面呈褐绿色,有时见出血。

3) 弥漫型:癌组织在肝内弥散分布,无明显的结节形成,此型少见。

2. 组织学类型

(1) 肝细胞癌:最多见,是由肝细胞发生的癌。分化较好患者癌细胞与正常肝细胞相似。分化差患者癌细胞异型性明显,常有巨核及多核瘤细胞。

(2) 胆管上皮癌:较少见,是由肝内胆管上皮发生的癌。其组织结构多为腺癌或单纯癌。较少合并肝硬化。

(3) 混合性肝癌:具有肝细胞癌和胆管上皮癌两种结构,最少见。

诊断

自行就诊者常具有典型症状,一般已到中晚期。对有肝病史的中年人,尤其是男性患者,如有不明原因的肝区疼痛、消瘦、进行性肝大者,应做AFP测定等实验室检查和影像学检查,包括CT、MRI等,争取早期诊断。

鉴别诊断

1. **继发性肝癌** 原发于胃肠道、呼吸道、乳房等处的癌灶常转移至肝。这类癌病情发展较慢,症状较轻。AFP检查除少数原发癌在消化道的病例为阳性外,一般为阴性。确诊关键在于病理检查和找到肝外原发癌的证据。

2. **肝硬化** 若肝硬化的病例有明显肝大、质硬的大结节或肝萎缩变形而影像学检查又发现占位性病变,则肝癌的可能性大,反复检查AFP或AFP异质体,密切随访可确诊。

3. **肝脓肿** 一般有明显炎症的临床表现,肿大的肝表面平滑无结节,触痛明显。邻近脓肿的腹壁常有水肿,右上腹肌紧张。超声检查可见肝内液性暗区。

4. **肝脏良性占位病变** 包括肝血管瘤、肝囊肿、肝包虫病等,可用CT、MRI和超声检查帮助诊断,有时需要剖腹探查确诊。

扩散途径

肝癌首先在肝内蔓延和转移。癌细胞常沿门静脉播散,在肝内形成转移癌结节,还可逆行蔓延至肝外门静脉主干,形成癌栓,引起门静脉高压。肝外转移主要通过淋巴道转移至肝门淋巴结、上腹部淋巴结和腹膜后淋巴结。晚期可通过肝静脉转移到肺、肾上腺、脑及骨等处。

治疗

1. **手术切除**

> **特别提示** 仍是目前根治原发性肝癌的最好方法,凡有手术指征者均应不失时机争取手术切除。肝癌手术根据其时机分为根治性切除,对复发肝癌的再切除和肿瘤缩小后的二期切除。

2. **不可切除肝癌的非手术治疗**

(1)肝动脉栓塞化疗(TACE):应用经导管肝动脉栓塞术治疗不能手术切除的肝癌。是目前不可切除的中晚期肝癌的首选疗法。常用的化疗药物有丝裂霉素C、5-氟尿嘧啶、阿霉素、顺铂等。栓塞剂应用明胶海绵、碘化油、中药白及等。

(2)放射治疗:肝癌细胞属于对放疗敏感细胞,目前已成为肝癌综合治疗的常用方法之一。放疗适应证:①全身情况较好,肝功能代偿期。②不可切除型肝癌,但肿瘤较局限(主要位于右叶,<10cm)。③肝细胞癌伴门静脉/下腔静脉癌栓。④肝细胞癌腹腔淋巴结转移。⑤肝细胞癌肾上腺转移。⑥肝细胞癌骨转移。

(3)局部微创治疗

1)经皮穿刺酒精注射疗法:用无水酒精(乙醇)直接注射到肿瘤中,使癌细胞脱水变性、肿瘤血管凝固栓塞而产生疗效。对较小的肝癌可能有根治效果,主要适用于肿瘤直径小于5cm,尤其是小于3.0cm的肝细胞癌,癌结节数目不超过3个,肝功能ChildA、B级的患者及手术切除后复发的患者。

2)射频消融治疗:其方法是在B超引导下通过计算机引导经皮穿刺将电极针插入癌灶内,在电脑程序控制下进行加温治疗,可造成癌性坏死。射频治疗的手术指征有:①治疗前4周未接受过栓塞化疗。②肝功能ChildA或B级。③预期生命超过3个月。④肿瘤未侵犯左右肝管。

(4)中医治疗:多采用辨证施治、攻补兼施的方法,治则为活血化瘀、软坚散结、清热解毒等。中药与化疗、放疗合用,可改善症状,调节机体免疫功能,减少副反应,提高疗效。

(5)生物和免疫治疗:在手术切除或化疗、放疗后,应用生物和免疫治疗可起到巩固和增强疗效的作用。

随访

特别提示 影像学检查2年内每三月1次,然后每年1次。AFP检查,如果最初是升高的,2年内每三月1次,然后每六个月1次。

HBV、HCV阳性的病人,采用基于干扰素为主的方案抗病毒治疗可以考虑。如果疾病进展,重新按照指引选择治疗方案。

(陈汝福　商昌珍)

第二节 肝外伤

肝脏是人体内最大的实质性器官,组织脆弱,血管丰富,极易受损伤而破裂,一旦破裂即可导致大出血和胆汁外溢。由于肝脏位于横膈下,外有胸壁和肋骨的保护,因此肝外伤的同时常常合并其他脏器伤,形成救治复杂的复合伤。按是否与外界相通,肝外伤可分为开放性外伤和闭合性外伤。开放性外伤损伤程度往往与损伤部位密切相关。而闭合性外伤可造成包膜下血肿、肝中心破裂、肝真性破裂等。肝外伤的并发症主要有脏器衰竭、感染、出血和胆瘘等。

临床表现

对于右下胸部或右上腹部外伤患者都有可能存在肝外伤,外伤的主要临床表现是腹腔内出血、休克和腹膜刺激征。

1. 肝脏表浅裂伤　由于出血和胆汁外渗不多,患者多仅有右上腹疼痛,临床表现常常较轻。随着出血和胆汁外渗的停止,腹痛症状可自行减轻甚至消失。

2. 肝包膜下血肿　因血肿导致包膜张力增加而主要表现为肝区疼痛、肝肿大。血肿也可因持续出血而破裂,出现急性腹痛和内出血症状。

3. 肝脏中心性破裂　因多有广泛肝组织碎裂和肝内较大血管和胆管断裂,出血量和胆汁外渗量大而迅速,临床可出现休克、剧烈腹痛和明显的腹膜刺激征,且上述表现可进行性加重。

4. 严重肝碎裂伤或合并大血管破裂　可因迅速大量出血而短期内出现严重休克和意识障碍,常因出血迅速而现场死亡。

> **特别提示**　体格检查除有贫血和休克的体征外,主要有腹壁肌肉紧张、压痛、反跳痛、肝区叩痛以及肠鸣音减弱或消失等腹膜刺激征。出血量大时,可有明显的腹部移动性浊音。体格检查的同时应注意有无合并其他脏器损伤。

【诊断】

对于右下胸部或右上腹部钝性及锐性外伤患者均应怀疑存在肝外伤可能。肝外伤的临床表现主要是腹膜刺激症状和急、慢性失血的表现。

> **特别提示** 怀疑存在肝外伤可能时,B超检查为最常用的首选检查手段。

肝外伤可表现为肝包膜连续性破坏,有条状回声增强,包膜下或实质内有低回声区,肝周或腹腔内有液性暗区。诊断性腹腔穿刺也是一种简便实用的方法,如抽出不凝血即为阳性。此外,X线、CT、MRI检查均有助于明确诊断。

【治疗】

1. 非手术治疗　非手术治疗的指征:①入院时患者神志清楚,能正确的回答医生提出的问题和配合进行体格检查。②血液动力学稳定,收缩压在90mmHg以上,脉率低于100次/分。③无腹膜炎体征。④B超或CT检查确定肝损伤情况不严重,如肝脏表浅裂伤等。⑤未发现合并其他内脏伤。在非手术治疗过程中,必须密切观察病情变化,必要时反复做B超检查,如非手术治疗效果不理想,应果断手术治疗肝外伤。

2. 手术治疗　对于单纯的肝外伤,如裂口小于2cm,可不必清创,予以单纯缝合修补即可。

> **特别提示** 对于严重的肝外伤,彻底清创和止血是手术的关键步骤。

对于严重的肝损伤,应做清创性肝切除,尽可能多的保留正常肝组织,以减少手术死亡率和术后并发症的发生率。

（商昌珍）

第三节 肝血管瘤

肝血管瘤是肝脏最常见的良性肿瘤。近年来,随着超声技术的不断普及,在体检中肝血管瘤的检出率不断增加,使人们对血管瘤的认识不断深入。肝血管瘤包括海绵状血管瘤、动脉瘤、毛细血管瘤、血管内皮细胞瘤等,其中以肝海绵状血管瘤最常见。血管瘤形成原因未明,有人认为是肝内血管结构发育异常所致,也有人认为与雌激素水平有关。本病中年女性多见,女性的发病率是男性的6倍。

临床表现

肝海绵状血管瘤是一种最常见的肝脏良性肿瘤,可发生于任何年龄,单发较多见,右叶发病多于左叶。本病多无明显症状,多在体检中发现,表现为肝内占位病变,故临床上要注意与肝癌鉴别。体积较大的血管瘤可有肝区不适、胀痛、破裂的危险。如果肿瘤破裂出血,可引起急腹症或内出血症状。小血管瘤无体征,较大血管瘤可触及肝大或于右上腹扪及包块。

诊断

对于有或无肝区胀痛,肝大或触及包块,而化验不支持肝脏恶性病变,均应考虑排除肝血管瘤。

> **特别提示**
>
> 诊断主要采用影像学检查方法,包括:
> 1. 彩色B超　可显示肝血管瘤样改变;
> 2. CT检查　肝内有密度均匀的低密度区,增强后肿瘤边缘区可出现"C"形增强带;
> 3. 肝动脉造影　病变部位周边出现"血管湖"影像,造影剂滞留时间较长;
> 4. 腹腔镜检查　能观察肝表面肿瘤颜色及形状。

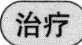

无症状的肝海绵状血管瘤可不予治疗,有症状的较大血管瘤,一般做手术切除治疗。若血管瘤局限于一叶,可行手术切除,位于两叶的病例则不适于切除。当血管瘤发生出血或破裂时,应急症手术。

(陈汝福　商昌珍)

第四节 肝囊肿

肝囊肿（cyst of liver）指肝内出现的单发或多发的囊肿性病变，可分为先天性和后天性两大类，其中先天性囊肿占大多数，前者包括孤立性良性非寄生虫性囊肿、多囊肝和胆管性囊肿 Caroli's 病等；后者包括新生物性囊肿、创伤性囊肿、寄生虫性囊肿等。临床上以先天性肝囊肿多见，又可分为单发性、多发性和多囊性，前者称为孤立性肝囊肿，后者统称为多囊肝。

临床表现

(1) 先天性肝囊肿生长缓慢，小的囊肿常无症状，多在 B 超、CT 检查或腹部手术时发现。

(2) 压迫症状：囊肿增大到一定程度时压迫邻近脏器而出现饱胀、恶心、呕吐、右上腹隐痛不适等症状。

(3) 体格检查可触及右上腹肿块和肝肿大。肿块与肝相连，表面光滑，带囊性感，无明显压痛而可随呼吸上下移动。

(4) 多囊肝患者大多数有明显肝脏肿大、质地充实、硬、可扪及结节。伴肾囊肿者可扪及两肾不规则增大。

诊断要点

特别提示
1. B 超　是目前最有效、无创的检查方法，为诊断肝囊肿的首选方法。其敏感性和特异性均高于 90%，可发现内径 1~1.5cm 的肝囊肿。

2. CT 检查　也是最有效的诊断方法之一，特别是在肝囊肿定位和确定囊肿与周围结构，例如血管、胆管、空腔脏器之间的空间关系上优于 B 超。可明确囊肿的大小、形态、部位和数目。

3. MRI　肝囊肿呈边界清晰的病变，在 T_1 加权上呈低信号，在 T_2 加权上为高信号。

鉴别诊断

应与肝脓肿、胆管囊性腺瘤或囊腺癌鉴别。

治疗

肝囊肿直径小于 5cm 而又无症状者，可动态观察。治疗方法取决于囊肿类型、性质、数量和部位，有无并发症以及年龄及囊肿的增长速度等。治疗方法主要包括：

1. 穿刺抽液及硬化剂注射治疗　在 B 超引导下，严格无菌操作穿刺，尽量抽尽囊内液体，然后再注入无水酒精，破坏囊肿壁的内皮细胞，以达到治愈的目的。

2. 剖腹手术治疗　适应证包括囊肿过大、症状性肝囊肿、并发症囊肿或有恶变的患者。手术方法包括囊肿完全切除、部分囊壁切除或囊肿开窗术、肝叶切除、外引流术、囊肿空肠 Roux–Y 吻合术及造袋术等。根据具体情况选择手术方法。

> **特别提示**　对于囊液澄清未染胆汁者宜采用部分囊壁切除即开窗术(fenestration)和囊顶切除术，如囊液混有胆汁或囊腔与胆管相通者可行交通胆管结扎术或囊肿空肠 Roux–Y 吻合术。
>
> 　　对并发感染、囊内出血或囊液染有胆汁者，可在"开窗术"后放置引流或穿刺置管引流，待囊腔缩小和萎瘪后拔除引流。

多囊肝患者一般不宜手术。仅限于处理引起明显症状的大囊肿，可行囊肿抽液或"开窗术"，以缓解症状。病变局限于肝的一段或一叶，且伴有症状者，可行病变肝段或肝叶切除术。

病变非常广泛的多发性肝囊肿晚期病人，往往肝组织破坏严重，肝功能差和伴门静脉高压症的存在，尤其伴有多囊肾或肾功能不全者更属手术禁忌。

（霍景山　陈积圣）

第五节 胆囊结石

胆囊结石（cholecystolithiasis）是常见的胆系疾病之一，主要为胆固醇性结石或以胆固醇为主的混合性结石。以成年女性多见，男女之比约为1∶3。随着年龄增长其性别差异发病率逐渐减少。

临床表现

（一）静止性胆囊结石

占20%~40%，可终生无症状，而在体检、手术或尸体解剖时被发现。

（二）症状型胆囊结石

症状出现与否和结石的大小、部位，是否合并感染、梗阻及胆囊的功能有关。主要表现为：

1. 消化不良等胃肠道症状　进食后，特别是进油腻食物后，出现上腹部或右上腹隐痛不适、饱胀，伴嗳气、呃逆等，易被误诊为"胃病"。

2. 胆绞痛　为其典型的临床表现，当结石嵌顿于胆囊壶腹部或颈部时出现。表现为上腹部或右上腹部绞痛，呈阵发性，可向肩胛部和背部放射，伴恶心、呕吐。体检：Murphy征（+），有时可扪及肿大而有触痛的胆囊。

3. Mirizzi综合征　持续嵌顿和压迫胆囊壶腹部和颈部的较大结石，可引起肝总管狭窄或胆囊胆管瘘，以及反复发作的胆囊炎、胆管炎及阻塞性黄疸，称Mirizzi综合征。

4. 胆囊积液　胆囊结石长期嵌顿但未合并感染时，胆囊胆汁中的胆色素被胆囊黏膜吸收，并分泌黏液性物质而导致胆囊积液。为白胆汁。

5. 其他

（1）继发性胆管结石：由小的胆囊结石进入胆总管所致。

（2）胆源性胰腺炎：进入胆总管的结石嵌顿于胆总管壶腹部引起。

（3）胆囊十二指肠瘘及胆石性肠梗阻：结石压迫可导致胆囊十二

指肠瘘,结石可经胆囊排至小肠引起肠梗阻。

(4)胆囊癌:结石及炎症的反复刺激所致,多见于结石直径大于3cm以上者。

诊断要点

1. 根据病史和体检结果可初步诊断,但需依靠影像学确诊

> **特别提示** 2. B超 诊断准确率在96%以上,应作为首选检查方法

3. CT及MRI 适用于B超诊断不清或疑有胆囊癌变者。

治疗

1. 胆囊切除术 适应证①有症状和(或)并发症的胆囊结石;②口服胆囊造影,胆囊不显影者;③结石直径超过2～3cm者;④合并糖尿病患者在糖尿病已控制时;⑤老年人和(或)有心肺功能障碍患者。

2. 胆囊切除时同时行胆总管探查术的指征 ①术前证实或高度怀疑有胆总管结石者;②术中胆道造影证实有结石、胆道梗阻或胆管扩张;③术中扪及胆总管结石、蛔虫或肿块者;④胆总管扩张,直径超过1cm,管壁明显增厚者;⑤胆管穿刺抽出脓性、血性胆汁或泥沙样胆汁者;⑥既往有胆源性胰腺炎或术中发现有胰腺炎者。

近年来,腹腔镜胆囊切除术广泛开展,其优越性创伤小、痛苦轻、恢复快、住院时间短等。但其不适于:①疑有胆囊癌变者;②合并原发性胆管结石及胆管狭窄者;③腹腔内严重感染及腹膜炎;④疑有腹腔内广泛粘连;⑤合并妊娠;⑥有出血倾向或凝血功能障碍者;⑦难以耐受全身麻醉及手术者。

(霍景山　陈积圣)

第六节 胆 囊 炎

胆囊炎(cholecystitis)为发生于胆囊的炎症性疾患,按发病急缓和病程经过分为急性和慢性炎症;按有无伴发结石分为结石性和非结石性胆囊炎。

急性结石性胆囊炎

(一)临床特点

(1)中年女性多见。
(2)常在饱餐、进油腻食物后,或夜间发作。
(3)典型表现:突发右上腹阵发性绞痛,常放射至右肩部、肩胛部和背部。伴恶心呕吐、厌食等。如病变发展,疼痛可转为持续性、阵发性,疼痛加剧。
(4)轻度发热,常无畏寒,如出现明显寒战高热,表示病情加重或已发生并发症,如胆囊积脓、穿孔等,或合并急性胆管炎。
(5)黄疸:10%～25%的病人出现。
(6)体检:右上腹可有不同程度、不同范围的压痛、反跳痛及肌紧张,Murphy征(+)。有的病人可扪及肿大而有触痛的胆囊。有的病人因大网膜包裹胆囊形成边界不清、固定的压痛性包块;如病变发展快,胆囊发生坏死、穿孔,可出现弥散性腹膜炎。

(二)诊断要点

1. 根据典型临床表现,可初步诊断,结合实验室及影像学检查可明确诊断。
2. B超检查 可见胆囊增大,囊壁增厚甚至呈"双边征",以及胆囊内结石性光团。
3. 实验室检查 85%的病人有轻度白细胞升高,血清转氨酶升高,AKP升高,1/2病人有血清胆红素升高,1/3病人血清淀粉酶升高。

(三)鉴别诊断

应注意与胃十二指肠溃疡穿孔、急性胰腺炎、高位阑尾炎、肝脓肿、结肠憩室穿孔、右肺炎、胸膜炎和肝炎等疾病鉴别。

(四)治疗

包括非手术疗法和手术治疗。

1. 非手术治疗包括　①禁饮食,输液。②纠正水、电解质紊乱和酸碱失衡。③全身支持治疗有适用对 G^-、G^+ 细菌及厌氧菌均有作用的广谱抗生素或联合用药。④对症处理。

2. 手术治疗

> **特别提示**　(1)手术时机:①发病在 48~72 小时内;②经非手术治疗无效及恶化者;③出现胆囊穿孔、弥散性腹膜炎、急性化脓性胆管炎、急性坏死性胰腺炎等并发症患者。

(2)术式选择:有胆囊切除术和胆囊造口术。对于病人全身状况及局部病变情况允许者,可行胆囊切除术,否则行胆囊造口术,3个月后再行胆囊切除术。

急性非结石性胆囊炎

急性非结石性胆囊炎(acute acalculus)是指胆囊有明显的急性炎症而其内无结石存在的一独立临床病症,具有起病急骤,病变迅速,易坏疽、穿孔等特点。临床少见,约占急性胆囊炎的4%~8%。

(一)临床特点

(1)本病男性多见,男女比例1.5:1。
(2)易发生在严重创伤、烧伤或手术后;也易在危重病人中发生。
(3)临床表现与急性结石性胆囊炎相似,但疼痛等症状体征常为原发疾病、手术后疼痛或使用镇痛剂所掩盖,因而极易导致误诊和延误治疗。

(二)诊断要点

凡急危病人,严重创伤、手术后及较长时间使用 TPN 患者,出现右上腹疼痛,不明原因发热时应考虑本病。B超、核素肝胆系统扫描及CT检查对早期诊断有帮助。

(三)治疗

多数学者认为,一经诊断,应尽早手术治疗,根据情况选择胆囊切除术和胆囊造口术。对于病情严重难以耐受手术者可在 B 超引导下行经皮胆囊穿刺造口引流术。对于病情较轻者,可先行非手术治疗,一旦病情恶化,及时手术治疗。

慢性胆囊炎

慢性胆囊炎(chronic cholesystitis)为急性胆囊炎反复发作的结果,70%~95%的病人并发胆囊结石。

(一)临床特点

(1)多数病人具有胆绞痛病史,而后出现厌油腻、腹胀、呃逆等消化不良的症状。

(2)可有右上腹部和肩部隐痛,但少有畏寒、高热和黄疸。

(3)体征:胆囊区轻度压痛和不适感,Murphy 征可(+)。

(二)诊断要点

1. 结合急性胆囊炎病史及临床表现及影像学检查,可明确诊断。

2. B 超检查 胆囊缩小,胆囊壁增厚,排空功能减退或消失,有时可显示结石。

3. 口服胆囊造影 胆囊显影淡薄或不显影,收缩功能减退。

(三)鉴别诊断

需与胃十二指肠溃疡、胃炎鉴别。纤维胃镜及上消化道钡餐有助于鉴别。

(四)治疗

1. 非手术治疗 包括限制脂类饮食,服用去氧胆酸、消炎利胆药等中西医结合治疗。适应证:①无结石、症状较轻,胆囊无明显萎缩并具有一定功能者;②年老体弱不能耐受手术者。

2. 手术治疗 胆囊切除术。

(霍景山 陈积圣)

第七节 肝外胆管结石

肝外胆管结石可分为原发性及继发性两种,前者原发于胆管内,多数是胆红素或以胆红素为主的混合性结石,后者是指胆囊结石排入胆管内引起,多为胆固醇结石。

临床特点

典型表现为腹痛、寒战高热和黄疸,称 Charcot 三联征。

1. 腹痛 右上腹或剑突下阵发性绞痛,向右肩、背部放射。伴恶心、呕吐。常因进食油腻和体位改变而诱发。

2. 寒战高热 占 2/3,发生于腹痛之后,与胆道感染、毒素或细菌入血有关。

3. 黄疸 腹痛、寒战高热后 1~2 日出现黄疸。

4. 重者出现神志改变或休克,为急性梗阻性胆管炎或重症胆管炎表现,需急诊手术。

5. 查体显示剑突下、右上腹压痛、肝区叩痛。有时可触及肿大的胆囊。

6. B 超、CT 显示肝总管或胆总管结石,肝功显示直接胆红素升高。

诊断要点

1. 临床表现 症状(Charcot 三联征)+ 体征。

2. 实验室检查 血胆红素升高(结合胆红素升高为主),尿胆红素、尿胆原、WBC 均升高。

3. 特殊检查 B 超检查是胆管结石首选检查方法,可发现胆管内结石及胆管扩张影像。PTC 及 ERCP 可提供结石的部位、数量、大小,以及胆管梗阻的部位和程度。CT 一般在上述检查诊断不明确,可用于鉴别诊断。

鉴别诊断

1. 肾绞痛 始于腰或胁腹部,可向股内侧或外生殖器放射,伴血尿,无腹膜刺激征,肾区叩痛明显。腹部平片多可显示肾、输尿管区结石。

2. 肠绞痛　以脐周为主,如为机械性肠梗阻时,伴恶心、呕吐、腹胀,停止排气、排便。腹部平片显示有阶梯状液气平面。

3. 胰头癌和壶腹癌　起病缓慢,黄疸进行性加深,一般不伴寒战、高热,无腹膜刺激征,晚期可有腹水及恶病质表现,ERCP、CT 检查可鉴别。

治疗

1. 手术取石　为肝外胆管结石的主要治疗手段。

> **特别提示**　手术治疗的原则是:术中尽可能取尽结石;解除胆道狭窄和梗阻;术后保持胆汁引流通畅,预防结石复发。

手术方法主要有:

(1) 肝胆管切开取石加 T 管引流术:适用于单纯胆管结石,胆管上、下端通畅,无狭窄或其他病变。多用于急症和重症病例,目的是挽救病人生命或为二期确定性手术作准备,少数病变轻微的早期病例单独肝胆管切开取石为确定性手术。

(2) 胆肠吻合术:适应于胆总管扩张≥2.5cm,下端有炎性狭窄等梗阻性病变,且难以用手术方法解除者,结石呈泥沙样不易取尽,有结石残留或结石复发。

(3) Oddi 括约肌成形术主要适用于胆管下端炎性狭窄。

(4) 经内镜下括约肌切口取石术:适应于胆石嵌顿于壶腹部和胆总管下端良性狭窄,尤其是已行胆囊切除的病人。

2. 一般治疗　手术治疗的同时要加强一般治疗,包括补液维持营养及水电解质平衡,应用抗生素控制感染,应用维生素 K、维生素 C 及激素等保护肝功能。

3. 排石疗法　胆总管内直径<1cm 小结石可试行中西医结合排石治疗。

(周泉波　陈积圣)

第八节 肝内胆管结石

肝内胆管结石是指左右肝管汇合部以上的结石,左外叶和右后叶较为多见,多数是胆红素性结石,常同时合并肝外胆管结石,我国的发病率较高。胆道感染,胆道梗阻,胆汁淤滞是肝胆管结石形成的基本因素。

临床表现

在病程间歇期,可无症状或仅表现为上腹轻度不适。但在急性期,则可出现急性化脓性胆管炎的症状或不同程度的 Charcot 三联征,多数可能是合并的肝外胆管结石所造成。在无合并肝外胆管结石的病人,当一侧或一叶的肝内胆管结石造成半肝或某一肝段的肝内胆管梗阻,并继发感染时,可出现畏寒、发热等全身感染症状,甚至在出现精神症状和休克等急性重症胆管炎的表现时,病人仍可出现明显的腹痛和黄疸。体检可扪及肝脏不对称性肿大和压痛,常易误诊为肝脓肿或肝炎。这种周期性的间歇发作是肝内胆管结石的特征性临床表现。

诊断要点

1. 临床特点　上腹不适,全身感染征,甚则黄疸;肝脏不对称肿大压痛,周期性的间歇发作是其特征性表现。

2. 实验室检查　①WBC 升高;②发作时常有转氨酶升高;③血胆红素升高(胆道有梗阻时)。

3. 特殊检查　X 线、B 超检查可显示肝内胆管结石的分布和肝胆的狭窄和扩张情况,对确定诊断和指导治疗有重要意义。X 线造影中主要应用直接胆管造影法,如 PTC 和 ERCP,特别是前者,能清楚地显示肝内胆管结石的分布情况,以及了解有无肝内胆管狭窄、完全阻塞或局限性扩张,对诊断和指导治疗有很重要意义。B 超诊断肝内胆管结石仍有 80% 的准确性,其最大优点是方法简便且为无损伤性检查,故目前常作为肝内胆管结石的首选诊断方法。CT 由于费用昂贵,对肝内胆管含钙量较低的色素性结石的诊断正确率并不高于 B 超检查,一般较少应用。

4. 术中探查 这是肝内胆管结石最可靠的诊断方法。

> **特别提示** ①手术中除顺序探查肝外胆管外,还应注意肝脏的触诊,特别是左肝叶的检查,有时还应用双合诊的检查方法,检查肝脏内有无结石存在;

②术中胆管造影常是肯定肝内胆管结石的诊断手段,并能用以指导和选择手术方式;③术中胆道镜检查能在直视下看到肝内胆管分支内的结石,有时还能通过胆道镜用结石篮和气囊导管等取出结石。

鉴别诊断

需要与肝内胆管肿瘤鉴别,肝内周围型胆管癌常伴有肝内胆管结石,故癌变容易被结石症状所掩盖而漏诊。

> **特别提示** 鉴别方法:经 MRCP、ERCP、术中胆道造影或胆道镜见肝内胆管充盈缺损、中断或浸润病变时,均应进一步行术中 B 超或胆道镜引导下穿刺细胞学检查、确定有无共存的胆管癌。

治疗

肝内胆管结石的治疗目前仍以手术治疗为主。手术治疗的原则:①尽量取尽结石和解除胆管狭窄;②在矫正胆管狭窄和解除梗阻的基础上做一胆肠内引流术,以扩大胆管的流出道;③如病变局限于左侧肝叶可做肝叶切除,以根治病灶。手术方法有:

1. 肝胆管切开取石术 单纯胆管切开取石引流手术多用于急症和重症病例,目的是挽救病人生命或为二期确定性手术作准备,少数病变轻微的早期病例单独肝胆管切开取石为确定性手术。

2. 肝部分切除术 肝叶(段)切除是肝胆管结石并狭窄最有效的治疗方法。需切除的区域性毁损病变包括:①肝叶或肝段萎缩。②难以取净的多发性结石。③难以纠治的胆管狭窄或囊性扩张。④合并肝脓肿。⑤合并肝内胆管癌。规则性肝叶(段)切除术治疗肝胆管结石症。

3. 肝门部胆管狭窄切开、成形修复术　主要适用于左或右肝管开口狭窄,肝总管上端狭窄以及几种类型的复合病变。因此,肝管成形包括对狭窄部位的广泛切开、整形,缝合肝胆管瓣形成胆管的后壁,选择性的采用带蒂的组织(如胆囊、胃壁、空肠壁、圆韧带等)修复胆管,修复狭窄部切开后胆管壁上的缺损,重建肝外胆道;或者行 Roux – en – y 胆管空肠吻合术,以保证彻底地清除肝胆管结石,解除梗阻与通畅引流。此方法常与肝叶、肝段切除同时应用以彻底消除病灶,即所谓的联合手术方法,可以收到更优良的远期疗效。

4. 肝脏移植术　对于伴弥散性肝脏毁损的Ⅳ型肝胆管结石,唯一有效的治疗手段是病肝切除和原位肝脏移植术。

(周泉波　陈积圣)

第九节 胆囊息肉样病变

胆囊息肉样病变(polypoid lesion of gallbladder)是泛指胆囊壁向腔内呈息肉状生长的所有非结石性病变总称。在我国,随着B超技术的广泛普及,胆囊息肉样病变检出率越来越高,其临床、病理特点和手术时机选择得到广泛的研究。

临床特点

(1)该病临床症状无特异性,大部分患者为查体或其他疾病行B超时所发现。

(2)合并胆囊结石可表现为右上腹部疼痛等胆囊结石症状。

(3)若息肉位于胆囊颈部时,较大的肿物可堵塞胆囊管引起胆囊炎。

(4)一般无阳性体征。

诊断要点

1.胆囊息肉样病变的病人临床上缺乏特异性表现。多数被误诊为胆囊炎、胆石症

2.影像学检查

(1)超声检查:B超检查简便无损伤,可反复使用,其诊断准确率达75%~82.1%,应为首选检查方法。

(2)CT扫描:怀疑有癌变时,CT扫描对胆囊癌的敏感性为50%,但对早期胆囊癌的诊断不如B超。

(3)彩色多普勒血流显像:在胆囊肿块和壁内测到异常的高速动脉血流信号是胆囊原发性恶性肿瘤区别于胆囊转移癌或胆囊良性肿块的重要特征。

(4)胆囊造影:诊断价值有限,但可了解胆囊功能。

3.细胞学检查 细胞学检查法有直接取活检或抽取胆汁查找癌细胞两种,用于鉴别良恶性息肉病变。

4.肿瘤标记物 在肿瘤标本的CEA免疫组化研究的报告中,进展

期胆囊癌的 CEA 阳性率较高,但在早期诊断无价值。

鉴别诊断

1.胆囊息肉病理类型包括 腺瘤样息肉(管状腺瘤、乳头状腺瘤、混合性息肉、胆囊癌)、胆固醇息肉、增生和炎症性息肉、胆囊腺肌病。可通过术后病理切片确定息肉类型。

> **特别提示**
>
> 2.息肉样病变的良恶性鉴别 ①影像学检查显示多发性,直径<5mm 的息肉,多为胆固醇性息肉,属良性病变。②若为单发性,其直径>8mm 多为腺瘤,是癌前病变。③多发性息肉病变中,个别直径>8mm 患者,应考虑潜在的恶变。④胆囊壁局限增厚,周围边界欠清,有浸润性表现,则为恶性可能性大。

手术治疗

1.手术指征 有关胆囊息肉样病变手术指征的选择,是一个有争议的问题。大部分研究者却认为应严格手术适应证,因为绝大部分胆囊息肉样病变为胆固醇息肉,是一种不会恶变的息肉,也无需手术治疗。其主要指征为:①单发,无蒂息肉;②息肉直径大于 1cm;③基底宽度;④50 岁以上有症状的息肉;⑤胆囊壁增厚;⑥位于胆囊颈部的息肉样病变。

2.手术方法 腹腔镜胆囊切除属微创手术,损伤小,效果好,是最理想方法。但如果术前怀疑有癌变,应在胆囊切除后送冰冻切片,如病理诊断为恶性患者,改开腹行恶性肿瘤根治切除术。

(陈汝福 周泉波)

第十节 胆管损伤

随着胆道外科的普遍开展,尤其是近年来小切口胆囊切除术及腹腔镜胆囊切除术的推广应用,以及肝脏外科的广泛开展,胆管损伤的病例比以前有所增加,国内LC胆管损伤的发生率0.32%~0.91%,开腹胆囊切除术胆管损伤发生率为0.31%。

原因

胆管损伤原因众多,主要是医源性因素及外伤引起,其中外伤多由穿透伤引起,医源性因素则包括机械性损伤、热力损伤、缺血性损伤等几大方面,具体有:

1. 腹腔镜胆囊切除术　术中因解剖不清或有致密粘连,分离胆囊三角时直接损伤肝外胆管,用钛夹止血或夹持胆囊管时将胆总管部分或整个夹闭,使用电灼时将胆管壁灼伤,术后坏死脱落,形成胆瘘。热源胆道损伤,是LC引起的又一类型胆道损伤。

2. 急诊手术　急性胆囊炎,因局部炎症水肿粘连严重,术中渗血较多,难有清晰的解剖,易造成胆总管误切误扎。

3. 胆道系统的解剖变异　迷走胆管和副肝管损伤是胆管损伤的重要组成部分。

4. 术中大出血　胆囊动脉、异常胆囊动脉损伤时发生不易控制的大出血时,术者慌张使用血管钳盲目钳夹止血,夹伤肝总管或胆总管。

5. 胆囊壶腹部结石嵌顿并与肝总管或胆总管粘连　切除胆囊时将肝总管或胆总管前外侧壁当作胆囊壁而被切除一块。或将胆总管误认为胆囊管而予钳夹、切断。

6. 责任心及技术因素　手术医生技术不熟练或过分自信,手术操作粗暴,追求速度和小切口或切口选择不当,麻醉效果差,手术野暴露不好等。

临床表现

1. 胆道外伤　胆道外伤后,患者常有右上腹持续性疼痛,表现为腹膜炎症状,开放性损伤可见伤口有胆汁渗出,并多伴邻近脏器损伤。

> **特别提示**
>
> 2. 医源性损伤 ①术中发现条索状管道部分或完全被切断,宫腔内有胆汁流出。②术后伤口有胆汁或胆汁样液体流出,未放引流管者则出现腹膜炎的症状和体征,腹腔穿刺可抽到胆汁。③术后即出现黄疸,并逐渐加深。④术后远期因胆管狭窄,会出现反复胆管感染和胆管梗阻导致的黄疸。⑤胆管损伤未得到及时治疗,长期的胆管狭窄和胆道感染的反复发作会造成胆汁性肝硬化,出现肝脾肿大、黄疸、肝功能障碍及门脉高压的表现。

诊断要点

1. 结合胆道手术病史、外伤史和临床表现可初步诊断出胆管损伤
2. 辅助检查 ①先行 B 超、CT 了解腹腔积液情况并引导诊断穿刺或引流。②要确诊则首选 MRCP、ERCP、PTC 进行胆道造影,可显示胆管狭窄近端的扩张。ERCP 可见胆管中断、狭窄或造影剂溢出胆管,进入腹腔。PTC 检查也能有上述表现,但创伤较大,MRCP 无创伤。③实验室检查。肝功能检查示胆红素增高,胆道感染时白细胞总数和中性粒细胞增加。

治疗

1. 手术治疗

(1) 术中发现的胆管损伤:单纯结扎或缝扎可行松解结扎或缝扎线,必要时加做 T 管引流;胆管壁的细小裂伤或部分管壁缺损,可用细丝线横行缝合,在缝合处的近侧或远侧的胆管处切开,放置 T 管引流。如果管壁缺损较大,但小于管径的 1/2,可采用带血运的具有浆膜上皮的组织(如胆囊壁、空肠壁、回肠壁、胃浆膜、脐静脉、肝圆韧带等)修复,因为浆膜上皮组织能较好的耐受胆汁的侵蚀,效果较好;胆管横断伤经过修整断端,剪除结扎过的胆管壁后,胆管缺损长度 <2cm,应该争取做胆管端端吻合术,并在吻合口近侧或远侧的切开肝(胆)管侧壁,放置 T 型管进行胆道减压引流。

(2) 术后早期发现的胆管损伤:术后早期指术后数天到 2 周以内,该期发现的胆管损伤多为胆瘘或梗阻。24 小时内发现的胆管损伤,应视同术中发现胆管损伤紧急手术,防止长时间观察、等待而加重损害。

24小时后(有人主张48小时,但无实验依据)发现的胆管损伤,因为局部组织损伤性炎症、水肿,管壁脆弱,作者主张以分期手术为主,即先行胆汁外引流,至少3个月后再做胆道重建。

(3)术后晚期发现的胆管损伤:术后晚期发现的胆管损伤主要是胆管狭窄,大多在术后数月、数年才确诊。由于患者病程长,全身情况差,几乎都有肝功损害,因此术前准备、术中操作、术后管理都相当重要。胆管空肠 Roux-y 吻合术是治疗晚期胆管狭窄的金标准。胆管修复术主要用于不全梗阻的胆管狭窄,修复材料可视具体情况而定,胆管端端吻合术对于晚期胆管狭窄病人尽量少用,仅用于环状狭窄。胆管十二指肠吻合术并发症较多,尽量不用。

2. 内镜技术

随着十二指肠镜、胆道镜、腹腔镜的较广泛的应用,作为非手术治疗的方法之一,内镜技术也逐渐应用于胆管损伤的治疗。

(1)胆瘘的治疗:腹腔镜下可进行胆管壁裂伤缝合技术;内镜下乳头括约肌切开(EST)、置入内支架或进行单纯的鼻胆管引流。远期疗效还有待观察。

(2)胆管狭窄的治疗:可进行内镜下球囊扩张或内支架支撑治疗,治愈率达83%。对于良性胆道狭窄,首选非手术疗法,如果不成功,再选择手术治疗。

3. 放射介入技术

(1)经T管窦道胆管狭窄扩张术:凡是范围局限、经T管窦道插管可及的狭窄均可实施此手术。

(2)经皮腹腔穿刺引流:包裹性淤胆(B超定位或引导下)。

(3)经皮肝穿刺胆管置管引流(PTBD):用于治疗急性胆瘘或重度胆道狭窄。

(4)经肝胆管球囊扩张治疗慢性胆道狭窄。

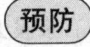

预防

胆管损伤一旦发生,其预后难以估计,所以预防非常重要,具体措施:

(1)应加强工作责任心,切不可粗枝大叶,术中应认真而又耐心地进行操作和熟悉肝外胆管正常解剖关系与几种常见的变异。

(2)手术野要有良好的照明及充分的显露,在未辨清肝外胆管与血管的位置走向和彼此的关系前,不能贸然地进行钳夹、切割。

(3)遇术中发生难以控制的胆囊动脉出血时,不可慌忙从事,滥行钳夹止血,而应立即用左手示、中指自肝十二指肠韧带后缘插入小网膜腔,拇指置于该韧带的前面,捏紧压迫该韧带控制出血。清除肝下积血后,手指略松,看清出血点,才能钳夹止血。

(4)遇胆囊颈部与周围有广泛粘连时,可先在十二指肠上缘切开胆总管,插入胆道探条或导尿管作为指引,或采用逆行胆囊切除。

(5)当无法将胆囊全部切除时,可做部分胆囊切除术,但应将剩余的胆囊黏膜全部剥除或用石炭酸烧灼,酒精中和及生理盐水冲洗后,缝合囊壁。

(6)若胆囊积脓且周围有广泛的炎症水肿与粘连时,为了预防肝外胆管损伤和炎症扩散,宜先行胆囊造瘘术,待炎症消退后,再延期施行胆囊切除术。

(陈汝福　周泉波)

第十一节 胆道肿瘤

胆囊癌

(一)临床特点

胆囊癌早期常无症状,一旦有症状多属中晚期。

(1)腹痛:中上腹及右上腹疼痛不适、消化不良、嗳气、胃纳减退,疼痛性质与慢性胆囊炎较为相似。

(2)黄疸往往是晚期症状,并伴有恶病质表现。

(3)体重减轻末晚期癌,长期不能进食所致。

(4)癌肿侵犯十二指肠,可出现幽门梗阻症状。

(5)晚期患者可出现消瘦、阻塞性黄疸、并可在右上腹部扪及坚硬肿块等体征。

(二)诊断要点

胆囊癌的早期临床表现和体征无特异性,故常需要结合其他的辅助检查。

1. 实验室检查 在出现黄疸时有胆红素增高,AKP 及转肽酶升高显著。

2. 影像学检查

(1)超声检查:B 超检查简便无损伤,可反复使用,应为首选检查方法。特别是 EUS(内镜超声)的方法,其不受肠管积气等因素干扰。采用高频率探头仅隔胃或十二指肠壁对胆囊进行扫描,极大提高了胆囊癌的检出率,并且能进一步判定胆囊壁各层结构受肿瘤浸润的程度。不论 US 或 EUS,其早期胆囊癌的超声图像主要表现为隆起型病变与局限性囊壁肥厚,亦有两者混合型。

(2)CT 扫描:CT 扫描对胆囊癌的敏感性为 50%,尤其对早期胆囊癌的诊断不如 US 及 EUS。CT 影像改变可分三种类型:①壁厚型:胆囊壁局限或弥散不规则增厚。②结节型:乳头状结节从胆囊壁突入腔内,胆囊腔存在。③实变型:因胆囊壁被肿瘤广泛浸润增厚加之腔内肿瘤充填形成实质性肿块。如果肿瘤侵犯肝脏或肝门、胰头淋巴结转移,多能在 CT 影像下显示。

(3)彩色多普勒血流显像:国内文献报道,在胆囊肿块和壁内测到异常的高速动脉血流信号是胆囊原发性恶性肿瘤区别于胆囊转移癌或胆囊良性肿块的重要特征。

(4)腹腔镜检查:可了解胆囊癌浸润和转移的情况,为手术提供依据,避免或减少手术探查机会但在胆囊区严重粘连时无意义。

(5)细胞学检查:B 超引导下胆囊病变穿刺、PTCCS(经皮胆囊镜检查)、经腹腔镜等方法。

(6)其他:选择性血管造影(SCAG)可显示胆囊动脉局部的扩张不规则弯曲和中断;ERCP 直接了解胆囊癌对胆道的浸润情况和胆道的梗阻情况,但 ERCP 检查有半数以上不能显示胆囊。

3. Nevin 分类法　Ⅰ期:原位癌,胆囊癌位于黏膜内;Ⅱ期:侵犯黏膜和肌层;Ⅲ期:侵入浆膜下层;Ⅳ期:胆囊旁淋巴结转移;Ⅴ期:侵犯肝脏和远处转移。

(三)鉴别诊断

胆囊癌的早期症状缺少特异性,常需要与胆囊良性病变及慢性胆囊炎鉴别。

(四)治疗

1. 手术切除是胆囊癌唯一有效的治疗方法,但效果不佳。绝大多数病人存在手术时发现癌肿已不可能切除或仅能做姑息性手术,手术切除率为 25% 左右,术后 5 年生存率很低

(1)单纯行完整胆囊切除术:适用于隐匿性胆囊癌或早期胆囊癌(NevinⅠ期)的根治性手术,隐匿性胆囊癌是指术前,术中均未得出诊断,而在因"良性"疾病行胆囊切除术后由病理切片确诊为胆囊癌患者。胆囊癌的淋巴转移首先累及胆囊三角及沿胆总管分布之淋巴结。而位于胆囊颈,尤其是胆囊管的癌肿,由于位置邻近胆囊三角,故较早发生上述淋巴结转移。胆囊颈癌肿术后复发率也显著高于胆囊体底部癌肿组。

> **特别提示** 因此,位于胆囊颈、胆囊管的隐匿性胆囊癌,无论其侵犯至胆囊壁的哪一层,均应再次行肝、十二指肠韧带周围淋巴结清扫术。

(2)扩大胆囊癌切除术:适合于肿瘤浸润深度达到肌层和浆膜下

层(Nevin Ⅱ期、Ⅲ期),胆囊三角淋巴结活检阳性的隐匿性胆囊癌也均应行此根治手术。切除范围主要包括胆囊切除、肝部分切除和淋巴结清扫。

> **特别提示** 肝脏一般切除胆囊床周围3cm左右。淋巴结清扫应清扫肝十二指肠韧带的淋巴结,必要时还应清扫胰十二指肠上、胰头后淋巴结。

(3)晚期胆囊癌的姑息性手术:对于无法根治的晚期胆囊癌病例(Nevin Ⅳ期、Ⅴ期),手术原则为减轻痛苦,提高生活质量。晚期胆囊癌较突出的问题是由于癌肿侵犯胆道系统所导致的阻塞性黄疸。手术应尽量考虑做内引流。内引流方法有胆管空肠吻合术等,但由于局部癌肿浸润往往较深,尤其是伴有肝门部浸润者,胆肠内引流术常不易进行。对此类病人,可行架桥内引流术。对于全身情况极差的病例,也可行置管外引流术。对于肝门部侵犯严重而无法行上述手术者,可采用刮吸法切开右肝,寻找右肝的扩张肝管,以便行置T管引流。

2. 放疗 胆囊癌肿已超越壁层时,在胆囊床和肝门区加用放射治疗。仅作为一种辅助手段应用于手术后或已无法切除的病例。

3. 化疗 胆囊癌对各种化疗药物均不敏感,很难观察其疗效,多用于术后辅助治疗。

(五)预后

胆囊癌的5年生存率甚低,绝大多数病人可死于1年之内。如胆囊癌仅侵及黏膜和黏膜下层,做胆囊切除术的预后较好,有人报道此组病人5年生存率可达40%~64%。故预后好坏关键在于早期诊断和及时治疗。

胆管癌

胆管癌是指来源于左、右肝管至胆总管下端的肝外胆管癌,其病因与胆管结石、胆道感染、先天性胆总管囊肿等因素有关。按解剖部位可分为肝门部胆管癌、胆管中部及胆管下端癌。其中肝门部胆管癌又称klatskin肿瘤,约占50%~70%。

(一)临床特点

(1)进行性梗阻性黄疸为胆管癌的主要症状,并常伴有皮肤瘙痒。

(2)一些非特异性表现如有上腹隐痛、饱胀、纳差、厌油等。

(3)少数病人可出现胆管炎的表现。

(4)胆囊肿大与否,随胆管癌的部位而异,中下段胆管癌时可在肝下缘扪及肿大的胆囊。

(5)肝脏常有肿大,可在肋下或剑突下扪及,其质地较坚硬,压痛不显,后期可出现脾肿大和腹水等门静脉高压表现。

(二)诊断要点

1. 结合临床表现及病史　进行性加重的梗阻性黄疸,伴上腹胀痛、体重减轻。

2. 实验室检查

(1)主要表现为梗阻性黄疸的肝功能异常,如胆红素和碱性磷酸酶的明显增高等。

(2)肿瘤标记物 CEA、CA199 可升高,但缺乏特异性。

3. 影像学检查

(1)B超检查:B超检查可显示扩张的胆管,梗阻的部位,但对肿瘤的定性、定位上不如 CT 和 MPCP,主要用于早期胆管癌的诊断。彩色多普勒超声能显示出血管侵犯、癌栓形成及血管受压情况。

(2)CT或螺旋CT:CT 可显示肝内外胆管扩张,一般可发现软组织密度的肿瘤影。

(3)磁共振成像(MRI):MRI 在肿块、血管受累、转移病灶的显示上优于CT;MRCP 则能完整地显示整个胆树影像,可弥补 PTC 及 ERCP 的不足。

(4)PTC:是传统诊断胆管癌的主要方法,它能显示胆管癌的位置和范围,其缺点是一种有创伤检查,可引起胆瘘、出血、胆管炎等并发症。

(5)ERCP:可直接观察十二指肠乳头,造影能显示梗阻远端胆管。

(三)鉴别诊断

(1)梗阻性黄疸需要排除肝细胞性和溶血性疾病引起,通过病史、临床特点及影像学检查一般能鉴别。

(2)下部胆管癌常需要与壶腹部周围肿瘤鉴别,ERCP 行细胞组织学检查明确诊断。

(四)治疗

1. 手术治疗　手术治疗仍是胆管癌的最佳治疗方法。术中应积极行手术探查,了解肿瘤的部位及可切除性。其手术方式与肿瘤的部位相关。

(1)肝门部胆管癌手术方法

1)肝门部胆管、胆总管及胆囊切除、胆肠吻合。适用于未侵及肝实质之肝总管癌。

2)肝方叶或加部分右前叶切除及肝门部胆管、肝外胆管切除、胆肠吻合。适用于肝总管癌或汇合部胆管癌。

3)肝方叶或左半肝切除及肝门部胆管,肝外胆管切除、胆肠吻合。适用于左肝管及肝总管癌。

4)肝方叶或右半肝切除及肝门部胆管、肝外胆管切除、胆肠吻合。适用于右肝管及肝总管癌。

5)超过半肝或三肝切除及肝门部胆管、肝外胆管、部分尾状叶切除、胆肠吻合。适用于左或右肝管癌侵及二级以上肝管和尾状叶肝管。

如果门静脉主干、汇合部或左右肝前壁受侵犯者则需要切除其受累部分静脉壁后再予血管修补重建,并术后辅以腔内放疗。

(2)中、下部胆管癌切除术:中、下部胆管癌根治性手术方式是胰头、十二指肠切除术。

(3)胆管癌姑息性手术:胆肠内引流术是首选的姑息手术方法,无法行胆肠内引流术者,可在扩张癌性狭窄后放置尽可能粗而较硬的T形管、U形管或内支撑导管或术中插管至肿瘤上方扩张胆管内行外引流术。

2.化疗 术中经胃网膜有动脉插管至肝动脉留置药物泵导管,皮下埋药物泵,术后经药物泵给药,常用的化疗药为5-FU、MMC。

3.放疗 术中放疗、术后定位放疗及分期内照射等。根治性剂量照射放疗,对晚期胆管癌有一定的效果,因其可使癌细胞变性、坏死与抑制其生长,可延长晚期胆管癌病人的生存期。

(陈汝福　周泉波)

第十二节 急慢性胰腺炎

急性胰腺炎

急性胰腺炎是腹部外科常见的急腹症,近年来发病率有所上升。急性胰腺炎不仅是胰腺的局部炎症病变,而且是涉及多个脏器的全身性疾病,其病因包括有胆源性因素、乙醇对胰腺的毒性作用、外伤及手术因素、胰腺自身因素所致胰管梗阻、各种感染因素、甲状旁腺功能亢进诱发高钙血症等。在我国主要是以胆源性胰腺炎为主,约占80%。急性胰腺的病理分型为水肿型和出血坏死型。临床上为了便于估计预后及指导治疗,常将急性胰腺炎(acute pancreatitis,AP)分为轻型AP和重症AP(Severe acute pancreatitis,SAP)。轻型占80%,仅引起极轻微的脏器功能紊乱,临床恢复顺利。重症则出现休克、ARDS、肾功能不全等多器官、系统功能不全,甚至死亡,需积极的监护治疗。

(一)临床特点

1. 临床表现

(1)发病前多有饱餐、油腻饮食或饮酒史。

(2)腹痛:突发性中上腹剧烈腹痛,向腰背部放射。疼痛常发生在饱餐、油腻饮食或饮酒之后。

(3)腹胀、恶心、呕吐开始较为严重,且呕吐后腹胀不能缓解。

(4)其他。全身症状、发热、休克、ARDS、多器官衰竭等。

2. 体征

(1)腹膜炎体征:上腹部甚至全腹均有压痛、反跳痛、肌紧张。

(2)出血性坏死性胰腺炎:肋腹部和脐周皮下有瘀血斑,分别称为Grey Turner's 征和Cullen's 征,严重时出现DIC。

3. 病程分期

(1)急性反应期:自发病至2周左右,可有休克、肾衰竭或脑病等主要并发症。

(2)全身感染期:2周至2个月左右,以全身细菌感染、深部真菌感染或双重感染为主要临床表现。

(3)残余感染期:时间在2~3个月以后,主要表现为全身营养不良,存在后腹膜残腔,常引流不畅,伴消化道瘘。

4.急性胰腺炎的局部并发症

(1)胰腺坏死:CT是诊断胰腺坏死的最佳方法。

(2)胰腺脓肿:常继发感染。

(3)胰腺假性囊肿。

(二)诊断要点

1.通过临床特点及体征通常能初步诊断出急性胰腺炎

2.实验室检查

(1)白细胞计数增高,多在$12 \times 10^9/L$以上,中性粒细胞占80%以上。

(2)血淀粉酶测定:发病后1~2小时后升高,24小时达高峰,持续2天,>500U/dl(正常值40~180U/dl)有诊断价值。

(3)尿淀粉酶测定:发病后12~24小时后升高,超过正常2倍以上有诊断意义。

(4)血清钙测定:常降低,若低于2mmol/L以下,说明病情严重。

(5)血糖测定:常出现持续性高血糖。

(6)其他:血钾、血钙、血磷降低;腹腔穿刺抽出血性混浊液体,胰淀粉酶测定升高。高于128U(Winslow法)者为重型。

3.影像学诊断

(1)X线片:可显示上腹部麻痹性肠梗阻,左膈肌抬高,胸腔积液,并有助于排除其他急腹症。

(2)腹部B超:可见胰腺均匀性或部分性增大,同时可发现有无腹腔积液、有无胆管结石或胆管扩张。

(3)CT扫描:

> **特别提示** 动态CT增强扫描是目前诊断胰腺坏死及胰腺外侵犯的首选方法,可显示胰腺炎病变程度和范围。

直接征象:胰腺增大,周边模糊,胰部分区域密度减低;间接征象:胰腺周围脂肪组织变性,胰前包膜可见度增加;肾周围区消失;胰腺部分区域阴影消失;胸腔或腹腔积液;胆管内结石。

4.腹腔镜检查 可发现大网膜出现脂肪坏死斑块,大小网膜充血、水肿,网膜出血及腹腔积液。

(三) 鉴别诊断

1. 急性胆囊炎　右上腹疼痛,B 超检查可发现胆囊结石、肿大、胆囊炎症。

2. 急性胃肠炎　腹痛伴腹泻,粪便检查异常。

3. 消化性溃疡穿孔　有溃疡病史,突发腹痛,"板状"腹膜炎体征,X 线片示膈下游离气体。

4. 急性肠梗阻　腹胀、腹痛、呕吐伴排气、排便停止,X 线片有肠梗阻征象。

5. 急性肾绞痛　血尿,肾区叩击痛,B 超示泌尿尿路结石。

6. 冠心病发作　无明显腹部体征,EKG 有异常表现。

(四) 治疗

AP 是否需外科治疗及应在何时实施手术干预仍存在较多争议。现已由过去的早期手术发展到对胰腺坏死未感染者行非手术治疗,合并感染者才行手术治疗的"个体化治疗方案"和"综合治疗体系"。

1. 非手术治疗

(1) 支持治疗

1) 补充血容量、血液动力学监测、纠正水电解质平衡紊乱。

2) 纠正低氧血症:对呼吸功能不全者,应早期给予持续正压辅助通气纠正低氧血症,呼吸系统的监测和治疗,主要是炎症反应期针对 ARDS 的发生发展,感染期针对 ARDS 继续恶化及合并的肺部感染。

3) 营养支持:SAP 早期病人表现为糖、脂肪代谢紊乱及大量肌蛋白丢失,同时病人处于高分解代谢,外源性高热量营养物质更进一步促进代谢紊乱,所以营养支持必须在全身状况稳定的情况下进行,它能够支持病人度过漫长、凶险的病程,在维持细胞代谢、维护器官功能方面起重要作用。

4) 镇痛:可用度冷丁等止痛。

(2) 防治感染:胰腺坏死后易继发感染。

> **特别提示**　一经诊断 SAP,即应早期给予预防性抗生素,选用能通过血胰屏障对肠道常见菌有效的广谱抗生素,对胰腺坏死范围广泛、病情危重者,可用亚胺培南或头孢三代抗生素合并应用甲硝唑。同时还应联合抗真菌药物。全身性真菌感染也是 SAP 后期主要死亡原因之一,应予以重视。

(3)抑制胰腺外分泌:禁食、胃肠减压,用抑制胰液分泌的药物如H_2受体拮抗剂、制酸剂及生长抑素。

(4)胰酶抑制剂:虽有应用,但没有足够的证据证明抑肽酶、加贝酯及新鲜冰冻血浆有肯定的治疗作用。新鲜冰冻血浆能增加胰酶抑制剂,且能增加血容量,建议应用。

(5)早期血滤:有稳定血流动力学及内环境的作用,能早期清除过多的细胞因子等炎性介质,可能有利于减轻全身性炎症反应,改善心、肺肾等器官的功能,从而使病情严重程度得以减轻。

(6)糖皮质激素的应用:大多数 SAP 患者存在全身炎症反应综合征(SIRS),近年对循环不稳定者,我们用小剂量持续给药直至循环稳定。如可用氢化可的松,先给予 200mg,再持续给药 0.16mg/(kg·h),一般应用不超过 7 天,一旦血压稳定即停药。

(7)缓解腹腔高压:急性胰腺炎引起腹腔高压可分两型。一型以腹腔积液为主,伴系膜、网膜、肠管及后腹膜水肿,早期经腹腔镜给予腹腔冲洗、引流,可降低腹腔内高压,同时可将含有胰液及炎性介质的腹腔渗出液稀释及引流出腹腔,减轻全身炎症反应,也可减轻腹腔渗出液对肠蠕动的抑制作用。另一型为肠麻痹、胃肠道积气所致,对此型 ACS 应重视胃肠道功能恢复的治疗。一般说来 ACS 缓解早期者,病情恢复较快,预后好。

(8)内镜逆行胆管造影术(ERC)+内镜下括约肌切开术(EST):能安全有效减少急性胆源性胰腺炎(ABP)的死亡率及复发率,尤其是对重症 ABP 患者。

2. 手术治疗　主要用于胆源性胰腺炎和出血性坏死型胰腺炎合并腹腔感染者。近期主张个体化方案,以延期手术为主。但对胆源性胰腺炎、出血性坏死型胰腺炎合并严重腹腔感染、毒血症、休克、器官衰竭以及胰腺坏死范围广泛者仍需要早期手术。具体手术方法主要为:

(1)坏死组织清除:适应于重症胰腺炎诊断明确、有明显组织坏死且感染者,胰腺炎晚期胰腺坏疽者。

(2)灌洗引流:重症急性胰腺炎坏死组织清除后,还需要持续腹腔冲洗。

(3)清除胆道梗阻:主要用于胆源性胰腺炎,首选采用经内镜 Oddis 约肌切开取石及鼻胆管引流,必要时可行胆囊切除、胆总管切开探查、T 形管引流解除病因。

(4)规则胰腺切除术:包括胰腺次全切除和左半胰腺切除术。前者适应于胰腺实质坏死集中在体尾部,后者适应于坏死组织集中在尾部者。

(5)胰腺脓肿外引流术适用于疾病后期脓肿形成的治疗。
(6)胰腺假性囊肿感染外引流。

慢性胰腺炎

慢性胰腺炎(chronic pancreatitis,CP)是指由于各种不同病因引起胰腺组织和功能的持续性损害,其病理特征为胰腺纤维化。临床以反复发作的上腹疼痛,胰腺外分泌功能不全为主要症状,可并有胰腺内分泌功能不全、胰腺实质钙化、胰管结石、胰腺假性囊肿形成。国内缺乏流行病学统计资料。

(一)临床特点

1.临床表现 临床症状仍是诊断CP的重要依据,轻度CP无明显特异性临床表现。中、重度CP临床表现包括:

(1)腹痛、腹胀:腹痛是CP的主要临床症状,初为间歇性后转为持续性,多位于上腹部,可放射至背部或两肋部。腹痛常因饮酒、饱食、高脂肪餐或劳累而诱发。

(2)黄疸:3%~27%,为胆总管胰腺段被纤维化胰腺组织包绕所致。

(3)消化吸收不良、脂肪泻、体重减轻等症状。

(4)并发症:糖尿病、胰腺假性囊肿、腹水、胰瘘、消化道梗阻及胰源性门脉高压症等。

2.体征 可有轻度压痛。当并发巨大假性囊肿时可扪及包块。当胰头显著纤维化或假性囊肿压迫胆总管下段,可出现黄疸。由于消化吸收功能障碍导致消瘦,亦可出现与并发症有关的体征。

(二)诊断要点

1.详细询问病史 包括家族史、既往病史、乙醇摄入量等,尽可能明确其病因。

2.典型的临床表现 腹痛、胰腺外分泌功能不全症状。

3.影像学诊断

(1)腹部X线片可有胰腺钙化。

(2)腹部B超:根据胰腺形态与回声及胰管变化可作为CP的初筛检查,但诊断的敏感性不高。

(3)内镜超声(EUS):对CP的诊断优于腹部B超,诊断敏感性达80%。声像图表现主要有胰实质回声增强、主胰管狭窄或不规则扩张及分支胰管扩张、胰管结石、假性囊肿等。

(4) CT/MRI 检查:CT 显示胰腺增大或缩小、轮廓不规则、胰腺钙化、胰管不规则扩张或胰周胰腺假性囊肿等改变。MRI 对 CP 的诊断价值与 CT 相似,但对钙化和结石逊于 CT。

(5)胰胆管影像学检查:是诊断 CP 的重要依据。轻度 CP:胰管侧支扩张/阻塞(超过3个),主胰管正常;中度 CP:主胰管狭窄及扩张;重度 CP:主胰管阻塞,狭窄,钙化,有假性囊肿形成。胰胆管影像学检查主要方法有:内镜逆行胰胆管造影术(ERCP)和磁共振胰胆管成像术(MRCP)。

4. 实验室检查

(1)急性发作期可见血清淀粉酶升高,如合并胸、腹水,其胸、腹水中的淀粉酶含量往往明显升高。血糖测定及糖耐量试验可反映胰腺内分泌功能。CP 也可出现血清 CA199 增高,但升高幅度一般较小,如明显升高,应警惕合并胰腺癌的可能。

(2)胰腺外分泌功能试验:胰腺外分泌功能检查理论上是诊断 CP 的重要依据,但目前国内外开展的各种试验敏感性较差,仅在中、重度 CP 才有变化,因而临床价值有限,仅有胰腺外分泌功能改变,不能诊断为 CP。有条件的单位应尽可能开展此项工作并寻找更为敏感、特异的胰腺外分泌功能检查方法。

(三)鉴别诊断

1. 胰腺癌 该病常合并慢性胰腺炎,而慢性胰腺炎也有演变为胰腺癌可能,鉴别较难。术前做肿瘤标志物检测,术中做胰腺肿物穿刺活检。

2. 胆道疾病 胆道疾病与慢性胰腺炎常同时存在并互为因果,需要 B 超、胆道造影、ERCP 等鉴别。

3. 消化性溃疡 常与慢性胰腺炎临床表现类似,根据病史及消化道钡餐及内镜来进行鉴别。

(四)治疗

1. 处理原则

CP 以控制症状、改善胰腺功能和治疗并发症为重点,如病因明确,应进行病因治疗。

(1)一般治疗:CP 患者须绝对戒酒、避免暴饮暴食。发作期间应严格限制脂肪摄入。必要时可给予肠外或肠内营养治疗。对长期脂肪泻患者,应注意补充脂溶性维生素及维生素 B_{12}、叶酸,适当补充各种微量元素。

(2)胰腺外分泌功能不全的治疗:对于胰腺外分泌功能不全所致腹泻,主要应用外源性胰酶制剂替代治疗并辅助饮食疗法。此外胰酶制剂对缓解胰性疼痛也具有重要的作用。

(3)伴糖尿病的患者:按糖尿病处理原则处理。

2. 外科治疗　手术治疗分为急诊手术和择期手术。

(1)急诊手术适应证:假性囊肿出现并发症时,如感染、破裂及出血。

(2)择期手术适应证:①顽固性疼痛经内科治疗无效者;②并发胰腺假性囊肿、胰瘘或胰管结石者内镜治疗无效或不能实施内镜治疗者;③伴有可手术治疗的胆道疾病,如结石、胆管狭窄;④CP引起难以消退的阻塞性黄疸;⑤不能排除胰腺癌者。

3. 手术方法

(1)胰管内引流术:①胰腺体尾切除,空肠 Roux-y 引流术,适合于胰腺导管中段梗阻而近段、远端均通畅者。②胰尾切除、胰腺空肠内植入吻合术:适用于胰腺炎纤维化,胰腺萎缩者。③胰管空肠侧侧吻合术:适用于胰管全程扩张,直径 >8mm。

(2)胰腺切除:①胰腺远端切除术适用于慢性胰腺炎局限于远端者。②胰腺远端95%切除(Child 手术)对解除重度慢性疼痛效果较好,但术后易引起胰腺功能不全和糖尿病。

(3)支配胰腺的交感神经及周围神经切断术:适用于顽固性腹痛药物治疗无效者。

(4)并发症的治疗:如胆道结石、胆道狭窄、Oddis 括约肌狭窄等症的治疗。

(陈汝福　周泉波)

第十三节 胰腺癌

胰腺癌(cancer of the pancreas)主要指胰外分泌腺腺癌,是胰腺肿瘤中最多见者,占胰腺恶性肿瘤的95%,占消化道恶性肿瘤的10%,发病年龄以55~75岁最常见,男女之比为1.8:1。吸烟者比不吸烟者高1.5倍。

临床特点

1. 症状

(1)腹痛:约40%~70%胰腺癌患者以腹痛为最先出现的症状,常为持续性上腹部隐痛或胀痛不适。约25%的患者有腰背部放射痛,且与肿瘤所在位置有关:胰头癌多向右侧腰背部放散,胰尾部肿瘤多向左侧腰背部放散。疼痛与饮食无关。疼痛随肿瘤生长而逐渐加重。

(2)黄疸:70%的胰腺部肿瘤病人出现黄疸,为胰头部肿瘤压迫远端胆总管造成肝外胆道梗阻所至。由于胰腺癌有围管浸润的生物学特性,黄疸可早期出现,但不是早期症状,大便的颜色随着黄疸加深而变淡,终于呈陶土色,小便色愈来愈浓,呈酱油色,多数病人可因梗阻性黄疸而皮肤瘙痒,导致遍体抓痕。

(3)胃肠道症状:多数患者有食欲减退、厌油腻食物、恶心、呕吐、腹泻等消化不良等症状。

(4)消瘦与乏力:由于食量减少、消化不良和肿瘤消耗所致;晚期可出现低蛋白、贫血、明显消瘦等恶病质症状。

(5)发热:绝大多数患者病期中均有不同程度的发热,间歇性低热常不引起注意。胆道感染时可出现寒战高热。

(6)血栓性静脉炎:是胰腺癌的特殊表现,约15%~25%患者在病期中出现血栓性静脉炎,最常见为发生于下肢的血栓性静脉炎。

2. 体征　除黄疸外,胰腺癌患者的阳性体征较少。仅少数患者有肝状和胆囊肿大、腹部肿块、腹水等体征,但都缺乏特异性。

诊断要点

胰腺癌早期缺乏典型的临床表现,确诊时多属晚期,且发病率近年来明显上升,恶性程度高、发展快、预后较差。5年生存率仅2%,大多数病人在确诊后1年内死亡。因此,早期诊断对胰腺癌的治疗及预后非常重要。

1. 一直以来公认胰腺癌的三大症状 腹痛、黄疸、体重下降仍为胰腺癌的主要临床表现,但其他一些非特异性临床表现也亦予以重视。

> **特别提示**
>
> 40岁以上患者近期出现下列临床表现者,应及时就诊并想到胰腺癌的可能:
> (1)若有若无的上腹部痛或原因不明的顽固性上腹部、腰背痛。
> (2)不明原因的厌食及消瘦。
> (3)不明原因的进行性阻塞性黄疸。
> (4)脂肪泻。
> (5)反复发作性胰腺炎。
> (6)无明显诱因出现忧郁型精神病。
> (7)有可疑胰腺癌的症状,近期出现糖尿病者。
> (8)不明原因的下肢血栓性静脉炎。

2. 实验室检查

(1)实验室指标

1)血清生化学检查:早期血、尿淀粉酶升高,空腹血糖升高。黄疸时血清直接、间接胆红素升高,碱性磷酸酶升高,转氨酶可轻度升高。

2)免疫学检查:近年来国内外都在努力寻找胰腺癌特异性抗原物质,如癌胚抗原(CEA)、胰胚抗原(POA)、胰腺癌相关抗原(PCAA)、CA19-9、胰腺癌特异抗原(PaA)和白细胞粘附抑制试验(LAIT)等,其中以CA19-9阳性率较高。

3)基因诊断:由于肿瘤属基因突变性疾病,肿瘤的发生先有基因的异常,故基因诊断对提高胰腺癌的早期诊断有重要的意义,可以筛选出一批早期的患者,其中Kras基因、端粒酶的检测已得到广泛的关注。

(2)影像学检查

1)X线检查:行钡餐十二指肠低张造影,可发现十二指肠受胰头癌浸润和推移的影像。选择性腹腔动脉造影(DSA)对胰腺癌有一定的诊断价值。正电子发射断层摄影(PET)对胰腺癌亦有较高的检出本。

2)胰腺癌的CT诊断:CT以其无创、密度分辨率高和重复检查好为特点,成为目前胰腺疾病的最重要影像检查方法,可以了解肿瘤的大小有无邻近器官的侵犯及区域淋巴结转移等。薄层动态增强扫描对胰腺癌的诊断和鉴别诊断具有十分重要的意义,能够准确全面地评价胰腺癌的可切除性,具有较高的临床应用价值。

3)超声具有非侵入性、简便性、可重复性、费用低等特点,常常用做诊断胰腺疾病的首选方法。但常受肠道积气和胰腺位置的影响。彩色血流超声和能量多普勒超声可以判断和量化肿瘤的血管化程度、肿瘤侵犯血管的情况,能够精确判断胰腺肿瘤引起的血管异常。

4)磁共振成像(MRI):可发现大于2cm的胰腺肿瘤,但总体成像检出效果并不优于CT。磁共振血管造影(MRA)结合三维成像重建方法能提供旋转360°的清晰图像,可替代血管造影检查。MRCP(磁共振胰胆管造影)可部分替代侵袭性的ERCP(经内镜逆行胰胆管造影),有助于发现胰头癌。

5)核素显像中,应用较广泛的是18F-FDGET显像。有学者研究报道[16],FDGET对胰腺癌诊断的敏感性和特异性分别为94%和88%。

(3)内镜检查与细胞学检查

ERCP对胰腺癌诊断的敏感性和准确性可达95%,因为是创伤性检查,故仅在B超和CT不能确诊时采用,通过ERCP还可采集胰液或刷取细胞进行检查,可达到早期确诊的目的,且对胰腺原位癌的诊断有重要价值。

鉴别诊断

1. 胆总管下段肿瘤　CT或MRCP可显示肝内胆管及肿瘤梗阻以上肝外胆管扩张,胰腺有无占位病变,ERCP可显示胆总管肿瘤。

2. 壶腹部肿瘤　黄疸可因肿瘤坏死脱落呈波动表现,但黄疸不能退净;ERCP可发现壶腹部肿瘤,并取活组织活检,明确诊断。

3. 慢性胰腺炎　慢性胰腺炎常可呈肿块性质,难与胰腺癌鉴别,血清肿瘤标志物检测有一定的价值,常需术中活检帮助诊断。

治疗

1. 根治性手术　目前仍是胰腺癌唯一有效的治愈方法,但手术复杂、创伤大、并发症发生率高。

(1)胰头癌:主要有胰十二指肠切除术(Whipple术)、保留胃和幽门的胰十二指肠切除术(PPPD术)以及扩大的胰十二指肠切除术。其中Whipple术是胰头癌最经典的根治手术方式,切除范围一般包括远端部分胃、十二指肠、胰腺部及胆总管下端,清扫胰头前后、肠系膜上动脉周围、横结肠系膜根部以及肝总动脉周围和肝十二指肠韧带内淋巴结。PPPD术保留了胃的正常生理功能,肠胃反流受到部分阻止,改善了营养状况;另外不必行胃部分切除,十二指肠空肠吻合较简单,缩短了手术时间。随着近年来手术方法和技巧的改进以及围手术期处理的完善,有学者认为对部分累及肠系膜上血管、门静脉者施行扩大的胰十二指肠切除能提高5年生存率,将肿瘤和被累及的血管一并切除,用自体血管或人造血管重建血管通路。但该术式是否能提高生存率尚有争论。由于扩大胰十二指肠切除手术创伤大、时间长、技术要求高,可能增加并发症的发生率,故应谨慎选择。

(2)胰体尾癌:有单纯胰体尾切除术、扩大的胰体尾切除术以及联合脏器切除术。

(3)全胰切除:胰腺癌行全胰切除术式基于胰腺癌的多中心发病学说,全胰腺切除后从根本上消除了胰、十二指肠切除后胰瘘并发症的可能性,但有糖尿病和胰外分泌功能不全所致消化吸收障碍等后遗症。研究表明全胰切除的近、远期疗效均无明显优点,故应严格掌握适应证,只有全胰癌才是绝对适应证。

2. 内引流手术

(1)单旁路手术:胆肠吻合,主要有胆囊十二指肠吻合、胆囊空肠吻合及胆总管空肠吻合术。优点可以引流胆汁,解除黄疸,为放化疗做准备;缺点是部分患者将来可能会出现十二指肠梗阻,且无法解决胰液引流问题。

(2)双旁路手术:胆肠+胃肠吻合,适用于十二指肠梗阻患者。优点可以解除十二指肠梗阻;缺点是胰液缺失,消化功能降低,内外分泌功能受影响。

(3)三旁路手术:胆肠+胃肠+胰肠吻合。优点是胰液问题得到解决;缺点是手术相对复杂,难度高,且术后胰瘘问题存在。

3. 外引流手术 胆囊造瘘或胆总管T管引流术。在用于肿瘤无法切除的患者中,操作简单,引流效果确切。在用于根治手术前准备中,除可改善肝肾功能、改善凝血功能、减少感染几率、提高免疫能力外,还可在术中初步探查肿瘤,明确能否行二期根治性手术。

4. 内镜下鼻胆管或内支架引流(ERCP+ENBD) 优点是创伤小;缺点是术后胆管周围水肿严重,增加二期手术难度,且因术中导丝、导管或支架反复通过肿瘤部位,可能引起肿瘤转移。

(陈汝福)

第十四节 胰岛细胞瘤

胰岛细胞瘤比较少见,多数为良性,少数恶性。可分为功能性与非功能性两大类。前者以胰岛素瘤(insulinoma)最常见,占60%~90%,肿瘤好发部位为胰体、尾部,通常较小,大多小于2.0cm。其次是促胃液分泌素瘤(gastrinoma),占20%,常常多发,可发生于胰外,以十二指肠和胃壁多见。其他少见的胰岛细胞瘤是增血糖素瘤(glucagonoma),血管活性肠肽瘤(vipoma)和生长激素释放抑制素瘤(somatostatinoma)等。无功能性胰岛细胞瘤肿瘤通常很大,甚至可超过10cm。

胰岛素瘤

胰岛素瘤(insulinoma)是最常见的胰腺内分泌瘤,其主要组成是具有分泌胰岛素功能的B细胞。在我国并不罕见,90%为单发,10%为多发性。

(一)临床特点

主要表现典型的Whipple三联征:

(1)自发性周期性发作性低血糖症状,每于空腹或劳动后发作;突然丧失知觉、四肢抽搐、昏迷。

(2)发作时血糖低于2.78mmol/L。

(3)口服或静脉注射葡萄糖后症状缓解。

(二)诊断要点

1. 临床表现 大多可根据典型的Whipple三联征确诊。

2. 实验室检查

(1)放射免疫法血胰岛素(IRI)测定:2/3患者高于正常范围(正常空腹值为4~25U/ml);如果测定IRI同时测血糖(G);其比值IRI/G>0.3,则可确定诊断。

(2)空腹血糖和发作时血糖均降低。

3. 影像学检查

(1)B超表现:病变在胰腺边缘或胰腺内,圆形或椭圆形,肿块内呈低回声,边缘清楚。恶性胰岛细胞瘤边界不规则,内部回声不均匀。术中B超提高肿物的诊断率及定位。

(2)CT 表现

1)平扫胰腺内等密度肿块,多较小,可包括埋在胰腺内或局部突出于胰腺表面。

2)由于功能性胰岛细胞瘤无论良、恶性均为多血管性、富血供肿瘤,所以增强扫描早期(肝动脉期)肿块显著强化呈高密度结节,高于周围正常胰腺。

3)若合并局部淋巴结肿大或邻近器官受累或转移,为恶性肿瘤征象但因受胃肠道气体干扰和肿瘤的组织密度与正常组织相似等特点,CT、B超对发现小于2cm的肿瘤意义不大。

4. 血管造影 实质期肿瘤密度持续增高,并可见边缘清楚的肿瘤染色,是为特征性表现:确定肿瘤的部位、大小和数目;判断肿瘤性质和转移情况。

5. 采用B超或CT 引导下胰腺肿瘤细针穿刺细胞学检查(FNA)或术中肿瘤组织冰冻切片病理学检查方可明确诊断,既可确定胰岛细胞瘤是功能性或是无功能,亦可确定良性或恶性。

(三)鉴别诊断

功能性胰岛细胞瘤由于其较典型的CT表现以及具有特征性的临床综合征和实验室检查结果,不难作出正确诊断。应与其他致低血糖疾病鉴别,如:胃切除术后、慢性胰腺炎、慢性肾功能不全、注射胰岛素过量等。

(四)治疗

一旦确诊胰岛素瘤后,应及早手术治疗,以避免长期低血糖发作,造成大脑不可逆损害,以及避免延误恶性胰岛素瘤的治疗。

1. 术前准备 胰岛素瘤病人的术前准备主要应纠正水、电解质的平衡失调;做血糖测定,术前12小时静脉输入5%～10%葡萄糖1 000ml,维持正常血糖。

2. 手术方法

(1)良性胰岛细胞瘤可行肿瘤部位胰腺部分切除术,如胰头部良性胰岛细胞瘤与胰腺及其周围粘连严重,剥离肿瘤时易损伤主胰管,摘除肿瘤时也可伤及十二指肠壁或导致肠壁血供不良致使十二指肠局部坏死,此时应施行胰十二指肠切除术。肿瘤如位于胰尾者,可连同脾脏一起做胰体尾切除术。近年来有人主张施行保留脾脏的胰体尾切除术。

(2)对于恶性肿瘤可做根治性切除术。胰头部肿瘤需要行胰十二指肠切除术,胰腺尾部肿瘤则需连同脾脏一起做胰体尾切除术。

(3)胰岛细胞瘤摘除术后最常见的并发症是胰瘘或导致假性胰腺囊肿,脓肿或形成瘘管。

> **特别提示**　为了防止胰瘘的发生,可采取二个预防措施:①胰岛细胞瘤摘除后,胰瘘创面过大,可选用胰腺切除手术,施行胰空肠 Roux-Y 吻合术。②通畅引流,低负压装置,持续引流。一旦发生胰瘘,一定要保证腹腔管引流通畅,避免液体的积聚,应用抑胰酶和抑酸剂,全身支持疗法,必要时应用抗生素控制继发感染,可获治愈。

胃泌素瘤

胃泌素瘤(gastrinoma)是一种具有分泌胃泌素功能的肿瘤,由 Zollinger 和 Ellison 于 1955 年首先报道,故命名。此征可由分泌胃泌素的肿瘤(胃泌素瘤)或胃窦 G 细胞增生所致,由前者引起的则称之为 Zollinger-Ellison 综合征Ⅱ型,而由后者引起的则称为Ⅰ型。约20%的胃泌素瘤患者可表现为多发性内分泌肿瘤Ⅰ型的综合征(multiple endocrine neoplasia type-Ⅰ,MEN-Ⅰ),或称Ⅰ型多发性内分泌腺瘤病。

(一)临床诊断

1. 腹痛　是由于消化性溃疡所致。为顽固、多发、非典型部位,并发症的发生率高,胃大部切除术后溃疡迅速复发。

2. 腹泻　1/4~1/3 的患者伴有不同程度的腹泻;腹泻常呈大量,水样和脂肪泻。严重者可产生水、电解质紊乱,而出现脱水,低钾血症和代谢性酸中毒等症状。

3. MEN-Ⅰ　约10%~40%患者中可并发其他内分泌肿瘤。累及其他内分泌腺引起甲状旁腺功能亢进、消化性溃疡、低血糖、嫌色细胞瘤、肢端肥大症、库欣综合征和甲状腺功能亢进。

(二)诊断要点

1. 临产表现　绝大部分患者表现为反复发作性消化性溃疡,并伴腹泻。

2. 实验室检查

(1)胃酸分泌功能测定:正常空腹基础、胃酸分泌量低于10mmol/h,基础酸排量(BAO)/最大酸排量(MAO)的比值为0.15。诊断为胃泌素瘤时的基础酸排量(BAO)>15mmol/h,胃大部切除术后BAO>5mEg/h。本病患者的胃内的壁细胞几乎全部处于最大刺激状态,故对五肽胃泌素的刺激不再发生强力反应,最大酸排量(MAO)无明显增加,使BAO/MAO>60%。

(2)血清胃泌素测定(放射免疫法):是特殊的诊断手段,在正常人和消化性溃疡病患者中空腹血清胃泌素为50~150pg/ml,本病常>500pg/ml,甚者高达1 000pg/ml。当空腹血清胃泌素>1 000pg/ml,伴有相应的临床症状者,可确立本病诊断。通过胃液分析和血清胃泌素的测定,约95%以上的患者可确立诊断。

(3)激发试验:适用于怀疑本病而空腹血清胃泌素轻度升高者。其方法有三种:

1)胰泌素(secretin)试验:为激发试验中最有价值者,既省时又少不良反应。常用胰泌素2U/kg静脉注射后,每隔5分钟分别测定血清胃泌素的浓度,患者注射后5~10分钟血清胃泌素值可升达500pg/ml。

2)钙输注试验:用钙离子可刺激肿瘤释放胃泌素。常用葡萄糖酸钙12~15mg/kg,静脉滴注,持续3小时,每隔30分钟分别测定血清胃泌素的浓度。患者常于滴注后3小时血清胃泌素值达高峰,大量增加常>400pg/ml。有高钙血症者忌作此试验。十二指肠溃疡患者可少量升高,胃窦G细胞增生者其结果无一定规律性。

3)标准试餐试验:常以面包一片,牛奶200ml,煮鸡蛋1个,干酪50g(含脂肪20g,蛋白质30g,碳水化物25g)为标准试餐做刺激剂。进餐后每隔15分钟分别测定血清胃泌素的浓度。患者于试餐后血清胃泌素无增加或极少增加,增加值<空腹血胃泌素的50%,而胃窦G细胞增生者血清胃泌素可增加2倍以上。十二指肠溃疡病患者呈中度增加。

3. 定位诊断

(1)B型超声波、CT:属无创伤性检查,应首先采用,但B超灵敏度低,CT也只能检测到直径大于3cm肿瘤。

(2)纤维内镜和超声内镜检查:可发现上消化道溃疡和黏膜皱襞的变化,也可发现存于胃、十二指肠和胰腺内的胃泌素瘤。

(3)选择性血管造影术:是在上述检查阴性时有效的辅助检查手段。常经腹腔动脉插管行肠系膜上动脉和胰血管造影术,约50%病例可有阳性表现。

4. 经皮经肝门静脉插管抽血样本(PTPVS) 可分别收集胰、十二指肠、空肠静脉血来测定胃泌素浓度,有助于定位诊断。

5. 手术探查 应仔细探查胰腺、十二指肠、脾门、肝脏及其附近淋巴结有无肿瘤存在。有条件的医疗单位可术中进行超声探查,可取胰腺活组织做冰冻切片病理学检查,以鉴定有无胰岛细胞增生及微小腺瘤病。

(三)鉴别诊断

使空腹血清胃泌素增高的其他疾病有恶性贫血、胃窦 G 细胞增生、肾衰竭、甲状旁腺功能亢进、萎缩性胃炎、残留胃窦及 H_2 受体阻断剂、酸泵抑制剂的治疗等均可使血清胃泌素增高。鉴别时常需进一步行激发试验,胰泌素能抑制胃酸分泌,故在胃窦 G 细胞增生和十二指肠溃疡病患者胰泌素试验时胃泌素和胃酸均可降低,或无变化或仅轻度升高。

(四)治疗

对本病的根本治疗是切除产生胃泌素的肿瘤。对不能发现肿瘤及肿瘤不能完全切除者可用药物治疗。

1. 术前准备 术前夜静脉注射葡萄糖液至手术当天清晨 4、5 点钟停输。为了测定血糖准确,术前 3 小时和术中应避免输含糖液体,待肿瘤切除 30 分钟后抽血糖后再输糖溶液。

2. 手术方法

(1)肿瘤切除术:胃泌素瘤如为单个,且无转移者,多主张手术切除。但位于胰腺内的肿瘤能完全被切除而获治愈者<10%故有人主张行全胰切除术。位于胰外、肠外或位于十二指肠皱襞的胃泌素瘤,常为单个,手术切除较有可能。如手术时未能发现预先定位的肿瘤,则应仔细探查少见或罕见部位肿瘤存在的可能。胃泌素瘤如完全切除,则胃酸分泌和血清胃泌素将迅速恢复正常。

(2)全胃切除术:过去认为对肿瘤不能切除或肿瘤切除后,胃酸和血清胃泌素水平不能下降者,为了去除胃泌素作用的靶器官,可做全胃切除术来有效地治愈消化性溃疡,并有极少数患者有原发性和转移性肿瘤消退的报道。鉴于全胃切除术死亡率高达 5% ~ 27%,且术后并发症又较多,目前逐渐较少采用。

(3)高选择性胃迷走神经切断术:可明显减少胃酸分泌,增强组胺 H_2 受体阻断剂的制酸作用,并减少其药物剂量。

(4)切除其他内分泌肿瘤:伴有甲状旁腺肿瘤患者,一般主张在腹部手术前先行甲状旁腺肿瘤切除术。术后腹泻、消化性溃疡症状多能减轻,胃酸和血清胃泌素水平下降。

(陈汝福　周泉波)

第十五节　假性胰腺囊肿

假性胰腺囊肿（pseudocyst of the pancreas）多因急性胰腺炎或外伤所致，属胰腺出血、坏死的渗出物和胰液积聚于胰腺周围形成的包裹性积液，通常位于胰腺前及其周围。囊肿内壁无上皮细胞覆盖为其特点。

临床特点

（1）囊肿较小者可以无症状，囊肿较大者，常伴有上腹部疼痛不适。
（2）上腹饱满、恶心、呕吐。
（3）胆道受压、梗阻而引起黄疸。
（4）低热、体重下降。并发感染时，有寒战、发热、黄疸、压痛或腹膜炎体征。
（5）如脾静脉或门静脉受压可导致门静脉高压症，进而可引起食管静脉曲张出血；压迫下腔静脉可引起下腔静脉梗阻症状及下肢浮肿；压迫输尿管可引起肾盂积水等。
（6）大多数病人体检时上腹部能触及固定的圆或椭圆形包块，有时有囊性感。

诊断要点

1. 依据既往病史及临床表现并结合辅助检查，一般不难确定诊断
2. 辅助检查
（1）实验室检查：血淀粉酶和白细胞数可升高，少数病人可有胆红素升高。如急性胰腺炎病人血淀粉酶升高持续3周以上，约一半病人有假性囊肿。
（2）X线检查：排除胃肠腔内病变，显示胃、十二指肠和结肠受压、移位和变形征象。
（3）B超检查：可明确肿块为实性或囊性，确定囊肿的部位和大小。
（4）CT检查：可获得清晰的假性囊肿的图像，并可显示囊肿与胰腺的关系。如CT显示有气液平面，说明已形成脓肿，且对鉴别真性或肿瘤性囊肿有帮助。

(5)内镜逆行胰胆管造影:可确定囊肿的存在和位置及与胰管的关系,约10%~15%的病人造影剂可进入囊肿内。

鉴别诊断

1. **胰腺脓肿** 临床有严重的中毒症状,高热39~40℃,白细胞计数升高($>15.0\times10^9$/L)。腹部平片检查存在"肥皂泡征"。CT检查可见后腹膜区有气泡或气液平面存在。经皮囊肿穿刺,进行穿刺液细菌学检查可鉴别是否为脓肿。

2. **胰腺囊性肿瘤有囊性腺瘤和囊性癌两种** 约占全部胰腺囊性病变的5%。CT检查有助于鉴别,但常需术中组织活检的病理学检查以确诊。

3. **肠系膜囊肿** 多见于儿童,其活动度较大。CT检查可明确其位置和与胰腺的关系。

治疗

一般主张直径大于6cm者,经6周非手术治疗无效,出现压迫症状或出现并发症时应手术治疗。方法有:

1. 囊肿切除术通常仅适于胰体尾部小的假性囊肿、尤其是外伤引起的假性囊肿,连同囊肿将胰体尾切除

2. 外引流术适用于囊肿壁未成熟、不能与其他器官吻合的患者和囊肿已感染且病情危重、不能耐受切除者。手术简单、安全。但术后常可形成胰瘘或囊肿复发而需再次手术

3. 内引流术

> **特别提示** 为保持有效引流,先行囊壁活检以除外肿瘤,再进行吻合,需注意保证吻合口径大(切除部分囊肿壁)、位置低。

具体方式有:

(1)空肠囊肿Roux-en-Y吻合术:适用于各种位置的囊肿,要求引流肠袢最少30cm长。

(2)胃囊肿吻合术:适于假性囊肿位置与胃后壁紧密粘连者,方法简单、效果好。

(3)囊肿十二指肠吻合术:适用于囊肿位于胰头深部邻近十二指肠内侧壁,并且难以用其他方法引流的病变。

(4)囊肿并发症的处理:囊肿破裂需急诊手术,冲洗腹腔、引流囊肿。囊肿并发出血时,情况允许均应先行血管造影检查以明确出血的部位,以为手术治疗提供指导。常用方法有受累血管缝扎术、囊肿和出血血管的切除术或出血部位填塞压迫止血和外引流术,对高危病人也可行出血血管的栓塞治疗。

预后及转归

部分假性胰腺囊肿可自行吸收消失。多数假性胰腺囊肿的外科治疗效果肯定,手术复发率约为10%。出现慢性疼痛多是慢性胰腺炎的表现。

(陈汝福)

第十六节 门静脉高压症

门静脉高压症(PHT)是指各种原因造成门静脉血流障碍或血流异常增多而引起的以门静脉系统压力升高为主的一组临床综合征。在我国以肝炎后肝硬化为最常见的病因,局部地区可由血吸虫引起。

临床特点

(1)脾肿大,脾功能亢进。多数患者有不同程度的脾肿大,巨型脾肿大在血吸虫性肝硬化中多见。

(2)上消化道出血,以呕血最为常见,可呈喷射状。

(3)腹水:腹水是肝状功能失代偿的一种表现。

(4)另外,部分病人有肝肿大、蜘蛛痣、肝掌、黄疸等肝硬化体征。

诊断要点

1. 病史 约半数患者有肝炎史,以乙型肝炎最常见。

2. 临床表现 上消化道出血、腹水与脾肿大同时存在,是典型的PHT三联征。

3. 辅助检查

(1)血常规:可了解有无脾亢。脾功能亢进主要表现为白细胞降至 $3 \times 10^9/L$ 以下,血小板减少至 $(70 \sim 80) \times 10^9/L$ 以下,并可出现贫血。

(2)肝功能检查。可了解肝状贮备功能及有无活动性肝炎。

(3)凝血酶原时间。肝功能受损时,凝血酶原时间延长。

(4)肝炎的免疫学检查:如 HBV、HBV - DNA、HCV 等,检测肝炎的类型及是否有病毒活动性复制。

(5)内镜诊断:胃镜检查发现食管胃底曲张静脉是诊断 PHT 的直接证据,根据曲张静脉部位、宽度、色调等变化,可估计出血的危险性。

(6)影像学检查

特别提示 ①B超显示门静脉主干内径>1.4cm、脾静脉>1.0cm为诊断PHT的可靠指标。

②CT与MRI图像可清晰显示肝脏外形轮廓、肝实质及肝内血管变化,准确测定肝脏体积,MRA对门-体侧支循环开放的检出率较高,同时还能客观地测定门静脉的流向、流速、流量及有无自发性分流,对手术方式的选择有重要指导意义。

③核素显像不仅可以确定有无分流,还可以区分肝内外分流并进行定量,区别肝硬化性与非肝硬化性门静脉高压。

(7)血管造影诊断:经皮肝穿刺门静脉造影(PTP)和动脉性门静脉造影可确切了解门静脉主干、其属支的形态变化及PHT时门静脉血流动力学改变;清晰显示门静脉主干及其属支与门体侧支循环开放情况。

(8)血流动力学诊断:门静脉压力测定和食管曲张静脉压力测定可直接或间接反映门静脉压力,客观地诊断PHT。

鉴别诊断

1. 上消化道出血应与胃十二指肠溃疡出血、胃癌、急性出血性胃炎、食管胃黏膜撕裂症鉴别　纤维内镜检查是常用于急诊上消化道出血的患者的诊断,基本能明确诊断。

2. 脾肿大和脾功能亢进　需与血小板减少性紫癜、先天性溶血性贫血、原发性中性白细胞减少症等原发性疾病鉴别,血常规及骨髓涂片方法可鉴别。

3. 腹水　需与Budd-Chiari综合征、缩窄性心包炎、恶性肿瘤及结核性腹膜炎、卵巢病变等引起的腹水鉴别。B超或彩超等影像学检查可鉴别诊断。

治疗

1. 内科治疗　对于有黄疸、大量腹水、肝功能严重受损的病人发生的大出血,如果行外科手术,死亡率很高,可达60%～70%。对这类病人尽量采用非手术治疗,重点是输血、注射垂体加压素、生长抑素、强有力的制酸剂以及用三腔管压迫止血。

2. 外科治疗　外科治疗的目的主要在于终止门脉高压症并发食道、胃底静脉曲张出血;纠正脾功能亢进以及消退腹水。只有肝移植才是治本的治疗措施。从我国现实的国情出发,接受肝移植的病人仍属少数,而传统治标的门奇断流术、分流术、曲张静脉的套扎及硬化剂注射仍是主要的治疗方式。主要适用于没有黄疸、无明显腹水的病人或肝功能很差,大量出血但内科治疗无效的患者。

1) 断流术:治疗经验与血流动力学研究证明,贲门周围血管离断、胃底或食管下端横断术,同时加脾切除是最广泛应用、效果确实的止血手术,无论择期、早期甚至急症手术均可采用。

2) 分流术:包括门体分流术与选择性分流术。一般说来,对于肝炎后肝硬化,具有 ChildA 级或 B 级的肝功能并在 1 年内相对稳定,有食管胃底静脉曲张破裂出血,有明显脾肿大及脾亢者,腹水量不多或易消退者,采用限制性门腔侧侧分流、肠腔侧侧分流、经静脉肝内门体分流(TIPS)、脾肾分流、脾腔分流、远端脾肾分流、远端脾腔分流等医家各自最为熟悉的分流方式,通常都会取得较好的效果,并不需强求某种分流术式的统一。门体分流术通常都会使发生脑病的机会增加,如何使二者达到平衡既控制出血又不发生脑病,这才是医家需掌握的真谛。

3) 门体分流+断流联合手术:常见的术式有:门腔静脉侧侧分流加肝动脉强化灌注术,贲门周围血管离断加肠腔静脉侧侧分流术,脾次全切除腹膜后移位加断流术等。

4) 肝移植是治疗终末期肝病(包括门静脉高压症)最根本的治疗方法。

3. 经内镜治疗也是目前临床上常用的方法之一 具体方法有经内镜硬化剂注射,内窥镜下曲张静脉结扎,生长抑素加硬化剂治疗等。内镜下结扎治疗具有简单易行,创伤轻微,疗效确切,安全可靠等优点;现已成为治疗和预防食管静脉曲张破裂出血的常用的方法之一。

4. TIPS 治疗 对于经内镜硬化或结扎治疗效果不满意,肝功能储备较差(Child B 或 C 级病人)或不能耐受手术治疗的病人,可采用 TIPS 治疗。TIPS 治疗的目的有两个:控制出血和作为将来肝脏移植的过渡治疗。TIPS 的绝对禁忌证包括:右心衰竭中心静脉压升高,严重的肝功能衰竭,没有控制的肝性脑病,全身细菌或真菌感染以及多囊肝。TIPS 的相对禁忌证包括:肝脏肿瘤和门静脉血栓。

(陈汝福 周泉波)

第十七节 胃、十二指肠溃疡的外科治疗

胃、十二指肠溃疡(gastroduodenal ulcer)因胃、十二指肠黏膜受损致其局限性圆形或椭圆形的全层黏膜缺损。尽管内科治疗措施有了长足的进展,但对其并发症的治疗,外科处理仍占据主导地位。

胃溃疡的外科治疗

(一)临床特点

(1)发病高峰年龄为40~60岁。

(2)发生部位 95%的胃溃疡发生于小弯侧,其中60%发生在距幽门6cm以内。

(3)疼痛特点是节律性没有十二指肠溃疡那样明显。进餐后不能很好止痛,餐后1/2~1小时疼痛即开始,持续1~2小时,有些进食后疼痛加重。

(4)压痛点常位于剑突与脐间的正中线或略偏左。

(5)经内科治疗后较易复发,也易发生大出血、急性穿孔等严重并发症。约5%胃溃疡可发生癌变。

(二)诊断要点

1. **病史** 根据既往病史及临床特点并结合辅助检查,一般不能诊断。对于年龄较大,典型溃疡症状消失,呈不规则疼痛,或症状日益加重,饮食习惯改变,体重减轻,消瘦乏力、贫血等表现者,应排除溃疡癌变的可能。

2. **辅助检查**

(1)X线钡餐检查:可见1周围光滑、整齐的龛影,其周围黏膜呈放射状集中。如龛影的形状不规则,其周围的胃壁僵直、黏膜中断,常为恶性溃疡的表现。

(2)纤维胃镜检查:可见溃疡的形态为圆形或椭圆形,直径一般小于2cm,有的呈不规则形或线形。通过溃疡面脱落细胞镜检及病理活检,以排除恶变的可能。

(三) 鉴别诊断

1. 十二指肠溃疡　多见于30岁左右的男性。为上腹部或剑突下疼痛,饥饿痛和夜间痛,进食可暂时缓解。服抗酸药物能止痛。钡餐检查及胃镜检查有助于鉴别。

2. 胃癌　早期无明显症状,有时出现一些非特异性上消化道症状。胃窦癌可有类似溃疡病症状。对于40岁以上病人出现上腹疼痛不适或恶心呕吐等症状,服药缓解,但短期内症状反复发作者,应做胃镜或钡餐检查。

(四) 治疗

1. 手术指征　①严格内科治疗8~12周溃疡不愈合者;②内科治疗后溃疡愈合且继续用药,但溃疡复发者;③发生大出血、幽门梗阻及穿孔者;④胃十二指肠复合溃疡;⑤直径2.5cm以上的巨大溃疡或疑为恶变者。

2. 手术方法　①对无并发症的胃溃疡,采用Billroth Ⅰ胃大部分切除术。②对合并溃疡出血、穿孔、幽门梗阻者,采用胃大部分切除术并同时处理这些并发症。③高位胃溃疡的治疗的术式选择,应根据病人的一般状况及溃疡的位置、大小、是否穿透等情况而定,多采用包括溃疡在内的远侧胃大部分切除。④胃后壁穿透性溃疡,可沿溃疡切断,溃疡面用石炭酸或浓碘酊烧灼后旷置于原处,再行胃大部分切除术。

胃、十二指肠溃疡急性穿孔

急性穿孔是胃十二指肠溃疡常见的严重并发症。十二指肠溃疡穿孔多见于男性患者的球部前壁,胃穿孔多见于老年女性的胃小弯。穿孔后大多出现急性腹膜炎症状和体征,需急诊手术治疗。

(一) 临床特点

1. 病史　既往有溃疡病史,也有少数病人无溃疡病史。
2. 诱因　情绪波动、过度疲劳等诱因时,在夜间空腹或饱食后发生。
3. 症状　急起剑突下、上腹部剧烈疼痛,呈撕裂或刀割样,患者难以忍受,伴有面色苍白、出冷汗、脉搏细速等,常伴恶心、呕吐。其后因大量腹腔渗出液的稀释,腹痛可略有减轻。再往后,由于继发细菌感染,腹痛可再次加重,并且疼痛很快波及全腹。有时,胃内容物可沿右结肠旁沟下流而出现右下腹痛,易被误诊为阑尾炎。

4. 体征

(1) 视诊：病人表情痛苦，面色苍白、出冷汗，仰卧位并不愿变换体位。腹式呼吸减弱或消失。

(2) 触诊：腹肌紧张呈"木板样"强直，全腹有压痛、反跳痛，右上腹压痛明显。

(3) 叩诊：移动性浊音(+)，肝浊音界缩小或消失。

(4) 听诊：肠鸣音明显减弱或消失。

(二) 诊断要点

1. **病史** 根据既往病史及临床特点并结合辅助检查，一般不能诊断。

2. **辅助检查** 站立位 X 线检查，80% 的可见右膈下游离气体影。

(三) 鉴别诊断

根据既往病史、临床特点及 X 线征象，一般都可诊断，但以下情况常导致诊断困难：①既往无溃疡病史；②老年或小儿患者症状主诉不清，体征不典型；③空腹发病且穿孔小，漏出物少；④后壁的小穿孔，漏出物进入小网膜囊；⑤身体很虚弱；⑥肥胖；⑦发病后使用了止痛剂；⑧X 线检查阴性。因此，需与以下疾病鉴别：

1. **急性胰腺炎** 突发的左上腹剧痛，可向腰背部放射，伴有呕吐及腹膜刺激征。但无膈下游离气体影，血清及尿淀粉酶检查有助于诊断。

2. **急性胆囊炎** 为右上腹剧烈绞痛或持续痛阵发性加剧，向右肩放射，伴畏寒发热。查体右上腹压痛和反跳痛，Murphy 征(+)，有时可触及肿大的胆囊。B 超有助于诊断。

3. **急性阑尾炎** 一般症状没有溃疡穿孔严重，无膈下游离气体。X 线有助于鉴别。

(四) 治疗

1. 非手术治疗

(1) 适应证：一般情况好、年轻、主要脏器无病变、溃疡病史较短、症状和体征轻的空腹穿孔。

(2) 方法：采用胃肠减压、输液、制酸剂及抗生素治疗。经此法治疗 6~8 小时后病情加重则立即手术。

> **特别提示**　对非手术治疗治愈者，需择期胃镜检查排除胃癌，同时进行严格的内科措施治疗溃疡。

2. 手术治疗 分彻底的溃疡手术和单纯穿孔缝合术。

(1)彻底性手术:适用于病人一般情况较好,有幽门梗阻或出血史,穿孔在12小时内,腹腔内炎症和胃十二指肠壁水肿较轻者。术式包括胃大部切除术,对十二指肠溃疡穿孔行迷走神经切断加胃窦切除术,或缝合穿孔后行迷走神经切断加胃空肠吻合术,或高选择性迷走神经切断术等。

(2)单纯穿孔缝合术:适用于不宜行彻底性手术者。方法包括:开腹穿孔缝合术和电视腹腔镜下大网膜覆盖穿孔缝合术。对仅行溃疡穿孔缝合治疗的病人,术后均需给予抑酸剂加抗幽门螺杆菌治疗,直至胃镜证实溃疡愈合和幽门螺杆菌被根除。

胃、十二指肠溃疡大出血

胃十二指肠溃疡大出血是因溃疡基底的胃左、右动脉分支的侧壁被溃疡侵蚀而破裂大出血,失血速度较快,每分钟出血在1ml以上,表现为大呕血或柏油样便,易出现休克,需急诊抢救止血。

(一)临床特点

(1)多有典型溃疡病史或既往检查已证实有溃疡病。

(2)主要症状是突然大呕血、排柏油样大便或鲜血便,短期内可出现明显休克现象。

(3)可有轻度腹胀、上腹轻压痛及肠鸣音增多。

(二)诊断要点

(1)溃疡病史、发生呕血与黑便,诊断多无困难。

> **特别提示** (2)无溃疡病史者,可急诊纤维胃镜检查,不仅便于诊断及鉴别诊断,而且可通过胃镜止血。

(三)鉴别诊断

1. 应激性溃疡出血 也可出现呕血和排柏油样便,甚至休克。多继发于创伤(包括大手术)、烧伤、休克或脓毒症等应激情况后。急诊胃镜检查有助于鉴别。

2. 胃癌出血 胃癌组织缺血坏死,表面发生糜烂或溃疡,侵蚀血管可造成大出血。黑便比呕血更常见。患者有进行体重下降和厌食应考虑胃癌的可能。胃镜检查有助于鉴别。

3. 食管静脉曲张出血 出血常很突然,多表现为大量呕血。结合既往肝炎、肝硬化病史及蜘蛛痣、肝掌、腹壁皮下静脉曲张、脾大、腹水等,易于鉴别。

4. 胆道出血 除黑便外,多有类似胆绞痛的剧烈上腹部疼痛的症状,可伴有寒战、发热及黄疸。这些症状综合起来,不能鉴别。

(四)治疗

1. 非手术治疗

(1)快速补充血容量,防治休克。

(2)H_2受体拮抗剂及生长抑素:静脉给予西咪替丁或奥美拉唑。给予善宁 0.2mg 静脉注射,6~8 小时 1 次。

(3)局部止血:经胃肠减压管灌注生理盐水 200ml 加去甲肾上腺素 8mg。有条件者急诊纤维胃镜止血。

2. 手术治疗

(1)适应证:①短期内休克,多为难以自止的较大血管出血;②经 6~8 小时输血 600~900ml 后脉搏、血压及一般情况无好转,或在 24 小时内需输血 1 000ml 以上才能维持血压和血细胞比容者;③最近曾发生过类似的大出血;④正进行胃十二指肠溃疡药物治疗者发生大出血;⑤合并穿孔或幽门梗阻;⑥年龄大于 60 岁者。

(2)手术方法:先行溃疡出血的止血处理后,酌情采用以下术式:①包括溃疡在内的胃大部分切除术。②溃疡旷置的胃大部分切除术,适宜于十二指肠后壁的穿透性溃疡出血。③迷走神经干切断加胃窦切除或加幽门成形术。

胃、十二指肠溃疡瘢痕性幽门梗阻

幽门管、幽门溃疡或十二指肠溃疡瘢痕性狭窄合并幽门痉挛水肿可造成幽门梗阻。

(一)临床特点

1. 腹痛 多发生在晚间或下午。随着梗阻的发生,出现阵发性胃收缩痛,伴上腹膨胀,随即出现嗳气、恶心、反胃和呕吐。

2. 呕吐 呕吐物为含隔餐甚至隔日所进食物,呕吐量大,一次可达 1 000~2 000ml,不含胆汁,有腐败酸臭味,呕吐后感觉胃部舒适。

3. 慢性消耗表现 少尿、便秘、营养不良、消瘦、贫血及脱水等。

4. 腹部体征 上腹隆起,有时可自左向右的胃蠕动波,可闻及上腹部振水音。

(二)诊断要点

根据长期溃疡病史和腹痛呕吐的特征,即可诊断。

X线钡餐检查如24小时后仍有钡剂存留者,提示瘢痕性幽门梗阻存在。

(三)鉴别诊断

1. 溃疡性幽门痉挛和水肿　有溃疡疼痛症状,梗阻胃间歇性,呕吐剧烈但胃不扩大;呕吐物不含宿食,经胃肠减压、解痉及抑酸治疗,疼痛和梗阻症状可改善。

2. 胃癌所致幽门梗阻　病程短,胃扩张轻,X线钡餐和纤维胃镜检查有助于鉴别。

3. 十二指肠球部以下的梗阻性病变　十二指肠肿瘤、十二指肠淤滞症所致的梗阻,呕吐物含胆汁,X线钡餐可鉴别。

(四)治疗

以手术治疗为主,术前3~5天洗胃、改善一般状况,纠正水、电解质及酸碱平衡。手术以胃大部切除为主,如患者情况极差或合并其他严重内科疾病者可行胃空肠吻合加迷走神经干切断术。

(霍景山)

第十八节 胃 癌

胃癌是常见的消化道肿瘤,不易早期诊断,因此预后较差,以手术为主的综合治疗可提供生存率。

临床特点

(1)早期无明显症状,有时出现一些非特异性上消化道症状。
(2)胃窦癌可有类似溃疡病症状,尤其按胃炎或溃疡治疗后症状可暂时缓解,直至发生上消化道出血。
(3)对于40岁以上病人出现上腹部疼痛不适或恶心呕吐等症状,服药缓解,但短期内症状反复发作者。
(4)晚期慢性消耗及恶病质的表现。

诊断要点

1. 早期无明显症状,诊断困难,辅助检查可发现一些早期患者
2. 辅助检查
(1)X线钡餐:可对胃癌行定性及定量诊断。
(2)纤维胃镜检查:为早期诊断胃癌的有效手段,同时可行细胞学和组织学检查。
(3)超声胃镜检查:不仅可帮助诊断,而且有助于术前临床分期(CTNM)。

鉴别诊断

需与胃溃疡及十二指肠溃疡鉴别。

治疗

1. 手术治疗　胃主要的治疗手段,包括:

特别提示

(1) 胃癌根治术:分 D_1 和 D_2 式根治术;胃切断线应要求距肿瘤肉眼边缘 5cm,而且切除胃组织的 3/4~4/5,同时将小网膜、大网膜连同横结肠系膜前叶、胰腺被膜一并整块切除。

(2) 胃癌姑息性切除术:仅切除原发病灶和部分转移病灶。

(3) 短路手术:原发病灶未能切除,为减轻梗阻、出血、穿孔等并发症的症状而采用的胃空肠吻合。

2.其他治疗　①全身疗法包括辅助化疗、生物疗法(生物反应调节剂、免疫治疗、基因治疗)、中医药治疗等。②局部治疗有放疗、腹腔灌注疗法、动脉介入治疗等。

(霍景山)

第十九节 肠梗阻

肠梗阻为外科常见的病症,是肠内容物不能正常运行、顺利通过肠道,其不但可引起肠管本身解剖与功能上的改变,并可导致全身性生理上的紊乱,临床表现复杂多变,严重者如出现绞窄性肠梗阻的死亡率较高。

临床特点

1. 腹痛　为阵发性绞痛,多在腹中部或偏于梗阻所在的部位。发作时自觉有"气块"在腹中窜动。若腹痛的间歇期不断缩短,以至转变为剧烈的持续性腹痛,则考虑绞窄性肠梗阻的表现。

2. 呕吐　梗阻早期,呕吐呈反射性,吐出食物或胃液。此后,呕吐随梗阻部位高低而有所差异,梗阻部位高者呕吐早而频。高位肠梗阻呕吐物为胃及十二指肠内容;低位肠梗阻呕吐出现迟且吐出便样物。呕吐物如呈棕褐色或血性,是肠管血运障碍的表现。麻痹性肠梗阻时,呕吐多呈溢出性。

3. 腹胀　其程度与梗阻部位有关,梗阻部位低者腹胀越明显。结肠梗阻时,若回盲瓣关闭良好,梗阻以上结肠成闭袢,则腹周膨胀显著。肠扭转等闭袢性肠梗阻时腹部隆起不均匀对称。

4. 停止自肛门排气排便　完全性肠梗阻多为排气排便,但梗阻早期尤其是高位肠梗阻,仍可排便或排气。某些绞窄性肠梗阻如肠套叠、肠系膜血管栓塞或血栓形成,则排出血性黏液便。

5. 全身表现　梗阻晚期或绞窄性肠梗阻可出现明显缺水症或中毒和休克征象。

6. 腹部体征

(1) 视诊:机械性肠梗阻常可见肠型和蠕动波。肠扭转时腹胀多不对称。麻痹性肠梗阻则腹胀均匀。

(2) 触诊:单纯性肠梗阻可有腹部轻压痛,但无腹膜刺激征。绞窄性肠梗阻时可有固定压痛和腹膜刺激征。压痛的包块常为受绞窄的肠袢。蛔虫性肠梗阻时,常在腹中部触及条索状团块。

(3) 叩诊:绞窄性肠梗阻时,腹腔有渗液,移动性浊音(+)。

(4)听诊:机械性肠梗阻时,肠鸣音亢进,有气过水声或金属音。麻痹性肠梗阻时,肠鸣音减弱或消失。

7.腹部 X 线检查　肠梗阻发生 4~6 小时后,X 线检查即显示出肠腔内气体,立位或侧卧位透视或拍片,可见多数液平面及气胀肠袢。由于梗阻部位的不同,X 线表现也各有其特点:如空肠黏膜环状皱襞可显示"鱼肋骨刺"状;回肠黏膜则无此表现;结肠胀气位于腹部周边,显示结肠袋形。当怀疑肠套叠、乙状结肠扭转或结肠肿瘤时,可做钡剂灌肠以助诊断。

诊断及鉴别诊断要点

在肠梗阻的过程中,必须明确以下问题:

1.是否存在肠梗阻　根据"痛、吐、胀、闭"四大症状、腹部体征及 X 线检查,一般可诊断。但需注意,有时可不完全具备这些典型表现,特别是某些绞窄性肠梗阻的早期,可能与输尿管结石、卵巢囊肿蒂扭转、急性坏死性胰腺炎等混淆,甚至误诊为一般肠痉挛。

2.是机械性还是动力性梗阻　前者具有上述典型表现,早期腹胀可不明显。麻痹性肠梗阻无肠蠕动亢进的表现,而为肠蠕动减弱或消失,腹胀显著,而且多继发于腹腔内严重感染、腹膜后出血、腹部大手术后等。X 线有助于两者的鉴别。

3.是单纯性还是绞窄性梗阻　因绞窄性肠梗阻预后严重,并需尽早手术处理,因此两者的鉴别极为重要。绞窄性肠梗阻的表现:①腹痛发作急骤,起始即为持续性剧烈疼痛,或在阵发性加重之间仍有持续性疼痛。肠鸣音可不亢进。有时出现腰背痛,呕吐出现早、剧烈而频繁。②病情发展迅速,休克出现早且抗休克治疗改善不显著。③有明显腹膜刺激征,体温上升、脉率增快、白细胞计数升高。④腹部局部隆起或有压痛的不对称肿块(胀大的肠袢)。⑤呕吐物、胃肠减压抽出液、肛门排出物为血性,或腹腔穿刺抽出血性液体。⑥经积极非手术治疗而症状及体征无明显改善。⑦腹部 X 线检查见孤立、突出胀大的肠袢、不因时间而改变位置,或有假肿瘤状阴影或肠间隙增宽,提示有腹腔积液。

4.是高位还是低位梗阻　前者的特点是呕吐发生早而频繁、腹胀不明显。后者则相反,并呕吐便样物。X 线检查有助于鉴别。

5.是完全性还是不完全性梗阻　完全性梗阻呕吐频繁,如为低位梗阻腹胀明显,完全停止排便排气。X 线腹部检查见梗阻以上肠袢明显充气和扩张,梗阻以下结肠内无气体。不完全梗阻呕吐与腹胀都较轻或无呕吐,X 线所见肠袢充气扩张都较不明显,而结肠内仍有气体存在。

6.是何原因引起梗阻 应根据年龄、病史、体征、X线检查等方面分析。粘连性肠梗阻最为常见,多发生在以往有过腹部手术、损伤或炎症病史的病人。嵌顿性或绞窄性腹外疝是常见的肠梗阻原因,所以应仔细检查各可能发生外疝的部位。结肠梗阻多系肿瘤所致,新生婴儿以肠道先天性畸形为多见。2岁以内小儿,则肠套叠多见。蛔虫所致的肠梗阻常发生于儿童。老年人则以肿瘤及粪块堵塞为常见。

治疗

治疗原则为纠正全身生理紊乱和解除梗阻。具体方法如下:

1.非手术治疗 适用于单纯性粘连性(特别是不完全性)肠梗阻、麻痹性或痉挛性肠梗阻、蛔虫或粪块堵塞引起的肠梗阻,肠结核等炎症引起的不完全性肠梗阻、肠套叠早期等。

(1)胃肠减压。

(2)纠正水、电解质紊乱和酸碱失衡:常通过输注葡萄糖、等渗盐水,必要时输给血浆、全血或血浆代用品。

(3)防治感染和中毒:应用包括抗厌氧菌的抗肠道菌的抗生素。一般单纯性肠梗阻可不应用,但对单纯性肠梗阻晚期,特别是绞窄性肠梗阻以及手术治疗的病人,应该使用。

(4)减少肠液的分泌:应用生长抑素如善宁 0.6mg/d 或施他宁 6mg/d。

(5)对症处理:应用镇静剂、解痉剂如654-2、斯帕丰等,止痛剂的应用则应遵循急腹症治疗的原则。

2.手术治疗 适用于绞窄性肠梗阻、肿瘤及先天性肠道畸形所致的肠梗阻,及非手术治疗无效者。具体手术方法如下:

(1)解决引起梗阻的原因:如粘连松解术、肠切开取除异物、肠扭转复位等。

(2)肠切除及肠吻合术:如肠管因肿瘤、炎症性狭窄等,或局部肠袢已失活坏死,则应肠切除。

(3)短路手术:当梗阻因素不能解除时,可做梗阻近端与远端的短路吻合术。

(4)肠造口或肠外置术:如病人情况极严重,或局部病变所限,不能耐受和进行复杂手术,可用这类术式,但主要适用于低位肠梗阻如急性结肠梗阻;或坏死肠管切除并将两断端外置做造口术,待二期彻底手术。

(霍景山)

第二十节 肠 息 肉

肠息肉为肠黏膜表面突出到肠腔内的隆起状病变,可发生在肠道的任何部位,可引起消化道出血,甚至发生癌变。

临床特点

(1) 儿童息肉大多发生于10岁以下,以错构瘤性幼年性息肉多见,有时可脱出肛门外。

(2) 小肠息肉的症状常不明显,可表现为反复发作的腹痛和肠道出血。有些病人因并发肠套叠或手术中被发现。

(3) 大肠息肉多见于乙状结肠及直肠,成人大多是腺瘤,直径大于2cm者,易发生癌变。大肠息肉约半数无临床症状,当发生并发症时才被发现,其表现为:①肠道刺激征,腹泻或排便次数增多,继发感染者可出现黏液血便。②便血:因部位及出血量而表现不一,高位者粪便中混有血,直肠下段者粪便外附血,出血量多者为鲜血或血块。③肠梗阻及肠套叠,以盲肠息肉多见。

(4) 炎症性息肉:主要表现为原发疾病如溃疡性结肠炎、肠结核、克罗恩(Crohn)病及血吸虫病的症状,炎性息肉为原发病的表现之一。

诊断要点

(1) 小肠息肉的临床表现不明显,诊断也比较困难,多在术中发现。

(2) 大肠息肉的诊断多无困难,发生在直肠中下段的息肉,直肠指诊可触及;发生在直肠中段以上的,可通过乙状结肠镜、纤维结肠镜或钡剂灌肠检查明确诊断。

鉴别诊断

1. **溃疡性结肠炎** 起病多缓慢,主要症状为腹泻,也可出现脓血便,甚至大量便血,腹痛多在左下腹,病情严重或病程长者,可伴发热、体重下降、贫血。X线钡灌肠或气钡双重对比造影、纤维结肠镜检查,有助于鉴别。

2. 结肠癌 早期症状无特异性,而后可出现黏液脓血便。肠道刺激征或排便次数增加等。X线钡灌肠或气钡双重对比造影、纤维结肠镜检查,有助于鉴别。

治疗

大肠息肉的治疗 有蒂者内镜下可摘除或圈套蒂切除,凡直径大于1cm而完整切除困难或广蒂者,先取活检,排除恶变后经手术完整切除。如有癌变则根据癌变范围,选择局部肠壁或肠切除术。

(霍景山)

第二十一节 小肠肿瘤

小肠肿瘤的发病率低,约占胃肠道肿瘤的2%,恶性者占75%左右。因其诊断较为困难,易延误治疗。

临床特点

1. 腹痛　可为隐痛、胀痛乃至剧烈绞痛,当并发肠梗阻时,疼痛尤为剧烈。并可伴有腹泻、食欲不振等。
2. 肠道出血　常为间断发生的柏油样便或血便,甚至大量出血。有的因长期反复小量出血未被发现,而表现为慢性贫血。
3. 肠梗阻　绝大多数为慢性,肿瘤所致的肠腔狭窄和压迫是发生肠梗阻的原因,也可诱发肠扭转;也可因肠套叠引起急性肠梗阻。
4. 腹内肿块　位置不固定的活动性肿块。
5. 肠穿孔　多见于小肠恶性肿瘤,急性穿孔导致腹膜炎,慢性穿孔则形成肠瘘。
6. 类癌综合征　多见于类癌而有肝转移的病人,常因进食、饮酒、情绪激动、按压肿瘤而激发。主要表现为阵发性面、颈部和上躯干皮肤潮红(毛细血管扩张),腹泻、哮喘和因纤维组织增生而发生心瓣膜病。

诊断要点

(1) 小肠肿瘤的临床表现多不典型,对怀疑存在小肠肿瘤的患者,需结合辅助检查进一步明确诊断。

(2) X线钡餐检查,对疑有十二指肠的肿瘤,采用弛张性十二指肠钡餐造影。

(3) 纤维十二指肠镜、纤维小肠镜、电子小肠镜及选择性动脉造影术,可提高小肠肿瘤诊断率。

(4) 尿5-羟吲哚乙酸(5-HIAA)的测定:有利于类癌的诊断。

鉴别诊断

肠结核 青壮年多见,常有体弱、消瘦、午后低热、盗汗、食欲不振等肠结核的主要症状。病人有慢性腹部隐痛或痉挛性绞痛,以右下腹及脐周围为著,常于进食后加重,排便后减轻。有腹泻或便秘。也可出现肠梗阻的症状,右下腹可扪到固定的肿块,有轻压痛。X线钡餐检查,有助于诊断。

治疗

> **特别提示**
>
> 以手术治疗为主,其原则为:
> (1)小的或带蒂的良性肿瘤可连同周围肠壁组织一起做局部切除。
> (2)较大的或局部多发的肿瘤做部分肠切除吻合术。
> (3)恶性肿瘤需连同肠系膜及区域淋巴结做根治性切除术。
> (4)肿瘤已与周围组织浸润固定,无法切除并又梗阻者,则行短路手术。

(霍景山)

第二十二节 肛周良性疾病

肛周良性疾病是外科常见病,包括肛裂、肛周脓肿、肛瘘、痔等。这些疾病治疗后容易复发,往往给病人精神及躯体上的痛苦。

肛裂

肛裂是齿状线下肛管皮肤层裂伤后形成的小溃疡,青壮年多见。绝大多数肛裂位于肛管的后正中线上,方向与肛管纵轴平行,长约 0.5~1.0cm,呈梭形或椭圆形,常引起肛周剧痛。

(一)临床特点

1. 疼痛剧烈且具有周期性　排便痛即感到肛门烧灼样或刀割样,便后数分钟可缓解,称为间歇期;而后因肛门括约肌收缩痉挛,再次剧痛,此期可持续半到数小时,临床称为括约肌挛缩痛。直至括约肌疲劳、松弛后疼痛缓解。

2. 便秘　病人害怕疼痛不愿排便,从而导致便秘。

3. 出血　排便时常在粪便表面或便纸上见到少量血迹,或便时滴鲜血,大量出血少见。

4. 肛裂　"三联征"即:肛裂、前哨痔、乳头肥大。

(二)诊断及鉴别诊断

根据典型的临床表现及肛裂"三联征",较易诊断。应注意与其他疾病所致的肛管溃疡鉴别,如 Crohn 病、溃疡性结肠炎、结核、肛周肿瘤、梅毒、软下疳等引起的肛周溃疡相鉴别。

(三)治疗

1. 非手术治疗　原则是解除括约肌痉挛,止痛,帮助排便,中断恶性循环,促使局部愈合。具体方法:①软化大便:口服缓泻剂或石蜡油;增加饮水和多纤维食物;口服肠道动力药物。②便后用 1:5 000 高锰酸钾温水坐浴,保持局部清洁。③扩肛,促进裂口愈合:肛裂局部麻醉后,患者侧卧位,先用示指扩肛后,逐渐伸入两中指,维持扩张 5 分钟。

2.手术治疗

(1)肛裂切除术:切除全部增生的裂缘、"前哨痔"、肛乳头、发炎的隐窝和深部不健康的组织直至暴露肛管括约肌,必要时切除部分外括约肌皮下部或内括约肌,创面敞开引流。

(2)肛管内括约肌切断术:在肛管一侧距肛缘1~1.5cm做小切口达内括约肌下缘,确定括约肌间沟后分离内括约肌至齿状线,剪断内括约肌,然后扩张至四指,电灼或压迫止血后缝合切口,可一并切除肥大乳头、前哨痔、肛裂在数周后自行愈合。

直肠肛管周围脓肿

直肠肛管周围脓肿是指直肠肛管周围软组织内或其周围间隙发生的急性化脓性感染,并形成脓肿。脓肿破溃或切开后常形成肛瘘。

(一)临床特点及诊断要点

1.肛门周围脓肿 最常见,多由肛腺感染经外括约肌皮下部向外扩散而形成。常位于肛门后方或侧方皮下部。主要症状为局部症状:肛周持续性跳动性疼痛,行动不便,坐卧不安。全身感染症状不明显。病变处明显红肿,有硬结和压痛,脓肿时有波动感,穿刺抽出脓液。

2.坐骨肛管间隙脓肿 又称坐骨直肠窝脓肿。多由肛腺感染经外括约肌向外扩散到坐骨间隙或肛管直肠周围脓肿扩散而形成。患侧出现持续性胀痛,逐渐加重,继而为持续性跳痛,坐立不安,排便或行走时疼痛加重,可有排尿困难和里急后重;全身感染症状重,早期局部体征不明显,后出现肛门患侧红肿,双臀不对称;局部触诊或肛门指诊时患侧有深压痛,甚至波动感。如不及时切开,可形成肛瘘。

3.骨盆直肠间隙脓肿 又称骨盆直肠窝脓肿。由肛腺脓肿或坐骨直肠间隙脓肿向上穿破肛提肌进入骨盆直肠间隙引起,也可由直肠炎、直肠溃疡、直肠外伤所引起。其特点是全身症状较重而局部症状不明显。直肠指检可在直肠壁上触及肿块隆起,有压痛和波动感。诊断主要靠穿刺抽脓。必要时做肛管超声检查或CT检查证实。

(二)治疗

1.非手术治疗 ①抗生素治疗。可选用2~3种针对G^-及厌氧菌有效的抗生素。②温水坐浴。③局部理疗。④口服缓泻剂或石蜡油以减轻排便时疼痛。

2.手术治疗 主要是脓肿切开引流。

肛瘘

肛瘘是指肛门周围的肉芽肿性管道,为常见的直肠肛管疾病之一。由内口、瘘管、外口三部分组成。内口常位于直肠下部或肛管,多为一个;外口在肛周皮肤上可为一个或多个,经久不愈或反复发作。

(一)临床特点

1. 主要症状　瘘外口流出少量脓性、血性、黏液性分泌物。
2. 肛周湿疹　因分泌物的刺激,使肛门部潮湿、瘙痒,形成湿疹。
3. 反复发作的肛周脓肿　当外口暂时愈合后,瘘管中有脓肿形成出现肛周脓肿症状。脓肿穿破或切开引流后,症状缓解。
4. 检查发现肛周皮肤上可见到单个或多个外口,呈红色乳头状隆起,挤压时有脓液或脓血性分泌物排出

(二)诊断要点

根据临床症状、体征,可初步诊断肛瘘的存在,但应瘘管的方向及内口的位置。

> **特别提示**
> 1. 瘘管的确定　根据 Goodsall 规律,在肛门中间画一横线,若外口在线后方,瘘管是弯形,且内口常在肛管后正中处;若外口在线前方,瘘管常是直形,内口常在附近的肛窦上。外口在肛缘附近,一般为括约肌间瘘,距离肛缘较远,则为经括约肌瘘。若瘘管位置较低,自外口向肛门方向可触及条索样瘘管。

2. 内口位置的确定　可通过直肠指诊、肛门镜检及外口注入亚甲蓝溶液来判断。

(三)鉴别诊断

对于复杂、多次手术的、病因不明的肛瘘,应做钡灌肠或结肠镜检查,以鉴别有无 Crohn 病、溃疡性结肠炎等疾病的存在。

(四)治疗

必须手术治疗。

> **特别提示** 手术的关键是：尽量减少肛门括约肌的损伤，防止肛门失禁及避免瘘的复发。

1. 瘘管切开术　适用于低位肛瘘。将瘘管全部切开，靠肉芽组织生长使伤口愈合。
2. 挂线疗法　利用橡皮筋或有腐蚀作用的药线机械性压迫，使肛瘘缓慢切开的方法。用于距肛门3～5cm内，有内外口低位或高位单纯性肛瘘；作为复杂肛瘘的辅助疗法。
3. 肛瘘切除术　适用于低位单纯性肛瘘。

痔是直肠下段黏膜下和肛管皮肤的静脉丛淤血、扩张和屈曲所形成的静脉团。

（一）临床特点

（1）可发生于任何年龄，随年龄增长，发病率增高。
（2）分内痔、外痔及混合痔三类。
（3）便秘、饮酒及食刺激性食物常加重病情或诱发发作。
（4）便血：内痔及混合痔早期出现无痛性间歇性便后出鲜血，为便时滴血或便纸带血，少数为可自止的喷射状出血。
（5）痔块脱出：内痔第二、三、四期或混合痔时出现。轻者在排便时脱出，便后自行回纳，重者痔块持续性脱出肛门外。
（6）疼痛：内痔或混合痔脱出嵌顿和血栓性外痔在发病的最初1～3天，患者疼痛剧烈，坐立不安、行动不便。
（7）肛周瘙痒、湿疹。

（二）诊断要点

根据临床表现可初步诊断，结合肛门直肠检查可明确诊断，必要时需肛门镜检查及纤维结肠镜检查，以便排除其他病变存在。

1. 肛门指检　是非常简单有效的检查手段，有助于鉴别直肠内有无其他病变，如直肠癌、直肠息肉等。
2. 肛门镜检查　不仅能看到痔块，还可观察到直肠黏膜有无充血、水肿、溃疡、肿块等。
3. 纤维结肠镜检查　不仅可检查肛管的病变，而且可发现肛管近端结肠的病变。

(三)鉴别诊断

1. **直肠癌** 有大便带血症状,但多为脓血便或黏液血便,具有便频、大便变形等症状,常因未行直肠指检和直肠镜检查,被误诊为痔。

2. **直肠息肉** 多见于儿童,息肉为圆形、实质性、有蒂、可活动。低位带蒂息肉脱出肛门外易误诊为痔。

3. **直肠脱垂** 易误诊为环形痔,但直肠脱垂黏膜呈环形,表面平滑,括约肌松弛;而后者呈梅花瓣状,括约肌不松弛。

(四)治疗

痔的治疗方法很多,由于非手术疗法对大部分痔的治疗效果良好,注射治疗和胶圈套扎疗法成为痔的主要疗法。手术治疗只限于保守治疗失败或不适宜保守治疗者。

1. **非手术治疗**

(1)一般治疗:适用于痔的初期、无症状静止期的痔和嵌顿痔的初期。具体:①改变不良大便习惯:增加纤维性食物,保持大便通畅。②热水坐浴:应用高锰酸钾洗液,可改善局部血液循环。③肛管局部应用油剂或栓剂,有润滑和收敛作用,可减轻局部的瘙痒。

(2)注射疗法:适于一、二期出血性内痔。用于注射的硬化剂分为硬化和坏死两大类,常用的硬化剂有5%石炭酸植物油,5%鱼肝油酸钠、5%盐酸奎宁尿素水溶液、4%明矾水溶液。

(3)红外线凝固疗法:适用于一、二期内痔。作用与注射疗法相似,但复发率高。

(4)胶圈套扎疗法:适于一、二、三期内痔。一期内痔可一次套扎完毕,二、三期内痔应分2~3次套扎,间隔3周。

2. **手术疗法**

(1)痔单纯切除术:主要用于二、三期内痔和混合痔的治疗。

(2)痔环形切除术:用于严重的环形痔。

(3)痔上黏膜环切术:用于严重的环形痔。

(4)血栓外痔剥离术:用于治疗血栓性外痔。

(霍景山)

第二十三节 结 肠 癌

结肠癌是胃肠道中常见的恶性肿瘤,近年来发病率明显上升,且有结肠癌多于直肠癌的趋势。早期常无特殊症状,以手术治疗为主。

临床特点

(1)发病高峰年龄为41~51岁。
(2)早期无特殊症状,进展后才出现症状。
(3)排便习惯与粪便性状的改变:多为最早出现的症状,表现为排便次数增加、腹泻、便秘、粪便带血、脓或黏液。
(4)腹痛:常为定位不清的持续性隐痛,或仅为腹部不适或腹胀,出现肠梗阻时则腹痛加重或阵发性绞痛。
(5)腹部肿块:多为瘤体本身,也可为梗阻近侧肠腔内的积便。多坚硬,呈结节状。横结肠和乙状结肠癌可有一定活动度。如癌肿穿透并发感染时,肿块固定,且有明显压痛。
(6)晚期出现不完全或完全性肠梗阻的症状。
(7)远处转移的症状体征晚期出现肝大、黄疸、腹水、锁骨上淋巴结肿大、恶病质等。

诊断要点

1. **争取早期诊断** 因结肠癌早期症状不明显,凡40岁以上的高危人群,结合血清癌胚抗原(CEA)、X线钡灌肠或气钡双重对比造影、纤维结肠镜检查,有助于诊断。

2. **癌肿部位诊断** 因癌肿病理类型和部位不同,临床表现也有差异。右侧结肠癌以全身症状、贫血、腹部肿块为主要表现;左侧结肠癌则以肠梗阻、便秘、腹泻、便血等症状为主。X线钡灌肠或气钡双重对比造影、纤维结肠镜检查可帮助定位。

鉴别诊断

1. **溃疡性结肠炎** 起病多缓慢,主要症状为腹泻,也可出现脓血便,甚至大量便血,腹痛多在左下腹,病情严重或病程长者,可伴发热、体重下降、贫血。X线钡灌肠或气钡双重对比造影、纤维结肠镜检查,有助于鉴别。

2. 结肠息肉　好发于乙状结肠及直肠,多无明显症状,也可出现肠道刺激征、腹泻、便血、肠梗阻等,X线钡灌肠或气钡双重对比造影、纤维结肠镜检查,有助于鉴别。

治疗

原则是以手术为主的综合治疗。

1. 手术疗法

(1) 术前肠道准备:

> **特别提示**　目前有人推荐两种新的肠道准备方法:①全肠道灌洗。用Golytely液于术前1天下午进行肠道灌洗,每小时1 000~2 000ml,直至排出液清洁为止。有结肠梗阻或心肾功能不全者禁用。Golytely液的主要成分为聚乙烯乙二醇、氯化钾、碳酸氢钠和硫酸钠,并加入适量调味剂和消泡剂。②口服甘露醇法。病人在术前1日下午2~3小时内口服10%甘露醇2~3L,可使肠道排泄清洁。但此法易导致水电解质丢失,必要时可静脉补充。

(2) 结肠癌根治术:切除包括癌肿所在的肠袢及其系膜和区域淋巴结。适用于肿瘤局限,无远处转移者。

(3) 姑息性切除术:对原发癌肿尚能切除,但已有远处转移,首先应争取切除原发病灶,如转移灶为单发,则视病人情况可一期或分期切除转移灶;如转移灶为多发如腹腔内广泛转移,可腹腔内置入化疗泵备术后腹腔化疗之用;肝内多发转移灶可肝动脉或门静脉插管皮下埋置化疗泵备术后局部化疗。

(4) 并发急性肠梗阻的手术:视术中情况及病人的一般状况,行一期切除或内转流或近端肠管的造口减压术。

2. 化学药物治疗　包括局部腹腔灌注化疗和全身化疗,均以5-FU为基础用药。目前推崇的方法:5-FU、CF(亚叶酸钙)及草酸铂类药物联合化疗,疗效较好。

(霍景山)

第二十四节 直 肠 癌

直肠癌是乙状结肠直肠交界处至齿状线之间的癌,为消化道常见的恶性肿瘤。近年来由于消化道缝合器的应用,改善了术后病人的生活质量。

临床特点

1. 直肠癌早期无明显症状,癌肿破溃形成溃疡或感染时才出现症状
2. 直肠刺激征 便频,排便不尽感,排便习惯改变等。
3. 癌肿致肠腔狭窄症状 初始大便变形、变细,进展可出现不完全、甚至完全性肠梗阻的表现。
4. 癌肿破溃感染症状 大便表面带血及黏液,甚至脓血便。
5. 局部浸润及远处转移的表现 向前侵犯前列腺、膀胱,出现尿频、尿痛、血尿;向后浸润骶前神经可出现骶尾部剧烈持续疼痛。肝转移时可有腹水、肝大、黄疸等表现。

诊断要点

1. 根据既往病史及临床特点并结合辅助检查,一般不能诊断
2. 辅助检查 遵照由简到繁的步骤进行。
(1) 大便潜血检查:作为结直肠癌的初筛手段。

> **特别提示** (2) 直肠指诊:是诊断直肠癌最重要的方法。指检可查出癌肿的部位、大小、范围、固定程度、距肛缘的距离及与周围脏器的关系等。

(3) 内镜检查:包括直肠镜、乙状结肠镜和结肠镜检查。可直视下观察病变及取活组织检查。
(4) 影像学检查
1) 钡灌肠检查:为检查结肠癌的重要方法,对直肠癌的诊断价值不

大,可排除结、直肠多发癌和息肉病。

2) 腔内 B 超检查:便于直肠癌局部浸润程度的术前评估。

3) CT、MRA:可了解癌肿与周围脏器及血管的受累情况,也可发现腹腔内的其他处转移灶。

(5) 血清 CEA 检查:对早期诊断缺乏价值,主要用于预测直肠癌的预后和监测复发。

3. 癌肿位置高低的诊断　临床上根据癌肿距肛门的距离分为低位(距肛门 5cm 内)、中位(距肛门 5~10cm)、高位(距肛门 10cm 以上),对直肠癌根治术式的选择有重要参考价值。

鉴别诊断

1. 直肠息肉　多见于儿童,息肉为圆形、实质性、有蒂、可活动。低位带蒂息肉脱出肛门外易误诊为痔。

2. 直肠脱垂　易误诊为环形痔,但直肠脱垂黏膜呈环形,表面平滑,括约肌松弛;而后者呈梅花瓣状,括约肌不松弛。

治疗

手术切除仍然是直肠癌的主要治疗方法。

1. 手术治疗

> **特别提示**　凡能切除的直肠癌如无禁忌,都应尽早行根治术,切除范围包括癌肿、足够的两端肠管、已侵犯的邻近器官的全部或部分、四周可能被浸润的组织及全直肠系膜和淋巴结。如不能根治,也应行姑息性切除,使症状得以缓解。如伴发能切除的肝转移癌应同时切除之。

具体术式:

(1) 局部切除术:适用于早期瘤体小、局限于黏膜或黏膜下层、分化程度高的直肠癌。可经肛或骶后径路局部切除。

(2) 腹会阴联合直肠癌根治术(Miles 术):适用于低位直肠癌。切除范围包括乙状结肠远端、全部直肠、肠系膜下动脉及其区域淋巴结、全直肠系膜、肛提肌、坐骨直肠窝内脂肪、肛管及肛门周围约 5cm 直径的皮肤、皮下组织及全部肛门括约肌,于左下腹行永久性乙状结肠单腔造口。

(3) 经腹直肠癌切除术(Dixon 术):适用于中、高位直肠癌。

(4) 经腹直肠癌切除、近端造口、远端封闭术(Hartmann 术):适用于因全身状况很差,不能耐受 Miles 术或急性梗阻不宜行 Dixon 术的直肠癌。

2. 放射治疗 作为手术切除的辅助疗法,术前应用可提高手术切除率,降低术后复发率。术后放疗仅用于晚期、未能根治或术后局部复发者。

3. 化疗 Dukes A 期行根治术后可不必化疗。给药途径有动脉灌注、门静脉给药、静脉给药、术后腹腔置管灌注给药及温热灌注疗法等。

4. 其他治疗 如基因治疗、导向治疗、免疫治疗等,尚处探索阶段。

(霍景山)

第二十五节 肛门癌

肛门癌包括肛管和肛门周围的癌肿,发生在齿线及其上方称为肛管癌,发生在齿线以下、以肛门为中心,直径6cm以内称为肛周癌。前者以女性多见,后者以男性多见,两者比例约7:1。好发年龄为55~65岁。

临床特点

1. 肛管癌　早期无特异性症状,可有少量便血,随着病情的发展而逐渐加重;其主要表现为肛门持续性疼痛,且便后加重。大便次数增多,出现排便不尽感。

2. 肛周癌　早期肛缘有一肿物,生长缓慢,常有不适和瘙痒。随着病情的发展癌肿侵犯到括约肌或肛管则出现疼痛。较大的肿块常合并溃疡形成,边缘稍突起外翻,中心组织坏死,周围变硬,有恶臭味的血性或脓性分泌物,伴疼痛。

诊断要点

根据临床表现和检查所见,一般不难诊断,最后确诊要依靠病理检查。

鉴别诊断

1. 肛门尖锐湿疣　环绕肛门处很多集簇样疣状增生,呈灰白色,在多个病变之间有正常皮肤,一般不出现溃疡,有蒂无炎症浸润,临床症状与病理检查均可鉴别。

2. 复杂肛瘘　病程较长,40岁以上多见,瘘管周围有浸润,分泌物呈胶冻状,齿线以上有内口存在,病检确诊。

3. 肛门瘙痒症　慢性瘙痒症患者的肛周皮肤呈广泛性增厚,但无深部浸润现象,病理检查有助鉴别。

4. 肛管硬结性溃疡　好发于青年,有硬结病史,其溃疡表浅,柔软,病理或分泌物培养有助于诊断。

5. 肛周 Crohn 病　无痛性溃疡,周围有水肿,行乙状结肠镜检查可发现直肠炎。

6. 非特异性溃疡　可发生于肛门周围亦影响肛管,病因不清,溃疡面可很大但表浅,边缘稍高,其基底是清洁的肉芽组织,不增厚,病检可排除肿瘤。

治疗

以手术治疗为主,原则是早期诊断,早期手术。

1. 手术治疗

(1) 局部切除:适于瘤体小于 2cm,无粘连,低度恶性者,至少切除肿瘤边缘 2.5cm 范围,必要时需植皮。

(2) 经腹会阴联合根治性切除术:为大多数肛管及肛周癌的标准术式,方法同直肠癌,但肠系膜下动脉不需高位结扎,盆腔淋巴结不需做预防性清扫,肛周皮肤和脂肪组织应广泛切除,女性病人常将阴道后壁一并切除。腹股沟淋巴结有转移,应一期或二期清扫。

2. 放疗　肛门部鳞状细胞癌和基底细胞癌对放射线甚为敏感,可术前或术后放疗。

3. 化学疗法　鳞癌对化疗有一定的敏感性,常用 5 – FU、丝裂霉素 C、争光霉素与放疗联合,以提高疗效。

（霍景山）

第八章

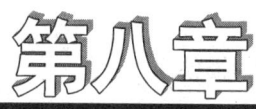
DI BA ZHANG

外科医师手册

泌尿系统疾病
MiNiao XiTong JiBing

第一节 泌尿系统损伤

肾损伤

肾损伤(renal trauma)多发生在20~40岁的男性青壮年。肾脏位置较深,其周围受到腹腔、肌肉、脊柱及肋骨的良好保护,故一般情况下不易受到损伤。但肾实质脆弱,被膜薄,当暴力直接伤及肾区或肾脏本身有病变时易发生损伤。儿童由于肾周围的保护作用较成人弱,且肾脏先天性异常多见,因此肾损伤的发生率也较成人高。

(一)临床特点

1. 外伤 腰部和上腹部受到猛烈的打击、撞击或积压,从高空坠落等闭合性损伤,刀、枪伤等开放性损伤,以及体外冲击波碎石(ESWL)、腔内泌尿外科、经皮肾镜技术等医源性损伤均可造成肾损伤。

2. 临床表现多样

(1)休克:常发生于较重的肾损伤。如肾破裂、肾蒂断裂伤,特别是开放性肾损伤及合并其他胸腹脏器损伤,表现为创伤性休克和出血性休克,可危及生命,儿童肾挫裂伤、出血及休克较为多见。

(2)血尿:

> **特别提示** 是肾损伤最常见而重要的症状。可以是镜下或肉眼血尿。血尿程度一般可提示肾损伤程度,血尿越深,持续时间越长,损伤越重。但血尿与肾损伤的程度并不完全一致,如肾蒂、输尿管断裂或血块、肾碎片堵塞输尿管时,可能不出现血尿,而表现为急性失血性休克。

(3)疼痛及腹部包块:软组织损伤和肾包膜张力增加可引起腰腹部钝痛,输尿管血块阻塞可引起肾绞痛,肾周围血肿和尿外渗可使局部肿胀形成肿块。

(4)感染发热:出血和尿外渗可继发肾周化脓性感染,出现发热及局部疼痛加重等感染症状。

3. 按病理类型可分为以下几种

(1)肾挫伤:肾实质轻度受损,肾被膜、肾盂、肾盏黏膜完整,可有肾包膜下局部淤斑或血肿形成。

(2)肾裂伤:肾实质裂开,集尿部分破裂,有广泛的出血和尿外渗。肾周围血肿形成。

(3)肾粉碎伤:肾组织可碎成多块,常伴有严重的休克。

(4)肾盂裂伤:单纯肾盂裂伤少见。多为开放性损伤时刀刺中肾外型肾盂造成。

(5)肾蒂损伤:肾蒂血管损伤比较少见,常见为肾段血管部分或全部撕裂。肾蒂血管断裂常因大出血短时间内发生休克,若抢救不及时可死亡。

(二)诊断要点

1. 病史 常有外伤史。

2. 临床症状和体格检查

3. 实验室检查

(1)尿常规检查:尿液中可见大量红细胞。

(2)血常规检查:24小时内动态检查血红蛋白及红细胞计数,如血红蛋白及红细胞计数明显下降,说明出血严重,白细胞计数增多和分类左移,提示血肿或尿外渗合并感染。

4. 特殊检查

(1)B超检查:可初步了解肾实质的伤情,诊断肾损伤具有快捷、无损伤、可重复等优点。

(2)CT与MRI:为无创性检查,可精确了解肾实质及血、尿外渗情况,并能及时发现合并伤,对肾损伤的定性诊断几乎可达到100%,可作为首选的辅助检查。

(3)X线检查:腹部平片和静脉肾盂造影可了解有无骨折,肾实质破裂及肾周围血肿情况,但可能导致继发出血,加重肾功能损害。

(4)肾动脉造影:静脉肾盂造影不显影,疑有肾蒂损伤可进行肾动脉造影,但应在病情稳定时施行。必要时可以行选择性肾动脉分支栓塞,以控制出血。

(5)腹腔穿刺:肾损伤出现典型的腹膜刺激征或移动性浊音时,应警惕合并腹腔内脏器损伤的可能,腹腔穿刺有一定的诊断价值。

(三)鉴别诊断

自发性肾破裂 发生于病理肾基础上,以肾肿瘤多见,主要为肾血管平滑肌脂肪瘤,表现为晨起或劳累后突然发作一侧腰部剧烈疼痛,可以出现肉眼血尿,甚至休克,但一般无明显的外伤史。B超、CT可明确诊断。

(四)治疗

可分为非手术治疗和手术治疗。

1. 非手术治疗 适用于损伤较轻的单纯性肾挫伤或轻度肾裂伤,主要包括:

(1)绝对卧床休息2~4周,严密观察生命体征变化。

(2)密切观察患者的一般和局部情况变化,必要时输血、输液,补充血容量,碱化尿液。

(3)观察血尿程度的变化。每次排尿标本留置一部分于试管内,观察血色深浅以估计病情变化,并注意血红蛋白测定,观察失血程度。

(4)给予镇痛、止血剂。

(5)使用抗生素预防与治疗感染。

2. 手术治疗

> **特别提示** 由于术中可能切除伤肾,术前应行CT增强扫描或双倍剂量法静脉尿路造影,了解伤肾及对侧肾功能是否正常。手术应最大限度地保存健康肾组织。

(1)适应证:①急性大出血,腰腹部肿块继续增大;②血尿持续24小时未见减轻,血红蛋白下降,影响全身情况;③伴有其他脏器损伤出血或有腹膜炎症状;④肾周血肿发生感染,药物不能控制;⑤开放性肾损伤;⑥严重继发性出血。

(2)手术方式选择:①腰部切口探查和引流肾周,清除血块异物,控制出血,探查伤肾,必要时肾周围引流。②肾修补术和肾部分切除术:闭合性肾裂伤较局限,可将伤口缝合,肾的一极严重损伤者则施行肾部分切除术,对孤立肾及对侧肾功能不全患者,应多保留肾实质。③肾切除术:肾损伤严重,无法控制出血,若对侧肾功能良好,可采用肾切除术,以挽救生命。

(五)预后及转归

肾损伤需要手术治疗的患者一般不超过10%。大多数患者经保守或手术治疗都能痊愈。除非有严重的肾蒂损伤或合并多脏器损伤的患者,往往未到达医院进行抢救而死亡。严重肾损伤的患者应每年随诊1次，观察有无高血压、肾积水、肾结石、肾周假性囊肿、肾盂肾炎、肾萎缩等。如有并发症出现，应及时治疗，以避免肾功能的丧失。

输尿管损伤

输尿管损伤（injuries of the ureters）平常比较罕见，多为医源性损伤，偶见于枪伤或外来暴力损伤，放射治疗可造成输尿管放射性损伤，损伤后容易被忽略，多延误至出现症状时才被发现。

（一）临床特点

1. 医源性损伤最常见，按损伤原因分类　手术损伤、腔内器械损伤、外伤性损伤和放射性损伤。

2. 早期发现及时处理，一般无临床表现　若延误诊断，临床表现多种多样。

（1）腰痛及感染症状：输尿管被误扎或损伤后尿外渗，可出现患侧腰痛、腹胀，继发感染出现寒战、发热。

（2）尿瘘：急性者在输尿管损伤后当日或数日内出现伤口漏尿、腹腔积尿或阴道漏尿。慢性者常于伤后2~3周形成尿瘘，以盆腔手术所致输尿管阴道瘘最常见。

（3）无尿：双侧断裂或误扎，伤后即可出现无尿。

（4）血尿：可出现肉眼或镜下血尿。

（二）诊断要点

1. 有损伤史　如盆腔手术、输尿管内器械操作或外伤史。

2. 临床表现和体征

3. 辅助检查

（1）B超：患侧有梗阻者，可显示肾积水及输尿管扩张。

（2）排泄性尿路造影：可见患侧肾积水，损伤部位以上输尿管扩张或扭曲、成角、狭窄；肾功能减退，甚至造影剂外渗。

（3）放射性核素肾图：患侧呈梗阻曲线。

（4）膀胱镜检查及逆行造影：有助于观察瘘孔部位并与膀胱损伤鉴别；逆行造影可确定输尿管损伤部位。

（5）CT检查：对输尿管外伤性损伤部位、尿外渗及合并肾损伤有一定诊断意义。

（6）阴道检查：有时可直接观察到瘘口的部位。

(三)鉴别诊断

1. 创伤性急性肾衰竭　创伤性休克所致的急性肾衰竭,可以表现为无尿,但休克纠正后病人尿量可增多,一般无血尿和尿外渗,除非合并泌尿系统损伤。尿常规、B超、CT等检查有助于诊断,必要时行排泄性或逆行尿路造影明确诊断。

2. 膀胱阴道瘘　输尿管阴道瘘应与膀胱阴道瘘鉴别,经膀胱注入亚甲蓝观察瘘口漏出尿液的颜色,如为蓝色则为膀胱阴道瘘,如尿液清亮,则为输尿管阴道瘘。

(四)治疗

(1) 输尿管部分损伤可立即插入双J导管,1~2周后拔除。

(2) 输尿管完全断裂,部分切割或严重钳夹伤,如果新鲜损伤可立即行输尿管端端吻合术或输尿管膀胱再植术,内置双J管引流。

(3) 输尿管被切除一段,缺损较长,当时又无做成形手术条件,可结扎输尿管断端,行肾盂造瘘,3~6个月后行输尿管膀胱壁吻合术或回肠代输尿管术。

> **特别提示**　无论何种修补方式,都应彻底引流尿外渗,抗生素防治尿路感染。

(五)预后及转归

输尿管损伤后容易发生狭窄和尿瘘,严重者可继发肾积水和严重感染,造成肾功能丧失。输尿管损伤以医源性损伤最常见,因此预防损伤的关键是医务人员应加强责任心,不断提高医疗技术以预防其发生。万一不慎造成损伤,应及早检查发现,及时治疗,尽量减少并发症的发生。

膀胱损伤

膀胱排空时藏在骨盆内,除非骨盆骨折,一般不易受伤,膀胱充盈时可伸展至下腹部,壁薄,易受损伤。手术或各种器械检查治疗操作不慎,也可造成医源性损伤。

(一)临床特点

1. 出血与休克　膀胱损伤的暴力较大,合并骨盆骨折及其他内脏损伤,常有大量出血并出现休克。腹膜内型膀胱破裂所致尿性腹膜炎可促使休克发生。

2. 排尿障碍和血尿 膀胱一旦损伤破裂,尿液外溢,表现为尿量减少;外溢的尿液刺激膀胱,可有尿意和尿急,但不能排尿或只有少量血尿或血液排出。

3. 腹膜炎症状 腹膜外型起病缓慢,外渗尿液引起膀胱周围蜂窝织炎,引起下腹痛、发热等。腹膜内型起病急骤,全腹疼痛伴恶心、呕吐、发热等,肠鸣音可消失。

4. 发生膀胱阴道瘘或直肠阴道瘘者则有阴道漏尿或直肠漏尿

(二)诊断要点

1. 病史 有下腹部创伤史、盆腔手术史或膀胱器械检查史。

2. 体征 腹膜外破裂者下腹耻骨上区有明显触痛,有时可触及包块。腹膜内破裂后大量尿液进入腹腔,可有腹壁紧张、压痛、反跳痛以及移动性浊音。

3. 辅助检查

(1)实验室检查:血常规中血红蛋白可能下降,白细胞计数升高,中性粒细胞比例升高。尿常规中有红细胞。

(2)X线检查:可能发现异物和骨折。

(3)导尿时发现膀胱空虚,仅有极少血尿,应想到膀胱破裂,尿外渗可能。

(4)膀胱内注水试验:经导尿管注入膀胱一定量的无菌生理盐水(100~150ml),1~2分钟后随即抽出,若抽出液体量差别很大,提示膀胱有破裂可能。

(5)膀胱造影:

> **特别提示** 是诊断膀胱破裂最可靠的方法。可见造影剂外溢,有助于确定膀胱破裂、尿外渗及骨盆骨折等情况。腹膜内型膀胱破裂行膀胱内注气后腹部透视,可见到膈下游离气体。

(6)腹腔穿刺:腹膜内膀胱破裂后,腹穿可能抽出淡血性液体或尿液。

(三)鉴别诊断

1. 尿道损伤 尿道损伤发生于骨盆骨折或会阴部骑跨伤。病人排尿困难,尿道出血。导尿管不易插入。直肠指检有前列腺上移。尿道造影可明确诊断。

2. 急性盆腔炎　病人有腹痛、腹肌紧张，排尿时腹痛加重。有发热、恶心、呕吐。白细胞计数及中性粒细胞比例升高。无排尿困难。导尿及膀胱造影均正常。

3. 腹内脏器损伤　有外伤史，因内出血出现腹膜刺激征，腹肌紧张，多伴有休克。腹腔穿刺可抽出不凝血。无排尿困难。

4. 自发性膀胱破裂　临床表现和检查结果相同，但病人没有外伤史，多发生于病理膀胱。

（四）治疗

膀胱损伤合并有其他重要脏器损伤，病人出现休克时，应首先抗休克治疗，同时给予留置导尿以减少尿外渗。先处理严重威胁生命的其他重要脏器损伤，如肝、脾、肾、肠等损伤，然后再处理膀胱损伤。

1. 处理休克　包括输血、输液、抗感染等，为手术做好准备。

2. 手术探查　发现确有膀胱破裂，腹膜内型膀胱破裂应及早进行手术修补膀胱裂口，腹膜外型膀胱破裂应手术修补裂口或做膀胱造瘘术引流尿液，控制出血，并引流膀胱周围外渗的尿液和血肿。

3. 术后　保持各种引流管通畅，持续冲洗膀胱，防止血块堵塞。应用抗生素预防感染。

（五）预后与转归

膀胱损伤如果诊断明确，治疗及时，一般预后良好，不会留有后遗症。膀胱损伤后遗留的膀胱阴道瘘或膀胱直肠瘘，待病人一般情况好转与局部炎症消退后，可采用手术修补。即使膀胱缺损较多，容量也可以逐步代偿。

尿道损伤

尿道损伤是泌尿系统最常见的损伤。主要由于会阴部骑跨伤和骨盆骨折合并损伤造成。本病多见于青壮年男性，女性罕见。男性尿道因为其解剖结构特点容易受伤。男性尿道由尿道生殖膈分为前、后两部分。前尿道的球部位于会阴部，常因会阴部骑跨伤而损伤；后尿道的膜部穿过尿生殖膈，也是尿道最固定的部位，外伤性骨盆骨折移位，常造成尿生殖膈撕裂，可致膜部尿道撕裂或断裂。尿道损伤处理不当会造成严重的并发症和后遗症。

（一）临床特点

（1）尿道流血和滴血是尿道损伤最常见的症状，后尿道损伤尿道出血并不严重。

（2）损伤部位常有疼痛及压痛,排尿时疼痛常向阴茎头、会阴部或肛周放射。

（3）损伤后局部水肿、疼痛、外括约肌痉挛、尿道断裂等出现排尿困难或尿潴留。

（4）球部尿道损伤时常合并会阴部血肿及淤斑,阴囊明显肿大,呈青紫色。

（5）尿道破裂或断裂者会出现尿外渗:球部尿道损伤尿外渗的范围在会阴、阴茎和腹壁浅筋膜深处。因尿生殖膈的限制,尿外渗不会进入盆腔。后尿道损伤时尿外渗范围在前列腺和膀胱周围。若尿生殖膈破坏,阴囊及会阴部亦可出现尿外渗。

（6）严重的尿道损伤,特别是骨盆骨折引起后尿道损伤或合并其他内脏损伤时,常因疼痛和失血过多发生。

（7）骨盆骨折合并后尿道断裂时,直肠指检可触及前列腺上移,有浮动感。

（二）诊断要点

1. 据外伤史和临床表现,尿道损伤的诊断并不难 关键是判断尿道损伤的部位和程度,以及有无合并其他内脏损伤,为进一步治疗提供依据。

2. 辅助检查

（1）实验室检查:尿道损伤的病人尿液检查可见满视野红细胞。失血多时可有红细胞计数及血红蛋白下降。继发感染时血、白细胞计数及中性粒细胞比例升高。

（2）骨盆 X 线平片:凡下腹部外伤后不能排尿者,应行骨盆 X 线平片检查,多能发现有骨盆骨折。明显骑跨伤的病人可不做此项检查。

（3）诊断性导尿:

> **特别提示** 严格无菌条件下可试行插入软质橡皮导尿管导尿,忌用金属导尿管,以免加重损伤。如导尿管很容易插入膀胱并导出清亮尿液,应妥善固定以引流尿液,可同时作为尿道内支架,促进尿道黏膜恢复连续性。如试插失败,说明尿道已经断裂或大部分破裂,不可反复进行,以免加重损伤和出血。

（4）尿道造影:可发现尿道损伤的部位和程度。如尿道造影剂外溢,说明尿道连续性已破坏。

(5)静脉尿路造影:是简单而有效的诊断方法,尤其适用儿童患者。X线片上可见到膀胱位置明显抬高,呈泪滴状,提示尿道断裂。同时可了解上尿路情况。

(三)鉴别诊断

1. **腹膜外膀胱破裂** 也可发生于骨盆骨折,可与后尿道破裂同时发生。临床表现有耻骨后间隙和膀胱周围组织尿外渗、排尿障碍、无尿等症状。检查可见膀胱空虚,导尿管插入顺利,注水试验阳性,直肠指检前列腺无移位,尿道造影正常,膀胱区有造影剂外溢。

2. **肾脏损伤** 肾脏损伤为全程肉眼血尿,无尿道流血和滴血,疼痛与肿胀的部位位于腰部,不出现排尿障碍。静脉尿路造影可显示肾区造影剂外溢。

3. **脊髓损伤** 外伤后出现排尿困难,发生急性尿潴留。往往伴有神经系统症状和体征,如会阴部感觉减退、肛门括约肌松弛等。导尿管插入通畅。

(四)治疗

尿道损伤的治疗应包括全身治疗、损伤局部治疗以及合并伤的治疗。

1. **全身治疗** 包括止痛、止血、抗休克、抗感染治疗。待病情稳定后再行尿道损伤的检查和治疗。

2. **局部治疗** 包括恢复尿道连续性,引流膀胱尿液及充分引流尿外渗。下列情况必须手术治疗:①尿道破裂或断裂;②外伤后排尿困难,导尿管不能插入膀胱者;③外渗后有明显尿外渗及出现较大血肿。闭合性尿道损伤无明显感染者,手术应在伤后72小时内施行。开放性损伤者,手术应在24小时内施行。

(1)耻骨上膀胱造瘘术:如受伤时间超过72小时,伤处污染严重或已有感染,病人生命征不稳定,估计有其他脏器合并伤时,应先行此术式,使尿流改道,积极处理合并伤,以后行二期尿道吻合术或内镜直视下尿道内切开术。

(2)球部尿道修补吻合术:有手术指征及无禁忌证时,应首选尿道修补术或端端吻合术。此术式效果好,术后既恢复尿道的连续性,也使尿道狭窄的发生率降低。

(3)尿道会师牵引术:对一般情况差,不能耐受复杂手术的后尿道断裂的患者,选择该术式,可以缩短尿道断端距离,但术后必然形成尿道狭窄,需要进一步手术处理。

(4)前列腺尖端-会阴牵引术:此术式适合前列腺尖端尿道断裂、尿生殖膈未破坏者。手术操作简单,能将已断裂的尿道两端对齐,效果介于尿道会师牵引术及尿道吻合术之间。

(5)腹会阴后尿道修补吻合术:如果情况允许,后尿道损伤的病人均应行急诊尿道修补或端端吻合术。该术式完全恢复尿道的连续性,术后很少发生尿道狭窄,手术的同时可以止血。引流尿外渗,应作为首先治疗方案。

3.合并伤的治疗

(1)骨盆骨折的处理:骨盆骨折无移位或移位不明显者,可不必做特殊处理,卧床3~6周即可下床活动,若骨折有明显移位,应请骨科医师协助治疗,纠正移位的骨折,以免畸形愈合引起功能障碍。

(2)尿漏:新鲜损伤发生尿漏且无明显污染,早期可及时缝合。如果已发生感染,应抗感染治疗,待感染控制3个月后再行修补。

(五)预后及转归

尿道损伤的疗效主要取决于损伤的程度和伤后所采取的处理方法。尿道损伤严重、伤后处理不当或术后出现感染和继发出血是尿道狭窄的主要原因。一般伤后即行尿道修补吻合术者,术后尿道狭窄的发生率低,大多不需要再进一步治疗。只行尿流改道或尿道会师牵引者,术后必然发生尿道狭窄,因此需要二期手术处理。

(韩金利)

第二节 泌尿系统结石

尿路结石(urinary stone)是泌尿外科最常见的疾病之一。分为上尿路结石和下尿路结石两大类,上尿路结石包括肾结石和输尿管结石,下尿路结石包括膀胱结石和尿道结石。上、下尿路结石在成分构成上有明显差别,肾和输尿管结石以磷酸钙为主,而下尿路结石以尿酸盐结石及磷酸盐结石为多。近30年来,我国上尿路结石发病率显著提高,上、下尿路结石之比由建国初期的1:2.1转变为现在的1:1.06。左右侧结石没有明显差别,双侧者约占10%~20%。不透X光的阳性结石约占90%,透光的阴性结石约占10%。阴性结石近年来发病有上升趋势。尿石症的发病率男性为女性的3~9倍,结石复发率高,其形成机制至今尚未完全清楚。目前随着体外冲击波碎石机的应用及经皮肾镜、输尿管镜等微创技术的发展,90%以上的尿路结石可以通过微创技术进行治疗,避免了传统手术治疗的创伤和痛苦,取得了更好的疗效。

肾结石

肾结石是泌尿系统最常见的结石,多发生在青壮年,左右侧发病率相似,双侧约占10%。

(一)临床特点

(1)无症状的结石多为肾盏结石,体检时B超发现,尿为阴性或少量红、白细胞。

(2)腰部钝痛的多为肾盂较大结石或铸形结石,血尿常发生于运动后。

(3)肾绞痛常为较小结石,镜下或肉眼血尿。肾区叩痛明显。

(4)结石继发感染可出现发热、尿频、尿急、尿痛和脓尿。

(5)双侧病变造成尿路梗阻,可出现少尿、无尿,急性肾功能障碍。

(6)病人可有排石史。

(7)结石的患者患侧肾区可有叩压痛,巨大肾积水上腹部可扪及包块。

(二)诊断要点

1. **典型的临床表现** 与活动有关的疼痛和血尿,肾区叩压痛。
2. **辅助检查**

(1)实验室检查:尿常规尿中红细胞增多,合并感染时有大量白细胞,同时血常规白细胞计数及中性粒细胞比例增高。无尿的患者血尿素氮、肌酐增高。

(2)B超:首选的检查方法。表现为强光团伴有声影,可检出阴性结石,有助于囊肿、积水、占位病变的诊断,可同时了解肾皮质的厚度。

(3)腹部平片(KUB):可显示阳性结石,观察泌尿系的情况,对阴性结石及小结石不易辨认。

(4)静脉泌尿系造影:了解双肾功能情况。结石定位,肾盂肾盏有无梗阻。可以诊断阴性结石,表现为充盈缺损。

(5)逆行造影:碘过敏或静脉造影不满意的病人可选择此检查,但有一定的创伤和痛苦,可能继发感染和医源性损伤,应慎重选择。

> **特别提示** (6)CT:一般不宜作为结石的首选检查,而对X线检查阴性结石或者怀疑合并肾肿瘤者有重要的诊断价值,有助于结石或血块的鉴别。

(7)同位素肾图:表现为梗阻性曲线,肾动态扫描确定肾的残存功能,判断肾功能损害的程度。

(三)鉴别诊断

1. **急性胆绞痛** 表现突然发作的右上腹疼痛,易与右侧肾绞痛相混淆。胆绞痛右上腹局限性压痛、反跳痛及腹肌紧张,可触及肿大的胆囊,墨菲征阳性;尿液常规检查无异常发现。
2. **急性阑尾炎** 表现为转移性右下腹疼痛,可伴有发热,压痛部位局限,右下腹麦氏点压痛、反跳痛及肌紧张,尿中无红细胞,血常规白细胞计数增高。尿路平片及B超未发现结石,核素肾图正常。
3. **肾盂肾炎** 可表现腰痛及血尿症状。但多见于女性,无发作性疼痛或活动后疼痛加重的病史。尿液检查有大量白细胞及管型,尿培养阳性。X线、超声检查无结石。
4. **肾结核** 可表现血尿及病肾钙化灶。但有明显的膀胱刺激征,多为终末血尿;尿路平片上钙化影像分布于肾实质。呈不规则斑块状,密度不均匀。

5. 肾肿瘤　表现为腰痛、血尿,尿路平片亦可出现钙化影像,有时与本病相混淆。但为无痛性肉眼血尿,常混有血块。尿路平片上钙化局限于肿瘤区,呈大小不等的斑点状或螺旋状。静脉肾盂造影显示肾盂肾盏受压、破坏。B超和CT检查可发现肾实质的占位病变。

6. 海绵肾　尿路平片可出现钙化造影,但为多发的小结石,位于锥体囊性扩张的乳头管和集合管内,呈簇状或放射状排列。静脉肾盂造影可见肾小盏周围多发梭形小囊,呈葡萄串样排列,病变多为双侧。

7. 腹腔内淋巴结钙化　钙化一般为多发、散在,且靠近脊柱,很少局限于肾区,其密度不均匀呈斑点状。静脉造影肾盂肾盏形态正常,侧位片位于肾区阴影之外。

8. 肾盂血块　在静脉肾盂造影肾盂表现不规则的充盈缺损。可在2~3周后复查,充盈缺损可以缩小或消失。

(四) 治疗

> **特别提示**　肾结石治疗的主要目的是以最小的创伤缓解病情,取出结石,解除梗阻,保护肾功能并防止结石复发。

主要方法包括排石治疗、体外冲击波碎石及腔内手术治疗、开放手术治疗。治疗前尽可能了解结石的大小、部位、数目、有无梗阻、感染、肾积水的程度、肾功能损害的情况及有无确定的病因,结合病人的全身情况和技术条件制定治疗方案。

1. 保守治疗　适用于结石直径小于0.6cm、光滑的多发或复发性的小结石并且无尿路梗阻及感染,肾功能正常。治疗方法:①大量饮水,每日尿量不少于2 000ml;②大量运动,促使结石移动,尽快排出,肾下盏结石可采用倒立位并轻叩肾区,使结石排出;③服用排石药物。

2. 体外冲击波碎石(ESWL)

> **特别提示**　直径小于2cm的肾输尿管结石,均可行ESWL治疗。但有严重心脑血管疾患、全身出血性疾患、结石远端尿路梗阻、患肾无功能和尿路有急性感染者,不宜采用ESWL。

治疗前要作血、尿常规、肝、肾功能和出凝血时间检查,同时拍摄KUB和IVP,以了解结石的部位、大小及数目。以及结石造成尿路梗阻的程度及肾功能状况,若疑有结石以下尿路梗阻,则需行膀胱镜检、输尿管逆行插管造影。ESWL的并发症有血尿、绞痛、发热、皮肤损伤、肾周围血肿等,因此 ESWL 术后应鼓励患者多饮水,止血抗感染治疗。促进结石排出等。术后第 3、7 天拍腹部平片,观察结石排出情况,了解碎石治疗后有无残余结石及结石的部位、大小、密度,以及是否形成石街等,如结石长期不能排出要及时处理。远期随访内容包括有无结石复发、肾功能和血压变化等。

3. **经皮肾镜碎石术** 主要与体外冲击波碎石联合治疗复杂肾结石。先采用经皮肾镜碎石,将较大的结石击碎并取出,残余结石行体外冲击波碎石治疗。

4. **开放手术治疗** 适用于肾盂输尿管连接处梗阻者;复杂性肾结石;反复体外冲击波碎石无效或不宜行体外冲击波碎石者;合并严重梗阻、感染危及肾实质。手术方法有:

(1)肾盂切开取石术:优点是出血少,并发症少,适用于肾盂结石,或肾盏结石宽度的直径小于肾盏颈,特别适用于肾外型肾盂结石。在肾内有多个小结石时可用血凝块法取石术。

(2)肾窦内肾盂切开取石术:适用于肾内型肾盂鹿角型结石和肾大盏结石。

(3)肾实质切开取石:适用于肾盏结石经肾盂切开不能取出,或多数肾盏结石。

(4)肾部分切除:多发结石集中于肾一级难以取尽时。可采用肾一级的部分切除术。

(5)肾切除术:结石引起肾脏严重破坏、功能丧失,或合并肾积脓时,而对侧肾功能良好,可切除患肾。双肾结石的处理原则:①先处理结石易于取出的一侧;②双肾功能均较差时,先处理肾功能较差的一侧;③双肾功能均较好时,先处理肾功能较好的一侧。

(五)预后与转归

通过体外冲击波碎石、输尿管肾镜碎石及经皮肾镜碎石治疗的联合应用,使 95% 以上的肾结石病人避免了接受开放手术的痛苦,使复杂肾结石的治疗取得了更好的疗效。但肾结石治疗后复发率高,预后取决于结石复发的预防:①手术应彻底清除所有结石碎片,避免复发;②去除梗阻因素;③去除感染因素;④原治疗发病,如甲状旁腺腺瘤;⑤妥善处理 ESWL 所致"石街"。此外,养成大量饮水习惯和调整饮食结构亦是预防结石复发不可忽视因素。

(输尿管结石)

输尿管结石的发病率仅次于肾结石,原发性输尿管结石少见,与输尿管本身病变有关。继发性输尿管结石多来自肾结石。输尿管结石多位于三个生理性狭窄部位,即肾盂输尿管交界处、输尿管跨越髂血管处和输尿管膀胱壁段。

(一)临床特点

(1)多有肾绞痛的病史,绞痛发作时,疼痛向同侧下腹部及会阴部放射伴恶心、呕吐,部分病人可有尿频、尿急、尿痛。

(2)多数病人为镜下血尿,少数为肉眼血尿,独肾或双侧梗阻时可出现少尿、无尿。

(3)输尿管结石合并感染时可有寒战、发热、腰痛。

(4)双侧输尿管结石或孤立肾的上尿路结石引起梗阻,可出现肾功能不全的表现。

(二)诊断要点

1. 根据典型的临床表现和体征并结合辅助检查,一般不难确定诊断

2. 辅助检查

(1)实验室检查:尿常规红细胞增多。合并感染时可见白细胞增多。

(2)B超检查:上段和近膀胱段输尿管结石为强回声光团,后伴声影,近段输尿管扩张积水,中段结石由于肠气干扰,不能清楚显示。

(3)腹部X线平片及静脉肾盂造影:可见结石的部位、大小、肾盂、输尿管扩张情况和肾功能。如肾积水严重,肾输尿管显影不好,需做逆行造影。肾绞痛发作后即行静脉肾盂造影检查,患肾可能不显影,要避免误诊。

(4)CT:输尿管内显示致密影,小结石由于CT断层的关系,可能漏诊,借助薄层扫描,有助于诊断。一般不需此种检查,中段结石或疑有实质性病变时可采用。

(三)鉴别诊断

1. 腹腔淋巴结钙化　鉴别方法同肾结石。

2. 静脉石　盆腔静脉石一般呈圆形、光滑的高密度影,质地均匀,位置固定。静脉肾盂造影输尿管显影正常,钙化影位于输尿管外。

3. 急性阑尾炎　右侧肾绞痛常易与急性阑尾炎相混淆。急性阑尾炎一般为转移性右下腹痛,右下腹有固定压痛、反跳痛及肌紧张。血常规白细胞计数增高,尿常规无红细胞。B超及X线平片未见结石。

4. 输尿管肿瘤　输尿管阴性结石需与输尿管肿瘤相鉴别。输尿管肿瘤多因无痛性血尿就诊,尿脱落细胞学检查可找到瘤细胞,输尿管镜

检查可确诊。

(四)治疗

输尿管结石的治疗原则是及时缓解疼痛,取出结石,解除梗阻,去除病因,保护肾功能和防止结石复发。

1. 保守治疗　小于5mm结石,多可自行排出,辅以针灸、药物治疗等方法,90%可以排出。

2. 体外冲击波碎石　适用于小于2cm的结石,远端无梗阻的病人。

3. 输尿管镜碎石术　适用于无出血性疾病及尿路感染、无输尿管明显病变、体外冲击波碎石治疗失败或定位困难的病人,尤其适用于输尿管下段的结石。

4. 输尿管切开取石术　对不能行体外冲击波碎石和输尿管镜碎石治疗,结石远端输尿管有病变时,可选用开放性输尿管切开取石术。

5. 腹腔镜输尿管切开取石术　对输尿管上段结石不能行体外冲击波碎石和输尿管镜碎石治疗者,可选用腹腔镜输尿管切开取石术,尤其对肥胖的患者,由于费用昂贵,应用较少。

(五)预后与转归

体外冲击波碎石、联合输尿管镜碎石治疗可使多数输尿管结石的病人避免开放手术治疗,仅少数需开放手术治疗,主要是合并有输尿管病变的病人。输尿管结石病人及时取出结石,解除尿路梗阻,预后良好,但要注意输尿管继发狭窄,导致肾积水,同时要预防结石复发。

膀胱结石

膀胱结石分为原发性和继发性两类。原发性膀胱结石常见于小儿,多为单发结石,与营养不良有关。目前膀胱结石主要见于老年男性,幼儿少见,女性罕见。多数见于下尿路梗阻性疾病,如前列腺增生症、尿道狭窄、膀胱憩室、异物和神经性膀胱等,可由于肾或输尿管结石降入膀胱形成。

(一)临床特点

(1)多见于幼儿和老年男性。
(2)排尿时可出现尿流中断伴有向会阴部及阴茎头部放射的疼痛。
(3)尿频、尿急及血尿,排尿困难,改变体位后可继续排尿。
(4)排空膀胱后,行直肠和耻骨上双合诊可触及较大的膀胱结石。

(二)诊断要点

1. 典型的临床表现和体检
2. 辅助检查

(1)尿常规检查红细胞、白细胞增多。

(2)金属尿道探子检查:探子可触到膀胱结石,有碰撞声及触到结石的感觉。

(3)B超:可发现结石的大小、数目及部位。

(4)X线检查:腹部平片可以发现阳性结石,膀胱造影可发现阴性结石。

(5)膀胱镜检查:是最可靠的诊断方法,可直接看到结石并排除膀胱内其他病变。

(三)鉴别诊断

1. 前列腺增生症　进行性排尿困难,多发生于老年人,一般无尿流中断及排尿剧痛。B超及X线检查可鉴别,但前列腺增生可以继发膀胱结石。

2. 尿道狭窄　常有尿道损伤和尿道炎病史,排尿困难逐渐加重,一般无尿流中断及排尿剧痛。尿道造影可确定尿道狭窄的诊断,B超及X线检查可排除结石。

3. 膀胱肿瘤　位于膀胱颈部的肿瘤或较大的肿瘤,排尿时阻塞后尿道可出现尿流中断,但血尿明显。B超为无声影的光团,尿脱落细胞学检查可找到肿瘤细胞。膀胱镜检查可明确诊断。

4. 膀胱异物　可引起与膀胱结石相似的症状,有膀胱异物置入史,但多掩盖病史,膀胱镜检查是主要鉴别手段。

(四)治疗

> **特别提示**
>
> 膀胱结石的治疗原则是取出结石和消除形成结石的原因,主要采取手术治疗。
>
> 1. 膀胱镜碎石术　是膀胱结石最常用的方法,小于2cm的结石可直接用碎石钳夹碎取出,大于2cm的结石先击碎再取出,包括机械碎石、液电碎石、超声碎石、激光碎石及气压弹道碎石术等。
>
> 2. 耻骨上膀胱切开取石术　膀胱结石大于5cm或有其他并发症如前列腺增生症、膀胱肿瘤等病人可采用本方法。

(五)预后与转归

继发性膀胱结石治疗时同时去除结石形成因素,其预后是良好的,复发机会较少。原发性膀胱结石由于病因仍在,仍有复发可能。

尿道结石

尿道结石多属于继发性结石,来自膀胱和上尿路。尿道结石多停留在前列腺部、球部尿道和舟状窝内。

(一)临床特点

(1)结石突然嵌入尿道,可发生尿流中断、尿线变细、分叉、无力,甚至出现急性尿潴留。

(2)排尿时疼痛剧烈,可放射至会阴或肛门,常伴有尿频尿急有强烈尿意。

(3)常有初始血尿,有时伴血性分泌物,感染时有脓性分泌物。

(4)前尿道结石可于局部扪及硬结并有压痛,后尿道结石可于会阴部或直肠指检时扪及硬结。

(二)诊断要点

1. 典型的临床表现　突然出现排尿困难,急性尿潴留伴有会阴部剧烈疼痛。可有尿道口滴血。尿道可扪及硬结并压痛。

2. 尿常规　可见到红细胞和白细胞。

3. 尿道探子检查　可触到结石并感到有摩擦音。

4. X线检查　平片可证实尿道结石,尿道造影可发现尿道狭窄和尿道憩室。

5. 尿道镜检查　可直接看到结石及尿道并发症。

(三)鉴别诊断

1. 尿道异物　异物可阻塞尿道引起排尿困难,病史中有异物置入史,尿道镜可发现异物。

2. 尿道狭窄　病人排尿困难,尿线变细、无力,分段排尿。常有外伤或炎症史,无结石史。尿道造影可明确诊断。

3. 尿道损伤　可出现尿痛、尿道口滴血及排尿困难。常有外伤史,试插导尿管不能插入膀胱。X线平片未见结石影。

4. 非特异性尿道炎　无肾绞痛史及尿石史,无急性排尿困难,尿道叩诊不能触及硬结,X线检查无结石阴影。

5. 尿道痉挛　无尿石史及尿频尿急等症状,不能扪及尿道硬结,尿道探查探子可正常通过,X线检查无异常,用镇静剂后症状可缓解。

(四)治疗

> 1. 前尿道结石取出术　尿道外口和舟状窝内的尿道结石,可在尿道内注入无菌石蜡油,慢慢将结石挤出尿道,较大的结石可用血管钳将结石夹碎后取出。
>
> 2. 前尿道切开取石术　前尿道结石嵌顿严重,不能经尿道口取出,可行前尿道切开取石术。阴茎尿道切开易形成瘘,尽量从球部尿道取石。
>
> 3. 后尿道结石用金属尿道探子将结石推回膀胱按膀胱结石处理。
>
> 4. 小儿尿道结石可以在输尿管镜下用超声碎石或气压弹道碎石机将结石击碎取出。

(五)预后与转归

继发性尿道结石治疗后预后良好。原发性尿道结石需要治疗原发病,否则结石易复发。有尿道狭窄时需定期尿道扩张。

(韩金利)

第三节 泌尿系统感染

肾感染

肾感染是一类与肾脏感染有关的炎症性疾病。根据病变部位、感染途径和细菌种类不同,临床常见的肾脏感染包括:急慢性肾盂肾炎、肾积脓、肾皮质化脓性感染、肾周围炎及肾周脓肿等。致病菌大多为肠道内细菌,如大肠杆菌、变形杆菌,也有克雷伯杆菌、金黄色葡萄球菌等,少数为真菌、衣原体和支原体等。

(一)临床特点

1. 急性肾盂肾炎(病程在6个月以内) ①儿童与育龄妇女多见;②全身感染起病急、症状重,有时出现恶心、呕吐、腹痛等;③常有尿频、尿急、尿痛等膀胱刺激征;④患侧腰部有不同程度的胀痛或绞痛,肾区常有叩压痛;⑤尿液浑浊,以脓尿为主,少数发生肉眼血尿或气尿;⑥一般肾功能正常,但有尿路梗阻、严重感染、肾乳头坏死、休克时,肾功能减退,甚至发生急性肾衰竭。

2. 慢性肾盂肾炎(病程超过6个月) 起病隐匿,临床症状表现极不一致。临床大致分为五型:

(1)复发型:急性肾盂肾炎经治疗缓解后经常复发,临床表现与急性肾盂肾炎相似或较轻;

(2)高血压型:晚期慢性肾盂肾炎常并发高血压,甚至心力衰竭;

(3)低热型:以长期低热为主要表现,尿路刺激征不明显;

(4)血尿型:少数以血尿为主要表现,可呈镜下或肉眼血尿;

(5)隐匿型:无任何全身或尿路症状,仅有尿检异常。

3. 肾积脓(脓肾) 肾严重感染后,肾皮质大部被破坏,全肾形成一个脓肿腔,常由肾盂肾炎合并梗阻、肾皮质多发性脓肿、肾积水、肾结石继发感染而引起。临床表现:①高热、寒战、全身乏力、消瘦、贫血等;②患侧腰部有明显压痛及叩击痛,有时腰部可扪及肿块;③大量脓尿,有时膀胱镜下可见患侧输尿管口喷脓性尿。

4. 肾皮质化脓性感染(肾痈) ①体内病灶(扁桃体炎、皮肤化脓性感染)引起暂时性菌血症,经血运进入肾皮质引起的严重感染,形成肾皮质脓肿。几个脓肿融合形成肾痈;②常见于20~40岁男性,临床表现为脓毒血症,病程1~2周,可有患侧腰痛,但无膀胱刺激征;③尿液涂片染色可找到致病的葡萄球菌,有时血培养为阳性;④静脉尿路造影显示病变区肾盏受压变形,肾周水肿使肾影模糊,腰大肌阴影不清楚或消失。

5. 肾周围炎及肾周脓肿　①肾周围炎为肾周脂肪囊内的炎症,未及时控制可发展为肾周脓肿;②发生于机体抵抗力低下时,病原菌常为葡萄球菌;③临床表现同肾皮质化脓性感染,患侧腰部剧痛,局部触及肿物,压痛明显,腰大肌受炎症刺激而痉挛,使患侧下肢屈曲;④尿常规化验常呈阴性;⑤腹部X线平片肾轮廓模糊,腰大肌阴影消失,脊柱弯向患侧,肾周脓肿形成后,可穿刺抽吸到脓液。

(二)诊断要点

1. 根据临床表现、实验室检查及影像学检查可确诊
2. 辅助检查
(1)实验室检查:
1)血常规:急性炎症白细胞计数常升高明显,中性粒细胞比例增高。慢性炎症血白细胞计数可正常,长期慢性化脓性感染可引起贫血。
2)尿常规镜下脓细胞、红细胞,尿液中脱落上皮及尿蛋白增多。有时尿中出现明显的蛋白、管型及红细胞,提示肾功能受损。
3)血培养对脓毒血症。败血症有意义,可以查到致病菌,并根据敏感试验选择抗生素。
4)尿培养可以明确尿液中的致病菌并根据药物敏感试验选用抗生素。
5)生化检查:血糖过高提示糖尿病继发的肾感染,容易形成肾周包裹性感染灶;血尿素氮、肌酐对了解慢性肾盂肾炎等引起的肾功能损害有帮助。
(2)B超检查:可以发现肾本身及周围的炎症包块、脓肿,同时可以判断肾脏集合系统是否有肾积水、积脓,输尿管是否有梗阻、扩张及结石。
(3)X线检查:腹部平片可了解肾脏轮廓的改变,肾皮质脓肿肾边缘突出,感染侧腰大肌阴影消失,肾周脓肿可见脊柱向患侧弯曲。静脉肾盂造影可进一步了解肾功能及尿路排泄情况。
(4)CT:可显示肾脏及周围邻近组织的变化,对发现肾周脓肿尤为明确。

(5)B超引导下穿刺:B超引导下细套管针行经皮肾及肾周的液性暗区穿刺,吸出液体做化验和培养,明确致病菌,不仅可以诊断而且可以注入抗生素及置管引流。

(三)鉴别诊断

1. **急性胆囊炎及急性阑尾炎** 急性肾盂肾炎也可发生恶心呕吐、腹胀及剧烈腹痛,但急性胆囊炎有较明显胆囊区压痛,急性阑尾炎右下腹部压痛、反跳痛明显,两者的尿路刺激征不明显。

2. **急性盆腔炎** 下腹痛较剧烈,伴有白带增多。

3. **前列腺炎** 会阴部不适,有小腹坠胀感,以尿频、尿急、排尿不畅为主。

4. **慢性肾炎** 尿中蛋白及管型较多,白细胞较少,尿培养阴性。

5. **肾结核** 可有全身中毒症状及不同程度的脓尿,与慢性感染引起的脓肾表现相似。肾结核除有脓尿外,多有血尿,伴有尿路刺激征,尿沉渣可以找到结核杆菌,X线造影检查,早期肾结核肾盏边缘不整齐,呈虫蚀状破坏,可有空洞形成。

(四)治疗

1. **非手术治疗**

> **特别提示** (1)选用有效、足量的抗生素:对肾盂肾炎,发病时选用1~2种药物治疗2周,停1周后,改用另一组抗生药,总疗程为4个月左右,抗生素选择以对菌种敏感的为佳。

常用的有喹诺酮类、青霉素类、头孢类抗生素等,静脉输入效果好。对血运感染葡萄球菌为主的肾皮质化脓性感染、肾周围炎及肾周脓肿尽早应用青霉素、红霉素、卡那霉素等往往对控制感染有效。

(2)支持疗法:纠正贫血,纠正水、电解质和酸碱平衡紊乱,注意营养及休息,提高自身的免疫力。

(3)对症:解热镇痛;尿路刺激征明显可服用碳酸氢钠碱化尿液,服用颠茄片解除痉挛等。

2. **手术治疗**

(1)积极治疗原发病,手术解除尿路梗阻,纠正尿路畸形及膀胱输尿管反流。

(2)肾积水化脓的病人可在B超引导下行经皮肾穿刺造瘘或开放性肾造瘘术引流肾内脓液,使病人症状缓解,肾功能得以恢复。肾周脓肿可在B超引导下行经皮肾穿刺引流或行肾周切开引流术、扩创引流术。

(3)肾破坏严重,功能基本丧失,需行肾切除术,如病人不能耐受肾切除术,可先行肾造口术引流脓液,待病人一般情况好转后,再行肾切除术(对侧肾正常者)。

(五)预后与转归

急性肾盂肾炎及时有效的治疗,往往预后良好,极少发生进行性肾损害而成为慢性肾盂肾炎。慢性肾盂肾炎如能及时发现和给予恰当的处理,可使病变静止,不至于发展至肾衰。慢性肾盂肾炎可造成肾盂的炎性挛缩导致肾盂肾盏积水。脓肾及肾周脓肿经积极有效的抗生素治疗及肾造瘘引流,可保全肾脏,治疗不及时可造成肾功能丧失,对侧肾功能正常者,需行肾切除。

膀胱炎

膀胱炎分为特异性和非特异性两种,前者指膀胱结核、间质性膀胱炎、腺性膀胱炎等;非特异性膀胱炎系大肠杆菌、变形杆菌、金葡菌所致的感染,有急性和慢性之分。感染途径以上行性最常见,女性多于男性。

(一)临床特点

(1)女性多见,典型的尿频、尿急、尿痛等膀胱刺激症状,伴有耻骨上区压痛。

(2)急性炎症,起病急,多发生于新婚蜜月期、导尿及尿道器械操作后。慢性炎症反复发作,症状时轻时重。

(3)有脓尿或血尿,一般无发热和腰痛。

(二)诊断要点

1. 根据典型的临床表现和实验室检查,膀胱炎的诊断不难

2. 辅助检查

(1)实验室检查:①尿常规:急性膀胱炎可见大量红细胞及白细胞;慢性炎症可见少量脓细胞及红细胞。②尿液涂片可找到致病菌;③中段尿培养有致病菌生长,并做抗生素敏感试验。

(2)B超:了解上尿路是否有炎症、膀胱容量,是否伴有膀胱结石。前列腺增生及炎症等情况。

(3)静脉尿路造影:了解有无上尿路畸形、肾积水、尿液反流、膀胱形态及容量等。

(4)膀胱镜检查:

> **特别提示** 急性期禁忌做膀胱镜检查。

慢性炎症可见黏膜充血、苍白、血管纹理紊乱、膀胱黏膜有散在出血点。

(三)鉴别诊断

1. 急性肾盂肾炎　除膀胱刺激征外,还有寒战高热和肾区叩痛。

2. 结核性膀胱炎　慢性病程,抗菌药物疗效不佳,尿液中可找到抗酸杆菌,尿路造影显示患侧肾脏有结核病变。

3. 间质性膀胱炎　尿液清晰,无白细胞,无细菌,膀胱充盈时有剧痛。膀胱镜可见膀胱黏膜肿胀,发生膀胱前壁和顶壁的 Hunner 溃疡。

4. 腺性膀胱炎　膀胱黏膜水肿呈腺样结构增生,中年女性多见,膀胱镜下可见腺泡、滤泡状新生物,多位于三角区。靠膀胱镜检和活检鉴别。

5. 尿道综合征　女性多见,尿液检查阴性,发病机制不清楚,可能与神经支配紊乱、变态反应等有关,可继发于妇科炎性疾患。

6. 下尿路梗阻病变　指严重包茎、尿道狭窄、前列腺增生、膀胱颈纤维化及前列腺癌等,多发生于男性,除有尿频、尿急、尿痛外,排尿时间延长、尿流变细、尿意不尽等排尿困难等症状明显。详细的病史询问及仔细的体检及 B 超、尿道造影等可明确诊断。

7. 寄生虫性膀胱炎　较少见。有膀胱放线菌病、阿米巴膀胱炎、滴虫性膀胱炎、膀胱血吸虫病、膀胱包虫病等。

8. 放射性膀胱炎　接受放射治疗数月后,剂量超过 40~64Gy 时可出现,引起反复血尿。

(四)治疗

1. 急性期　应卧床休息,大量饮水。

2. 使用抗菌药物　急性膀胱炎可用单次剂量或 3 日疗程。慢性膀胱炎还需解除梗阻,控制原发病等治疗。

3. 碱化尿液　服用枸橼酸合剂。

4. 使用解痉药物　如颠茄合剂或普鲁本辛。

(五)预后

急性膀胱炎经及时和适当治疗后,都能迅速治愈。慢性膀胱炎如能清除原发病灶,解除梗阻,并对症治疗,大多能获得治愈,但需较长时间,且易复发。

前列腺炎

前列腺炎是成年男性最常见的疾病。20~40岁发病率最高,往往继发于尿路感染,同时又是泌尿、男性生殖系感染的根源。急性前列腺炎较少见,慢性前列腺炎病程缓慢,迁延不愈。病因除病原体感染外,近年尿液反流性前列腺炎(化学性前列腺炎)的概念亦受到重视。

(一)临床特点

1. 急性前列腺炎

(1)全身感染症状:出现发热、寒战、厌食、乏力等。

(2)尿路刺激症状:尿频、尿急、尿痛等。可出现排尿困难、终末血尿、腰骶部及耻骨上区疼痛、直肠刺激征。若形成局部脓肿可并发急性尿潴留。

(3)体征:下腹部压痛。直肠指检发现前列腺增大、表面光滑规则、有压痛、肛温升高。

> **特别提示** 有脓肿时,前列腺肿大、压痛明显,脓肿形成有波动感,此时禁行前列腺按摩。

(4)血尿常规检查:血白细胞计数升高,尿常规有脓细胞。

(5)尿三杯试验:第1杯尿液浑浊,有碎屑,镜检有白细胞;第2杯尿液澄清,镜检无或有少量白细胞;第3杯尿液浑浊,镜检可见大量白细胞及脓细胞。

(6)B超检查:形成脓肿时,B超检查前列腺区可出现暗区反射,形态不规整,包膜光带不整齐、不连续等。

2. 慢性前列腺炎

(1)病史中可能有急性前列腺炎病史,病程反复迁延不愈。

(2)临床症状表现不一,可有排尿时疼痛、不适或烧灼感,尿频、夜尿次数增多,偶有血尿或血精。有时尿道口流出白色黏液。有性欲减退或消失,阳痿、早泄等性功能紊乱,甚至不育。会阴部坠胀,或耻骨上、腹股沟部、腰骶部及外生殖器处隐胀痛。严重者可引起精神症状,如头痛、头晕、失眠、多梦、全身无力、厌食及情绪低落等。

(3)直肠指检,前列腺大小不等,表面不规则,部分腺体变硬或有小的硬结,大多数有轻压痛。

(4)尿液分段定位检查阳性。

(5)前列腺液镜检可见卵磷脂小体减少,白细胞每高倍视野在10个以上。

(二)诊断要点

1. 临床表现

2. 直肠指检

3. 血尿常规检查

4. 尿三杯试验

5. 前列腺液常规

6. 前列腺液病原菌培养

7. 前列腺B超　经腹部或直肠B超示前列腺回声紊乱,伴有细小光点;若出现暗区反射、形态不规则、包膜光带不光整,提示有前列腺脓肿。

8. 尿液分段定位检查(Meares方法)

9. 尿动力学检查　不作为常规检查项目,尿道分布压及肛门括约肌肌电图提示前列腺部高压及括约肌痉挛,有尿液前列腺反流。

10. 前列腺穿刺活检　对诊断有决定意义,但一般不采用,除非对个别前列腺结节需与前列腺癌相鉴别时才实施。

(三)鉴别诊断

1. 前列腺溢液　大便时或排尿终末有乳白色分泌物自尿道流出,常合并精神症状。前列腺液及分泌物镜检正常,下尿路分段细菌培养阴性,故称无菌性前列腺炎或慢性前列腺充血。

2. 肉芽肿性前列腺炎　直肠指检检查前列腺增大,有硬结;质地与前列腺癌相仿,经前列腺穿刺活检,组织学检查示肉芽肿性反应。

3. 前列腺痛　盆底肌群痉挛引起前列腺炎的类似症状,但前列腺触诊正常,前列腺液镜检正常,前列腺液及尿液培养无细菌生长,尿动力学检查提示有下尿路功能性梗阻。

4. 前列腺癌　尿频、尿急、尿痛症状不明显,晚期可出现排尿困难,伴有骨性疼痛、消瘦、乏力等。直肠指检前列腺有坚硬的肿块,表面高低不平。前列腺特异性抗原(PSA)升高,B超、CT、MRI检查提示前列腺有占位病变,前列腺穿刺活检可以确诊。

5. 前列腺结石　直肠指检可扪及前列腺有结石摩擦感;X线平片在耻骨联合区有阳性结石影,超声检查可在前列腺结石部位出现强光带,伴有声影。

6. 前列腺结核　具有泌尿男性生殖系统其他部位的结核病灶,直肠指检前列腺呈不规则结节状,附睾肿大变硬,输精管呈串珠样硬结,前列腺液中有时可找到结核杆菌,前列腺活检可见结核结节或干酪样坏死灶。

(四) 治疗

1. 急性前列腺炎

> **特别提示**　①采用有效的抗菌药物迅速控制炎症,并持续至症状消失后至少1周。

②全身支持疗法,补液利尿,退热止痛,卧床休息。③热水坐浴,理疗(中短波或微波射频热疗),促进炎症吸收。④前列腺脓肿时可在局麻下经会阴穿刺抽吸,但常需经尿道或经会阴切开引流。⑤有急性尿潴留时应做耻骨上穿刺造瘘。

2. 慢性前列腺炎　①加强身体锻炼,禁忌刺激性食物。②使用前列腺液内浓度较高的药物,如复方新诺明、米诺环素(美满霉素)、氧氟沙星、罗红霉素等。③前列腺按摩,每周1次,热水坐浴每晚1次。④前列腺射频理疗。⑤中药治疗。⑥对症状严重,久治无效的病人可行抗生素局部注射治疗。⑦对伴有神经官能症和不育症病例应酌情对症处理。

(五) 预后与转归

急性前列腺炎经正规、积极治疗都可治愈,治疗不彻底、症状反复迁延不愈会转为慢性,严重者可继发前列腺脓肿。慢性前列腺炎在劳累和抵抗力下降时易发作,特别是慢性前列腺炎类综合征,诱发因素多,有时会引起焦虑、多梦等神经官能症状,继发性功能障碍,增加治疗上困难,因此强调综合治疗。

睾丸附睾炎

睾丸与附睾炎症有时为单个器官受累,有时为两者同时受累。以附睾炎为最多见。多发生于青壮年。可继发于尿道炎、前列腺炎、精囊炎,细菌主要经后尿道、射精管及输精管逆行而到达附睾、睾丸引起炎症。

(一)临床特点

1. 急性附睾睾丸炎

(1)有阴囊部外伤或下尿路手术及留置导尿管史。急性睾丸炎最易继发于流行性病毒性腮腺炎。

(2)突发的阴囊内肿胀痛,立位时加重。可放射至腹股沟、下腹部等部位。有寒战、发热等全身症状及其他原发病的症状。

(3)患侧阴囊皮肤红肿,附睾及睾丸肿大并有明显触痛。有时鞘膜积液,重者精索增粗有触痛。

(4)血常规中白细胞计数、中性粒细胞比例增高;B超见睾丸、附睾的增大,回声增粗。

2. 慢性附睾炎　①有慢性前列腺炎、精囊炎或急性附睾炎病史。②常有阴囊内疼痛、坠胀不适,疼痛可放射至下腹部及会阴部。③检查患侧附睾增大,有硬结、触痛,与睾丸有界限,输精管增粗。④并发慢性前列腺炎时,前列腺液常规镜检白细胞增多、卵磷脂小体减少。

(二)诊断要点

1. 病史及临床表现

2. 体格检查

3. 血尿常规　急性睾丸、附睾炎,血、白细胞计数可明显升高,中性粒细胞比例高;尿常规尿液中有白细胞,偶有红细胞。

4. B超检查　阴囊内睾丸附睾增大,回声增粗,附睾部可伴有异常包块回声,可有睾丸鞘膜积液改变。

(三)鉴别诊断

1. 与急性附睾睾丸炎区别

(1)睾丸扭转:剧烈活动或用力过度为诱因,疼痛剧烈严重,甚至休克,精索呈麻绳样扭曲。普雷恩征(Prehn sign)阴性;托起阴囊时疼痛不减轻,反而加重。放射性核素检查显示扭转侧血流灌注降低。

(2)附睾结核:有结核病史。附睾肿胀有压痛,病灶常与阴囊壁层粘连或有脓肿、窦道形成,输精管增粗或有串珠样结节,前列腺及精囊亦有结核病灶。

(3)急性淋病性附睾炎:有不洁性交史,明显尿频、尿急及较多尿道分泌物,分泌物涂片找到革兰阴性双球菌。阴囊内肿痛、附睾明显肿大压痛。

(4)睾丸肿瘤:发病突然的睾丸肿瘤可有阴囊内疼痛,肿瘤侧睾丸肿大,质地坚硬、沉重感明显,正常睾丸感觉消失,附睾常不易扪及。

2.与慢性附睾炎区别

(1)附睾结核:病史中有结核病史。输精管一般增粗、变硬,有多处硬结,呈串珠样。附睾结节多在尾部开始,质硬不规则;附睾有干酪样病变及脓肿,易与阴囊皮肤粘连、破溃形成窦道。

(2)阴囊内丝虫病:有丝虫流行区居住及丝虫感染史,结节常为多个,多在精索下端及附睾头部附近;精索常增厚、迂曲;可并发鞘膜积液。

(3)附睾、精索旁囊肿及精子肉芽肿:疼痛不明显,病史较长,扪及的结节与正常睾丸附睾有一定界限。无明显附睾炎病史。B超检查可提供囊性病变或界限清楚的回声包块。

(四)治疗

1.急性附睾炎、睾丸炎　局部热敷,抬高阴囊,1%普鲁卡因做精索封闭,并同时采用抗生素治疗,有脓肿形成者,需切开引流。

2.急性病毒性睾丸炎　可采用丙种球蛋白、己烯雌酚及糖皮质激素等药物减轻症状,睾丸肿胀严重者,可做睾丸白膜切开减压。

3.慢性附睾炎　托起阴囊,促进血液、淋巴液回流;应用抗生素;局部理疗;反复发作者可作附睾切除。

(五)预后与转归

急性睾丸、附睾炎经积极正规治疗,急性炎症症状2周后多能逐渐消退;4周或更长时间才能恢复正常质地;若治疗不彻底,可形成脓肿,或转为慢性附睾炎。双侧附睾炎可使生育力下降或不育。急性病毒性睾丸炎可使50%受累的睾丸萎缩,双侧睾丸感染可导致不育。

(韩金利)

第四节　泌尿、男生殖系结核

泌尿系统结核

（一）临床特点

（1）多发生于20~40岁的青壮年，男多于女，约90%为单侧病变。

（2）结核杆菌经血行侵入肾脏，首先在双肾皮质毛细血管丛形成病灶，多数病灶由于机体抵抗力的增强而痊愈，称为病理性肾结核。如结核杆菌数量多、毒力强、机体免疫力低下，病变侵及肾髓质及肾乳头，到达肾盏肾盂，称为临床肾结核。

> **特别提示**　（3）肾结核的典型症状不在肾脏而在膀胱，慢性膀胱炎是肾结核的典型症状。

（4）尿频、尿急、尿痛、脓尿及血尿，以终末血尿居多，一般抗感染治疗无效。

（5）肾结核的全身症状不常见，合并其他器官结核时可有长期低热、盗汗、贫血、消瘦等全身症状。

（6）一侧肾结核合并对侧肾积水可出现恶心、呕吐、浮肿、少尿、无尿等肾功能不全症状。

（7）部分病人有肺结核的病史。

（二）诊断要点

1. 泌尿系临床表现

> **特别提示**　反复尿路感染的病人，尿中有脓细胞，经抗感染治疗效果不好，尿培养为无菌生长时，尤其男性病人，应高度怀疑泌尿系结核的存在。

2. 实验室检查

(1) 尿常规检查:尿蛋白及红、白细胞增多。

(2) 尿沉渣抗酸染色找结核菌:连续3日尿沉淀物找抗酸杆菌,阳性率可达50%~70%。

(3) 结核杆菌培养:该方法准确可靠,阳性率可达80%~90%,但时间长,4~8周才能出结果。

(4) 尿PCR找抗酸杆菌:此法敏感性高,阳性率高,但也有假阳性。

(5) 免疫学诊断:放射免疫或酶联免疫吸附试验,测定结核菌的抗原及抗体。

(6) 血沉:全身感染时,血沉可增快。

3. 影像学检查

(1) 腹部平片(KUB):肾区可见钙化影,腰大肌阴影消失。

(2) 静脉尿路造影(IVU):可见典型的肾盏、肾盂虫蚀样破坏,或棉桃样空洞阴影。

(3) 膀胱镜逆行肾盂造影:可见膀胱黏膜充血、结核结节或溃疡,逆行造影可见肾盂肾盏破坏、肾积水,输尿管呈串珠样改变。

(4) 肾穿刺造影:对静脉造影患肾不显影,膀胱挛缩不能行逆行造影的病人,可行B超引导下肾穿刺造影。

(5) CT:对早期肾结核诊断无意义。对晚期病变可显示扩大的肾盏、空洞、钙化,同时测量肾皮质厚度。

(三) 鉴别诊断

1. **泌尿系非特异性感染** 主要为大肠杆菌感染,多为女性,起病急,治疗效果好。中段尿培养可确诊。

2. **泌尿系结石** 结石合并感染时可有典型的膀胱刺激征,但血尿出现时多伴有剧烈的肾绞痛是其特征,B超或静脉尿路造影可明确诊断。

3. **泌尿系肿瘤** 主要表现为无痛性肉眼血尿,尿脱落细胞检查可以找到癌细胞,影像学检查表现为占位病变而非破坏性病变。

4. **泌尿系梗阻疾病** 泌尿系梗阻多伴有感染,但梗阻以上尿路扩张积水,X线检查及逆行造影可以确诊。

(四) 治疗

1. 非手术治疗

(1) 支持疗法:注意休息,加强营养,纠正贫血,提高机体免疫力。

(2) 药物治疗:联合应用抗结核药物,采用有效的短程化疗,由利福平、异烟肼、吡嗪酰胺三种灭菌药组成。异烟肼 300mg/d；利福平 450mg/d（体重<50kg）或 600mg/d（体重>50kg）；吡嗪酰胺 25mg/kg/d。吡嗪酰胺仅用于开始 2 个月，以后服用利福平、异烟肼 4 个月，总疗程为 6 个月。上述药物应将全日剂量于饭前半小时 1 次服完。治疗期中注意肝肾功能检查，在耐药菌株未确立前，近来主张加用链霉素或乙胺丁醇。

2. 手术治疗

> **特别提示** 泌尿系结核手术治疗原则为：①无泌尿系以外的结核病灶；②手术前后使用足够的抗结核药物；③术中尽量保存正常肾组织。

(1) 肾病灶清除术：肾实质表面的结核空洞，病灶与肾盂不相连，药物治疗 3～6 个月后无好转，可手术切除此病灶，并清除周围的病变组织。

(2) 肾部分切除术：适用于钙化及局限于肾的一极的病灶。

(3) 肾切除术：适用于：①一侧肾结核破坏范围广泛，对侧肾正常，则切除病肾；②双侧肾结核，一侧破坏严重，一侧病变较轻，先积极行抗结核治疗，再切除病变严重的一侧肾；③一侧肾结核已无功能，对侧肾严重积水，根据积水肾的功能情况，如肾功能代偿良好，先切除无功能肾，再解决对侧输尿管的梗阻，如肾功能代偿不良，则先引流积水肾，再切除无功能肾；④肾结核合并大出血，继发感染或难以控制的高血压。

(4) 输尿管整形手术：治疗输尿管局限性狭窄。输尿管狭窄多见于输尿管膀胱连接的壁段及肾盂输尿管连接部，下段可行输尿管膀胱吻合术，上段采用肾盂输尿管交界处离断成形术，亦可行扩张或内切开治疗。

(5) 挛缩膀胱的手术：如三角区正常可行肠道膀胱扩大术，如合并对侧肾积水，肾功能不全时，行肾造口术，待肾功能改善后再考虑做病肾切除及膀胱扩大术，如三角区受侵犯，或者尿道有结核合并狭窄，不能行膀胱扩大术时，可行输尿管皮肤造口术。

(五) 预后与转归

结核菌侵入人体后，一旦造成破坏，不经治疗是不能自愈的。应争取早发现、早诊断、早治疗。治疗时必须按正规方案进行，不可随便减少药量，缩短用药时间。

> **特别提示** 肾结核的治疗应持续半年以上,当症状完全消失,血沉和尿化验正常,泌尿系造影检查病灶稳定或已愈合,全身无其他结核病灶,尿浓缩法找抗酸杆菌长期多次均为阴性,尿培养结核杆菌阴性,方可停药。

经过正规治疗,绝大部分病人都可治愈。需要手术治疗的病人不足10%。肾结核未及时治疗,可经膀胱侵入对侧上尿路,引起双侧肾结核,也可发生对侧肾盂积水和挛缩性膀胱等并发症。

男性生殖系统结核

男性生殖系统结核(tuberculosis of the male genital tract)与泌尿系结核关系密切,临床上50%~70%的男性泌尿系结核并发生殖系统结核。在病理检查时,最早发生结核的部位是前列腺,而临床上最易被发现的是附睾结核。发病年龄以20~40岁为最多见。

(一)临床特点

(1)发病年龄多见于20~40岁。
(2)临床最常见的是附睾结核,一般进展缓慢,附睾逐渐增大,疼痛不明显,继发感染可出现红肿疼痛,附睾破坏严重可形成冷脓肿及窦道。
(3)输精管变硬、增粗,呈串珠样改变,此为特征性改变。
(4)可有血精、阴囊肿大,附睾结节,直肠指检前列腺变硬有结节。
(5)合并其他部位结核时,可有低热、盗汗、消瘦、乏力、贫血、食欲不振等全身症状,尿频、尿急、尿痛、反复脓血尿等慢性膀胱炎症状。

(二)诊断

1. 根据临床表现和特征性的体征诊断
2. 尿液检查 疑有结核者,应做尿结核菌检查及尿结核菌培养。
3. 前列腺液检查 前列腺液和精囊液检查可见红细胞和白细胞,必要时做前列腺液涂片找结核杆菌。
4. X线检查 平片和静脉尿路造影了解有无肾结核。
5. 尿道造影 可见前列腺区或后尿道区有钙化影、尿道狭窄、僵直、管壁不规则、膀胱颈挛缩,有脓肿时可见空洞与尿道相通。
6. 尿道镜检查 可见前列腺尿道有典型结核样改变。

(三) 鉴别诊断

1. 非特异性慢性附睾炎　通常有急性附睾炎病史,疼痛较明显,附睾肿块不如结核硬和大,不形成窦道或瘘管,无皮肤粘连和输精管串珠样改变。

2. 淋菌性附睾炎　有淋病史,无附睾硬结与窦道,尿道分泌物可查出革兰阴性双球菌。

3. 阴囊丝虫病　该病引起的浸润和硬结在附睾或输精管附近的精索内,与附睾分开。有丝虫感染史。可并发鞘膜积液和象皮病。

(四) 治疗

(1) 附睾结核早期经抗结核药物治疗常可使结节消退,并不都需要手术切除。

(2) 局部干酪坏死严重,侵犯睾丸,病变较大并有脓肿形成或药物治疗后硬结持续存在者应行附睾切除术。

(3) 靠近附睾的睾丸被结核侵犯时,可将附睾和部分睾丸切除,但应尽量保留睾丸组织。

(五) 预后与转归

男性生殖系结核病人经正规抗结核治疗后,基本上都能痊愈,只有10%的病人需要手术治疗。附睾结核病变可蔓延至对侧,形成双侧附睾结核,导致不育。附睾结核切除后,精囊和前列腺结核多能逐渐愈合。

(韩金利)

第五节 泌尿系统肿瘤

肾细胞癌

肾细胞癌(renal cell carcinoma)简称肾癌,是肾脏最常见的恶性肿瘤,肿瘤来源于肾小管上皮细胞,占肾脏恶性肿瘤的80%~90%,40岁以上多见,男性多于女性,约为2:1。肾癌多累及一侧肾脏,约1%~2%病例同时或先后发生在双侧肾脏。肾癌的发生与第3对染色体短臂的缺失和易位有关。肾癌有家族发病的倾向。肿瘤细胞类型有透明细胞癌、颗粒细胞癌和未分化癌。肾癌大多数为透明细胞癌。

(一)临床特点

1. 早期可无任何症状 晚期典型症状为血尿、腰痛及肾区肿大(三联征)。血尿为最初及最常见的症状,多为间歇、无痛、全程性肉眼血尿。肿块坚硬,不光滑,触痛。肾区多有钝痛,如血尿较严重,凝集成块堵塞输尿管,可发生绞痛。

2. 全身症状 持续性低热、血沉快、贫血、体重下降、高血压、肝功能异常、高血钙、红细胞增多症、平卧位不能消失的精索静脉曲张,多见于右侧,以及胃肠道症状:食欲不振、恶心、呕吐。

3. 部分患者最初因肾癌的肺或骨转移引发的症状而就医

(二)诊断要点

1. 典型的肾癌三联征 血尿、疼痛和肿块,但三者都出现时已属晚期,约占10%。体格检查时腰腹部可触及包块。

2. 辅助检查

(1)超声波检查:可发现肾肿瘤及其大小、部位、范围及与周围组织及器官的关系,局部有无淋巴结转移。

(2)静脉及逆行性肾盂造影:可发现患肾单个或数个肾盏受压变形,肾盂可有充盈缺损或变形。同时可观察对侧肾的形态及功能。

(3)CT:可发现肿瘤大小、部位、范围,肝脏、腹主动脉旁、腹腔、盆腔等有无转移,准确度极高,能清楚地显示直径1cm以上的肾实质内肿块。

(4) MRI:可十分清楚地显示肾实质性肿瘤,对肾癌的诊断准确率高达 90%。对于判断肾癌的侵犯范围有帮助,易查明肾静脉、下腔静脉内有无癌栓及局部淋巴结有无转移,可用于肾肿瘤的术前分期和术后随访。

(5) 放射性核素检查:对于脏器功能的了解有重要价值,对不能做 X 线造影患者,对肾功能较差或行保留肾组织手术者或需排除骨转移患者,均需做此项检查。

(6) 肾动脉造影:对恶性肾肿瘤的正确诊断可大于 92%~95%,表现为病理血管池、肿瘤染色、侧支血管及血管中断现象。

(7) 下腔静脉造影:了解腔静脉内癌栓大小,浸润范围,现已少用。

(8) 病理学诊断确诊。

(三) 鉴别诊断

1. 肾囊肿 表现腰痛、肿块,无严重血尿,触诊呈囊性感。B 超为边界清晰的圆形无回声暗区。静脉尿路造影可显示肾盏受压、移位、扩张及狭窄。CT 示一圆形、壁薄、边界光滑的低密度肿块,增强无强化。

2. 肾血管平滑肌脂肪瘤 有腰痛、腰腹部肿块及血尿,B 超为均匀分布的强回声光点,CT 为低密度的脂肪信号。

3. 肾胚胎癌 多见于婴幼儿,表现为腰痛及肿块,多以腹部肿块为主要症状。静脉尿路造影示肾盂、肾盏因肿瘤的破坏而大部分消失。B 超检查呈细小的散在光点,与肾实质的回声相等或略强。

4. 肾盂癌 有严重的无痛性肉眼血尿,静脉尿路造影示肾盂肾盏有不规则的充盈缺损,B 超及 CT 示肾盂内实性占位,尿脱落细胞学检查可找到癌细胞。

5. 黄色肉芽肿性肾盂肾炎 患者有腰痛、贫血、发热、无力,腹部可扪及肿物,本病常为尿路结石梗阻引起的慢性肾化脓性病变,可扩展到肾周围脂肪及腹膜后,影像学与肾癌相似,常需手术摘除病理确诊。

(四) 治疗

特别提示
(1) 根治性肾切除是主要的治疗方法,切除患肾及大部分输尿管、肾周筋膜、脂肪、淋巴结及肾上腺。如瘤体巨大,术前 24 小时可行选择性肾动脉栓塞。肾静脉或下腔静脉内癌栓可在术中一起取出。

(2) 双侧肾癌、孤立肾肾癌或唯一功能肾肾癌可做部分肾切除,亦可做肿瘤剜除术,但肿瘤易复发,近期疗效较好,远期疗效有待进一步观察。

(3) 肾癌对放疗不敏感,化疗也无满意效果。

(4) 免疫治疗:肾癌是一种能诱发宿主产生免疫反应的肿瘤,患者体内细胞免疫和体液免疫降低,使用增加机体免疫功能的药物对肿瘤的发展有一定的抑制作用。主动免疫治疗常用卡介苗,过继免疫治疗常用免疫核糖核酸、干扰素、白细胞介素－2、LAK细胞或联合用药。

(五)预后与转归

肾癌治疗的关键在于早期发现、早期诊断、早期治疗。肾癌的临床分期及病理分级对术后生存率的影响比选择治疗方案更为重要。一般肾癌行根治性切除后,5年生存率可达35%~40%,10年生存率为17%~30%左右。肾静脉内或下腔静脉内瘤栓如能手术切除干净,则预后良好;如癌栓侵犯静脉壁,则将受累静脉壁切除,否则预后不良。肾癌有局部淋巴结转移者预后不良,极少生存5年。侵及邻近脏器几无远期存活。肿瘤大小并不影响预后。肾癌若伴有严重的全身症状,如发热、血沉快、贫血、肝功能异常、消瘦等提示预后不良。

肾盂肿瘤

由肾盂黏膜发生的上皮性肿瘤,多见于40岁以上的成人,男性多于女性,为2~4∶1,多为单侧发生。最常见的是移行细胞癌,占90%以上,鳞状上皮癌和腺癌少见。本节主要介绍移行细胞癌。

(一)临床特点

1. 血尿　间歇性无痛性全程肉眼血尿最为常见,发生率约90%,少数为镜下血尿。

2. 疼痛　多为腰背部持续隐痛,出血多时血块堵塞输尿管可产生肾绞痛。

3. 晚期病人出现腰部和上腹部肿块,同时出现消瘦、贫血、下肢浮肿及骨痛。

4. 部分病人出现尿频、尿急、尿痛等膀胱刺激征。

(二)诊断要点

1. 典型的临床表现　间歇性无痛性肉眼血尿可伴有蠕虫样血条和

病人腰部隐痛及肿块。

2. 实验室检查

> **特别提示** 尿细胞学检查找到癌细胞,尤其肾盂尿细胞学检查找到癌细胞意义更大,定位更准确。

3. 静脉或逆行性肾盂、输尿管造影,可见肾盂充盈缺损

4. B超检查　可发现肾盂内肿瘤,表现为肾实质回声分离,内为低回声区,可显示肿瘤表面形态。

5. CT及MRI　可见肾盂内实性占位病变,了解局部浸润范围和转移情况。磁共振成像可在无损伤的情况下显示肾盂肿瘤。

6. 膀胱镜检查　可观察到患侧输尿管口喷血尿,并除外膀胱肿瘤及尿道肿瘤。

7. 输尿管肾镜检查　可直视肿瘤,并可取活体组织做病理诊断。

(三) 鉴别诊断

1. 肾癌　肾癌常以血尿、肿块、腰痛为主要临床表现,但其血尿程度、频率较肾盂肿瘤为轻,更易触及腰部肿块。尿脱落细胞学检查阳性率较肾盂肿瘤低。尿路造影肾盂明显变形、伸长和扭曲,而肾盂肿瘤以肾盂充盈缺损为主。肾动脉造影肾实质内可见肿瘤血管及造影剂积聚。

2. 肾盂阴性结石　肾盂内阴性结石所致的充盈缺损,边缘较肾盂肿瘤光滑、呈圆形或卵圆形,复查时结石可因转移或结石排出而阴影消失。B超可见结石下伴声影。若结石与肿瘤同时存在,则需手术方能确诊。

3. 肾盂内血块　尿路造影可表现为充盈缺损,但其在2周内可变形、缩小或消失,反复尿细胞学检查为阴性。血块的CT值为60~70Hu,增强后不强化,而肾盂肿瘤的CT值为30~60Hu,增强后被强化。

4. 肾海绵状血管瘤　破裂时可有严重血尿,尿路造影显示肾盂充盈缺损。多发生在40岁以前,皮肤黏膜可能有血管瘤病变。肾动脉造影可明确诊断。

(四) 治疗

1. 手术治疗　手术切除为肾盂肿瘤的主要治疗方法,标准手术方式为根治性手术。切除的范围包括肾脏、肾周脂肪囊、同侧肾上腺、输尿管全段及膀胱袖套状切除。是否做区域性淋巴结清扫尚有争议。近

10年来可采用完全腹腔镜下肾输尿管全切除术,取得了和开放手术同样的效果,但技术要求高,有待进一步推广。

2. 放疗和化疗　同膀胱癌。

(五)预后与转归

出血停止,肿块切除,无肾功能损害,无复发,预后良好。

肾母细胞瘤

肾母细胞瘤又称肾胚胎瘤或 Wilms 瘤,是婴幼儿最常见的腹部肿瘤。从胚胎性肾组织发生,主要由间质、胚芽和上皮构成。肾母细胞瘤占 15 岁以下儿童泌尿生殖系统恶性肿瘤的 80%,75% 发生在 1~5 岁,90% 见于 7 岁以前,罕见于成人及新生儿。发病率无性别差异。1% 有家族史。

(一)临床特点

(1)虚弱婴幼儿腹部巨大包块是本病的特点,绝大多数是在给小儿洗澡、穿衣时发现,肿瘤生长迅速,约95%病例在第1次就诊时可被触及。

(2)1/3 患者有腹痛、镜下或肉眼血尿。部分合并高血压、气促。食欲不振、消瘦、烦躁不安等表现。

(3)常合并虹膜缺如、隐睾、尿道下裂等先天畸形。

(4)上腹部可触及包块,表面光滑,中等硬度,很少超越腹中线。

(二)诊断要点

1. 依据典型的临床表现和影像学检查不难确诊

2. 辅助检查

(1)B 超:呈细小的散在低回声光点,有出血、坏死时,光点增多,出血坏死处为低回声或无回声区,集合系统受压。

(2)X 线检查:平片显示患肾外形消失,可见边缘清楚的软组织块影,其中散在细点状钙化。静脉尿路造影患肾不显影或显影延迟,肾盂肾盏变形、伸长或消失,输尿管向中线移位。

CT 检查:可判断原发瘤的侵犯范围、与周围组织器官的关系,有无双侧病变,有无肝转移,并可判断肿块性质。

(3)肾动脉造影:肾内血管被推移或伸直,出现肿瘤血管,肾静脉早期显影,造影剂分布不均,肾静脉增粗,可见瘤栓阻塞征象。

(4)核素骨扫描:了解有无骨转移。

(三) 鉴别诊断

1. **特发性肾积水** 出现腹部肿块及腹胀。但肿块有囊性感,随呼吸上下移动。无明显贫血和消瘦。尿路造影示肾盂肾盏扩张。

2. **畸胎瘤** 腹膜后畸胎瘤与本病相似,但肿瘤生长缓慢,全身状况好。尿路平片常见不规则钙化斑,造影示肾及输尿管移位,肾盂肾盏正常。

3. **神经母细胞瘤** 多发生于婴幼儿,表现为腹部包块。但恶性度更大,病程发展迅速。尿路造影可见肾及输尿管移位,肾盂肾盏正常。

4. **多囊肾** 表现为腹部肿块。发病年龄较晚,肾功能损害较重,双肾区可触及囊性肿块,随呼吸活动。尿路平片一般无钙化,造影肾盂肾盏有多个弧形压迹或因受压而伸直。

(四) 治疗

肾母细胞瘤是应用手术、放疗、化疗综合治疗最好的实体肿瘤之一。

1. **手术治疗**

> **特别提示** 经腹腔手术时,应检查对侧肾脏和肝脏有无肿瘤。操作要轻柔,避免肿瘤破溃。肾静脉内瘤栓应同时取出。若肿瘤已侵犯周围脏器,如十二指肠、胰头等,在可疑肿瘤残存部位放银夹标记,先行放疗、化疗,3~6个月后再做第2次探查手术。

2. **放疗** 肾母细胞瘤对放疗很敏感。巨大肾母细胞瘤术前先行放疗,肿瘤缩小后再做手术。一般放射量6~8天内给800~1 000cGy。术后放疗应不晚于术后10天,否则局部易复发。

3. **化疗** 肾母细胞瘤对化疗敏感,常用药物为:放线菌素D(ACTD)、长春新碱(VCR)、阿霉素(ADR)、环磷酰胺和顺铂。根据NWTS和最新发展的NWTS4标准治疗方法,参考分期和组织学,拟定的化疗方案为:Ⅰ期(FH/UH) ATCD + VCR化疗6个月,不作放疗;Ⅱ期(FH) ATCD + VCR化疗15个月,不做放疗;Ⅲ期(FH)术后10Gy放疗后再作ATCD + VCR + ADR化疗15个月;Ⅳ期(FH)术后腹部照射20Gy,肺部120Gy,再作ATCD + VCR + ADR化疗15个月;Ⅴ期(FH/UH)根据个体需要作适当的放疗。

(五)预后与转归

对肾母细胞瘤预后有影响的因素有患儿的年龄、肿瘤大小、组织学类型等。其中对预后影响最大的是肿瘤的局部侵犯和远距离扩散的情况,即肿瘤的临床病理分期。半个多世纪以来,肾母细胞瘤的治疗效果取得了惊人的进步。在20世纪50年代和60年代初期,由于外科手术的改进和放疗的配合,使生存率由20%左右提高到45%~50%,放线菌素D的问世又提高了对已有转移的肿瘤的疗效。目前多种化疗药物的联合和长期应用使得Ⅰ期和Ⅱ期FH型病例4年生存率达到90%以上。

肾血管平滑肌脂肪瘤

肾血管平滑肌脂肪瘤(angiomyolipoma)又称肾错构瘤(renal hamartoma),为良性肿瘤。肿瘤的组织成分为胚胎结构的脂肪、血管和平滑肌。女性多见,发病年龄为20~50岁,部分伴有结节性硬化症。

(一)临床特点

(1)肿瘤体积不大的单纯肾错构瘤多无症状,常在超声或CT检查时被发现。

(2)增大的错构瘤可挤压周围组织和腹腔脏器,引起腰腹部疼痛不适。

(3)如果肿瘤破裂出血,则引起突发性剧痛,严重者出现失血性休克。

(4)上腹部可触及肿块,边界清楚,表面光滑,中等硬度有一定弹性,可随呼吸活动。双侧病变者,可伴有结节性硬化表现。

(二)诊断要点

1.根据临床表现和体征,结合典型的影像学改变,不难做出诊断
2.辅助检查
(1)B超:表现为强回声光团,后部回声无衰减。
(2)CT检查:密度低于正常肾实质,病变区密度不均匀,与正常肾实质界限清楚,CT值为负值。
(3)X线检查:静脉尿路造影示肾盂肾盏变形或弧形压迹,但无破坏征象。

(4)肾动脉造影：动脉期肾动脉主干增粗，肾实质内显示异常血管；实质期可见不均匀性密度分布区，有的可呈葱皮样分层排列；静脉期肾静脉显影延迟。

(三)鉴别诊断

见本章第一节。

(四)治疗

> 特别提示
>
> (1)直径小于4cm,且无症状患者，可长期随访，不做处理。
> (2)一般大肿瘤且有增长趋势或伴有疼痛症状者，可做单纯性肾切除；肿瘤较小或双侧病变时，可考虑做肾部分切除或肿瘤剜除术。
> (3)合并肿瘤破裂大出血的患者应急诊手术治疗或选择性动脉栓塞。

(五)预后与转归

肾血管平滑肌脂肪瘤多为良性肿瘤，通过手术治疗，可解除病人痛苦，且预后良好。

输尿管肿瘤

输尿管肿瘤少见，约占泌尿系统肿瘤的3%。肿瘤为多中心性发生，多发生于50~70岁之间的病人。1/3发生于上段，2/3发生于中下段，95%为单侧发生，左右发病率无差别。

(一)临床特点

> 特别提示
>
> (1)多为无痛性全程肉眼血尿，常间歇性反复出现，有时尿中可见条索状血块。
> (2)肿瘤引起输尿管梗阻，可出现腰背部钝痛或绞痛。
> (3)输尿管梗阻继发肾积水腹部可扪及包块。

(二)诊断要点

1. 输尿管肿瘤不易诊断,往往延误治疗

> **特别提示** 凡40岁以上血尿患者,尤其男性,伴有一侧肾积水或无功能,均应想到输尿管肿瘤的可能,应进一步检查明确诊断。

2. 实验室检查　尿脱落细胞检查可找到癌细胞。诊断正确率为60%~70%,应用流式细胞仪(FCM)可以敏感地发现肿瘤细胞,但不能确定肿瘤部位。

3. 特殊检查

(1)尿路造影:排泄性或逆行尿路造影检查可发现输尿管充盈缺损、输尿管扩张及肾积水。充盈缺损不规则,病变处输尿管轮廓消失。

(2)B超检查:可发现输尿管内有占位病变及肾输尿管扩张积水。

(3)CT扫描:早期小肿瘤难以发现,对于大于1cm输尿管肿瘤,约80%的病例可以确诊并了解肿瘤浸润的范围。

(4)磁共振水成像:可在无损伤的情况下,将输尿管肿瘤充分显示出来。

(5)逆行刷洗活检:用输尿管刷在肿瘤可疑部位刷洗,将冲洗液沉渣和刷毛黏附组织进行病理检查,诊断率可达90%。

(6)膀胱镜检:凡输尿管口喷血,而肾、肾盂无明确病灶者;偶然输尿管口可见突出肿瘤或同时发现膀胱肿瘤者均有助于输尿管肿瘤诊断。

(7)输尿管镜检:输尿管镜可直接到达肿瘤部位,观察肿瘤的形态、大小并取活检明确肿瘤类型。

(三)鉴别诊断

1. 输尿管结石　阴性结石位于输尿管可见到充盈缺损,但结石多见于青壮年,以绞痛为特点,多为镜下血尿,B超可见结石伴有声影。CT可发现结石影,输尿管镜可明确诊断。

2. 输尿管息肉　也可见到充盈缺损,但息肉的充盈缺损呈边缘光滑长条状,其病程长,尿脱落细胞检查阴性。

3. 血块　也可见到充盈缺损,但血块经数日后排出或吸收,复查尿路造影充盈缺损可消失或变形。

(四)治疗

1. 手术治疗

(1)肾输尿管切除术:肾输尿管全程切除包括输尿管口周围的膀胱袖状切除术,是临床上的标准术式,可有效防止输尿管肿瘤复发。

(2)保守性手术切除:是一种姑息性治疗,即节段性输尿管切除或肿瘤局灶性切除。

(3)输尿管镜下治疗:输尿管镜下切除、电灼及激光烧灼用来治疗表浅的、分级较低的、体积较小的输尿管肿瘤,但有一定并发症如输尿管穿孔及肿瘤复发。

2. 放疗 多用于术后防止高级、高期恶性病变的复发,尤其对某些鳞状上皮癌病人是有益的,对转移性骨痛亦有良好效果。

3. 系统性化疗 同膀胱肿瘤,多采用 M – VAC 方案治疗。

(五)预后与转归

输尿管上皮肿瘤具有多中心性特点,输尿管壁薄易发生周围侵犯和转移。原发性输尿管肿瘤术后生存率与 TNM 分期和肿瘤细胞分化的程度有关。输尿管癌预后较差,术后 5 年生存率分化好的约为 56%,分化差的仅 16%,非浸润性的占 60%,浸润性只有 28%,有转移者生存低于 3 年。

膀胱肿瘤

膀胱肿瘤(bladder tumor)是泌尿系最为常见的肿瘤,可发生于膀胱的各层组织。按组织发生学分为上皮性和非上皮性两大类,其中 95% 以上为上皮性肿瘤,包括乳头状瘤、移行上皮细胞癌、鳞状上皮细胞癌及腺癌,其中移行上皮细胞癌占 90% 以上。好发年龄为 40~60 岁。多为单发,部分为多发,呈多中心性发生。可先后或同时伴有肾盂、输尿管、尿道肿瘤。非上皮性肿瘤发生于膀胱间叶组织,良性非上皮性肿瘤有膀胱平滑肌瘤、膀胱血管瘤、膀胱嗜铬细胞瘤、膀胱畸胎瘤、膀胱神经纤维瘤、膀胱横纹肌瘤等。恶性非上皮性肿瘤有膀胱平滑肌肉瘤、膀胱横纹肌肉瘤、膀胱血管肉瘤、膀胱恶性淋巴瘤、膀胱黑色素瘤等。

(一)临床特点

1. 85% 以上的病人有典型的间歇性、无痛性肉眼血尿,多为全程血尿,偶伴有血块,少数病人为初始血尿,有的为镜下血尿。

2. 如肿瘤发生坏死、感染,或肿瘤发生在膀胱三角区及颈部附近时,则排尿刺激征可较早出现。另外也提示肿瘤为多灶性原位癌或浸润性膀胱癌可能。

3. 肿瘤过大或肿瘤发生在膀胱颈部或出血形成血块,可以发生排尿困难、排尿中断甚至尿潴留。肿瘤坏死脱落,尿中可发现"腐肉"样物排出。若尿中发现黏液可能为腺癌。

4. 晚期膀胱癌可出现腹部肿块、贫血、梗阻性肾功能不全及电解质紊乱,表现为血肌酐、尿素氮、血钾增高等。

(二)诊断要点

> **特别提示** 1. 典型的临床表现 无痛性、间歇性全程肉眼血尿,有时伴有血块及"腐肉"。

2. 实验室检查

(1)血、尿常规:血常规可出现血红蛋白降低,白细胞计数升高。尿常规中可见大量红细胞。

(2)尿脱落细胞检查:可找到癌细胞,其阳性率与肿瘤分化程度密切相关。

(3)流式细胞仪:可快速定量分析尿内肿瘤细胞的 DNA 含量或倍体类型,估计肿瘤的分级、分期及预后,但也可出现假阳性。

(4)尿脱落细胞端粒酶检测:有条件的可进行尿脱落细胞端粒酶检测,进一步提高膀胱癌的诊断率,据报道诊断率可达 98%。

3. 影像学检查

(1)B 超:可检出直径 0.5cm 以上的肿瘤,并了解肿瘤的浸润深度。经尿道超声扫描可以更清晰地看到肿瘤及其有无膀胱壁浸润。

(2)静脉尿路造影:可了解上尿路是否同时合并有肿瘤,当膀胱肿瘤直径大于 1cm 时,膀胱内可见充盈缺损。

(3)CT 扫描:可估计肿瘤的部位、大小及浸润深度,判断有无盆腔或腹主动脉旁淋巴结肿大,肝、肺等脏器有无转移。

(4)MRI:能提供盆腔和腹部准确的解剖图像,可判断膀胱壁炎症,也可判断膀胱肿瘤的大小、范围、浸润深度、淋巴结及远处脏器转移。

(5)膀胱动脉造影:可清晰显示膀胱血管和肿瘤血管,对肿瘤分期的准确率可达 72%,必要时可行髂内动脉栓塞,控制膀胱大出血。

4. 膀胱镜及肿瘤组织活检 膀胱镜检查是目前诊断膀胱肿瘤最重要的手段,可以明确肿瘤的存在与否,肿瘤的形态、大小、部位、活动度、数目等,初步判断肿瘤的良、恶性。活检在膀胱肿瘤的诊断中有特殊作用,可以明确肿瘤的性质、恶性程度、浸润深度及局部扩散范围。

(三) 鉴别诊断

1. 肾、输尿管肿瘤　肾、输尿管肿瘤无膀胱刺激征,排尿无影响,血尿全程均匀,可能伴有血丝,无"腐肉"。B 超、CT、MRI、尿路造影不难鉴别。

2. 非特异性膀胱炎　多发生于已婚妇女,尿频、尿急、尿痛症状较重,血尿多在膀胱刺激征后发生。

3. 泌尿系结核　血尿在长期尿频以后出现,终末加重,尿量少,可伴有低热、盗汗、消瘦。尿中有结核杆菌,膀胱内有肉芽肿,可通过活检与膀胱肿瘤鉴别。

4. 放射性膀胱炎　有严重血尿,一般在盆腔放射治疗 2 年内出现,膀胱镜检查可发现膀胱肉芽肿,必须活检方可鉴别,结合盆腔放疗史有助于诊断。

5. 腺性膀胱炎　为癌前病变,活检可以与膀胱肿瘤鉴别。

6. 尿石症　一般血尿较轻,发作时伴有绞痛,劳动后加重,除膀胱及输尿管壁段结石一般无膀胱刺激征。

7. 前列腺增生　血尿为一过性,间歇期长,尚有其他排尿异常症状,可以从尿细胞学、膀胱镜检查、超声检查鉴别。

8. 前列腺癌　常因癌侵入膀胱引起血尿,有尿路梗阻症状,经直肠指检、B 超、血清 PSA 测定和活组织检查可以鉴别。

9. 子宫颈癌　当癌侵入膀胱时可有血尿,一般病史中先有阴道流血和恶臭分泌物史,经阴道检查即可诊断。

10. 其他　如肾炎、出血性疾病、药物反应等都可以有血尿,结合病史和其他症状可以鉴别。

(四) 治疗

原则上表浅膀胱肿瘤行保留膀胱手术,浸润性癌行全膀胱切除加尿流改道手术。

1. 表浅性膀胱肿瘤可采用　①经尿道膀胱肿瘤电切术;②激光烧灼;③光动力学治疗;④膀胱部分切除。

2. 浸润性膀胱癌可采用　①膀胱部分切除、膀胱全切除术同时加尿流改道术。②膀胱内化疗药物灌注:常用塞替哌 60mg、MMC 10mg 或阿霉素 40mg 溶于 60ml 生理盐水,每周灌注 1 次,2 个月后改为每 2 周 1 次,持续 2 年。③免疫治疗:常用卡介苗 300mg,稀释于 50ml 生理盐水中,每周1次膀胱灌注,6次为1个疗程,3~4个月重复1个疗程。干扰素500万~1000万 U/m^2,肌内或皮下注射,每周3次。④基因治疗:用受体抗体行介入治疗。⑤全身化疗:静脉化疗常用顺铂、阿霉素、甲氨蝶呤等联合用药。动脉化疗常用顺铂、阿霉素注入安置在皮下的注射泵,定时行动脉内灌注。⑥放射治疗:并发症多,目前已不采用。

(五)预后与转归

膀胱肿瘤复发率较高,因此定期随访十分重要。随访主要内容包括膀胱镜活组织检查、IVU 及尿脱落细胞学检查等,必要时行 B 超、CT、MRI、骨核素扫描复查,其中膀胱镜检查最为重要。随访时间依次为:第1年内3个月1次;第2年4个月1次;第3~5年6个月1次;5年以后每年1次。若发现肿块复发,治疗后应重新按上述方案随访。非上皮性良性膀胱肿瘤预后良好,非上皮性恶性膀胱肿瘤预后极差,多在术后2~3年内死亡,膀胱移行上皮癌其预后与肿瘤的分化程度和浸润深度有关。

前列腺癌

前列腺癌(carcinoma of prostate)为发生在前列腺外周带腺泡腺管上皮的恶性肿瘤,约3%的病例可同时发生在外周及中心带。60岁以上男性,80%都可能有恶性前列腺病灶存在,但大多数病灶处于静止状态。临床出现症状者仅占9.5%,而死于前列腺癌者占2.9%。

(一)临床特点

(1)大多数前列腺癌病人无症状,常在体检时偶然发现,也可在良性前列腺增生手术标本中发现。
(2)病情发展后可有尿频、尿急、排尿困难、尿潴留、血尿、尿失禁。
(3)肿块向直肠突出或侵犯直肠,可引起排便困难。
(4)前列腺癌容易发生骨转移,肿瘤转移可引起会阴部疼痛或坐骨神经放射性痛及骨转移后的相应症状。
(5)晚期病人伴有下肢浮肿、淋巴结肿大、肝肿大、贫血、消瘦、乏力、食欲不振等全身症状。

(二)诊断要点

1. **症状** 早期可不出现症状,晚期出现与前列腺增生相似的梗阻症状,部分以转移症状就诊。

2. 直肠指诊 指诊表现为腺体增大,可扪及高低不平、大小不一的坚硬结节,中央沟消失。

3. 经直肠前列腺 B 超 可发现肿瘤为低回声区,可明确癌肿部位、大小、侵犯范围及转移情况。

4. X 线检查 可发现有无骨转移现象。

5. CT 扫描 可发现癌肿部位、大小、侵犯范围,及盆腔淋巴结、肝、肺、脊柱等处的转移情况。

6. MRI 可广泛用于前列腺癌的分期。

7. 血清 PSA 测定 正常值 PSA < 4ng/ml,PSA > 10ng/ml 应高度怀疑前列腺癌。

8. 流式细胞仪 对前列腺癌的临床分期、组织细胞学分级及判断预后有重要意义。

> **特别提示** 9. 前列腺穿刺活检 是确诊前列腺癌所必须的,有时多次活检方可确诊。经直肠或会阴途径可直接穿刺,在 B 超引导下穿刺更为可靠。

10. 骨核素扫描 PSA > 20ng/ml 时应做全身骨扫描,可判断有无骨转移。

(三)鉴别诊断

1. 前列腺增生症 前列腺弥散性增大,表面光滑,可有结节感,PSA 一般在正常范围内,B 超检查前列腺增大,其内光点均匀,前列腺包膜反射连续,与周围组织界限清楚。穿刺活检可以鉴别。

2. 前列腺结石 直肠指检时前列腺质韧,扪及结石质硬有捻发感。盆腔 X 线平片可见前列腺区结石影,B 超示前列腺区有强光团伴声影。

3. 前列腺结核 有前列腺硬结,但病人年龄轻,有其他结核病灶和症状,尿液、前列腺液、精液内有红、白细胞。X 线平片可见前列腺钙化影,活检组织可见典型的结核病变。

4. 前列腺肉芽肿 此病的硬结发展较快,呈山峰样突起,软硬不一,但有弹性。抗生素及消炎药治疗 1～2 个月,硬结变小。穿刺活检为肉芽肿样改变。

5. 前列腺肉瘤 发病率以青年人多见,发展快,病程短。直肠指检前列腺肿大,但质地柔韧、软如囊性,多伴有肺、肝、骨等远处转移的临床症状。

(四)治疗

主要有手术治疗、内分泌治疗、放射治疗、化学治疗、免疫治疗等,具体方案应根据全身情况、肿瘤 TNM 分级而定。

> **1. 手术治疗**
>
> (1)根治性前列腺切除术:手术范围包括前列腺腺体及前列腺包膜,以达到消灭体内所有肿瘤组织的目的。适用于 70 岁以下 B_2 期以前的前列腺癌患者。
>
> (2)经尿道前列腺电切术:适用于老年体弱已发生排尿困难等并发症者,仅能暂缓梗阻症状,无治愈意义。

2. 内分泌治疗 大多数前列腺癌生长依赖于雄激素,因此内分泌治疗是前列腺癌主要治疗方法之一。

(1)药物:①雌激素类药物己烯雌酚 1~2mg/d。②抗雄激素药物有黄体酮 100~200mg/d,醋酸氯羟基孕酮 250mg/d,氟他米特(缓退瘤)250mg/次,每日 3 次,口服等。③促性腺释放激素类药物(GnRH - A),多选用普托雷林 3.75mg,溶于悬浮剂中,每月肌内注射 1 次。④促黄体生成素释放激素类药,如抑那通 3.75mg 或诺雷德 3.6mg,每月皮下注射 1 次。⑤抗肾上腺药物,如氨鲁米特 250mg/次,每日 2~4 次;安体舒通 100mg/d,1 次口服。

(2)去势手术:切除双侧睾丸,以除去体内雄性激素的来源。

3. 放射治疗 疗效较好,肿瘤可明显缩小,症状明显减轻,但并发症较多。放射治疗方法主要有内放射治疗及外放射治疗。

(1)体外照射:利用直线加速器或 ^{60}Co 在前列腺部位做体外照射,剂量控制在 6~8 周内 65~70Gy。

(2)间质内照射:用放射性核素 ^{198}Au、^{222}Ra 或 ^{125}I 等通过由耻骨后、会阴或直肠途径,以手术方式直接置入肿瘤部位照射。

(3)全身照射:用 ^{32}P 或 ^{89}Sr 等做全身照射,可有效缓解骨转移疼痛,对 C 期病例施行全身照射,是有效的放射治疗。

4. 化学治疗 前列腺癌为"化疗抗拒肿瘤",化疗仅仅只能作为晚期前列腺癌的辅助治疗。磷酸雌二醇氮芥 280mg/d,分 2 次口服。环磷酰胺 0.1~0.2g/d,疗程为 10~15 天。

5. 冷冻治疗 局部降温至 -180~-190℃,可使大多数晚期前列腺癌的肿瘤生长得到控制,适用于前列腺肿瘤体积较大,全身情况较差的病人。

6.免疫治疗 可用于清除其他方法治疗后残存的极微量的癌肿组织。常用药物为干扰素,2 000IU/d,连续5次。

(五)预后与转归

前列腺癌的预后与其组织学分级、TNM 分期有关,明前仅手术和放疗有希望治愈前列腺癌,只适宜于数量有限的病人,很多疗法仅仅是姑息性的,可缓解症状。一般 A、B 期病人的 5 年生存率为 70%,C 期为 50%,D 期仅为 25%。有淋巴转移的预后差,同一期内肿瘤细胞分化好的预后较好。

睾丸肿瘤

睾丸肿瘤占男性恶性肿瘤的 1% ~ 2%,为青壮年男性中常见的恶性肿瘤。左、右均可分别发生或同时发生,发病年龄与病理类型有相关性:婴儿期卵黄囊瘤多见,20 ~ 30 岁以胚胎瘤和畸胎瘤多发,30 ~ 40 岁以精原细胞瘤多见。病因尚不清楚,可能与睾丸外伤、内分泌障碍、遗传、睾丸下降不全(隐睾)、局部温度升高等因素有关。

(一)临床特点

(1)睾丸肿瘤多发生于 20 ~ 40 岁青壮年,部分有隐睾病史,左右侧发生率无差别。

(2)主要表现为逐渐增大的睾丸肿物,肿瘤较小时没有明显症状,常被偶然发现,肿瘤增大时,可出现睾丸、腹股沟部、下腹部坠胀感。

(3)有些以腹部包块或转移症状就诊,可有腹痛、胃肠道梗阻症状,肺转移时出现胸痛、咳嗽、咯血等症状。

(4)部分有 HCG 分泌的睾丸肿瘤可有男性乳房增大、乳房胀痛。

(二)诊断要点

1.根据症状和体征一般不难做出诊断

2.辅助检查

(1)肿瘤标记物:亚单位绒毛膜促性腺激素(β - HCG)、血清甲胎蛋白(AFP)、乳酸脱氢酶(LDH)、胎盘碱性磷酸酶(PALP)为四种常用的睾丸生殖细胞瘤的瘤标,前两者特异性较高,有助于鉴别精原细胞瘤和非精原细胞瘤。

(2) B超检查:正确率可达97%,可直接而准确地测定睾丸的大小、形态及有无转移。

(3) CT及MRI检查:可发现小于2cm的腹膜后淋巴结转移灶和淋巴造影不能发现的腹主动脉旁淋巴结病变及其他器官有无转移。

(4) X线检查:胸部X线检查排除肺、纵隔转移;尿路造影可了解转移灶与泌尿系统的关系;淋巴造影有助于发现淋巴结转移。

(5) 全身骨扫描:了解骨转移灶。

> **特别提示** (6) 活检:睾丸肿瘤禁忌做活检,怀疑睾丸肿瘤时,应做经腹股沟切口手术,切除患侧睾丸。

(三)鉴别诊断

1. 附睾结核 有结核病史,肿块偏小,主要侵犯附睾尾部,常有输精管串珠状结节。

2. 鞘膜积液或精液囊肿 睾丸鞘膜积液有囊性感、质韧、有弹性,透光试验阳性,B超可以鉴别。

3. 睾丸炎或附睾炎 发病急,多伴有发热及明显压痛,血白细胞计数升高,抗炎后可缓解。

4. 白血病 异常的白细胞增生与浸润于睾丸组织时,引起阴囊肿大,可伴有睾丸鞘膜积液。可有发热、全身疼痛、进行性贫血及出血倾向,有淋巴结肿大、肝脾肿大等表现。周围血象及骨髓象检查可以鉴别。

(四)治疗

根据睾丸肿瘤的临床分期及组织类型制定治疗方案。

> **特别提示** 1. 手术 首先应经腹股沟途径行根治性睾丸切除,然后根据病理检查,决定是否施行腹膜后淋巴结清扫。原则上除了精原细胞瘤和绒毛膜上皮癌外,非精原细胞瘤都必须施行腹膜后淋巴结清扫术。

2. 化疗 采用顺铂、长春新碱、博来霉素及鬼臼乙叉苷(VP-16),常联合用药。

3. 放疗 精原细胞瘤对放疗高度敏感,剂量为3~4周内照射25~30Gy。非精原细胞瘤对放射线不敏感,疗效差。

(五)预后与转归

睾丸肿瘤如不作治疗,80%在2年内死亡。由于腹膜后淋巴结清扫术、化疗和放疗的应用,使生存率有了明显提高,手术或化疗、放疗后瘤标迅速下降者,预后较好。精原细胞瘤5年生存率为40%~94%,非精原细胞瘤5年生存率为40%~98%。

阴茎肿瘤

阴茎肿瘤多为鳞状上皮肿瘤,好发于阴茎头部和包皮,包括良性和恶性肿瘤两类,其中危害较大者为阴茎癌,其他均极少见。本节主要介绍阴茎癌。

(一)临床特点

(1)阴茎癌多见于40~60岁有包茎或包皮过长的患者。
(2)肿瘤多始于阴茎头、冠状沟及包皮内板,早期不易发现。
(3)早期为丘疹或疣状,晚期呈菜花状,有分泌物或溃疡形成。伴疼痛,腹股沟淋巴结肿大、低热及贫血等症状。

(二)诊断要点

> **特别提示** (1)40岁以上有包茎或包皮过长发生阴茎头部肿物,或溃疡经久不愈、边缘隆起、有恶臭者,应高度怀疑阴茎癌。

(2)诊断困难者可行活组织检查。

(三)鉴别诊断

1. **阴茎慢性溃疡** 任何经久不愈的阴茎溃疡均应想到有阴茎癌的可能,应行活组织检查以进一步明确诊断。
2. **梅毒、软下疳及结核**等与阴茎癌病变相似,血清学检查和局部涂片检查病原可以区别。
3. **尖锐湿疣** 有不洁性交史,初起时阴茎头或包皮出现淡红色丘疹,逐渐增大,成为乳头状或菜花状肿物。细胞涂片巴氏染色可见空泡细胞和角化不良细胞。细胞免疫检查可检测人乳头瘤病毒抗原。

(四)治疗

1. **预防阴茎癌** 及时治疗包茎及包皮过长,注意局部清洁。对癌前病变给予适当治疗。

2. 手术治疗　手术切除肿瘤是主要的治疗方法。肿瘤侵犯阴茎头、体可行阴茎部分切除术，切断面距肿瘤边缘2cm。如肿瘤较大，则行阴茎全切除、尿道会阴部造口术。术中做腹股沟淋巴结活检。

> **特别提示**　如有转移，一般术后2周行腹股沟淋巴结清扫。如前哨淋巴结有转移，应行髂、腹股沟淋巴结清扫术。

3. 放射治疗　适于<2cm的局限性表浅肿瘤，尤其青年患者，放疗失败再行手术治疗。

4. 激光治疗　适于表浅小肿瘤。

5. 化疗　博来霉素、顺铂及甲氨蝶呤等对阴茎癌有一定疗效，但单纯化疗效果不理想，常于手术或放疗配合应用。

（五）预后与转归

阴茎的良性肿瘤预后良好，阴茎癌局限者5年生存率达70%~100%，有转移者5年生存率仅20%。

（韩金利）

第六节 泌尿系统梗阻

特发性肾积水

特发性肾积水(special hydronephrosis)是指由于肾盂输尿管连接部的梗阻引起的肾积水。梗阻的部位在肾盂输尿管连接部,与先天发育有关,是小儿及青少年肾积水的常见原因,以男性多见,左侧居多。常见原因有:连接部位肌肉结构异常,中断了正常蠕动的传送;异位血管或纤维索带压迫,管腔内膜性粘连;高位肾盂输尿管开口;连接部狭窄。

(一)临床特点

(1)多发生于儿童和青少年。
(2)本身症状并不明显,多无疼痛症状,积水肾过度膨胀时,可有腰部钝痛,偶有血尿,急性发作时可出现肾绞痛。
(3)一般无特殊体征,肾积水严重者可出现腹部包块。

(二)诊断要点

1. 年龄和临床表现 儿童和年轻者多见,表现为腰腹痛,偶然血尿,严重者出现腹部包块。
2. 辅助检查
(1)尿常规:可有镜下血尿、蛋白尿、积水伴感染时可见脓细胞。
(2)B超检查:此方法简单方便,无损伤,迅速确定肾积水的程度和肾皮质厚度。
(3)静脉肾盂造影:可见肾盂肾盏扩张积水,或造影剂突然中止于肾盂输尿管交界处(UPJ),其下输尿管不显影或正常。
(4)逆行尿路造影:静脉肾盂造影显影不满意或未显影时有助于进一步明确梗阻及肾积水的原因。X线下动态观察可见造影剂呈喷射状入肾盂。该法可诱发感染,必须严格执行无菌操作。
(5)肾穿刺造影:上述检查仍不能明确梗阻原因时,在B超引导下直接将穿刺针经皮刺入肾内,抽吸尿液做培养检查,注入造影剂可清晰显示肾积水及梗阻病变情况。通过肾造瘘管可测得肾盂内相对压力（Whitaker test），若肾盂压力高于1.18kPa，提示存在UPJ梗阻。

(6) CT 和 MRI 检查：可清楚显示肾积水的程度及肾实质萎缩情况，还可以确定梗阻部位及病因。

(7) 利尿肾图：对于混淆不清和轻度 UPJ 梗阻的病例意义较大，能很敏感地检查出 UPJ 梗阻。

(三) 鉴别诊断

1. 多囊肾　二者临床表现相似，皆呈多囊腔。多囊肾常有家族史，静脉肾盂造影、逆行造影或穿刺造影对鉴别很有帮助。

2. 缩窄性肾盂肾炎　由慢性肾盂肾炎、肾结石及肾盂切开取石术后引起，影像学检查肾盂不规则，以肾盏积水为主，肾盂呈收缩状。

3. 上段输尿管梗阻　UPJ 以下的上段输尿管梗阻可为炎性、占位性病变、结石等引起，B超难以分辨清楚，但对阴性结石有帮助，静脉尿路造影及逆行造影可明确梗阻的性质。

4. 重度膀胱输尿管反流引起的 UPJ 扭曲　排尿期膀胱造影可协助诊断，纠正反流后，UPJ 扭曲可消失。

(四) 治疗

1. 手术时机

> **特别提示**
>
> 　　目前一般认为肾盂输尿管连接处的功能于生后3~6个月才趋于成熟，故小儿患者主张在3~6个月后再进行手术，2岁以上手术的患儿肾功能很难完全恢复。
> 　　诊断明确的成年患者应早期手术，合理地应用整形手术，纠正肾盂输尿管连接部异常，争取肾功能恢复。肾积水严重，功能破坏大，而对侧肾功能正常者，可行病肾切除。

2. 手术方法

(1) 离断性肾盂成形术 (Anderson-Hyne 术式)：对绝大多数 UPJ 梗阻，目前主张行该术式，手术成功率可达97%以上。

(2) 肾盂输尿管 Y－V 成形术：此术式保留了病变的 UPJ，但由于采用了肾盂瓣重建漏斗形 UPJ，管腔宽阔，术后可以获得通畅引流。

(3) 腔内手术：近年开展了经皮肾镜下肾盂内切开术，输尿管镜下 UPJ 内切开术＋气囊导管扩张术，该项手术具有创伤小、安全的优点，较适合输尿管肾盂吻合术后狭窄及儿童的上尿路梗阻病变。

(五)预后

预后与手术时机有关。生后6个月内手术者肾功能恢复良好,1岁手术者亦可较好恢复,2岁以上者肾功能很难完全恢复。成年人术后肾功能只能是改善,不可能完全恢复。

腹膜后纤维化

腹膜后纤维化(retroperitoneal fibrosis)指由于不同病因引起的腹膜后的炎性反应与纤维化,可压迫腹膜后的脏器如输尿管、腔静脉等而引起相应症状。

(一)临床特点

(1)本病男性略多于女性,好发年龄为50~60岁。

(2)约90%病人早期有典型疼痛,表现为两侧下腹部钝痛,有时可放射至外阴部。病变后期输尿管受压引起梗阻可导致肾积水、肾功能损害。下腔静脉受压则有下肢水肿、静脉曲张等表现。

(3)体检时下腹部及腰部常有压痛,腹膜后纤维斑块一般不易摸到。可伴有高血压。

(二)诊断要点

1. 有引起腹膜后炎症和纤维化的疾病及治疗史。如长期服用麦角酸二乙胺、多次腹部手术和放射治疗

2. 临床表现和体格检查

3. 实验室检查 无特异性改变,可有血流加快、贫血、白细胞计数升高等。肾功能受损时,血尿素氮及血肌酐可升高。

4. 静脉肾盂造影

> **特别提示**
>
> 典型的静脉肾盂造影有三大征象:①不同程度的肾盂输尿管积水及输尿管扭曲,通常为双侧性。②外来性输尿管压迫征象,输尿管变细呈棱状,直至僵直性狭窄,一般长约3~6cm,位置在第3或4腰椎,狭窄段管壁仍光滑。③该段输尿管向正中移位。如为肿瘤压迫所致,输尿管一般向外或内侧移位。

5. 逆行造影 静脉肾盂造影不能显影,应行逆行造影。

6. **膀胱镜检查**　膀胱内无病变,一般 F5 或 F6 号输尿管插管并无困难,仅少数病例不能通过梗阻处。

7. **B 超和 CT 检查**。

8. **血管造影**　如有血管受累表现可行腔静脉造影或腹主动脉造影。

(三) 鉴别诊断

该病需要与腹膜后淋巴瘤及腹膜后转移癌相鉴别。

(四) 治疗

腹膜后纤维化最重要的并发症是输尿管梗阻与肾功能损害,治疗方案应根据肾功能状况决定。

如病人正在服用麦角衍生物,应立即停药。皮质激素对治疗有一定帮助。上尿路引流(输尿管导管、双 J 管)有利于术前改善肾功能,纠正水、电解质平衡紊乱。

手术探查、输尿管松解是本病的主要治疗方法,手术目的是解除梗阻,改善肾功能。由于本病多系双侧病变,故即使单侧肾功能损害很严重也不能贸然行肾切除。输尿管松解后为防止再压迫可采用以下两种方法:①转移到腹腔内,使输尿管腹膜化。②将输尿管向侧方移位,在输尿管与纤维组织之间填入腹膜后脂肪或用大网膜脂肪将其裹。如输尿管本身亦有狭窄,可考虑松解后切除狭窄段行吻合术,如狭窄段严重而广泛,可行回肠代输尿管或自体肾移植术。

输尿管狭窄

输尿管狭窄是指从 UPJ 以下至膀胱输尿管入口以上部位的狭窄,它不是一个独立性疾病,而是由许多疾病引起的表现和结果,但其病理生理改变相同,均可引起狭窄部位以上肾积水、输尿管扩张、肾功能减退,易于并发感染和结石。

(一) 临床特点

(1) 多有输尿管手术、外伤及排石史。

(2) 狭窄以上肾盂输尿管扩张积水可以有腰部胀痛,甚至肾绞痛发作。

(3) 低位梗阻可以有反射性尿频、尿急、尿痛,继发感染亦可出现发热和膀胱刺激征。

(4)患肾区有压痛、叩痛,输尿管行径有压痛。严重肾积水可扪及肾下极或腹部包块。

(二)诊断要点

1. 根据病史、临床表现及辅助检查不难诊断
2. 辅助检查

(1)尿常规:有镜下血尿,常可见脓细胞、尿蛋白及管型。

(2)B超:显示患者积水,狭窄以上输尿管扩张。

(3)静脉尿路造影:狭窄以上肾积水及输尿管扩张,可了解肾功能情况。

(4)逆行肾盂造影:静脉尿路造影显示狭窄不满意时,逆行造影可明确狭窄部位、长度和性质。

(5)经皮肾穿刺顺行造影:可动态了解造影剂通过狭窄的情况,同时可引流肾盂尿,了解每日患肾引流尿量,评估肾功能。

(6)放射性核素肾图:显示患肾排泄功能减退或排泄段持续升高不降。

(三)鉴别诊断

1. 输尿管痉挛　X线造影片上有输尿管狭窄征象。但痉挛的形态学改变不是持续的,重复造影时狭窄形状可改变或消失,动态观察时,注射解痉药物后狭窄消失。利尿肾图在注射速尿后排泄段明显下降。

2. 输尿管结石　有肾绞痛病史,X线平片可见不透光影像。逆行造影梗阻部位呈杯口状,阴性结石为充盈缺损,充气对比可显示阴性结石。

3. 输尿管结核　造影显示肾盂肾盏破坏,管腔不光滑,输尿管黏膜呈虫蚀样改变,并僵直或粗细不均。肾实质破坏有空洞形成。24小时尿沉渣找结核杆菌阳性,膀胱镜检查膀胱黏膜充血水肿,可见溃疡和出血灶,有结核结节。

4. 下腔静脉后输尿管　先天发育异常。排泄性尿路造影显示狭窄部位多在输尿管中段,向中线移位,梗阻以上肾输尿管扩张积水。多为右侧输尿管病变。逆行造影示移位于中线的输尿管呈狭窄段,再向上移行成扩张积水段呈"S"状。

5. 输尿管肿瘤　以间歇性无痛性血尿为特征,尿液中找到癌细胞,静脉尿路造影显示输尿管有充盈缺损,中晚期患肾不显影,逆行造影可显示"倒高脚酒杯"状充盈缺损。膀胱镜检可见患侧输尿管口喷血。

(四)治疗

1. 肾积水合并急性感染,无法置输尿管支架引流时,先行肾造瘘术,抗感染治疗,待感染消除后,再择期行解除狭窄的手术
2. 腔内手术治疗　输尿管镜下狭窄内切开、输尿管气囊扩张及腔内激光内切开术等,可同时处理输尿管内息肉、瓣膜等。
3. 下腔静脉后输尿管　仔细将下腔静脉后输尿管游离,于扩张与狭窄交界处离断,输尿管从静脉后方拉出,切断狭窄段后,正位做输尿管端端吻合。
4. 输尿管狭窄段过长,可切除长段狭窄,根据具体情况做输尿管肾下盏吻合术、膀胱输尿管吻合术或肠代输尿管手术

(五)预后

输尿管狭窄手术效果与手术技术、是否有感染、支架管放置是否合适等因素有关。输尿管术后再狭窄处理相当棘手,再手术的输尿管取材很困难,采用肠代输尿管,因动力学,肠腔分泌物感染等因素,疗效不理想。

前列腺增生症

良性前列腺增生症(benign hyperplasia of prostate, BPH)是老年男性的常见病,多发生于50岁以上,随着年龄增高,发病率逐年增高。前列腺增生的发病基础是有功能的睾丸和老龄,缺一不可。McNeal 将前列腺分为周边区、中央区与移行区。前列腺增生主要发生于移行区与尿管周围区域,将腺体其余部分压迫形成所谓外科包膜。增生腺体突入膀胱,压迫后尿道,引起下尿路梗阻。长期梗阻,使膀胱内压增高,膀胱逼尿肌功能失代偿,引起尿潴留,甚至输尿管反流性肾积水,导致肾功能不全。

(一)临床特点

(1)发生在老年男性,一般在50岁以后出现症状。

(2)早期表现为夜间尿频、尿急、夜尿增多,尿量小,随着梗阻加重,白天也出现尿频,影响正常的睡眠和生活。

(3)进行性排尿困难是其特征性表现,表现为排尿踌躇、尿线无力、排尿时间延长、尿流中断、尿后滴沥、排尿不尽感,逐渐出现尿潴留,下腹胀满感。

(4)可并发尿路感染、血尿、膀胱结石,合并肾功能损害时,可出现食欲不振、贫血、血压增高等,后期有充溢性尿失禁、痔疮、脱肛、斜疝等并发症。

(二)诊断要点

1. 典型症状　50岁以上的老年男性出现进行性排尿困难、尿频、尿潴留、有时伴有血尿,除外神经系统疾病、糖尿病、精神病药物引起的排尿困难。

2. 直肠指诊　直肠指诊是简单而重要的诊断方法。检查时应注意前列腺的大小、质地,表面是否光滑,有无结节,有无压痛,中央沟是否消失等。

3. 血清前列腺特异抗原(PSA)　正常值≤4ng/ml。

4. 膀胱残余尿

> **特别提示**　以导尿法最准确,一般采用B超测残余尿较方便。

5. 超声波检查　有经直肠与经腹部超声两种方法,其中又以经直肠超声最准确。

> **特别提示**　测出前列腺的三径线后,可按以下公式计算前列腺重量:前列腺体积:0.52×(三径线之乘积),将体积乘以比重1.015,即为前列腺重量。B超除测定大小外还可测定残余尿,并根据声像图排除前列腺癌等可能。

6. X线泌尿系造影　可显示有无肾积水,可见膀胱底部抬高、增宽,并可见半圆形压迹,了解膀胱有无小梁、憩室形成。输尿管末段呈"鱼钩状"或反流性扩张。

7. 膀胱镜检查　对有血尿者或指诊前列腺大小与症状不符者适用于此检查。可明确出血部位,明确有否中叶增生,并了解膀胱内是否合并其他病变。

8. 尿流动力学检查　尿量不得小于150ml,最大尿流率大于15ml/s为正常。主张测定尿流率同时,测量膀胱压、尿道分布压,有助于选择治疗方法及预测疗效。

9. CT与磁共振检查　可了解前列腺大小、形状及密度,不是常规检查。

(三)鉴别诊断

1. 膀胱颈挛缩 指诊前列腺增生不明显,而症状较重,膀胱镜可见膀胱颈后唇抬高,后尿道与膀胱三角区收缩变短。此病可合并前列腺增生,治疗时应同时处理。

2. 神经源性膀胱功能障碍 本病患者亦可有类似的症状,但指诊前列腺可不大,有神经系统疾病病史,如脑、脊髓及周围神经病变或有糖尿病史等。神经科有关检查可提供诊断的线索,有条件者可行尿流动力学检查及尿道括约肌功能检测。

3. 前列腺癌 症状与前列腺增生相似。但直肠指检前列腺质地坚硬、可触及无弹性的硬结,直肠B超多表现为低回声结节,血清PSA异常升高,穿刺活检可发现癌细胞。

4. 尿道狭窄 有排尿困难、尿流细或尿潴留症状,常有尿道损伤、淋病性尿道炎病史,直肠指检前列腺不大,尿道探子检查狭窄处受阻,膀胱尿道造影可显示狭窄部位及程度。

5. 膀胱癌 膀胱颈附近的膀胱癌可表现为膀胱出口梗阻,有排尿困难症状,但病人有无痛性血尿,尿液脱落细胞检查可找到癌细胞,膀胱镜检查可直接观察到肿瘤。

6. 前列腺结石 有尿频、排尿困难等症状,直肠指检前列腺可增大,扪及质地坚硬的结节,有结石摩擦感,盆腔X线检查可见前列腺部位有结石阴影,B超示前列腺区有强回声伴声影。

7. 前列腺结核 尿频、尿急、尿痛症状明显,常伴有男性生殖系的附睾结核。直肠指检前列腺质硬,有结节感,表面有时不光滑。

(四)治疗

1. 等待观察 没有症状及明显梗阻者,即国际前列腺症状评分(IPSS)小于或等于7分,最大尿流率大于18ml/s,可临床观察,不必进行治疗。

2. 药物治疗

(1) α受体阻滞剂:主要解决前列腺、膀胱颈处平滑肌张力,减轻排尿阻力。

1) 酚苄明:此为非选择性α受体阻滞剂,常用剂量为每日10mg,每日2次。临床应用效果明显,但有晕眩、体位性低血压等不良反应。

2) 哌唑嗪:此为选择性α受体阻滞剂,不良反应少,常用剂量为2mg,每日2次口服。

3) 高特灵(特拉唑嗪):亦为选择性α受体阻滞剂,不良反应小,见效快。常用剂量为 2mg,睡前服用。长效 α_1A 选择性阻滞剂哈乐(tamsulosin)0.2mg 每晚 1 次,其副作用更少,效果好。

(2)5α 还原酶抑制剂:通过抑制 5α 还原酶使双氢睾酮水平下降,从而引起前列腺体积缩小。目前常用的是非那雄胺(保利治 finasteride),5mg 每日 1 次口服。需长期用药,停药后前列腺又可增大。由于不影响睾酮水平,不良反应少。

(3)其他药物:植物药亦常用于治疗良性前列腺增生,作用机制不完全清楚,可以减轻症状。通尿灵 50mg 每日 2 次;前列康 5 片每日 3 次;舍尼通 1 片每日 2 次。

3. 微创伤治疗

(1)机械扩张:经尿道前列腺气囊扩张术(TUBDP),在 3~6 个大气压下使气囊直径达 F60,持续 10 分钟,达到撕裂前列腺前后联合,破坏外科包膜的弹性的目的,而改善排尿梗阻的症状,操作简单、损伤小,近期有一定结果,但远期效果不明显,现已少用。

(2)前列腺部尿道支架:利用记忆钛镍合金螺旋或网状支架管,置入前列腺尿道以解除梗阻。可在 X 线监视、B 超引导或内镜直视下将其置入前列腺部尿道,适用于高龄不能耐受手术的病人。

(3)腔内热疗:高温射频热疗(HIRT)、经尿道针刺消融(TUNA)及超声消融术(HIFU),均能在前列腺组织产生 60~100℃ 高热,使腺体组织凝固坏死,有一定安全性,疗效较好,可经直肠或尿道进行。

4. 腔内手术治疗　腔内手术是手术治疗 BPH 的趋势,具有简单、安全的特点,但对术者的技术要求较高。

(1)经尿道前列腺电切术(TURP):是国际公认的"金标准"手术方式,具有安全、并发症少、住院时间短等优点。

(2)经尿道前列腺激光切除术:利用激光的光热能效应,使前列腺汽化并有效止血,效果确切,损伤小,疗效类似 TURP 而不良反应少,在国外渐有取代 TURP 的趋势,是很有发展前途的治疗方法。

(3)经尿道前列腺电汽化术:在 TURP 基础上,将电切环改为特殊的汽化电极,可减少 TURP 综合征的发生率,初学者易于掌握。

5. 开放性手术治疗

(1)耻骨上经膀胱前列腺摘除术:该术式应用广泛,是泌尿外科医生必须掌握的基本手术方法,能同时处理膀胱内其他病变。

(2)耻骨后前列腺摘除术:该术式可直视下腺窝止血,较安全。但耻骨后前列腺静脉丛易出血,暴露止血困难,耻骨后感染易引发耻骨骨髓炎。

(3)耻骨后保留尿道前列腺摘除术(Madigan 术):该术式由于保留

尿道黏膜,术后失血少,恢复快,为一种较理想的开放性手术。

手术仍是目前治疗前列腺增生症的重要方法。一般可将手术适应证归纳为:①虽经药物治疗病情继续发展,尿流动力学无明显改善或残余尿在60ml以上。②症状较重,影响日常生活和工作。③多次发作急性尿潴留、尿路感染、肉眼血尿或并发膀胱结石。④已引起上尿路梗阻和肾功能损害。术前应先改善肾功能,控制尿路感染。对感染明显、肾功能损害严重以及心肺功能障碍、凝血机制差、不能耐受麻醉手术的病人,可行暂时性或永久性耻骨。

(五)预后

目前前列腺增生症的病因尚未完全明了,有的药物只能缓解排尿困难症状,有的药物可部分逆转前列腺增生的进程或控制其发展。手术治疗的目的是解除梗阻,但要小心选择手术指征,绝大多数术后排尿异常症状解除,恢复良好,临床统计,前列腺切除术后有10%~15%的病人症状无明显改善,相当一部分病人合并有不稳定膀胱,有5%左右5年内可能复发需要再次手术。

膀胱颈梗阻

膀胱颈梗阻(obstruction of bladder neck)是指由于机械性或功能性原因,导致膀胱颈口缩窄或开放受限,从而发生排尿困难等梗阻症状。

(一)临床特点

(1)排尿困难、尿频、夜尿增多等膀胱出口梗阻症状是膀胱颈梗阻的主要临床表现,后期出现残余尿、尿潴留、充溢性尿失禁等。

(2)大部分病人既往有前列腺或膀胱颈部手术史,部分中年患者可能有前列腺、后尿道炎症病史。

(3)体检可无特殊发现,部分病人可于耻骨上触及膨胀的膀胱,导尿时尿管或尿道探子于膀胱颈部受阻或不能通过。

(二)诊断要点

1. 根据典型表现和辅助检查一般做出诊断并不困难

2. 辅助检查

(1)尿流率:排尿时间延长,曲线低平或锯齿状,最大及平均尿流率减低。

(2)膀胱尿道造影:表现为排尿造影膀胱颈口不能扩张显影。

(3)尿流动力学检查：可见尿道压力增高和膀胱压力增高以及不稳定膀胱等改变。

(4)膀胱尿道镜检查：膀胱镜检查是最主要和最直观的诊断方法。主要表现有：①膀胱颈部突起，后唇升高隆起。②内括约肌呈环状狭窄，将膀胱与尿道明显分开。③膀胱颈收缩，开放运动减弱或消失。④膀胱内可见小梁、陷窝、输尿管间嵴隆起等慢性尿道梗阻性病变。

(5)B超：主要用于测定残余尿并了解有无肾积水等，对病变本身无诊断价值。

(三)鉴别诊断

本病应与引起排尿困难的其他疾病如前列腺增生症、尿道狭窄、后尿道瓣膜、神经源性膀胱等相鉴别。根据体检、尿道膀胱镜检、膀胱尿道造影以及尿流动力学检查多能明确诊断，可参考前列腺增生一节。

(四)治疗

1. 一般治疗　对合并尿路感染者，应在充分引流尿液的同时，选用有效抗生素控制感染。有肾功能损害者也应进一步治疗待肾功能恢复或稳定后再进一步治疗。

2. 尿道扩张术　梗阻程度轻、无合并症的患者可行尿道扩张术，但是会造成尿道损伤或假道形成，不是首选治疗方法。

3. 经尿道膀胱颈部电切术　包括膀胱颈切开术、膀胱颈后唇切除及瘢痕切除术。

4. 膀胱颈楔形切除术或Y-V成形术

(五)预后

膀胱颈挛缩的病人手术治疗效果良好，尤其是经尿道手术，对病人打击小、疗效肯定、术后恢复快，是各种原因所致膀胱颈挛缩的最佳治疗方法。

尿道狭窄

先天性畸形或发育异常以及后天的炎症、外伤及医源性损伤等原因均可造成尿道狭窄，严重者可导致尿道闭锁，是泌尿外科常见病之一，多见于男性。

(一)临床特点

(1)尿道狭窄多见于男性，先天性因素导致的发病年龄均较早，一般有明确的外伤或尿道感染史。

（2）排尿障碍是最主要的症状,表现为渐进性排尿不畅,尿流变细或分叉,排尿中断,严重者呈滴沥状或不能排尿。

（3）继发感染可出现尿频、尿痛;会阴部红肿、压痛,脓肿破溃后可形成尿瘘。

（4）长期排尿困难可并发腹股沟疝,肛门直肠脱垂等,最终引起上尿路病理性改变,如肾积水、肾萎缩、肾功能损害。

（5）前尿道狭窄可沿尿道触及尿道瘢痕,会阴部可见窦道及分泌物。

（二）诊断要点

1. 根据病史和典型的临床表现诊断并不困难,各种辅助检查可明确尿道狭窄的部位、长度和程度。

2. 辅助检查

（1）尿道探子检查:用金属探条检查,可确定尿道狭窄部位及程度。

> **特别提示** 但应注意避免暴力通过狭窄部位,以防假道形成。

（2）尿道造影:能准确反映出尿道狭窄的部位、长度和程度。怀疑尿道狭窄的病人均应做此检查。检查分为膀胱尿道造影和尿道逆行造影,为制定治疗方案的必备检查。

（3）B超检查:经直肠超声检查可显示尿道狭窄的部位、长度以及狭窄周围瘢痕情况。

（4）内镜检查:为进一步明确狭窄病变情况,通常在麻醉情况下,手术之前进行尿道镜检查。

（5）排泄性静脉尿路造影（IVU）:长期尿道狭窄造成排尿困难,疑有上尿路扩张积水者,术前应进行此项检查,了解双肾积水及肾功能情况。

（三）鉴别诊断

1. 前列腺增生症　　见前列腺增生症一节。

2. 前列腺癌　　见前列腺增生症一节。

3. 膀胱痉挛缩　　见前列腺增生症一节。

4. 尿道痉挛　　可表现为排尿困难等症状,多有明确病因,插导尿管或行尿道探子探查时,可以顺利通过,尿道黏膜麻醉后,症状明显改善。

5. 尿道肿瘤　可以引起排尿困难等症状。但呈进行性加重。伴有尿道血性分泌物和初始血尿。尿道触诊或直肠指诊可触及肿块,尿道造影有充盈缺损,尿道镜可见新生物。

（四）治疗

1. 轻度尿道狭窄无明显排尿困难者,一般无需治疗
2. 尿道扩张术　用于尿道狭窄较轻且狭窄较短的病例。

> **特别提示**　一般定期做尿道扩张术。一般采用金属探条进行,操作时手法应轻柔,切忌暴力扩张形成假道。

3. 尿道外口切开术　在局麻下用尖刀将狭窄的尿道口切开,适用于先天性或炎症性尿道外口的病人。
4. 腔内手术　在内镜直视下用冷刀、电刀或激光将狭窄的尿道切开,使排尿通畅。此种方法被认为是治疗尿道狭窄的首选方法,具有安全、简单有效等优点,最适合单纯性尿道狭窄的病人。
5. 尿道端端吻合术　手术切除狭窄或闭锁的尿道再行端端吻合术,为最常用的术式,适合于球部和膜部尿道狭窄者。有经会阴和劈耻骨两种途径,后种途径对复杂性尿道狭窄、既往手术失败者更适用。
6. 尿道切开和成形术　尿道狭窄范围广泛,多次手术切除尿道致尿道缺损严重,不能行尿道吻合者,可采用尿道切开和尿道成形术来治疗。缺损的尿道可用阴茎或阴囊皮肤、膀胱黏膜等组织来代替。手术可同时或分期进行。分期者先行尿道切开术,使狭窄的尿道敞开,形成人造尿道下裂,3个月后再做尿道成形术。
7. 尿流改道术　只适用于尿道狭窄范围广,多种尿道修补失败后,或伴有尿道直肠瘘,或膀胱挛缩伴肾积水等,可考虑行尿流改道术。一般采用耻骨上膀胱造瘘或回肠膀胱术等。

（五）预后

尿道狭窄只要选择的治疗方法正确,疗效是明显的。但由于尿道结构的特点,手术后瘢痕愈合还会形成再狭窄。所以手术后的病人应定期行尿道扩张,以巩固疗效。如扩张失败,必要时应再次手术治疗。

第九章

整形外科

第一节 伤口处理

伤口的一般处理原则

(一)伤口分类

1. 缝合伤口 如手术切口或软组织创伤早期经过清创缝合的伤口,多数为无菌或可能污染伤口。
2. 开放性伤口 多数为已感染化脓的伤口,包括不缝合或不完全缝合。

(二)伤口愈合的类型

1. 一期愈合 此类愈合见于组织缺损少、创缘整齐、无感染,经过缝合的手术切口。
2. 二期愈合 又指间接愈合,指伤口创缘分离、创面未能严密对和的开放性伤口所经历的愈合过程。因伤口大、感染严重,靠肉芽组织及上皮生长,愈合时间较长。
3. 痂下愈合 指伤口表面有渗出液、血液及坏死脱落的物质干燥后形成的一层黑褐色硬痂所进行的二期愈合方式。

(三)影响伤口愈合的原因

1. 全身因素 ①年龄因素;②低血容量休克或严重贫血、低蛋白血症;③全身疾患如糖尿病、动脉粥样硬化等;④细胞毒性药物和放射治疗;⑤长期类固醇抗炎药物或消炎痛治疗;⑥神经内分泌和免疫反应。
2. 局部因素 ①伤口内异物;②伤口内坏死、失活组织和凝血块;③局部感染;④血肿和死腔;⑤局部血液供应障碍;⑥局部固定不良;⑦局部不合理用药;⑧创面局部外环境不良。
3. 治疗因素 ①伤口引流处理不当;②换药间隔时间过长,没及时发现和处理感染;③没有清除伤口内异物、坏死组织、线头等;④创面过大没及时植皮等覆盖;⑤肿瘤破溃当一般化脓感染处理;⑥治疗过程发生交叉感染。

(四)伤口引流的放置

1. 伤口引流放置的指征

(1)浅部引流:①浅部脓肿切开后,用纱条或软胶管引流,需要时做对口引流;②清洁手术和轻度沾染的切口原则上不置引流,如分流组织创面较大,术后可能渗液较多时考虑留置引流;③清创术一般不留引流,估计创面渗出多时可采用。

(2)深部引流:胸内、腹内等部位手术时留置引流的目的:①排出腔内感染性液体,以减轻炎症和全身毒血症,如脓胸、腹腔脓肿等;②排出腔内非感染性液体,以免积聚后继发感染;③促使器官功能恢复,如胸腔手术后的肺复张;④为观察手术部位术后有无出血或消化液等漏出,以便做出必要的处理。

2. 伤口引流注意事项

> **特别提示**
>
> (1)引流物的类型和大小必须适当。
>
> (2)放置部位必须正确:引流物尽可能放在较低的部位,但避免直接压迫血管、神经和脏器;也不应放于吻合或修补缝合处以免因刺激引起破裂;出口不要过紧或扭曲;手术切口较长时,引流管从另外戳孔引出体表,以免发生切口感染。
>
> (3)引流物必须固定:都需在体外固定,以防滑脱或掉入引流腔内。
>
> (4)引流物必须保持通畅:需保持直接引流,避免受压、扭曲或堵塞。
>
> (5)引流物必须详细记录:包括引流的类型、部位、数目、引流量及性状、拔引流管时间等。
>
> (6)完成引流目的后必须及时取消引流物。

(五)开放性伤口的换药处理

1. 健康肉芽

(1)定义:健康肉芽组织鲜红、质硬、有光泽,表面有均匀细小颗粒,触之易出血,分泌物少,无坏死组织及异臭,生长适度,创缘有一圈新生上皮向内生长。

(2)处理:减少换药次数,以免增加感染机会,创面用凡士林纱布覆盖;①创面较小时多能自行愈合;②创面过大时应考虑植皮。

2. 病态肉芽

(1) 定义：创面呈暗红或苍白，如水肿呈透亮，松弛不易出血，表面颗粒不明显或呈片状，有较多分泌物或坏死组织，有臭味，肉芽生长不足或过度生长。

> **特别提示**
>
> (2) 处理：①将坏死组织、生长不良肉芽或过度生长肉芽逐步去除或外敷去腐生肌药物；②分泌物做抗生素药敏试验指导抗炎治疗；③水肿明显时用高渗盐水湿敷，不宜用油类敷料覆盖创面；④脓液不多，感染较轻时一般用无刺激药物换药；脓液较多感染较严重时可用0.02%呋喃西林或0.1%雷佛奴尔等湿敷；脓液黏稠或坏死组织较多时用优锁液湿敷；⑤待转化为健康肉芽时再作同上处理。

(六) 创面处理原则

> **特别提示**
>
> (1) 早期的新鲜创口，应彻底清除血块、异物和碎片，以及失活组织，尽可能早地闭合创口。
>
> (2) 晚期污染创口，如存在感染可能，应彻底清创闭合创口时放置引流；如已确定感染，应全身应用抗生素，待感染控制后再二期闭合伤口。
>
> (3) 对存在较大组织缺损的创口，应尽早采用组织移植的方法覆盖创面，以缩短愈合时间及减少肉芽组织和瘢痕组织形成。
>
> (4) 当创面存在有骨、神经、肌腱、大血管、植入物等外露时，应选用皮瓣或肌皮瓣等移植修复。

(七) 缝合伤口拆线

(1) 当伤口愈合后或伤口出现积血、积液、化脓时应及时行伤口拆线。伤口愈合的拆线时间，可根据切口部位、局部血液供应情况、病人年龄等来决定。

(2) 头、面、颈部术后4~5天拆线，下腹部、会阴部6~7天，胸部、上腹部、背部、臀部7~9天，四肢10~12天(近关节处适当延长)，减张缝线14天。

(3) 老年、营养不良、糖尿病等可延长拆线时间，有时可采用间隔拆线。

(八)外科切口愈合的记录和统计

1. 切口分类 分三类,没有缝合的伤口不作分类记录。

(1)清洁切口(Ⅰ类切口):指缝合的无菌切口,如一般的疝、甲状腺的手术切口。

(2)可能污染切口(Ⅱ类切口):手术时可能带有污染的缝合伤口,如无穿孔的阑尾、胃、胆、肺及阴囊、会阴部的手术等。

(3)污染切口(Ⅲ类切口):在邻近感染区或直接暴露于感染区的组织切口,如化脓性腹膜炎、肠坏死、窦道手术等。

2. 愈合情况 分三级,没有缝合的伤口不作分级记录。

(1)甲级:愈合良好,无不良反应。

(2)乙级:愈合处有炎症反应,如红肿、硬结、血肿、积液等,但未化脓。

(3)丙级:切口化脓,需要做切开引流等处理。

3. 记录 拆线时记录在病历首页上,伤口分类为分子,愈合级别为分母,如甲状腺大部分切除术后愈合良好为Ⅰ/甲,胃大部分切除术后伤口血肿为Ⅱ/乙。

特殊伤口处理

(一)绿脓杆菌感染伤口

1. 特点 伤口脓液是淡绿色,有特殊的甜腥臭味。

2. 治疗 烧伤创面早期绿脓杆菌感染可削痂植皮。最好采用暴露或半暴露疗法,也可用1%~2%苯氧乙醇湿敷或庆大霉素、磺胺嘧啶银等溶液湿敷。

(二)破伤风感染伤口

1. 处理原则 立即彻底清创,清除坏死组织和异物,切开死腔,用大量的氧化剂冲洗和湿敷伤口,并经常更换敷料。

2. 伤口有脓或引流不畅时,将伤口敞开,双氧水湿敷

3. 注射青霉素作为清创的辅助治疗

(三)气性坏疽伤口

1. 表现 创伤或手术后,伤口突然剧烈的"胀裂样"疼痛,局部迅速肿胀,皮肤出现紫红或黑色,伤口分泌物恶臭,并出现泡沫,伴有全身中毒症状。

2.治疗

(1)对软组织损伤严重的伤口彻底清创,用3%双氧水或1:5 000高锰酸钾溶液充分冲洗伤口,创口不予一期缝合;

(2)一旦确诊立即手术

> **特别提示** 病变处广泛多处切开,彻底清创,敞开伤口,双氧水冲洗及湿敷。

(3)大剂量青霉素、四环素及高压氧治疗;

(4)隔离病人,污染敷料焚烧,器械彻底消毒。

(四)慢性放射性创面

1.表现 多由小剂量反复多次照射引起,或急性皮肤放射性损伤的晚期症状。为皮肤萎缩、干燥、脱毛、色素沉着等,局部组织再生能力差和抗感染能力的下降,病变皮肤容易受外界刺激后就会出现溃疡、坏死并导致长时间不愈的溃疡。因是一种永久性损伤,病损局部又呈进行性血运障碍的特点,难以有健康组织和血管网的再生。临床分为慢性皮肤放射性皮炎、硬结性水肿和慢性放射性溃疡等三种类型。部分病例会产生恶变。

2.治疗 对于慢性放射性溃疡,应加强溃疡换药、控制感染的措施,等感染基本控制后应尽早手术治疗。

(1)手术时机:

> **特别提示** 急性损伤早期,一般不宜手术;当深度与界限基本清楚,皮肤出现坏死时可行手术。慢性损伤时当出现皮肤过度角化、血管血栓形成、皮肤反复皲裂、溃疡或癌变时,应尽早手术。

(2)手术范围与深度:

> **特别提示** 范围要够大,尽量将照射区域病损组织全部切除并超出损伤边缘1~2cm。理想的切除深度包括照射后的病变组织;但临床上对于较深的放射性溃疡或伴有大血管、神经干及骨骼损伤,甚至波及深部脏器患者,只能采用"生物切除法",即适当控制切除深度,仅将坏死组织切除至略有出血的瘢痕组织层,然后必须用血运丰富的组织瓣移植修复。

(3)手术修复:用带血管蒂的轴型皮瓣或肌皮瓣转移修复。一般很少用皮片移植,只用于溃疡的暂时封闭,为二期修复创造条件,或面颈部等血运丰富的芒性放射性溃疡。

(五)静脉淤血性创面

1. 表现　多发生在小腿,以下1/3最多见,常与静脉曲张并存。溃疡一般单个存在,表浅而不规则,基地不平,四周皮肤萎缩、硬化、色素沉着,常伴有湿疹,并继发感染。

2. 一般治疗　首先进行病因治疗,以改善静脉回流障碍和局部血供条件;伴有感染者予抗生素局部湿敷;其余包括抬高患肢、卧床休息和中药治疗。

3. 创面修复　可考虑游离植皮,创面较深,涉及关节囊创面或植皮术后溃疡复发者应予皮瓣转移修复。

(六)压疮创面

1. 临床特点　身体任何部位特别是骨隆起处,遭受长期过度压迫,局部皮肤缺血而坏死、溃疡。压疮可造成从表皮到皮下组织、肌肉甚至骨和关节的破坏,严重者可继发感染引起败血症而导致死亡。多发生在长期卧床的老年患者或瘫痪、昏迷病人,全身营养及局部软组织条件差,创面愈合能力低,治疗困难。

2. 部位　好发于骶尾部、坐骨结节、股骨大粗隆、枕突、足后跟等。

3. 治疗　临床上较小的压疮可切除后直接缝合或用邻近的随意型皮瓣修复。巨大压疮则治疗困难,需要用带血管蒂的轴型皮瓣或肌皮瓣修复。如骶尾部压疮常用臀大肌肌皮瓣转移修复,坐骨结节压疮常用臀大肌下部肌皮瓣修复,股骨粗隆压疮常用阔筋膜张肌皮瓣修复等。

(七)慢性骨髓炎创面

1. 治疗困难　局部缺乏良好血供,死骨、死腔的存在,骨质反复炎性增生,骨痂缺血硬化;合并溃疡时,周围组织反复炎症刺激,瘢痕组织形成而长期不愈。

2. 处理　关键是增加局部血液循环、清除死骨、消灭死腔改善病骨、覆盖创面。而带血管蒂或吻合血管的组织瓣为理想的治疗方法。包括:

(1)带血管蒂的皮瓣、肌皮瓣移植:适用于慢性骨髓炎病灶清除术后合并皮肤缺损较多者。具有以下优点:①增加了局部血运;②增加了局部抗感染能力;③能一期消灭死腔;④不需要血管吻合;⑤简单、安全。

(2)吻合血管皮瓣、肌皮瓣移植:适用于慢性骨髓炎病灶清除术后较大范围软组织缺损者,邻近无可选择的带血管蒂的皮瓣或肌皮瓣移植修复创面者。

(3)带血管蒂的骨皮瓣移植:适用于慢性骨髓炎伴骨缺损和软组织缺损,邻近有可供选择的带血管蒂骨或骨皮瓣者。

(4)吻合血管的骨皮瓣移植:适用于慢性骨髓炎伴骨缺损和皮肤缺损,或骨移植时,皮肤相对缺乏需要做带血管蒂骨瓣移植者,邻近无可选用的带蒂骨皮瓣。

(5)带蒂肌瓣转移加游离植皮:适用于慢性骨髓炎伴软组织缺损,邻近因皮肤瘢痕不能行带血管蒂的皮瓣、肌皮瓣移植修复者。

(6)带蒂大网膜移植:适用于①慢性骨髓炎,骨质外露伴有局部较大瘢痕,切除后不能用邻近皮瓣消灭创面者;②慢性骨髓炎伴有皮肤缺损,并有患肢血液或淋巴回流障碍者。

(梁伟强 杨 斌)

第二节 瘢 痕

瘢痕(scar)是属于正常组织修复过程的产物,因而被称之为正常瘢痕;当创伤修复过程发生异常时,以胶原为主的细胞外基质成分大量沉积,发生真皮组织过度增生,出现病理性瘢痕,其中包括增生性瘢痕(hypertrophic scar)和瘢痕疙瘩(keloid)。

(一)瘢痕分类

从临床角度出发,根据瘢痕的不同形态、对功能造成的不同障碍,可分为以下类型:
(1)表浅性瘢痕。
(2)线状瘢痕。
(3)凹陷性瘢痕。
(4)萎缩性瘢痕。
(5)挛缩性瘢痕。
(6)蹼状瘢痕。
(7)桥状瘢痕。
(8)增生性瘢痕。
(9)瘢痕疙瘩。

(二)瘢痕的病期

1. 增生活动期　表面呈红色、潮红或紫红,充血明显,扪之坚硬。
2. 退化期　表面颜色变淡,质地变软。
3. 在不同部位和不同年龄,其增生活动期的长短不一

(三)增生性瘢痕与瘢痕疙瘩鉴别

两者的实质是以成纤维细胞为主的细胞增殖、活性增强,产生大量的胶原蛋白,使包括Ⅰ、Ⅲ胶原为主的细胞外基质成分在组织中过度沉积而难以被机体吸收或重塑的病理状态。

临床上把瘢痕增生性病变局限于伤区范围之内者称之为增生性瘢痕;而把增生性病变超出原伤区、有肿瘤样生长倾向(象蟹足样向周围组织浸润生长,又称"蟹足肿")、切除后容易复发的病变称为瘢痕疙瘩

(见表9-1)。目前尚无特异的诊断方法,主要依靠其临床表现和对治疗的反应来明确诊断。

表9-1 增生性瘢痕与瘢痕疙瘩的特征与鉴别诊断

	增生性瘢痕	瘢痕疙瘩
发病年龄	各年龄均可发病	3岁以上发病
好发部位	不定	好发于胸前区、上背部、耳垂和肩峰等
症状及体征	灼痛和奇痒;病变限于创口范围内;早期色鲜红、质硬;常过度角化、溃疡及挛缩	痒、痛较轻;病变超出创口范围;边缘呈"蟹足肿"样突起,质坚硬,极少过度角化、溃疡及挛缩
病程及转归	病程短,数月至1~2年后症状消失并逐渐变暗褐色,平坦而柔软,趋于稳定	病程长,多在数年以上,持续增大,很少自行萎缩
镜检	胶原纤维方向与瘢痕长轴平行,较整齐,向周围正常皮肤中逐渐消失	含较多成纤维细胞,后期呈嗜酸性透明样胶原纤维,具折光性,较密,纤维方向不规则,呈旋涡状,与周围皮肤分界清楚
细胞培养	无Ⅱ型细胞,无黏液	有5%~10%为Ⅱ型细胞,产生黏液
压力疗法	持续加压数月,多能促使萎缩	多无效
手术切除	复发少	复发多

(四)瘢痕的非手术治疗

1. 磨削法

(1)首选适应证:天花、水痘、痤疮、带状疱疹等后遗性瘢痕;外伤性文身、小范围的烧伤后浅表瘢痕及外伤瘢痕;手术后遗线条状瘢痕。采用逐层磨削法掌握深度,将表皮和真皮乳头层进行磨削。

(2)术后创面处理

1)敷料包扎法:用浸有庆大霉素的油纱覆盖,外加8~10层无菌方纱,最后用绷带及胶布固定;

2)湿润暴露法:不用凡士林纱布覆盖创面,仅用油膏、药膏等涂上一层即可。

2. 压迫疗法 主要适应于增生性瘢痕,是全身性大面积瘢痕的主要治疗方法。

治疗原则:一早、二紧、三持久。

> **特别提示**
> (1) 一早:即早开始压迫治疗,在早期的肉芽创面期和深度烧伤创面愈合后尚未形成瘢痕之前开始治疗。
> (2) 二紧:在不影响肢体远端血运及病人耐受的情况下,越紧越好,压力一般在 1.33~3.33kPa 为宜。
> (3) 三持久:就是持续性、长期压迫治疗,主张 24 小时连续加压,更换材料时不超过 30 分钟,压迫治疗时间不得少于 3 个月,一般应达半年以上。

3. 药物治疗

(1) 去炎松-A:又名醋酸曲安奈德注射液(康宁克通),是目前常用于病损内注射的皮质激素类药物。适用于病变范围小,尤其是瘢痕疙瘩病变。将康宁克通用皮试针头向增生性瘢痕或瘢痕疙瘩内注射,每次 10~40mg 分多点注入病损内,每周 1 次,4~8 周 1 个疗程。主要副作用包括:皮肤萎缩、脱色、毛细血管扩张、溃疡、坏死、类库欣综合征等,大部分是可逆的,预防措施为:不能将药物注入正常皮肤和控制药量。

(2) 其他药物:包括维甲酸、异搏定、干扰素、透明质酸酶等。

4. 放射治疗　用浅层 X 射线照射早期增生性瘢痕或瘢痕疙瘩可产生一定的效果,放射治疗只适用于面积不大的增生性瘢痕,对瘢痕疙瘩更为适用。X 线治疗瘢痕可引起癌变。

(1) 治疗:对于不愿意手术或不宜手术者,可采用治疗为目的的方案。每 1~2 周照射 1 次,连续 4~6 次为 1 个疗程,必要时间隔 1~2 个月可重复。

(2) 预防:手术切除瘢痕后 2~5 天作第 1 次照射,拆线后作第 2 次照射,第 3 次在手术后 3~4 周进行,第 4 次在术后 2 个月左右。

5. 激光治疗　目前应用于瘢痕治疗的激光主要是 CO_2 激光和 Nd-YAG 激光。而新型激光利用瞬间的高能量作用,使组织气化或色素细胞爆破,既消除病变又不造成周围组织的损伤,还能使胶原纤维变得平顺紧密,产生美容的效果。在瘢痕的治疗中,表浅性瘢痕和重度痤疮后萎缩性瘢痕效果较好。

6. 硅凝胶膜　硅凝胶膜治疗瘢痕可以与压力疗法联合使用,也可以单独使用。临床应用的硅凝胶膜有瘢痕敌和瘢痕贴。

> **特别提示**
> 使用要求:①硅凝胶膜应妥善贴附于瘢痕表面,中间不要留间隙。②每天使用 8~24 小时,使用时间越长,效果越好。③每天要清洁瘢痕区和硅凝胶膜,硅凝胶膜晾干后可反复使用。④一个疗程至少要 2 个月以上。

应用范围：①任何年龄和活动期的瘢痕防治；②瘢痕疙瘩的治疗和术后复发的防治；③皮片移植后皮片挛缩的防治；④关节部位瘢痕挛缩的防治。

7.冷冻治疗　主要是治疗瘢痕疙瘩和增生性瘢痕等高出皮面的瘢痕组织。

> **特别提示**　冷冻注意事项：①瘢痕增生期禁用；②一次冷冻不宜过深；③冷冻后注意保护好创面，预防感染；④避免阳光照晒，口服维生素C和维生素E预防色素沉着。

8.中医中药疗法　防治对策是5步法：一是穿凿肿物，二是软坚散结，三是疏通气血，四是排通邪浊，五是修复肌肤。张涤生等将黑布药膏加以改进，结合氧化锌软膏的加压疗法，创制一种瘢痕软化膏，效果较满意。

(五)瘢痕的手术治疗

1.手术的基本原则

(1)手术适应证：并非所有瘢痕性病变都需要手术治疗。对于影响功能、破坏容貌，甚至有恶变可能的瘢痕增生性病变必须手术治疗。不属于上述范围但患者要求切除的病变也可以考虑手术切除。

(2)注意恢复功能与改善外形的统一。

(3)治疗计划全面考虑，分清主次缓急。

(4)治疗方法的选择原则上是缺什么补什么。

(5)重视精神心理治疗。

(6)重视体疗和理疗：对于烧伤后瘢痕增生或瘢痕挛缩单纯手术治疗是不够的，术前、术后的体疗、理疗和功能锻炼对于加快创伤的修复，预防肌肉萎缩及关节僵硬，同时促使瘢痕软化吸收，使肢体功能早日恢复有重要意义。

2.手术时机

> **特别提示**　①在瘢痕增生的高峰期手术，有诱发瘢痕增生的可能。②应选择在瘢痕增生期之后进入成熟期并开始萎缩软化后再施行手术，一般认为半年甚至1年后手术治疗比较合适。③对于严重影响功能部位的病变，如眼睑外翻、口角歪斜、颌颈粘连、爪形手、关节挛缩等宜及早手术。

3.手术治疗方法

(1)表浅性瘢痕治疗:①大部分表浅性无须治疗,在面部有碍外貌时,可以慎重考虑手术切除。②面积较小可以手术切除和直接缝合。③面积较大的,可以应用分期切除和直接缝合,大面积时可以考虑皮瓣转移修复。

(2)凹陷性瘢痕治疗:①小的痘痕样瘢痕,可以用新型激光治疗效果较好,数量少的可以直接切除缝合;数量多的可用磨削术治疗。②面积小而浅表者,可用局部瘢痕组织充垫法,即只切除瘢痕的表皮,保留深层的瘢痕组织,再将两侧的皮下组织充分游离,对位缝合,即可消除凹陷。③较深的凹陷性瘢痕,可用真皮、筋膜等填充,也可用真皮脂肪瓣或肌瓣转移修复。

(3)线状瘢痕治疗:方法是将线状瘢痕切除,用"Z"手术原则处理;如瘢痕两侧伴有突出的点状瘢痕,可用多个"W"成形术修复。

(4)萎缩性瘢痕治疗:①过去的治疗是行瘢痕切除,松解挛缩创面植皮,由于皮片有色素沉着,在颜面部很少使用,在躯干及四肢常选用。②颜面部无功能障碍者,可分期切除,或局部皮瓣转移修复或临位皮肤扩张后转移修复;若局部及邻近无可利用的正常皮肤,可利用远位扩张皮瓣。③在颜面部若引起功能障碍,则先松解瘢痕使器官复位后再用皮瓣修复。

(5)蹼状瘢痕挛缩的治疗:①蹼状瘢痕一般可应用"Z"形手术原则解除挛缩。如挛缩较重,三角皮瓣易位后仍有创面裸露时,可加用皮片移植或皮瓣转移修复。②有些蹼状瘢痕可在体表孔道开口形成环状狭窄,也可应用"Z"形手术原则来处理,但通常须做一个以上"Z"形切开。

(6)大片瘢痕挛缩的治疗:①基本原则是最大限度解除挛缩造成的畸形,有利于防止术后畸形再产生的方法治疗。②某些情况下不要求瘢痕完全切除,只要将瘢痕切开,完全松解即可。在创面上行皮片移植或皮瓣转移。③挛缩较轻,瘢痕不深时,均以植皮为宜。挛缩严重,瘢痕紧贴深部组织则以采用皮瓣移植为佳。④对于某些大的关节部位的挛缩畸形如严重屈曲畸形,可能伴有肌肉、神经、血管的挛缩,甚至关节的软组织及关节的破坏,单纯松解瘢痕无法恢复功能,可采用瘢痕切开松解加持续牵引的方法可获良好效果。必要时可行肌腱延长、关节囊切开、关节韧带切除等辅助手术,达到充分松解。

(7)增生性瘢痕治疗:手术治疗适用于有功能障碍或形态改变者,原则为切除瘢痕,充分松解,纠正畸形,以皮片或皮瓣覆盖创面。

(8)瘢痕疙瘩手术治疗:瘢痕疙瘩由于切除后容易复发,手术治疗往往要与非手术疗法配合才能取得较好效果。①手术切除,伤口愈合后即开始放射治疗。②CO_2激光切除病灶后,创面自愈,待上皮化后在病损处注射康宁克通(Kenolog)及透明质酸酶。③病变切除后7~14天内注射异搏定0.2~2ml,同时局部加压治疗6个月以上。

(梁伟强 杨 斌)

第三节 颜面骨折

颜面骨折多由交通意外、工伤及外伤引起,常伴有颅内损伤。常见的骨折发生部位有上颌骨、下颌骨、颧骨和颧弓、眼眶骨折。

(一)临床表现

除骨折部位肿胀、疼痛、出血、淤斑、骨折段移位、局部畸形等共有表现外,各部位骨折有其特点:

1. 上颌骨骨折　可分为 LefortⅠ骨折——上颌骨下部、硬腭和翼状突与上颌骨的其余部分分离;LefortⅡ骨折——沿鼻额缝、眶底、颧上颌缝和翼状突分离;LefortⅢ骨折——骨折经颧额缝额缝和眶底造成面中部与颅骨其余部分分离。上颌骨骨折常伴有咬合错乱、口腔、鼻腔出血、眼镜状淤斑、视觉障碍,严重时可出现脑脊液瘘。

2. 下颌骨骨折　可伴有咬合错乱、牙齿及牙龈损伤、张口受限、下唇麻木及呼吸影响。

3. 颧骨颧弓骨折　可伴有颧面部塌陷、张口受限、复视及眼周淤斑。

4. 眼眶骨折　可累及上颌骨、颧骨、额骨及筛骨、鼻骨,多为复合性骨折,眶底骨折时眶内容物常疝入上颌窦内而出现眼周淤血、肿胀、复视、眼球内陷、眶下区麻木等表现。

5. 鼻骨和筛骨骨折　鼻骨骨折可出现鼻梁扁平、鼻套叠、骨折处凹陷鼻腔阻塞眶周淤斑等,筛骨骨折可引起眦间距增宽、鼻梁严重下陷,严重者可伴有脑脊液鼻瘘、颅腔积气和嗅觉丧失等表现。

(二)诊断

应结合临床表现及辅助检查做出诊断,常用的检查包括头面部 X 线检查及 CT 检查。

> **特别提示**　头面部 X 线检查包括 Water 位、前后位和侧位,其中 Water 位可显示整个面部的复杂结构,临床上常采用。CT 检查因可进行三维重建而较 X 线检查更精确地显示各骨块结构、位置情况,具有更高的诊断价值。但在紧急情况下,X 线检查更为实用。

(三)治疗

颜面部骨折确诊后,需要评估其处理的紧迫性。原则上骨折复位、固定的时间越早越好,但如患者伴有颅脑损伤、持续性出血、休克、呼吸道阻塞或其他重要器官损伤时,应优先处理这些紧急情况,待全身情况好转并稳定后再处理骨折。

颜面部骨折后重建主要是恢复面部的正常功能和外观,需要精确的解剖复位,准确的复位和稳固的固定尤其重要。常用的手术方式包括开放复位和内固定。

1. 上颌骨骨折的复位包括手法复位、牵引复位和手术复位　手法复位适用于单纯性骨折的早期,此时骨折处尚未发生纤维性愈合,骨折段尚有一定的活动度,可通过手法推、拉将骨折块复位。若手法复位不满意或骨折处有纤维性错位愈合,已不能手法复位,可采用牵引复位。牵引复位的方法包括口外的颅颌牵引法和口内的颌间牵引法。手术复位主要用于陈旧性骨折,或骨折后骨折处已发生纤维性或骨性错位愈合的病例。

上颌骨骨折固定的方法有很多种,包括颅顶固定法、金属丝组织内悬吊法、骨间结扎固定法、颌间固定法、克氏针固定及小型或微型钢板固定等。

2. 下颌骨的复位方法同上颌骨骨折　常用的固定方法有单颌固定和颌间固定两类。

(1) 单颌固定:是指在发生骨折的下颌骨上进行骨折固定,采用此类固定的患者在固定期间仍可张口活动,对进食和语言功能的影响较少,但它只能用于能够准确复位的下颌骨骨折患者,必须使患者的咬合关系恢复到受伤之前的状态之后,才能采用单颌固定,因在固定过程中是不能再进一步调整或改善咬合关系的。此类固定包括邻牙间结扎固定法、牙弓夹板固定、克氏针固定、骨钉及金属支架外固定法、骨钉及自凝塑胶外固定法、黏接夹板固定法、环绕颌周结扎固定等方法。

(2) 颌间固定:可利用稳固的上颌骨作为固定的基础,将折段的下颌骨固定在与上颌骨间正常咬合关系的位置上,使骨折愈合后恢复咀嚼功能,但采用此类固定的患者不能张口活动,对进食、语言功能及口腔清洁的保持都有影响。此类固定包括钢丝颌间结扎法、小环颌间结扎法、连续多环结扎法、牙弓夹板颌间结扎法等。

3. 颧骨骨折　采用手术复位,可经口或骨折处表面做切口,显露骨折断端,直视下采用钢丝或钢板、钛板固定。手术中应注意眶下神经及眶颧神经的保护。

(杨　斌　丘日升)

第四节 颅面外科

颅面外科创立于20世纪60年代,是一门新兴的学科。经典的颅面外科治疗的范围包括:①眶距增宽症;②颅面成骨不全(Crouzon综合征、Apert综合征等)、颅缝早闭症(各种舟状头、短头等畸形);③各种类型的颅面裂;④Treacher-Collins综合征及相关疾病;⑤颅面不对称畸形,包括斜头畸形、半面短小症等;⑥创伤或肿瘤术后颅面畸形。

(一)眶距增宽症

1. 定义　眶距增宽症是一种两侧骨性眼眶间距(inter-orbital distance,IOD,眶间距)较正常为宽大的先天性颅面畸形,可由多种与颅面畸形有关的病因引起,最常见的病因是颅面裂。

2. 诊断及分类　首先行体表的测量,一般包括外眦间距离、内眦间距离及瞳孔距离。辅助检查应行头颅X线平片检查,包括正位、侧位及华氏位片、断层照相等,有条件者应行CT检查及三维CT检查,以测量IOD、眶角及了解眶内形态及毗邻重要解剖结构的状态。同时应进行神经外科、眼科、耳鼻喉科及心理检查,全面了解及评估患者病情。

眶距增宽症严重程度按照Tessier的分类有三种:

Ⅰ度:轻度眶距增宽,IOD为30～34mm。

Ⅱ度:中度眶距增宽,IOD为35～39mm。

Ⅲ度:重度眶距增宽,IOD大于40mm,或IOD虽在35～39mm但伴有眼球横轴歪斜或高低不平者。

3. 治疗　眶距增宽症患者均需手术纠正,5～6岁时进行手术为最佳时机。

轻度畸形,有时并非真性眶距增宽,而属于遗传性或创伤性内眦角畸形,一般毋需进行眶距截骨手术,只要纠正内眦畸形或填高鼻梁既可得到纠正或改善。

在中度眶距增宽症中,并不存在眼球真性移位和偏斜,但患者面部呈现较宽大,X线平片显示眼眶外形正常,眶间距未见缩小,眼眶亦没有侧向移位,一般只需采用颅外径路手术,如O形或U形截骨手术即可得到纠正或改善;但如存在有筛板脱垂,则需采用颅内径路进行截骨矫治手术。

Ⅲ度(严重)的眶距增宽症,两侧眼眶存在真性侧偏异位,造成两侧外眦角和外耳道口距离缩短,成金鱼状脸型。这时患者可以发生偏视,有不能集中视物及斜视等视力障碍,此属于真性眶距增宽症,必须采用颅内-外联合径路的眶周矢状截骨术,以彻底松开和游离眶缘骨架,截除眶间多余骨块后,眶架在新的位置重新固定。对于Ⅲ度眶距增宽伴眶纵轴倾斜的特别严重病例,可选用中面部劈开法。

切口选择依是否开颅及截骨术式而定,颅内外联合径路选用全冠状切口,颅外径路的U形截骨和O形截骨也选用冠状切口,而眶内壁截骨内移既可选用冠状切口,亦可选用鼻根内眦部的局部切口。

(二) Crouzon 综合征

1. **临床表现及分类** Crouzon 综合征的发病原因主要为多颅缝早闭、颅面骨发育不全所造成的,其典型症状是由于上颌骨发育不全特别是眶骨发育不良而造成的面中部后缩、突眼症,少数病例亦可合并有眶距增宽症,但常被中面部后缩和额部的后倾所掩盖。

(1)颅部畸形:前额及颅部多数较正常,但在颅面型中,由于涉及较多的早闭颅缝,故可出现尖短头畸形或尖头畸形。颅面型 Crouzon 综合征有时矢状缝早闭、前颅凹狭窄、眶距增宽、慢性颅内高压、颅内板大量指压痕。颅面型 Crouzon 综合征有时在颅中央部可出现纵形骨嵴,向下达鼻根部。如两侧冠状缝全部早闭,亦可出现额部突出的骨嵴。

(2)面部畸形:面部畸形最为典型。中面部扁平或呈凹陷的盘形脸,颧骨及眶顶部发育不足,眶腔变小而不能容纳眼球,致造成突眼,貌似青蛙眼。可存在散开性斜视。从下面观,可见鼻根平塌,鼻梁及鼻孔宽阔。侧面观则可见鼻尖弓状隆起,呈鹦鹉嘴状。

下颌骨虽属正常,但由于上颌骨严重后缩,故可表现为下颌骨的相对前突状态。牙齿咬合关系不良,牙列不齐,呈反合状。

(3)其他畸形:上颌狭长,腭盖高拱。软腭及腭垂较正常人长。鼻咽腔很小,有时会影响呼吸,导致打鼾,严重时造成阻塞性睡眠呼吸暂停综合征。由于鼻咽腔很小,及牙齿咬合异常,故可以出现发音不准、缺乏共鸣、辅音不清等语音障碍。有时病例可存在外耳道狭窄,甚至闭锁,导致听力障碍,加上上呼吸道易致感染,耳咽鼓管口阻塞,亦会进一步影响患者听力的发育。视力方面的影响,主要来源于眼睑闭合不全,缺乏眼球的保护组织,长期角膜暴露导致暴露性角膜炎,严重者可导致角膜白斑,以致失明。

(4)智力问题:Crouzon 综合征患者一般均较少见有智力发育迟缓问题,但如与多条颅缝早闭有关,颅内压增高明显,则可能发生智力发育迟缓,这种情况早期手术仍属必要,可以头颅 X 线摄片上明显的指压印迹作为重要的参考指标。

临床上,Stricker 等按照疾病的严重程度将 Crouzon 综合征分为5种形式:①颅型 Crouzon 综合征;②颜面型 Crouzon 综合征;③颅面型 Crouzon 综合征;④上颌型 Crouzon 综合征;⑤假性 Crouzon 综合征。

2.诊断 结合临床表现,辅以 X 线摄片、头颅 X 线定位测量及 CT 扫描与三维 CT 测量,可明确 Crouzon 综合征的诊断。

3.手术治疗

> **特别提示** 轻度的 Crouzon 综合征(1~3型),应避免早期手术,以防中面部截骨时损伤乳牙或恒牙胚。

颅外法 Le Fort Ⅲ型截骨前移术可适用于成年以后或至少在16岁以后手术较为安全。有严重突眼畸形、额颅畸形者,可早期手术,但最早应在2岁以后,可行额眶前移术,也可行 Monobloc 手术。大多数病例二期还要做矫正手术,如 Le Fort Ⅰ型、Le Fort Ⅲ型截骨术等。Crouzon 综合征早期伴发上颌中面部严重后缩而形成鼻咽部气道阻塞者,应作为早期截骨前移的指征之一。但术前应做气管切开以策安全。

严重的 Crouzon 综合征患者,多伴眶距增宽、外眦下移、上腭高拱和牙列不齐,这些患者最好在3~4岁时行 Monobloc 手术和 Bipartition(中面部劈开)联合手术。

(三)颅缝早闭症

1.定义 颅缝早闭症又称狭颅症或颅骨闭锁症、颅缝骨化症、露骨狭窄症等,是指颅骨骨缝的骨性融合时间早于正常年龄。颅缝早闭引起与该颅缝垂直方向的生长受限,但与该颅缝平行方向的颅骨则过度生长。早闭愈早发生,畸形就越严重。多条颅缝早闭较单一颅缝早闭出现更严重的颅面畸形。

2.分类 临床上最常见的颅缝早闭畸形有以下几种:

(1)三角头畸形:是由于颅中缝过早闭合所致。从上面看,头颅呈楔形,额区较窄而顶部较宽。

(2)舟状头畸形:是由于颅纵缝早闭所致,常开始于冠状缝水平,是一种常见的狭颅症。

(3) 斜头畸形：前斜头畸形是由于单侧冠状缝早闭所致，受累额骨扁平，同侧眼眶较对侧高，对侧额骨自同侧顶—枕区相对高起，有半数的儿童因为眶内结构的改变而出现一侧垂直斜视。后斜头是由人字缝早闭引起的，与前一种类型相比较为少见。

(4) 短头畸形：是由于双侧冠状缝早闭引起的。表现为头颅前后方向狭窄，双颞侧方向增宽，枕外粗隆不明显或缺如，对眉弓及下颌骨也有不同程度的影响。前囟通常早闭愈，后囟异常扩大，触摸颅骨可见沿冠状缝的骨增生，眉弓被推向后，出现面部畸形。通常因伴有其他颅缝的闭合而出现颅内压增高。伴之而发生的还有头颅横向扩张，或形成尖头畸形。

(5) 尖头畸形：是伴有进行性冠状缝及纵缝(矢状缝)早闭愈所致。表现为尖头及前额部斜向后缩症状。约在2～3岁时，冠状缝及额缝开始融合，致使头颅前部向后方倾陷，并在中央前囟出现一个突起，结果形成一尖头形态。

(6) 小头畸形：为全部颅缝早闭的结果。表现为整个头颅很小，大脑发育不良。

3. 诊断　结合临床表现，辅以 X 线及 CT 检查，可明确诊断及了解有无伴发脑积水。

4. 手术治疗

> **特别提示**　一般分为早期手术(1周岁以内)和晚期手术(1周岁以后)。目前倾向于早期手术治疗，最好是在出生后2～3个月内开始。其早期解除压迫的好处十分明显。

手术治疗主要有两个目的：①扩大颅内空间，解除颅内压力，防止视力障碍，利于大脑正常发育；②纠正畸形，尽可能恢复正常解剖位置。

外科手术指征包括两方面：外观异常畸形及由于脑积水引起的颅内高压。

手术方法包括有颅缝线状切开术、标准额眶前移术、额眶前移与线性颅截骨术、额眶前移与全颅截骨术、额眶前移与 Le Fort Ⅱ型截骨术、枕骨前移及全颅重新塑形等。

(杨　斌　丘日升)

第五节 唇 腭 裂

先天性唇腭裂是口腔颌面部最常见的先天畸形,其发病率因不同国家或地区而有所不同,我国唇腭裂发病率约为1.82‰个别省份可达3.07‰。目前对唇腭裂的病因尚未明了,但一般认为与以下因素有关:①孕早期营养缺乏,特别是维生素缺乏;②孕期病毒感染,如风疹等;③物理因素(放射线、微波等)影响;④药物影响;⑤孕期内分泌的影响;⑥烟酒影响;⑦遗传因素。

(一)分类

1. 唇裂根据裂隙部位可分为

单侧(左或右):不完全裂、完全裂。

双侧:不完全裂、完全裂、混合型(一侧完全裂,另一侧不完全裂)。

正中:不完全裂、完全裂。

此外,临床上还可见到隐形唇裂,即皮肤和黏膜完好,但其下方肌层未能联合,致裂侧出现浅沟状凹陷及唇峰分离等畸形表现。

唇裂根据裂隙的程度可分为:Ⅰ度唇裂:裂隙只限于红唇部。Ⅱ度唇裂:裂隙由红唇裂至部分上唇,但未裂至鼻底。Ⅲ度唇裂:整个上唇至鼻底完全裂开。

2. 腭裂根据裂隙部分可分为

软腭裂:软腭裂开,有时只限于腭垂。不分左右,一般不伴发唇裂。

不完全性腭裂:软腭完全裂开,并伴有部分硬腭裂。有时伴发单侧不完全裂,但牙槽突常完整。

单侧完全性腭裂:裂隙自腭垂至切牙孔完全裂开,并斜向外侧直抵牙槽嵴,与牙槽裂相连,常伴发同侧唇裂。

双侧完全性腭裂:常与双侧唇裂同时发生,裂隙在前颌骨部分,各向两侧斜裂,直达牙槽,鼻中隔、前颌及前唇部分孤立于中央。

腭裂根据裂开程度可分为:Ⅰ度裂:只是腭垂裂。Ⅱ度裂:部分腭裂,但未裂至切牙孔;根据裂开部位又分为浅Ⅱ度裂(仅限于软腭)和深Ⅱ度裂(包括一部分硬腭裂开);Ⅲ度裂:全腭裂开,由腭垂至切牙区,包括牙槽突裂,常与唇裂伴发。

(二)诊断

绝大多数的唇腭裂畸形诊断并无困难,唇裂而同时有腭裂的患儿在出生时就可以见到面部的显著畸形,但在单纯患腭裂畸形时,则常被忽略而未及早发觉。患儿稍长大开始学语时,由于口鼻腔相通,无硬软腭组织的间隔,因而发生典型的"腭裂音质"语言。在少数腭裂隐裂情况时,病人上腭表面上并无裂隙可见,仅发音不清,具有腭裂音质。对于此类病人,应作详细检查,观察软腭肌肉的活动情况,能否作正常的"腭咽闭合",并排除其他由于大脑疾病而造成语言障碍的可能性。

对于唇腭裂患者,应注意有无伴有其他面部、四肢及内脏器官先天性畸形的存在,如多指(趾)、并指(趾)、畸形足、脊柱裂、心脏畸形等。

(三)治疗

目前对于唇腭裂的治疗,国际及国内均已开展多学科综合序列治疗,参与的学科包括妇产科、儿科、整形外科、口腔正畸外科、颅颌面外科、语音病理学、遗传学、社会心理学等,时间跨度由出生直到青春期乃至终生。

1. 序列治疗一般包括

> **特别提示** ①单侧唇裂3~6个月、双侧唇裂6~12个月进行外科手术修复;②12个月至3岁行腭裂修复手术;③患儿在专业医生指导下,术后积极的语音训练;④若有牙槽突裂应在9~11岁行手术治疗;⑤唇裂术后继发畸形及鼻畸形应在生长发育停止后进行手术整复;⑥腭裂患儿的正畸治疗应从新生儿开始贯穿整个生长发育期。

2. 手术时间的选择

(1)单侧唇裂整复术一般在婴儿3~6个月左右进行:患儿此时已度过了出生后的脱水和体重减轻阶段,能适应外界环境,也已习惯饮食,健全了相应的消化功能,体重逐渐增加,故承受手术的能力增强,手术的危险性也大为减少。双侧唇裂整复术较单侧复杂,手术时间较长,术中出血也比单侧多,宜推至6~12个月施行手术。唇裂修复手术不宜太迟,早期进行手术可以尽早地恢复上唇的生理功能和外形,有利于上唇正常的生长发育,还可使术后瘢痕减少到最低限度。对于伴发牙槽突裂或腭裂的患儿,唇裂整复后唇部肌的生理活动可促使牙槽突裂逐渐靠拢、接触,有利于后期的腭裂修复。

(2)对于腭裂整复术施行的年龄,有两种不同的意见:①主张手术在患儿1~2岁时进行,即在其说话之前施行手术,术后患儿可比较自然地学习说话,建立正常的发音习惯。还有利于软腭肌的发育,重建良好的腭咽闭合,获得较好的发音效果。早期手术对颌骨发育虽有一定影响,但并不是决定因素,因腭裂患者本身已具有颌骨发育不良的倾向。②主张手术在患儿5~6岁左右施行。此时患儿可以耐受较复杂的手术,危险性较小,还可避免颌骨发育受限。

目前,一般根据具体情况来决定选择手术年龄。综合考虑患儿全身情况、手术的安全性、手术方法、语音效果、上颌骨发育及手术单位的设备条件、麻醉、手术的技术力量和患儿家属的要求而定。

另外,由于冬季患儿易感染上呼吸道疾病,夏季炎热易发生消化道疾患、脱水及创口感染等,故春秋两季施行手术最为适宜。

3.手术方法

(1)唇裂修复手术的目的在于恢复唇部的解剖形态及位置以利于正常的发育,故此必须注意两侧唇组织的密切对合,同时纠正鼻畸形。唇红缘对合时须注意准确和对称。修复后的上唇须与下唇等长,并丰满地突出于下唇前方。

目前国内外广为使用的单侧唇裂整复方法是以 Tennison 为代表的下三角瓣术式和以 Millard 为代表的旋转推进瓣术式,其他术式均是在这两种手术方法基础上改良而来。

双侧唇裂修复方法设计存在两种不同原则。一种是将前唇部作为上唇地中央部分,另一种是将两侧唇组织的一部分移到中央前唇部的下方,以增加上唇中央的长度。采用前一种原则进行修复长远效果较好,采用后一种原则修复常有上唇过长过紧的缺点,只适用于前唇发育不佳、唇组织过小的病例中。

(2)腭裂修复手术不仅要修补上腭裂隙,而且要使手术后具备正常发音的条件,因此,修复后的软腭必须有足够的长度和正常的肌肉活动,软腭的后缘及腭垂必须能与咽后壁肌肉组织协同收缩而接触,构成腭咽闭合。目前常用双侧腭黏骨膜瓣法修补上腭裂隙,一般可达到完全闭合裂隙的效果。

(杨 斌 丘日升)

第六节 手外伤

手的功能评定

(一)手的姿位

1. 休息位　当睡眠或休息时,前臂及手部肌肉松弛,此时手呈现出一种特殊的自然状态。称之为休息位。表现为腕关节背伸 10°~15°,轻度尺偏,拇指尖靠近示指远侧指间关节桡侧,其余四指呈半屈状,且指尖指向舟骨结节。正确了解手的休息位及其变化是诊断和治疗手部伤病的重要基础。如某指屈肌腱断裂,该指在休息位时不是半屈反而伸直;当用腱移植术修复屈肌腱时,将手指的位置调节到休息位作吻合,其张力最佳。

2. 功能位　是能最大限度发挥手的功能的体位。此时腕背伸约 25°~30°、尺偏 10°,掌指关节屈 30°~45°,近侧指间关节屈 60°~80°,远侧指间关节屈 10°~15°,拇指的腕掌关节充分外展,拇指呈对掌位,其他四指分开。在临床工作中,手部骨折的复位或指关节融合均应置于功能位。

(二)手外伤的功能检查内容及方法

1. 检查与评定的内容　可分为器官水平的评定与整体水平的评定;前者根据上肢的基本运动功能包括关节活动度、肌力、运动的协调性与稳定性及感觉功能进行评价;后者主要依据能否自理生活或依赖他人辅助的程度作出评价。

2. 方法应包括手部解剖、外观、功能评定等方面　拍摄一套标准的照片包括手指屈、伸、抓、捏时手的各面观;另外包括手和腕关节的后前位、侧位及斜位 X 线片。总体内容包括:①整个手部及全部结构的解剖检查与测量;②各关节活动范围的测量;③握和抓的力量检查;④肌力检查;⑤感觉检查;⑥疼痛评价;⑦手的外观检查。

(三)手功能伤势的评判标准

1. 截指的损害评判　①整个上肢的截肢或 100% 的上肢缺失,被定为整个人体功能丧失60%。肘部肱二头肌远端附着处水平截肢,一侧上肢的功能丧失95%;掌指关节近侧水平的截肢,一侧上肢的功能丧失90%。②手指和拇指截肢,一侧手的功能丧失100%,或一侧上肢的功能丧失90%。③手的拇指及手指的功能关系如下:在整个手功能中,拇指占40%;示指及中指各为20%;环指和小指各为10%。④手指各部所占整个手指功能的百分比如下:拇指的近节和远节各占拇指功能的50%,其他手指的远节和中节各占该指功能的40%,近节占该指功能的20%。⑤根据手指各部所占整个手指功能的百分比,可以算出手指各部分缺损对于整个手、上肢甚至整个人体损害及功能丧失的关系。

2. 感觉损害评判　手指背侧的感觉丧失不是致残性的,手指掌侧的感觉丧失才对手指的功能起致残性作用。

(1)感觉完全丧失的评判:掌侧感觉的完全丧失被认为减损功能的50%。例如:拇指两侧的末梢神经功能丧失,可以认为是该指功能丧失一半。

(2)节段性(横向性)感觉丧失:可用手指各部分所占手功能的百分比来计算。例如:拇指IP的感觉丧失,相当于从IP关节截肢,即拇指功能丧失25%。

(3)纵向性感觉丧失:因手指两侧感觉功能的相对重要性不同,其感觉丧失所造成的手功能损害也不同。拇指桡侧半的感觉丧失,造成拇指感觉功能损害40%,而尺侧为60%;其余手指尺侧半为40%,小指除外,因为小指尺侧半的感觉更为重要;然后将这些减损转算成与整个手的关系。

3. 运动损害评判　拇指功能损害评判:拇指占整个手功能的40%,并由3个方面的功能所组成:①MP和IP关节的屈、伸功能;②内收、外展功能;③对掌功能。这3个方面的功能占整个拇指功能的百分比为:MP和IP关节的伸与屈共占拇指运动功能的20%,内收外展占拇指运动功能的20%,对掌占拇指运动功能的60%。

(手外伤的处理)

(一)麻醉选择

大部分的手外伤处理在局部浸润麻醉或神经阻滞麻醉下可以完成;对于精神紧张或年幼不合作者,及一次手术完成切皮、取骨及皮瓣移植等多部位操作的患者,可采用全麻。

(二)术前准备

1. 病史采集
2. 体格检查　全身系统进行全面检查,伤手是重点检查部位,包括休息姿势、肤色、骨与关节是否畸形、手的血供、伤口形态及污染程度、手的运动与感觉变化。
3. X线检查　常规行摄手的正、侧及斜位片,另需常规胸部透视。
4. 心电图及肌电图检查　老年、高血压、心脏病患者常规心电图检查;疑有神经损伤、手功能瘫痪者行肌电图检查。
5. 实验室检查　完善常规术前化验检查。
6. 特殊检查　游离移植时,用多普勒超声探测血管情况等。

(三)止血带的应用

1. 目的　使术野清晰无血,便于观察和完成精细的手术操作。
2. 有气囊止血带、电动自动气囊止血带和弹性橡胶止血带三种前两种可以控制压力,特别是电动止血带上有定时报时器,较为安全;后一种用于手指手术,在指根部拉紧后用血管钳夹住,即起止血作用。

> **注意事项**
> 1. 感染创面、恶性肿瘤及血管病变,禁忌应用止血带。
> 2. 止血带的压力要超过动脉收缩压,压力在动脉压与静脉压之间时创面有更多出血;一般上肢止血带压力为 250~300mmHg,儿童为 200~250mmHg。
> 3. 使用止血带前应抬高患肢数分钟,再用驱血带从远端向近端驱血达距止血带 5~6cm,再上止血带。
> 4. 压力合适时可使用 1~1.5 小时,如继续使用应放松止血带,恢复供血 10 分钟。第 2 次上止血带时间不要超过 1 小时。
> 5. 松止血带前先用纱布覆盖创面,驱血带稍加压缠绕止血。放松止血带 5~6 分钟后再打开创面。双上肢手术时不要同时放松止血带以免造成血压骤降。
> 6. 止血带位置要适当以免引起神经损伤。

(四)手部皮肤缺损的修复

手部皮肤受到外伤暴力的挤压、撕脱或挫裂,可引起皮肤缺损。清创术使开放污染的二类伤口术后接近无菌的一类伤口,清创后的创面,根据其清洁度及有没有污染等情况,再选用不同的皮肤组织覆盖。

1. 游离植皮　创面无肌腱、骨与关节外露,污染较轻,血供良好,或后期肉芽组织良好,培养无菌时,可采用游离皮片植皮。

2. 邻指皮瓣　手指掌面皮肤缺损,肌腱或骨与关节外露,无法游离植皮闭合,若邻近皮肤健康无损,可选邻指的带蒂皮瓣覆盖,长宽比为1∶1,蒂一般在侧方。

3. 手指推进皮瓣　此皮瓣适用于指端横断伤无法再植,又因骨外露不能植皮者,皮肤虽然缺损面积不大,但咬短指骨势必影响手指功能,在必须保持伤指的长度和感觉时可采用此法:具体方法包括:①指掌面 V-Y 推进皮瓣;②双侧 V-Y 推进皮瓣;③拇指推进皮瓣。

4. 指神经血管蒂岛状皮瓣　取一侧的指神经血管蒂岛状皮瓣可修复拇指或示指端的皮肤软组织缺损;一般选用中、环指尺侧指神经血管为蒂,皮瓣在末节指尺侧,面积不超过指腹一半。

5. 掌背血管蒂皮瓣　利用第 2~4 掌背动脉为蒂的手背岛状皮瓣,用以修复手指及腕部皮肤缺损;其中以第 1 掌背动脉为蒂的岛状皮瓣又称示指旗状皮瓣,常用于修复拇指掌面或背面之皮肤缺损、虎口挛缩或缺损。

6. 鱼际皮瓣　指端的小面积皮肤缺损指骨外露,可用大小鱼际皮瓣修复,长宽比为 1∶1,示、中指的皮肤缺损宜选用大鱼际皮瓣修复,环、小指选用小鱼际皮瓣修复。

7. 上臂、前臂带蒂皮瓣　手部皮肤缺损面积较大,无法用手内局部皮瓣修复时,又不能远位皮瓣移植时,可用健侧上臂或前臂带蒂皮瓣修复;供区创面直接缝合或植皮修复,术后手臂交叉包扎牢靠,又要防止蒂部受压或扭转;术后 3 周断蒂。

8. 腹部、胸部带蒂皮瓣　对于手部、前臂部较大面积的皮肤缺损,肌腱与骨、关节暴露,或手的脱套伤,选用腹部或胸部的带蒂皮瓣覆盖创面比较实用。皮瓣顺血管走向设计即为轴型皮瓣,长宽比为 3∶1;为随意皮瓣时长宽比为 1∶1。

(五)手部皮肤套状撕脱伤的处理

(1)定义:手指和手被快速的辊轴或车轮碾压,以及被野兽的利爪等撕咬,加上伤者的防御性手臂猛力回抽,往往造成手指与手的皮肤套状撕脱损伤,简称脱套伤。

(2)清创时判断撕脱皮肤活力的方法:①皮瓣蒂部的位置;②撕脱皮肤上有无碾伤、挫伤征象;③皮瓣的毛细血管反流试验;④皮瓣边缘的出血点。

(3)按病因及损伤程度分为单纯脱套伤、挤压性脱套伤及复合性脱套伤;按损伤部位及治疗考虑分为单纯拇指脱套伤、手指脱套伤及全手脱套伤。

(4)治疗原则:必须遵循手外伤的原则,但更强调彻底清创,去除一切失活的组织,肌腱、骨、关节修复后必须即刻采用植皮或皮瓣移植修复。

(5)单纯拇指脱套伤:可采用①拇甲皮瓣急症游离移植;②足背皮瓣游离移植。无显微技术及设备的可采用皮瓣转移修复;基层医院可考虑胸腹部或健侧上臂带蒂皮管修复。

(6)手指脱套伤:无肌腱、骨外露,血供好时考虑植皮。否则单个手指皮肤脱套伤如为环、小指时可考虑截指;示、中指时考虑带蒂的掌背动脉逆行岛状皮瓣瓦合修复。多个脱套伤时暂无理想治疗,多将裸露手指埋入腹壁再行二期植皮修复。

(7)全手脱套伤:须马上修复,避免手指坏死、感染、脱落。①经清创如截指后创面有血供者并且撕脱皮肤健全或只轻度挫伤者,可考虑将其制成全厚皮回植;如撕脱皮肤毁损不能利用者,可远处取中厚皮移植修复;术后手置功能位,石膏托固定。②清创后无血供者,可考虑将裸露的指、手埋入腹壁袋状皮瓣内,再二期取出植皮修复。③也可考虑多种带蒂或游离皮瓣瓦合修复。

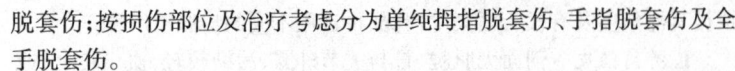

神经损伤

(一)原因及分类

1. 损伤可分为闭合伤和开放伤两种　闭合性包括牵拉伤、挫伤、挤压伤和骨折脱位合并伤等;开放伤包括刀、玻璃等锐器伤及挫裂伤、火器伤。

2. 损伤分类　包括神经断裂、轴突断裂、神经失用和神经刺激。

(二)周围神经损伤的检查

1. 临床检查

(1)伤部局部情况检查,包括伤口的状况、范围、深度、软组织损伤程度及有无感染等。

(2)肢体姿势:肢体休息姿势可反映神经、肌肉的状况。

(3)运动功能检查:根据肌肉瘫痪程度判断神经损伤程度,一般用6级法区分肌力,神经损伤所支配的肌肉可发生瘫痪、进行性肌萎缩和肌张力消失。

(4)感觉功能检查:感觉功能纤维在皮肤上有一定的分布区,检查感觉减退或消失的范围,可判断哪根神经损伤及损伤程度,一般只检查痛觉和触觉。

(5)腱反射:可出现腱反射减退或消失。

(6)营养改变:神经损伤后其支配区出现皮温低、无汗、光滑、萎缩,指甲起屑等;坐骨神经损伤后发生足底压迫性溃疡,易引起冻伤。出汗试验的常用方法是茚三酮印指试验。

(7)神经干叩击试验:神经损伤后或损伤修复后在相应平面轻叩神经会出现分布区放射痛,这体征对神经损伤的判断和神经再生的进程有较大的判断意义。

2. 生理检查

(1)肌电图检查:确定神经有无损伤及损伤程度;有助于鉴别神经源性或肌源性损伤;有助于神经再生情况。

(2)诱发电位检查:能对神经损伤的程度进行诊断;对神经再生及预后估计有较大意义;对神经再生过程中治疗有重要指导意义。

(三)非手术治疗

1. 是防止肌肉萎缩和关节僵硬的治疗措施　目的是为神经和肢体功能恢复创造条件,伤后和术后均可采用。

2. 解除骨折端的压迫　有骨折引起的神经损伤,首先手法骨折复位固定。

3. 防止瘫痪肌肉被过度牵拉　采用适当夹板将瘫痪肌肉保持在松弛位置。

4. 保持关节活动度　对相应关节进行被动活动,可预防因肌肉失去平衡而引起畸形。

5. 进行物理治疗　用按摩、电刺激等方法保持肌肉张力,减轻肌肉萎缩,防止肌肉纤维化。

6. 进行体育疗法　锻炼恢复中的肌肉,增进机体功能。

7. 保护伤肢　使其免受烫伤、冻伤、压伤及其他损伤。

(四)神经修复的基本原则

> **特别提示**
>
> (1)进行认真细致的临床检查,对神经损伤进行全面的评价,确定神经损伤的部位和程度,制定治疗方案。
>
> (2)应用显微外科修复技术,精细轻柔的无创操作。

特别提示

(3) 解剖神经束应从近、远端正常的神经束开始,特别是在神经的二期或晚期手术时。

(4) 损伤神经的断端或假性神经瘤要彻底切除,直到正常神经组织为止。

(5) 精确对和神经束。

(6) 神经两端应在无张力下缝合。

(7) 减少神经断端的缝线,缝线过多将引起异物反应,使瘢痕组织增生。

(8) 应将神经缝合处置于血液循环良好的软组织机床上,尤其是长段神经处于游离状态做缝合或进行神经游离移植。

(9) 术后应适时进行神经的康复治疗,包括运动、感觉功能的再锻炼。

(五) 神经修复的时机

1. **闭合性神经损伤** 一般不宜一期手术修复。在无骨折的闭合伤,需观察 3 个月,以证实神经可以自行恢复,则继续观察治疗;3 个月后无恢复或恢复不理想应手术探查。术中根据电生理学检查,测定通过神经损伤处的电活动,如能测到神经的动作电位,则行神经松解术;如无动作电位,应将损伤处瘢痕切除,进行神经的直接缝合或游离神经移植。如果是闭合性骨折合并有神经损伤,如骨折经闭合整复后位置理想,只需应用外固定即可,损伤的神经仍可观察 3 个月;如骨折闭合复位不理想,需行切开复位内固定,术中应探查损伤的神经,并根据术中所见进行神经松解或缝合。

2. **开放性神经损伤** 均应手术探查,特别是损伤时间短,创口清洁无污染,创口整齐的病例,在彻底清创的基础上争取一期修复神经。如创口污染严重,损伤广泛,造成神经缺损,由于手术当时很难判断神经损伤的真实水平,不宜做神经移植,但需将神经两端缝合固定于邻近的组织上,以免神经回缩,增加神经缺损的长度。如创口已感染化脓,需积极处理创口,促进愈合,3~4 个月后再考虑做神经修复。如在二期修复时发现创口瘢痕多,无良好的软组织基床,需进行皮瓣或肌皮瓣移植,创造神经修复和恢复良好的软组织基床。

(六) 神经修复方法

1. **神经松解减压术**

(1) 手术指征:①临床检查神经损伤呈部分性,神经功能部分存在或以受压为主因的神经损害;②在肌电检查中以神经传导速度减慢为主要表现;③手术时发现神经连续性存在,无明显神经瘤;④术中刺激神经病变的近端,远端肌肉有收缩反应。

(2)神经外松解术:将神经干从周围的瘢痕或骨痂中游离出来,并将附着于神经表面的瘢痕组织予以清除,直至健康的组织。

(3)神经内松解减压术:在手术放大镜下用锐器切除神经束之间的瘢痕组织。

2. 神经缝合术

(1)手术指征:①临床检查神经损伤呈完全性,神经支配的主要功能丧失;②肌电检查显示神经传导速度完全消失;③术中发现神经连续性中断或虽存在但病变部神经呈神经瘤改变;④术中电刺激病变近端的神经,远端无任何反应;⑤病变神经切除后两断端可在无张力条件下缝合,或神经缺损是神经干直径的4倍以内。

(2)神经外膜缝合术:主要适用于急诊神经修复和神经断面以束为主的神经修复。此法操作简单,但主要缺点是难以准确的对接相应的神经束。

(3)神经束膜缝合术:此法在手术显微镜或放大镜下缝合,主要适用于神经移位或神经断面以结缔组织为主的神经修复。

3. 神经移植术

(1)手术指征:①神经损伤为完全性,临床肌电表现及术中发现均呈完全性神经损伤表现;②神经病变切除后神经缺损是神经干直径的4倍及以上。

(2)移植材料:腓肠神经、前臂内侧皮神经、隐神经、股外侧皮神经等

(3)游离神经束间移植术。

(4)吻合血管的血管移植:神经干的长段缺损,不带血管的神经移植效果较差,失败原因是神经移植段的缺血坏死,尤其当神经移植段处于血供差的受纳床时,缺血坏死更明显。适用于神经缺损在10cm以上或神经受纳床为瘢痕组织,同时伴有肢体主要血管损伤。

(5)神经带蒂移植:将一根已断而又无法缝合的较次要的神经干近侧段分期地与另一伤断的重要神经缝接,以修复它的缺失段。

4. 神经干支劈开术　将神经自损伤部位向远、近两端做长距离解剖游离,以增加神经的延伸性,从而克服伤断神经的某些缺失。

5. 神经移位术　在断肢再植或多根神经损伤时,发生不可修复的臂丛根性撕脱伤,或神经损伤修复后功能未恢复者,可利用功能次要的神经进行移位,以修复功能重要的神经。

第九章 整形外科

肌腱损伤

(一)肌腱缝合原则

特别提示

(1)肌腱的缝合必须在创面能一期愈合的条件下才能进行。

(2)肌腱须在新鲜损伤、无张力的情况下进行缝合。

(3)缝合材料必须具备抗拉力强、对肌腱损伤小、反应少,在肌腱愈合前不能吸收。

(4)严格无创操作,耐心、细致、轻巧和熟练,充分保护肌腱周围组织,保持湿润,用锐利器械裁减。

(5)缝合时要做到无分离、不绞勒、不破坏肌腱血供,使之光滑、整齐,尽量减少缝合线结外露。

(6)术后做到良好的制动和早期功能锻炼的统一。

(二)修复时机

肌腱损伤的患者无特殊理由都应做一期肌腱修复。因特殊原因不能一期修复者,应彻底清创,争取先消灭创面,而肌腱可作延期或晚期处理。

1. **早期肌腱修复** 在受伤后6~12小时的修复,必须在创面新鲜外伤,且局部系单纯锐器致外伤者。

2. **延期肌腱修复** 在伤后24小时至3周以内的肌腱修复;主要是早期技术原因或可能创面有一定污染者,先清创闭合伤口再延期修复。

3. **二期肌腱移植术** 伤后3周以后根据条件选择适当时期进行肌腱断裂修复术。主要原因是早期创面污染明显或创面缺损较大,不能直接缝合,须经皮瓣移植修复者,或患者全身情况较差失去一期修复时机的。但必须是创面愈合良好,局部皮肤条件良好,关节功能尚可方可二期手术。

(三)肌腱修复注意事项

特别提示

(1)杜绝感染。

(2)须在无痛、无血、无创的条件进行。

> **特别提示**
>
> （3）修复顺序:合并皮肤损伤以及骨、关节、神经断裂时,先做好骨的固定和关节的复位,才能处理血管、神经和肌腱的损伤。骨折于关节术后需要较长时间固定者,则肌腱不能一期修复,以避免粘连。
>
> （4）理想的创面修复是肌腱修复成功的关键。

（四）肌腱缝合方法

1. 端端缝合法　适用于粗细相等的肌腱,两端挛缩少,缝合后无明显张力。包括 Bunnell 缝合法（十字交叉缝合法）、Kessler 缝合法等。

2. 肌腱编织法

（1）鱼嘴形缝合法:适用于粗细、厚薄不等的两条肌腱。

（2）肌腱侧侧缝合法:适用于粗细稍有不等或相等的两条肌腱。

（3）端侧缝合法:适用于肌腱移植缝合术。

3. 肌腱可抽出式不锈钢丝缝合法　适用于肌腱的减张缝合或肌腱止于骨上的缝合。

（五）肌腱移植术

1. 适应证　①手指"无人区"内的深浅肌腱损伤,指关节被动活动良好,局部皮肤正常;②晚期手及前臂外伤后肌腱缺损,局部创面获得皮瓣修复,骨折得到愈合,畸形得到矫正,关节活动良好;③肌腱断裂早期未能及时处理,肌腱断端明显回缩,无法直接缝合者。

2. 注意事项

> **特别提示**
>
> ①局部有瘢痕则必须在肌腱手术前将瘢痕切除,用皮瓣修复;②有关节畸形或功能障碍者,先进行矫正和功能重建,使畸形矫正、关节活动良好才能行肌腱移植手术;③合并有神经损伤者应同时做神经修复术。

（六）肌腱粘连的防止与粘连松解术

肌腱修复后都会有不同程度的粘连,而将肌腱创口与腱周组织创口错开缝合,或将损伤肌腱置于完整的腱鞘腔内愈合,是防止粘连的一个重要方法。

临床上按照粘连的性状和来源将粘连分为3类:①疏松粘连:来源于皮下,有较大移动度;②中等致密粘连:来源于腱鞘、骨膜、掌侧板或肌腱本身,有移动性但较局限;③致密粘连:来源于骨组织,移动轻微或无活动。

肌腱粘连防止的方法:①无创操作技术,减少肌腱损伤;②合理的缝合方法:尽量较少破坏肌腱的营养途径,缝合牢固可靠;③良好的腱周组织的修复与重建;④实用粘连侵入的屏障物,如筋膜、脂肪、腱鞘等;⑤使用药物:如局部应用透明质酸、几丁糖、二甲基硅油等;⑥术后早期锻炼。

肌腱粘连松解术前提条件是

> **特别提示** ①肌腱必须已经良好愈合;②肌腱周围粘连已较稳定和成熟。适应证:①肌腱损伤修复后,功能恢复不佳,有明显手指活动受限,被动活动良好;②损伤初始修复后3~6个月;③手指皮肤及其他软组织覆盖良好者。禁忌证:①手关节僵直的病例不适合粘连松解术,应先纠正关节僵直;②局部感染;③损伤局部皮肤有广泛瘢痕或皮下组织缺乏者。

(七)屈肌腱损伤

1.诊断 主要根据手指的主动活动来判断,指深、浅屈肌腱完全断裂时,近、远侧指骨间关节均无主动活动;仅有指深屈肌腱损伤,远侧指间关节失去主动活动;指浅屈肌腱断裂而无指深屈肌腱断裂时无指骨间关节活动异常;拇长屈肌腱损伤后拇指指骨间关节不能主动屈曲。

2.修复方法

(1) Ⅰ区(指浅屈肌腱的止点以远的指屈肌腱系统),采用肌腱前移术。

(2) Ⅱ区(从指屈肌腱纤维鞘的起点到指浅屈肌腱的止点),肌腱断端缝合术。

(3) Ⅲ区(位于手掌部,从腕管远侧至指骨纤维鞘的近侧),肌腱断端缝合术。

(4) Ⅳ区(拇长屈肌腱进入桡侧滑囊,9根屈肌腱位于腕管内),肌腱断端缝合术。

(5) Ⅴ区(从肌腱的起点至腕深横韧带的近侧),肌腱断端缝合术。

(八)伸肌腱损伤

伸肌腱常为较为暴露或浅表的损伤,发生机会不如屈肌腱多,且处理较屈肌腱简单。不同部位伸肌腱的解剖结构、功能特点和损伤后的临床表现不同。

(1) Ⅰ区:在远节指骨背侧,断裂时导致远节手指不能伸直,呈屈曲畸形称"锤状指"。

(2) Ⅱ区:位于近节指间关节背侧。

(3) Ⅲ区:位于近侧指间关节水平,引起近侧指间关节屈曲,远侧指间关节代偿过伸,形成纽扣畸形。

(4) Ⅳ区:位于近节指骨水平。

(5) Ⅴ区:手指掌指关节水平的肌腱。

(6) Ⅵ区:位于掌骨部位的伸肌腱。

(7) Ⅶ区:位于腕关节背侧的拇指和其他手指的运动肌腱。

(8) Ⅷ区:位于前臂远端的伸肌腱。

断指再植术

(一)适应证

(1)指体基本完整的各类型的拇指离断。

(2)指体完整的多指离断。

(3)末节基底以近的切割性断指。

(4)拇、示、中指的末节断指。

(5)指体完整的小儿断指。

(6)清创后指体短缩不超过2cm的压砸性断指。

(7)热缺血时间不超过12小时的上述各类断指。

(二)断掌与断指平面的分型

1. 断掌分型

①Ⅰ型为掌远段断离;②Ⅱ型为掌中段断离;③Ⅲ型为掌近段断离;④Ⅳ型为混合性断掌;⑤Ⅴ型为毁损性断掌。

2. Yamano 的断指 3 区分法

①Ⅰ区为末指指动脉弓以远部位断离;②Ⅱ区为远侧指间关节到末指动脉弓区断离;③Ⅲ区为中节指骨远 1/3 到远侧指关节区域之断离,在拇指则为近节指骨到指关节区断离。

(三)断指保存

一般认为手指伤断后再植时限夏季为 6~8 小时,冬季为 10~12

小时。转送医院前必须将断指正确冷存。

> **1. 现场保存断指的方法**
> ①冰桶法:将断指装入干燥、密封的塑料袋,再将此袋装入冰桶中。
> ②冰塑料袋法:将装有断指的密封塑料袋装入装有冰块的塑料袋中。
> ③包裹法:在北方冬季不用采取冷存措施,用毛巾或纱布直接将断指包裹。
> **2. 术中断指的保存方法** 将清创完待再植的断指用生理盐水湿纱布包裹,装入无菌手套再用数层纱布包裹,置4℃冰箱内保存。

(四)断指再植的顺序

目前临床采用有4种断指再植顺序,应根据患者的全身情况、伤情、医生的手术经验及医院的设备条件而选用。

1. 顺行再植法　当患者的全身情况允许进行急症断指再植时,最常采用顺行法手术操作,即:清创→骨内固定→伸屈指肌腱修复→吻合指背静脉→缝合指背皮肤→缝接指掌侧神经→吻合指掌侧动脉→缝合指掌面皮肤。此法操作费时较久,但骨骼固定后对经验不足的手术者操作较方便,适用于断手或断指患者。

2. 逆行再植法　清创→缝合掌侧皮肤→吻合掌侧静脉→修复屈指肌腱→吻接指掌侧动脉与神经→骨内固定→修复伸指肌腱→吻接指背静脉→缝合指背皮肤。此法操作较快,手术时间缩短,适用于拇指或多指的再植,当然医生也要有一定的经验。

3. 延迟再植法

4. 特殊再植法　包括异位再植、桥接再植和寄生再植。

(五)术后包扎与固定

术后对伤手清洗血污,进行消毒,用小块凡士林纱布覆盖,再用干纱布作交叉重叠包扎,包扎时注意:①断指上的纱布均交叉重叠包扎,禁止做环状布包扎;②手指指端外露,以便观察血运;③缚料不能过紧或过松;④患手置功能位置,石膏托外固定。

(六)术后处理

1. 病房室温维持20~25℃　卧床休息,适当抬高伤肢,以利于静脉回流;禁止侧卧,以免肢体受压,影响动脉供血和静脉回流;应用60W或100W照明灯局部照射,使血管扩张,改善末梢血循环,维持1周左右。

2.注意生活护理和心理护理

3.抗生素与抗凝解痉药的应用　术后常规使用广谱抗生素静脉滴注共7日;使用抗凝解痉药如低分子右旋糖酐、复方丹参、罂粟碱、妥拉苏林、双嘧达莫等药。

4.严密观察血液循环情况

> **特别提示**
>
> (1)指端皮色:血管吻合口通畅的手指端,皮色应当红润;如果指色苍白,则预示着血供不足,指色紫红伴有指端张力增高,预示静脉回流不畅。
>
> (2)肿胀:若表现指端肿胀、张力高,为静脉回流不畅所致;若手指干瘪,则为动脉严重断血。
>
> (3)皮温:选取一个手指端的固定点测试,并与健侧同指别测定点对比。皮温与健指相同或稍高$0.5\sim1$℃,表明血供良好;术后指温常低于健指$1\sim2$℃,若比健指低$3\sim4$℃,预示血循环危象。
>
> (4)毛细血管反流试验:用火柴或牙签轻轻压迫指端,皮肤即刻由红润变为苍白,压力去除后,苍白色在$2\sim3$秒内返红为正常现象。若苍白色迟迟不返红,则为动脉血供障碍,若立即返成紫红色,为静脉淤血现象,有静脉危象可能;若诊断不明确,可用消毒粗针刺入指端直接观察。

5.物理治疗与康复功能锻炼　在治疗的不同阶段,根据具体情况作适当的物理治疗,以减轻水肿,促进血液循环,软化关节和减轻肌腱粘连;应早期进行再植手指的功能锻炼,以获得良好的功能。

第七节 移植片与皮瓣

外科医生面对创面,应根据所在部位、大小、深度、重要结构暴露的程度等做全面评估,再制定修复计划。目前临床选择的基本方法有:①游离创口周围皮下组织后直接缝合;②皮片移植;③局部邻近皮瓣移植;④远位皮瓣移植;⑤游离皮瓣移植;⑥皮肤软组织扩张术;⑦皮肤牵张带牵引术。

皮片

(一)皮片移植的适应证及禁忌证

1. *适应证* 皮片简单易行,可用于任何部位皮肤缺损的修复,只要受区有足够的血供来维持移植皮片生存的需要。

2. *禁忌证* ①去除骨膜的皮质骨面及去除软骨膜的软骨面;②去除腱膜的肌腱;③去除神经外膜的神经;④放射治疗后的组织;⑤感染创口,细菌数 $>10^5/g$;⑥溶血性链球菌感染的创口;⑦异物存留,如钢板、螺钉、硅橡胶、羟基磷灰石等。

(二)皮片的分类及特点

1. *刃厚皮片* 刃厚皮片最薄,包含表皮和真皮乳头层,厚度为 0.2~0.25mm,在各种创面上易成活是其优点,但后期收缩性、色泽改变最明显,弹性差、不耐磨。主要用于肉芽创面、大面积烧伤及撕脱伤皮肤缺损的覆盖。

2. *中厚皮片* 包含表皮和部分真皮,通常分为 0.3~0.4mm 的薄中厚皮片、0.5~0.6mm 的一般中厚皮片和 0.7~0.75mm 的中厚皮片。中厚皮片存活较易,在收缩性、色泽及耐磨性近似于全厚皮片,故应用广泛。

3. *全厚皮片* (full-thickness skin graft) 包含表皮和真皮全层,虽其生长能力及抗感染能力较刃厚皮片及中厚皮片差,但皮片存活后柔韧、富有弹性、能耐受磨压,后期收缩小,色泽和质地接近正常,功能和外观均较满意;凡外观或功能要求较高及耐磨压部位的无菌创面,均可采用全厚植皮修复。

4.真皮下血管网皮片(free skin graft with subdermal vascular plexus)是一种最厚的皮片,包含表皮、真皮和真皮下血管网及其间少许脂肪。存活后较全厚皮片更加柔软、松动而富有弹性,能耐受磨压、收缩小,犹如皮瓣的效果。但成活率不够稳定,易出现水泡,影响效果,且对创面基底血供要求高于全厚皮片。

(三)皮片供区选择

1.断层皮片(刃厚皮及中厚皮) 尽量选择与受区接近的皮肤;上臂内侧及腹股沟皮肤较隐蔽,而胸侧、大腿、臀、腹部是最常用的供皮区;需要大量皮源的患者,头皮可作为多次取皮的供区。

2.全厚皮片及真皮下血管网皮片 供皮区尽量选择与植皮区色泽和质地相似、隐匿,可直接拉拢缝合的部位。如上臂内侧、耳后;面积大的可取侧胸、下腹、髂腰等部位。

(四)取皮方法

1.徒手取皮

2.器械取皮 ①滚轴式取皮刀取皮;②鼓式取皮机取皮;③电动取皮机取皮。

(五)植皮术

1.皮片移植的方式

(1)点状植皮:将刃厚皮剪成0.3~0.5cm的方形小片,植于创面上,间距不超过1cm。

(2)邮票植皮:与点状植皮相似,将刃厚皮或薄中厚皮剪成1cm×1cm大小,进行移植。

(3)筛状植皮:在大张中厚皮片上多处戳孔,大小约0.5~1cm。

(4)网状植皮:将大张中厚皮用网状植皮机切割成网状,使原皮片扩张3~11倍。

(5)大张植皮:按受区大小将中厚皮、全厚皮或真皮下血管网皮片整张移植于创面上。

2.植皮步骤

(1)创面止血:减少渗血、渗液,提高成活。

(2)皮片固定:使皮片紧贴受区创面不易移动,避免坏死。

(3)包扎和制动:打包包扎是最可靠的方法,适用于整张皮片移植的受区。单纯加压包扎用于四肢的各种皮片移植。而在四肢的供区或受区,往往需要石膏托做邻近关节功能位的制动。

3. 术后处理

(1)供区处理:①全厚皮片及真皮下血管网皮片切取后的供区采取缝合法闭合;②断层皮片切取后的供区则用纱布加压包扎固定,自行愈合。

(2)受区处理:①断层皮片移植后可在5~7天后更换敷料;②全厚皮片固定时间较长,首次更换敷料为术后10天;③真皮下血管网皮片固定时间更长,首次更换敷料时间为14天。

皮瓣

皮瓣(skin flap):指自身带有血供,包含皮肤与皮下组织或更深层次组织在内的复合组织块。将皮瓣从身体一处转移到另一处的过程称为皮瓣移植。形成皮瓣的部位为供区,接受皮瓣的部位为受区。

(一)皮瓣的分类

临床上按受区的远近与转移方式分为局部皮瓣和远位皮瓣;按皮瓣的血供类型可分为随意皮瓣和轴型皮瓣;按皮瓣的组成分为单纯皮瓣、筋膜皮瓣、肌皮瓣、骨肌皮瓣、肌瓣加皮片和感觉皮瓣。尚可根据形状分为扁平皮瓣、管形皮瓣(皮管)、菱形皮瓣、三角皮瓣、双叶皮瓣等;根据蒂部情况分为单蒂皮瓣、双蒂皮瓣、皮下蒂皮瓣、肌肉蒂皮瓣、血管蒂皮瓣、神经血管蒂皮瓣等;根据创面形状和(或)皮瓣转移修复后切口形状分为H形皮瓣、V-Y皮瓣、Y-V皮瓣、A-T皮瓣和O-Z皮瓣等。

1. 局部皮瓣　局部皮瓣是在受区邻近部位形成的皮瓣,具有皮肤色泽、质地与受区一致,皮瓣转移简便一次手术即可完成修复的优点,为最常用的皮瓣移植术。按移植方式分为推进皮瓣和枢纽皮瓣。

(1)推进皮瓣:指以推进方式直接转移到受区的皮瓣。常用有单蒂推进皮瓣、双蒂推进皮瓣、皮下蒂皮瓣(风筝皮瓣)、A-T皮瓣等。

(2)枢纽皮瓣:指围绕某一轴心点通过旋转的方式转移到受区的一类皮瓣。常用有旋转皮瓣、O-Z皮瓣、经典易位皮瓣、菱形皮瓣、双叶易位皮瓣、对偶三角皮瓣等。

2. 远位皮瓣　是距受区较远部位形成的皮瓣,可直接、间接或吻合血管的方式转移到受区。

3. 随意皮瓣与轴型皮瓣　随意皮瓣由肌皮动脉和穿支供血,可在全身各处形成;而轴型皮瓣由直接皮动脉、肌间隙或肌间隔动脉供血,只能在特定部位形成,根据转移方式分为半岛状轴型皮瓣、岛状皮瓣和游离皮瓣三种。

(二)皮瓣移植的适应证

(1)修复有骨关节、肌腱、重要脏器、大血管和神经干裸露,且无法利用周围皮肤直接缝合封闭的创面。

(2)修复遭受磨压部位或局部营养不良创面,如足根部溃疡、骶尾部或转子间压疮、慢性放射性溃疡、慢性骨髓炎溃疡等。

(3)修复颊、鼻等处洞穿性缺损。

(4)纠正畸形,如瘢痕挛缩畸形、口角移位畸形等。

(5)再造器官,如耳、鼻、手指、阴茎、阴道再造等。

(6)一些虽无深部组织结构暴露的创面,为获得良好的外形或功能效果,也宜选用皮瓣修复。

(三)皮瓣的选择原则

> **特别提示**
>
> (1)选择何种皮瓣,应根据受区的部位、创面的大小与形状、组织缺损的类别与深度、周围组织的状况、术者的经验与设备技术条件等因素综合考虑决定。
>
> (2)应选择位于次要部位的皮瓣修复重要部位的缺损。
>
> (3)在可获得同样效果的前提下,能用局部皮瓣者尽量不用远位皮瓣,能用半岛状轴型皮瓣者,尽量不用岛状皮瓣;能用岛状皮瓣者,尽量不用游离皮瓣。
>
> (4)应用局部皮瓣时,首选设计简单,转移方便的皮瓣;需用远位皮瓣时,尽量使用直接远位皮瓣。
>
> (5)若修复目的仅限于覆盖创面,选择单纯皮瓣即可;既要覆盖创面又要恢复感觉功能,则选用含神经的感觉皮瓣;若以重建肌肉功能,应选用运动神经的肌皮瓣;若既要修复创面又欲改善局部营养状况(如慢性放射性溃疡、压疮的修复),应首选血供丰富的肌皮瓣或轴型皮瓣;若需同时修复骨缺损,应选用骨皮瓣或骨肌皮瓣。
>
> (6)需用岛状或游离皮瓣时,首选血管恒定、变异小、易切取、不牺牲主干血管、切取后对供区形态和功能影响小的皮瓣。
>
> (7)需用肌皮瓣修复创面时,若嫌创面修复后局部过于臃肿,可选用肌瓣加皮片。

(四)皮瓣的设计原则

1. 随意皮瓣的设计原则

> 特别提示
>
> (1)选择妥当的供区：一般在邻近受区、相对隐匿、局部皮肤正常且比较松弛的部位设计皮瓣。
>
> (2)注意长宽比例：皮瓣的长宽比例不宜超过1.5:1。在下肢，皮瓣长宽比最好为1:1；但在头面血运丰富的部位，长宽比可超过1.5:1的限制，有时可达3:1。
>
> (3)顺应血管走向设计：应尽量按血管走向设计皮瓣，并使皮瓣蒂部位于血管的近心端；躯干中线一般为血管贫乏区，设计的皮瓣尽量避免越过中线。
>
> (4)采用逆行法设计：即将纸片按受区创面大小与形状剪成皮瓣图样，面积略大于创面实际面积。将皮瓣纸样置于供区，固定皮瓣纸样，将其掀起、转移，观察皮瓣蒂部位置是否恰当，皮瓣设计方向是否适宜，转移后皮瓣张力是否过大，蒂部是否过度扭曲；若有不妥，再作调整。
>
> (5)皮瓣的设计面积应大于创面：皮瓣切取后通常均有一定的回缩，设计皮瓣的面积应大于受区创面的10%~15%，以免转移缝合后张力过大而影响血运。

2. 带血管蒂皮瓣的设计原则

> 特别提示
>
> (1)设计带血管蒂皮瓣时，尽量应用超声多普勒确定血管蒂位置，以此作为轴心点。
>
> (2)按皮瓣轴心血管走向的体表投影或肌皮瓣肌内部分的纵轴线标明皮瓣的轴心线。
>
> (3)根据创面的大小和形状在轴心线两侧设计皮瓣，画出皮瓣轮廓，明确皮瓣旋转半径。

(五)皮瓣移植的注意事项

> 特别提示
>
> (1)合理选择与设计皮瓣。
>
> (2)创造良好的受区条件：术前使受区变为基部健康，

> 相对无菌的创面。
>
> (3) 掌握供区的应用解剖及可能出现的变异情况。
>
> (4) 切取皮瓣时注意无菌和无创操作,彻底止血。
>
> (5) 切取肌皮瓣时,应注意保护肌皮穿支,可将皮瓣边缘与肌肉边缘暂时缝合,以免皮肤和肌肉分离而影响皮瓣血运。
>
> (6) 皮瓣颈皮下隧道转移时,隧道应宽敞。
>
> (7) 肌皮瓣转移至受区后,肌肉应与受区缝合固定以免肌肉因重力作用或回缩发生移位而影响皮瓣血运。
>
> (8) 皮瓣转移后一般不宜采用加压包扎方式防止皮瓣下积血或积液,尤其在蒂部,宜采取皮瓣下放置引流管的方法。
>
> (9) 直接或间接转移的远位皮瓣,如交腿皮瓣移植等,术后固定应牢固可靠,以免皮瓣撕裂。
>
> (10) 皮瓣移植后早期,尤其在24小时内,应密切观察皮瓣血运,及时发现问题及时处理。
>
> (11) 带蒂皮瓣移植后,如需断蒂,在无血供障碍、感染、血肿等发生的情况下,一般可在伤后3周左右断蒂;何时断蒂,应根据皮瓣与受区创面接触面的大小、受区血供状况、皮瓣的厚薄等因素综合决定。断蒂前最好行血流阻断试验。
>
> (12) 皮瓣移植至受区成活后,往往存在皮瓣臃肿、不平整、蒂部轴心点处有皮肤皱褶等问题,一般在皮瓣移植后晚期约3个月后再做一些修整手术。

(六)皮瓣移植的并发症

1. 血供障碍　包括动脉血运障碍和静脉血运障碍。动脉血运障碍时,表现为皮瓣苍白、发凉,最后干性坏死。静脉血运障碍是术后早期皮瓣充血、潮红肿胀、皮温增高,继之皮色发绀,出现水泡,如未得到及时有效处理,皮瓣颜色转呈紫黑色,皮温下降,静脉血栓,最终导致湿性坏死。局部原因有:皮瓣设计错误,手术操作失误、术后处理不当。

2. 血肿

3. 感染

4. 皮瓣撕脱

(梁伟强　杨　斌)

第八节 显微外科

显微外科是利用光学放大,即在放大镜或手术显微镜下,使用显微器材,对细小组织进行精细手术的学科。它既是一门新颖的技术,又是一门新的边缘学科,显微外科既有各临床外科应用的技术问题,又有与这项技术相关的解剖学、生理学、生物化学、病理学及诊断学的基础理论研究。因此,显微外科已成为一门独立的学科,称为显微外科学或显微修复外科学。

(一)设备和器材

1. 手术显微镜或放大镜

(1)手术显微镜:手术显微镜应有良好的性能:①良好的光学系统;②良好的照明;③灵活的调节功能。目前有双人双目或单人双目,及落地式、悬吊式、台式或壁式等类型,以落地式双人双目手术显微镜最为常用。放大倍数在6~30倍之间自动变化,工作距离200~300mm,可根据需要调节。

(2)手术放大镜:常用的手术放大镜为望远镜筒式,放大倍数2.5~6倍,工作距离200~300mm,适用于缝合直径2mm以上的血管、神经。

2. 显微外科手术器械　显微外科手术器械应符合以下要求:①小型、轻巧,操作轻便、灵活;②尖端纤细但不锋利;③不反光;④无磁性。

常用的显微外科手术器械有:

(1)显微外科组织镊:用作夹持血管外膜、神经外膜、缝线、协助拔针、打结及分离组织等。

(2)显微外科持针器:有直、弯两种,用作持针、缝合、打结等。

(3)显微外科剪刀:直、弯两种,用作修剪、分离血管、神经、淋巴管等,也可用作5-0~11-0线的剪线工具。

(4)显微血管夹:用作夹细小血管,阻断血流,其种类较多,夹力大小不一,可按不同口径血管选用。

(5)冲洗针头及冲洗装置:用在血管吻合前和吻合过程中,以把管腔内余血冲洗干净和保持手术野的湿润、清洁。

(6)显微缝合针线:针线连在一起,有7-0~12-0的不同规格,用于不同口径血管、淋巴管的缝合。

(二)基本手术技术

1. 显微外科基本技术

(1)掌握手术器械、显微镜的使用。

(2)练习操作:首先练习在显微镜下使用各种显微手术器械,逐渐习惯在放大和小视野下操作;然后进行各种基本手术操作的训练;再在离体血管上进行血管外膜剥离、残端修整和吻合。最后在大白鼠等活体动物上进行血管吻合。

2. 吻合技术

(1)显微血管吻合:对直径小于2mm的血管吻合,应在手术显微镜或手术放大镜下进行,以达到理想效果。显微血管的吻合方法有缝合法、套管法、黏合法、机械吻合法及热凝吻合法。临床多采用缝合法。血管吻合的形式有端端吻合,端侧吻合,侧侧吻合,以端端吻合常用。常采用二定点或三定点间断缝合法。其要点如下:

1)阻断血流:于离血管断端5~10mm用血管夹阻断血流。

2)修平断面:剪除受损血管至血管内膜光滑而管壁完整水平,剪平血管断端。用靠拢器将血管两端靠拢,以便在无张力下缝合。

3)切除血管断端外膜:切除血管断端外膜,以防缝合时将其带入管腔,引起血栓形成。

4)血管冲洗扩张:肝素生理盐水冲洗吻合口,冲洗管腔内余血和保持手术野湿润以利缝合,减少局部血液凝固和血管内膜损伤,用血管镊或血管扩张器准确插入血管腔,做轻柔扩张,边扩张边冲洗。

5)缝合血管:应做到准确进针、针距、边距均匀。采用两定点或三定点间断缝合法,要求在达到不漏血的情况下,尽量减少缝合针数。针距与边距应根据血管的口径、管壁的厚度与管腔的血压而定。一般动脉缝合的边距相当于该血管厚度的2倍,针距为边距的2倍。静脉血管的边距比例可比动脉稍大。采用两定点法时,先在血管的0°、180°处各缝一针,打结作为牵引,根据缝合针数在前壁顺序均匀加缝2~4针,然后把血管翻转180°,用同样方法缝合后壁。采用三定点法时,先在血管的0°、120°、240°处各缝一针,打结作为牵引,然后在各两定点间顺序均匀加缝2~3针。

6)漏血的处理:如吻合口漏血不多,用小块湿纱布轻轻压迫片刻,即能自行停止。如吻合口有喷射状出血,不易制止时,应在漏血处补针。

7)将血管埋于良好的组织床内。

(2)显微神经吻合:有神经外膜缝合法,神经束膜缝合法和神经外膜束膜缝合法,其基本要点:①解剖分离神经;②在正常的神经部位吻合;③在无张力下缝合;④避免神经扭转。

(三)术后观察及处理

1. 术后常规处理

(1)预防感染:应用广谱抗生素。

(2)抗凝治疗:选用低分子右旋糖酐、阿司匹林、潘生丁、溶纤维蛋白酶类药、肝素等。

(3)抗痉挛:复方丹参注射液、山莨菪碱等。

(4)对移植物温度、色泽、水肿情况、毛细血管反应等进行监护。

2. 全身情况观察和处理

(1)生命指标观察:观察血压、脉搏、呼吸、体温、神志变化,如患者生命指征不稳定或有恶化趋势,应全面分析病情、手术和用药情况,找出问题,进行相应处理。

(2)血容量的判断和处理:患者出现肢端皮温下降、皮色苍白、指甲床毛细血管充盈时间迟缓、小便浓缩、尿少、尿比重增高等血容量不足表现时,应及时补充血容量。

(3)出血倾向的观察:患者出现创面较重渗血及皮肤、黏膜、内脏等全身出血情况,应及时查凝血时间和凝血酶原活动度,进行动态观察,表现严重者,可输入新鲜血液。对凝血药物应慎用。

3. 移植物或再植物血循环的观察及处理

(1)观察内容:

> **特别提示**
>
> ①色泽:移植物或再植物色泽青紫,常提示静脉回流受阻,苍白则表示动脉供血不足。②皮温:一般情况下,移植物或再植物皮温应维持在31℃以上,如皮温低于27℃,提示动脉性血流障碍,皮温在27~31℃之间,提示静脉性血流障碍,皮温低于健侧3℃以上,并伴有色泽改变,提示血流障碍。③血管的充盈和搏动:可观察移植物浅层较大血管的充盈(静脉)和搏动(动脉),用多普勒超声血流仪测定更为准确。④激光多普勒:测定移植物皮肤的微循环状况。

(2)血流障碍的原因:血管痉挛,血栓形成,血管扭曲或张力,血肿,组织水肿,通过血管带的隧道过分狭窄,皮肤缝合张力过大,制动不牢,体位改变使吻合口张力增加甚至撕裂等因素,均可引起移植物或再植物血流障碍。

(3)血管危象的处理:是指因吻合血管发生血流障碍,从而危及移植物或再植物存活的一种现象。需要及时处理,其处理步骤如下:①分析血管危象的病因,进行对症处理;②发现血管危象的征象后采取积极治疗,包括体位调整、保暖措施、抗痉挛、抗凝治疗等,并严密观察处理后反应;③经上述处理,病情持续恶化或未见明显好转,则应手术探查。

(杨　斌　丘日升)

第九节 烧 伤

烧伤(burn injuery):①最早的含义系指热力(火焰、热液、蒸汽等)所引起的组织损伤,②临床上由于电流、化学或放射物质所引起之组织损伤与热力引起的病理变化与临床过程相近,故将它们也归为烧伤一类,如电烧伤、化学烧伤、放射烧伤。

(一)烧伤面积的估算

指皮肤烧伤区域占全身体表面积的百分率。

1. 手掌法　无论年龄大小,患者手掌五指并拢,单掌面积为体表面积的1%。此法用于小面积烧伤的估计或大面积时辅助九分法的不足。

2. 新九分法　见表9-2。

表9-2　成人各部位体表面积九分法的估算

部位		面积%	九分法%
头颈部	头部	3	1×9
	面部	3	
	颈部	3	
双上肢	手部	5	2×9
	前臂	6	
	上臂	7	
躯干	躯干前	13	3×9
	躯干后	13	
	会阴	1	
双下肢	臀部	5(女为6)	5×9+1
	大腿	21	
	小腿	13	
	足部	7(女为6)	
全身合计			11×9+1

小于12岁的儿童体表面积以下公式计算:头颈部(%)=9+(12-年龄),双下肢(%)=46-(12-年龄)

(二)烧伤深度

目前普遍采用三度四分法,即Ⅰ度、Ⅱ度(浅Ⅱ度和深Ⅱ度)和Ⅲ

度(表9-3)。

表9-3 烧伤深度鉴别

深度	损伤深度		外观特点及临床特征	感觉	拔毛试验	温度
Ⅰ度(红斑型)	伤及角质层、透明层、颗粒层、棘状层、发生层健在		局部似红斑,轻度红、肿、热、痛,无水泡,干燥,无感染	过敏,烧灼感	痛	微增
Ⅱ度(水泡型)	浅Ⅱ度	伤及发生层,甚至真皮乳头层	水泡较大,去表皮后创面湿润,基底鲜红、水肿,并见脉络血管	剧痛,感觉过敏	痛	增高
	深Ⅱ度	伤及真皮深层,仍残存皮肤附件	表皮下积薄液或水泡较小,去表皮后创面微湿,浅红或红白相间,有时可见细小血管支,水肿明显	疼痛,感觉迟钝	微痛	略低
Ⅲ度(焦痂型)	伤及全皮层,甚至皮下脂肪、肌肉、骨骼		创面苍白或焦黄,干燥、皮革样,多数部位见树枝样粗大静脉网	疼痛消失,感觉迟钝	不痛,易拔除	发凉

(三)估计烧伤面积、深度和严重程度时的注意事项

1. 无论哪种方法均为估计,但力求近似并以整数记录,小数点后面的数字四舍五入,不足1%者记为1%;如总面积不足1%,宜以实际的长宽表示。
2. 计算烧伤总面积时,Ⅰ度烧伤不计算在内,除总面积外应将各度的面积分开计算,以便治疗时参考;吸入性损伤另予注明,不计算面积。例如烧伤总面积60%(浅Ⅱ度20%、深Ⅱ度30%、Ⅲ度10%)。
3. 深度的分类人为划分的,客观还存在两者之间的移行深度。
4. 深度还可以演进,2~3日应重复核实。

(四)烧伤严重程度的分类

1. 成人标准
(1)轻度:总面积10%以下的Ⅱ度烧伤。
(2)中度:总面积在11%~29%之间和(或)Ⅲ度烧伤面积在10%以下。
(3)重度:总面积在30%~49%之间和(或)Ⅲ度烧伤面积在10%~19%之间。总面积不足30%(或)Ⅲ度烧伤面积不足10%,但有下列情况之一者:①全身情况严重或有休克;②复合伤(严重创伤、冲击

伤、放射伤、爆破伤、化学中毒等);③中、重度吸入性损伤。

(4)总面积50%以上和(或)Ⅲ度烧伤面积大于20%以上。

2.小儿诊断标准

(1)轻度:总面积在5%以下的Ⅱ度烧伤。

(2)中度:总面积在6%~15%之间和(或)Ⅲ度烧伤面积在5%以下。

(3)重度:总面积在16%~25%之间和(或)Ⅲ度烧伤面积在6%~10%之间。

(4)特重度:总面积25%以上和(或)Ⅲ度烧伤面积大于10%以上。

(五)烧伤的临床和病理生理分期

1.急性体液渗出期(休克期) 一般持续48~72小时,早期的休克为低血容量性休克,伤后2~3小时最急剧,8小时达高峰,48小时渐趋恢复,水肿液开始回收。

2.急性感染期 在损伤2~4周内,感染的威胁持续到创面愈合。

3.创面修复期 视创面大小与深度不同而不同。

4.康复期 自创面愈合后数月至数年。

(六)烧伤的急救处理

1.迅速脱离热源,面积不大的肢体可用冷水冲洗或浸泡 切忌用手拍打;化学品致伤时,应迅速脱去被浸湿的衣服,用大量清水冲洗。

2.维护呼吸道通畅 首先对危及生命的情况如大出血、窒息、开放性气胸、中毒等迅速进行抢救,并检查有无吸入性损伤。

3.保护受伤部位

4.其他救治措施 ①口服烧伤饮料或静脉补液;②镇静止痛;③必要时做气管切开、停留尿管等;④及早转送。

(七)烧伤的治疗原则

(1)保护烧伤区,防止和尽量清除外源性污染。

(2)防治低血容量性休克。

(3)防治局部和全身性感染。

(4)促使创面早日愈合,尽量减少瘢痕增生造成的功能障碍和畸形。

(5)防治器官的并发症。

(八)烧伤休克

1.烧伤休克特点

(1)为低血容量性休克,体液的丢失和有效循环血量的减少是逐渐发生的,并有一定的规律性。

(2)体液渗出丢失大量的蛋白质、电解质和水。

(3)代谢性酸中毒和呼吸性碱中毒并存,以前者为重。

(4)休克发生的时间和程度与烧伤面积和深度相关。

2.临床表现

(1)心率增快、脉搏细弱、心音低弱。

(2)早期为脉压变小、随后血压下降。

(3)尿量减少,成人每小时低于30ml;尿比重升高。

(4)口渴难忍。

(5)烦躁不安。

(6)周边静脉充盈不良、肢端冷。

(7)血液化验出现血液浓缩、低血钠、低蛋白、酸中毒。

3.休克补液

(1)补液方案:根据病人的烧伤面积(Ⅱ度和Ⅲ度之和)以及体重来计算胶体液、电解质液的需要量。

1)第1个24小时的估计补液量:每烧伤1%体表面积,每千克补充胶体液和电解质液分别为0.5ml和1ml(广泛深度烧伤者各为0.75ml),同时补充基础水分(成人为2 000ml)。即烧伤面积之和×体重(kg)×1.5+2 000ml。输液速度:烧伤后第一个8小时输入总量的一半,另一半于后16小时输入。

2)伤后第2个24小时的估计补液量。胶体液和电解质液为第1个24小时实际输入量的一半,水分仍为2 000ml。

(2)补液注意事项:

> **特别提示**
>
> 1)电解质液选用平衡溶液,乳酸林格液最常用;胶体液首选血浆;水分以5%GS补充。
>
> 2)补液速度应先快后慢,先碱后盐,先晶体后胶体及交替进行的原则。
>
> 3)深度烧伤面积较大时,应加输碳酸氢钠以纠正酸中毒、碱化尿液。
>
> 4)补液能口服者,争取口服。
>
> 5)此补液量为估计量,临床上,应密切观察病人对治疗的反应,根据临床指标不断调整补液的质和量。
>
> 6)部分患者为防止输液过量,可间断输注利尿药物。

第九节 烧伤

(九)烧伤创面处理

1. 烧伤创面早期处理

(1)早期处理的目的:清除异物,减轻损害,清洁创面,防止局部感染,减轻疼痛,为预防并发症和促进创面愈合打下基础。

(2)冷疗法:冷疗是烧伤后即用冷水对创面进行冷敷、淋洗、浸泡;适用于中小面积烧伤;伤后6小时内进行,时间越早越好,温度5~20℃。

(3)早期清创:根据伤情的严重程度,有无合并伤及休克等,选择适当时机清创。

(4)焦痂切开减压术:对环状焦痂一旦出现压迫症状,中小面积烧伤可立即行焦痂切除,大面积烧伤,难以承受早期切痂者,尽早行焦痂切开或减压术。

2. 清创后处理方法与选择

(1)包扎疗法:用适当厚度敷料包扎创面,以保护创面、防止感染;同时吸收渗液,充分引流,保持创面相对干燥;有利于保持创面温湿度。适用于:①门诊小面积烧伤病人;②四肢创面多采用包扎疗法;③婴幼儿或不合作的成年人;④植皮后固定皮片或制动关节活动和供区创面者;⑤需要转运的病人。

(2)暴露疗法:将创面暴露于温暖、干燥的环境中,创面不覆盖任何敷料,使创面迅速结痂,达到控制感染的目的。适用于:①头面、颈部、臀部、会阴部和躯干烧伤的创面;②严重感染,特别是绿脓杆菌的创面;③大面积深度烧伤有计划手术者;④炎热季节或成批烧伤病人收治者。

(3)浸浴疗法:可清洁创面,降低细菌密度,促进坏死组织分离,利于引流脓液。用于:①烧伤后残余创面;②中小面积感染创面;③入院较晚的感染创面。

3. 创面处理

(1)Ⅰ度烧伤通常无需特殊处理,保护为主;Ⅱ度浅创面主要是防止感染,促进早期愈合,根据情况采取包扎或暴露疗法。

(2)深度烧伤创面:体检许可,特别是功能部位应尽早积极去痂,尽早植皮,严密封闭创面,减少污染威胁,缩短疗程,恢复功能;广泛深度烧伤时,尽可能采取暴露疗法,待休克平稳后根据情况尽早去痂植皮。

(3)烧伤植皮:常用有大张中厚(薄)自体皮片,小片或邮票自体皮片,网状自体皮,自、异体皮相间混植,以及大张异体皮开洞嵌植小片自体皮片,而尽可能应用自体皮。

(十)防治全身性感染

1. 清创　防治感染必须从认真处理创面着手。

2. 合理选用抗生素

3. 免疫增强治疗　及时注射破伤风抗毒血清,对绿脓杆菌感染可用免疫球蛋白或免疫血浆、联合绿脓杆菌疫苗,新鲜血浆也有一定免疫功能。

4. 加强营养治疗

(十一)烧伤并发症

1. 呼吸系统　肺炎、肺水肿、ARDS、肺不张等。

2. 泌尿系统　急性肾衰竭、泌尿道感染等。

3. 消化系统　应激性溃疡、肝功能衰竭、急性胃扩张等。

4. 心血管系统　心力衰竭、心律失常、心内膜炎、心肌炎、化脓性血栓性静脉炎等。

5. 神经系统　脑水肿、烧伤后脑病等。

6. 多系统脏器功能衰竭

第十章

DI SHI ZHANG

外科医师手册

小儿外科

XiaoEr WaiKe

第一节 小儿输液及营养

正常水及电解质日需量

(一)水

水及电解质的需要是按照代谢率的要求来计算。水的需要量一般是以热量消耗来计算。热量消耗见表 10-1。

表 10-1 基础热量消耗标准(kcal/24h)

体重(kg)	男	男/女	女
3		140	
5		270	
7		400	
9		500	
11		600	
13		650	
15		710	
17		780	
19		830	
21		880	
25	1 020		960
29	1 120		1 040
33	1 210		1 120
37	1 300		1 190
41	1 350		1 260
45	1 410		1 320

每 100kcal 补充水 100ml,体温每升高 1℃,热量消耗增加 12%。

简单计算补液量,小儿的第 1 个 10kg 按 100ml/(d·kg)补充,10~20kg,按 50ml/(d·kg)补充,20~30kg,按 20ml/(d·kg)补充。例如 25kg 重的小儿每日需:10×100+10×50+5×20=1 600ml。

术后小儿活动减少,水的基础代谢率按 50~60ml/(d·kg)补充既可。

(二)电解质日需要量

1. 小儿正常血钠为 135~145mmol/L 氯为 98~106mmol/L。生理盐水含钠 154mmol/L,氯 154mmol/L。相当于生理盐水或 M/6 乳酸钠 20ml。由于生理盐水含氯的浓度过高,故临床常用 2 份生理盐水和一份 M/6 乳酸钠配成的溶液,使钠:氯比为 3:2。
2. 钾的每日需要量为 1~1.5mmol/kg 相当于 10% 氯化钾 1mmol/kg。
3. 钙的血清浓度为 2.2~2.7mmol/L 每日需要量为 1g。
4. 镁的血清浓度为 0.8~1.2mmol/L 每日需要量为 150mg。

纠正水及电解质平衡紊乱

(一)补液的原则

1. 按脱水程度补液 适宜于婴幼儿,学龄前儿童减少 1/4,学龄儿童减少 1/3(表 10-2)。

表 10-2 脱水程度与补液的关系

脱水程度	轻度	中度	重度
占体重%	5%	5%~10%	10% 以上
临床症状	轻度口渴,尿轻度减少,精神不振	明显口渴,皮肤弹性差,尿量明显减少	极度口渴,谵妄昏迷,血压低甚至休克
补液总量	120~150ml/kg	150~180ml/kg	180~200ml/kg

2. 按脱水性质补液(表 10-3)。

表 10-3 脱水性质与补液

	低渗性脱水	等渗性脱水	高渗性脱水
血钠	<130mmol/L	130~150mmol/L	>150mmol/L
补液张力总和	2/3~1/2	1/2~1/3	1/3~1/4

(二)纠正电解质紊乱

1. 钾的补充 [正常血钾值(mmol/L) - 血钾测得值(mmol/L)] × 0.6 × 体重(kg) = 需要补钾的 mmol(10% 氯化钾 10ml = 13.4ml)
2. 钙的补充 低血钙者给予 10% 葡萄糖酸钙 0.3ml(kg/d)。

3. 镁的补充　低血镁者给予5%硫酸镁0.2~0.4ml/kg,肌内注射。

(三)纠正酸碱平衡紊乱

1. 代谢性酸中毒　[27 - CO_2 结合力 mmol/L] ×0.5×kg = 5%碳酸钠溶液(ml)。

2. 代谢性碱中毒　[103 - 血氯测得值(mmol/L)] ×0.3×kg = 需补充氯的 mmol 数。

手术前后的补液

(一)术前

> **特别提示**
>
> 补液量:轻度脱水 40~60ml/kg,中度脱水 80~100ml/kg,重度脱水 100~120ml/kg,输液时婴幼儿按上述估计量的 3/4 输入,儿童按上述 2/3 量输入。
>
> 补液速度:术前扩充血容量可按 20ml/(kg·h)滴入,普通速度 10~12ml/(kg·h),维持速度按 7ml/(kg·h)速度补充。

(二)术后

(1) 继续补充累积损失量。
(2) 生理日常需要量,术后第1天按正常日需量的80%补充。
(3) 额外损失量(胃肠减压,肠瘘,引流液)。
(4) 根据病情补充电解质,维生素。

静脉高营养(TPN)

通过静脉补充葡萄糖、脂肪乳、氨基酸、电解质、维生素及微量元素等营养液,以维持病儿营养,提供机体需要。

(一)适应证

(1) 先天性消化道畸形,严重腹部外伤,胃肠肿瘤术后。
(2) 高位肠瘘。
(3) 术前严重营养不良。
(4) 急性肾衰竭。

(5) 重度烧伤。

(6) 接受大剂量化疗、放疗的肿瘤患儿。

(7) 肠道大手术的术前准备。

(8) 急性胰腺炎。

(二) 营养配制 (每公斤体重)

氨基酸 2~4g	钙 0.5~1mmol
葡萄糖 20~40g	镁 0.5~1mmol
热量 120~180kcal	磷 0.5~1mmol
补液量 160~200ml	水乐维他 0.5ml
10%脂肪乳 5~10ml	钠 2~4mmol
氯化物 3~4mmol	钾 2~4mmol

(三) 并发症及预防

1. 置管引起的感染 怀疑感染时应及时拔除并更换导管，TPN 期间应注意监测。

2. 糖、蛋白及脂肪代谢紊乱 小儿 TPN 期间胆汁淤积症，因此应尽量减少 TPN 液量及应用时间。

（张 杰）

第二节　小儿肠套叠

小儿肠套叠(intussusception)是婴幼儿最常见的急腹症之一,是肠管的一部分及其系膜套入到邻近肠管的一种疾病,发病年龄以 4~11 个月的婴儿为最多见,男与女之比为 2~4:1。由于套入部位的不同按发病部位分型:可分为回肠-结肠型、回肠盲肠-结肠型、小肠-小肠型,以及结肠-结肠型,其中以回结型最多见。病因至今未完全明了,约95%肠套叠在发生套叠的肠段及其附近找不到明显的器质性病变。而少数继发性肠套叠是由于肠壁上有某种器质性病变引起,如肠息肉、肠憩室、肠肿瘤等。

临床表现

本病80%发生于2岁以内的儿童,发病突然,主要表现:哭闹(腹痛)、呕吐、便血、腹部"腊肠样包块"。

1. 阵发性哭闹(腹痛)　腹痛突然发生,疼痛时病孩面色苍白,出汗,下肢屈曲,有些病儿并不啼哭,表现烦躁不安,持续数分钟而突然安静,玩喜如常,但不久后上述情况又重复出现。

2. 呕吐　腹痛发作以后即出现,初起较频繁,随后可减轻,吐出物多为胃内容物。患儿常拒绝哺乳或拒食。到后期如发展为完全性肠梗阻时,常见呕吐物为粪便样带有臭味。

3. 便血　为肠套迭最重要症状之一。约85%的患儿在发病后6~12小时排出果酱样黏液血便并有黏液。直肠指诊指套上可染血迹,有时可触到套叠之头部。

4. 腹部包块　在病儿安静或熟睡时,腹壁松弛情况下,在腹部可摸到"腊肠样"的肿块,如为回盲型,则肿块多在右上腹部或腹中部,表面光滑,稍可移动,腹痛发作时,肿块明显,肠鸣音亢进,右下腹有"空虚感"。

诊断及鉴别诊断

1. 健康婴幼儿　忽然发生阵发性哭闹伴呕吐、黏液血便,腹部检查见腹部肿块即可确诊。

2.X线 可疑时可行诊断性空气灌肠以明确诊断,可见结肠内气柱前端呈杯口样表现。晚期,患儿腹胀明显或者并有腹膜炎征象时,禁忌行诊断性空气灌肠。

3.B超检查 可见套叠头部肿块横切面呈典型"靶形征"。"靶环"征和"套筒"征是肠套叠的特征性声像图改变。

4.纤维结肠镜也用于其诊断 其可见套入段头部形似充血肿胀的子宫颈。

5.在鉴别诊断中必须除外细菌性痢疾、急性胃肠炎、急性阑尾炎、出血性肠炎、肠蛔虫症、过敏性紫癜、流行性出血热(急腹症型)等

治疗

1.非手术治疗 病程在48小时内,全身情况好,无明显腹胀,无腹膜刺激征者可采用此法。临床最常使用的为灌肠复位法。婴儿急性肠套迭,早期可应用空气或氧气及钡剂灌肠法促使已套叠的肠管复位。

> **特别提示** 开始用低压灌肠法,灌肠筒内钡剂液平面一般放在高出于体位水平线80~90cm,缓缓注入,注入压力最高不应超过130cmH$_2$O。3个月以下婴儿因其壁菲薄且多复杂,易招致肠坏死,故升压不宜超过80cmH$_2$O。

空气灌肠整复后常规腹部透视了解小肠内气体量的变化情况,并观察膈下有无游离气体,除外肠穿孔。

2.手术治疗 发病超过48小时或者经空气(钡)灌肠复位无效者,均应采取手术疗法进行复位,避免延误时机,造成肠坏死或穿孔。

> **特别提示** 术中发现肠套叠部位后,可轻轻地、反复地由肠套迭远端向近端挤压推出。切忌牵拉套叠肠管以免撕裂。晚期肠套叠,常因肠管水肿不易复位,甚至有部分发生坏死,可将坏死部分切除,然后做肠吻合术。

(张 杰)

第三节 先天性巨结肠

先天性巨结肠是由直肠或结肠远端肠管持续收缩,使粪便难以通过而滞留在远端结肠造成该段肠管肥厚扩张。先天性巨结肠症确切地讲称为肠管无神经节细胞症,是胃肠道先天性畸形中最常见病之一。发病率高达1/5 000,男女之比为3~4∶1。本病的发病机制是远端肠管神经节细胞缺如,或功能异常,使肠管处于痉挛狭窄状态,肠管通而不畅,近端肠管代偿性增大,壁增厚。

临床分型

1. 超短段型 病变在直肠远端,临床表现为内括约肌失弛缓状态,新生儿期狭窄段在耻尾线以下。
2. 短段型 病变位于直肠近中段,距肛门不超过6cm。
3. 常见型 病变位于直肠近端或直肠乙状结肠交界处,距离肛门9cm。
4. 长段型 病变延及乙状结肠或降结肠。
5. 全结肠型 病变延及全结肠及回肠。

临床表现

(1)新生儿胎便排出延缓。90%患儿生后36~48小时内无胎便排出。
(2)顽固性便秘须经常扩张肛门、灌肠、服泻药或用甘油栓开塞露后才能排便。
(3)患儿食欲下降,营养不良,贫血。
(4)腹部高度膨胀并可见到宽大的肠型。
(5)直肠指检:肛管及直肠痉挛,壶腹内空虚,可激发排便反射,大量气体及稀便随手指拔出而排出。

诊断

1. 根据临床表现可以提供诊断依据

2. 钡灌肠 X 线检查　可见到典型的缩窄段和扩张段肠管,狭窄肠管及扩张肠管交界处呈"鸟嘴形";直肠活体组织检查经病理证实无神经节细胞存在。

3. 直肠肛管测压检查　是一种简便、安全的诊断方法。确诊率达85%以上。

鉴别诊断

1. 新生儿坏死性小肠结肠炎　突然发生腹胀、呕吐、腹泻、发热,与先天性巨结肠伴发小肠结肠炎的症状相似。但本病多为早产儿,常有窒息、缺氧或休克的病史和血便。

2. 继发性巨结肠　在肛门、直肠末端有器质性病变如先天性肛门狭窄或直肠外肿瘤压迫等,使排便不畅,粪便滞留,结肠继发性扩张。均可查有原发病。

3. 特发性巨结肠　与超短段型先天性巨结肠的症状相似。患儿生后排便正常,便秘常在 3 岁后出现,多有粪污,营养状况良好。直肠指检、钡剂灌肠、直肠肛管测压有助鉴别。

治疗

1. 保守治疗　适用于超短形先天性巨结肠病儿,新生儿。先用保守治疗,待 6 个月后,再行根治手术;如用盐水灌肠、扩张肛门,用油栓,开塞露或服缓泻药,还可用针灸或服中药通便,上述方法无效者,应手术治疗。

2. 结肠造瘘　新生儿经保守治疗失败或患者病情严重或不具备根治术,均适用结肠造瘘术;对于全身情况差,不能耐受根治手术,或已发生结肠穿孔或急性肠梗阻者,可先做结肠造瘘术,造瘘口应在无神经细胞肠段近端的扩张肠段,待情况好转后再做根治手术。

3. 根治手术　适用于所有巨结肠病儿。手术切除无神经节细胞结肠段和部分扩张结肠。

(张　杰)

第四节 小儿急腹症

小儿急性阑尾炎

小儿急性阑尾炎是小儿腹部外科常见的急腹症。儿童约占各年龄人群患者的10%。6~12岁为发病高峰。小儿阑尾炎的发病和季节有关,3、4月初春上呼吸道感染多的季节和7、8月胃肠炎多发季节阑尾炎的发病也高。病理分型同成人。

(一)病因

(1)阑尾腔堵塞。
(2)阑尾解剖异常,如扭曲及位置变异等。
(3)上呼吸道感染可能是小儿急性阑尾炎的发病诱因。

(二)临床表现

1. 持续性腹痛伴阵发性加剧　开始于上腹或脐周围,数小时后转移至右下腹部。由于病史询问和叙述困难,常得不到典型的转移性腹痛的病史。

2. 恶心、呕吐　呕吐多发生于腹痛后不久,次数不多。有部分病儿可出现腹泻或便秘等症状。阑尾穿孔后可见便频、里急后重等直肠刺激征。

3. 发热　体温多在37.5~38.5℃之间,阑尾穿孔时婴儿体温可达39℃以上。

4. 查体时右下腹固定性压痛　伴有肌紧张和反跳痛。压痛和肌紧张压痛点多在麦氏点上方。婴幼儿其压痛点可偏内上方。

(三)诊断

根据临床症状及体检不难诊断,详细询问病史及耐心体检。白细胞增高,一般在$15 \times 10^9/L$左右,中性核明显增多。B超可发现肿大的阑尾或阑尾周围脓肿。

(四)鉴别诊断

应与急性胃肠炎、肠蛔虫症、急性肠系膜淋巴结炎、过敏性腹型紫癜等疾病相鉴别。蛔虫症腹痛明显,但腹部体征不明显,征体不符,白细胞不升高。急性肠系膜淋巴结炎多与上呼吸道感染同时存在,先有发热,再出现腹痛症状,压痛不固定。过敏性腹型紫癜早期有腹痛症状,随即出现皮肤散在斑点及全身过敏症状。

> **特别提示** 婴幼儿阑尾炎,3、4岁以下小儿阑尾炎的临床症状常不典型,以呕吐及高热表现突出,阑尾穿孔早,无穿孔也常形成弥散性腹膜炎。腹部压痛的范围比较广泛,往往占整个下腹部甚至全腹。至于腹肌紧张则难以确定。

(五)治疗

确诊后应立即手术切除阑尾,加强术前准备和术后的综合治疗,以减少并发症的发生。

胎粪性腹膜炎

是胎儿期肠道穿孔后,胎粪进入游离腹腔引起的腹膜无菌性、化学性炎症。发病率约为1/35 000,病死率约为30%~50%。

(一)病因

(1)各种原因引起的肠梗阻。
(2)肠壁肌层发育不良或胎儿期炎症,外伤所致肠壁组织缺氧或营养缺乏。

(二)临床表现

大多在出生前有羊水过多,出生后不久就出现腹膜炎或肠梗阻症状,如腹胀、呕吐、便秘等。由于炎症可引起肠粘连、肠梗阻。

(三)诊断要点

1. 根据临床有腹膜炎及肠梗阻的表现诊断
2. X线腹部平片示 ①患儿有典型的钙化阴影,钙化点可呈较宽的环状或散在的斑点状。②气液腹。③肠梗阻表现。
3. B超可显示 腹腔钙化斑。

(四)鉴别诊断

1. 新生儿胃穿孔　多在生后 2～3 天发病,表现典型的腹膜炎体征,病情迅速恶化,X 线提示大量的气液腹,胃泡多消失。
2. 新生儿急性坏死性肠炎,X 线无钙化斑

(五)治疗

　　无明显腹膜炎或不完全肠梗阻的患儿可先行保守治疗,如支持治疗、胃肠减压等治疗手段有腹膜炎体征及完全性肠梗阻应及时手术,术前应保温、营养支持及纠正水、电解质紊乱,胃肠减压。根据术中情况选择修补术,肠切除及腹腔引流等。

(张　杰)

第五节 小儿肿瘤的特点及治疗

肿瘤在小儿亦是常见病,恶性肿瘤已成为小儿主要死亡原因之一。儿童恶性肿瘤的特点与成人肿瘤不同,小儿时期处于生长发育过程存在先天因素和个体成长代谢因素、肿瘤的胚胎组织本身有发育的特点,肿瘤大多是先天性的,是多来源于胚胎残留组织和中胚层,细胞分化不完全,扩展迅速,其特点为:恶性程度高、生长快、转移早、预后差。

病因

1. 先天性病因　与胚胎发育异常有关。
2. 遗传背景　部分小儿肿瘤有遗传因素,如结肠息肉,视网膜母细胞瘤等。
3. 放射及环境污染

流行病学特点

(1)小儿恶性肿瘤的发病率逐渐上升:且男性多于女性,男女之比为1.68:1;其中恶性淋巴瘤、胚胎瘤、肝细胞癌、胃肠道腺癌均有明显的性别倾向,多见于男性。

(2)年龄分布呈递降型曲线,发病年龄主要集中在5岁以内小儿时期(约占70%),胚胎性恶性肿瘤发病年龄高峰多在1~3岁;42.9%在3岁以内发病,其中神经母细胞瘤、胚胎癌、肝母细胞瘤、骨肉瘤、甲状腺癌和胃肠道腺癌的发病高峰多为学龄儿童。

(3)病理分类以胚胎性恶性肿瘤为多,占54.2%,上皮性癌肿占9%;其中肾母细胞瘤、恶性淋巴瘤、神经母细胞瘤分居前3位。

肿瘤性质与来源

(1)小儿良性肿瘤远较恶性肿瘤为多。
(2)许多肿瘤具有肿瘤与畸形的双重特性,如畸胎瘤、血管瘤等。良性肿瘤较恶性肿瘤多。

(3) 良性肿瘤中最多见的是血管瘤及淋巴管瘤,其次是畸胎瘤、纤维瘤、神经纤维瘤等。恶性肿瘤以白血病最多见;各种恶性实体瘤约占60%,其中最常见的为肾母细胞瘤、神经母细胞瘤、何杰金及非霍奇金淋巴瘤,恶性畸胎瘤、胚胎癌、肝母细胞瘤、视网膜母细胞瘤、横纹肌肉瘤及某些骨肿瘤、神经组织肿瘤等。

(4) 好发组织集中在造血系统、中枢和交感神经系统、软组织、骨和肾脏,均属非上皮性起源。

主要临床表现及特点

(1) 无痛性肿块:大部分恶性实体肿瘤多因在短时期内迅速长大的无痛性肿块而被注意,如肾母细胞瘤,肝母细胞瘤等,其前期症状多不明显。

(2) 全身症状:多数小儿肿瘤临床上几乎很少有明显的贫血和消瘦,直至较晚时期才突然出现恶病质。

(3) 1岁以内的恶性肿瘤,治疗效果最佳。

(4) 对放疗、化疗均较成人肿瘤敏感性高、反应好。肿瘤复发大多在术后半年时发生,如3年不复发则有治愈希望。

诊断

1. 依据临床表现可提供诊断基础
2. 实验室检查 经常规生化检测及肿瘤标记物检测,如 AFP、NSE、LDH、CEA。
3. 小儿一些肿瘤标记物的诊断阳性率明显高于成人,检测更具临床意义
4. 影像学检查 B超 CT MRI 可提供肿瘤大小、部位、性质、与邻近脏器关系及淋巴有无转移,可提供肿瘤分期。
5. X线平片及造影 平片可提供肿瘤位置、大小、形状、有无钙化等。胃肠道造影及尿路造影有助于肿瘤诊断。
6. 细胞学检查 通过组织活检或细针抽吸,有助于肿瘤的病理诊断。

治疗

小儿实体瘤以手术治疗为主;良性肿瘤以手术切除为主;恶性肿瘤以手术切除及综合治疗为主。

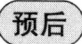 预后

小儿恶性实体肿瘤的预后与病理类型、病变部位、临床分期、发病年龄等因素密切相关。Ⅰ期病例的5年生存率为100%,Ⅱ期的为74.5%,Ⅲ期的为44.5%,Ⅳ期以上病例无5年生存率。随着恶性肿瘤诊治技术和观念的不断更新,小儿恶性实体肿瘤的生存率逐年上升。年10年来,术前化疗,多次根治术和综合治疗方案的不断完善,使5年生存率已经从70年代的33.6%上升到43.7%。

(张 杰)

第六节　先天性胆道疾病

先天性胆道闭锁

胆道闭锁是指在妊娠末期、出生时或出生后肝外胆管的一部分或全部发生闭塞,胆汁不能向肠道排泄的一种疾病。其病因现在多倾向于炎症的病因学说,而不支持其先天性畸形学说。发病率约为 1:14 000～1:8 000 个存活出生婴儿,男女之比为 1:2。

(一) 病理分型

根据肝外胆管闭锁部位分为胆总管闭锁,肝管闭锁,肝门区胆管闭锁等 3 型。

Ⅰ型:胆总管闭锁型,分为两种亚型。Ⅰa 型:胆总管下端闭锁伴上端胆总管的囊性扩张。Ⅰb 型:在胆囊管、胆总管及肝总管即所谓的"三管汇合"部位以上的高位胆总管闭锁。

Ⅱ型:为肝管闭锁。又分为三种亚型:Ⅱa 型胆总管包括胆囊管开放,但肝管完全缺损或呈纤维条索状改变。Ⅱb 型肝外胆管完全闭锁。Ⅱc 型肝管闭锁,胆总管缺如。Ⅱ型的纤维组织条索中部可有小囊泡样内腔,充满透明样液体而非胆汁。

Ⅲ型:指肝门区胆管闭锁。

(二) 临床表现

主要症状为持续存在、渐进性加重的高度黄疸。排灰白色大便和尿色深黄。大便在黄疸初现之时变为淡黄色,后逐渐成为黄白色、灰白色至陶土样大便。但后期有时粪便又由白陶土色转变为淡黄色,这是由于血液中胆红素浓度过高,胆红素通过肠壁渗入到肠腔,使粪便着色所致。而尿色则随着黄疸的加重而变深,犹如红茶色。

体格检查可见皮肤常呈暗黄色,甚至褐色,黏膜、巩膜也显著发黄。可见腹部膨胀,肝脏肿大可在右季肋下扪及。随病程进展,肝脏逐渐增大可达脐下,超越腹中线。几乎所有病例均有脾脏肿大,大者可达左季肋下数厘米。晚期腹壁静脉怒张,亦可出现腹水,多伴有门静脉高压症。

(三)诊断要点

1. **生后渐进性加重的高度黄疸** 排灰白色大便和尿色深黄。体检见重度皮肤黄染,肝脾肿大。

2. **实验室检查** 血清胆红素升高,特别以直接胆红素升高为主。血清胆红素可达 80~350μmol/L。除胆红素增高外,生后 2 个月肝功往往表现不良。谷丙转氨酶及谷草转氨酶多增高,碱性磷酸酶全部病例均增高,并且随月龄的增加而增高。

3. **B超检查** 可探知肝脏增大,见不到正常的左右肝管及胆总管。

> **特别提示** 往往探不到胆囊或仅为萎小的胆囊,但如探得胆囊也不能完全除外胆道闭锁。因术中探查胆囊内往往为灰白色透明的液体而非胆汁。晚期可出现肝硬化。

4. **^{131}I 同位素 ECT 显影检查** 可见同位素标记物聚集在肝脏内,而不能排入肠管中,表现为胆道的完全性梗阻。

5. **ERCP(经十二指肠胰胆管逆行造影)** 主要用于新生儿,可清楚地了解肝外胆道的形态及胰胆管合流的情况。

(四)鉴别诊断

胆道闭锁主要表现为持续存在进行性加重的黄疸,灰白色大便和黄疸尿。因此应与新生儿、小婴儿黄疸性疾病鉴别。

1. **新生儿肝炎** 这两种疾病的鉴别最为困难,临床上的主要鉴别要点:

(1)肝炎男婴较女婴多,而胆道闭锁女婴较男婴为多。

(2)黄疸:肝炎一般较轻,黄疸程度有波动性改变,而胆道闭锁则为持续存在,进行性加重。

(3)粪便:胆道闭锁较早出现白陶土色大便且持续时间较长。值得注意的是在病程晚期白陶土样大便也可变淡黄,主要是因为肠液也含有大量胆红素所致。而新生儿肝炎可为间歇性出现的白色大便,可有黄色便。

(4)病程:胆道闭锁多于 1 岁内死亡,而新生儿肝炎可自愈或好转。当然新生儿肝炎也有发展为完全性胆道闭锁者。

(5)血清胆红素动态观察:而新生儿肝炎早期即呈双相增高,甚至间接胆红素更高。动态观察时可见胆红素波动较大,并且有时胆红素会下降。

(6)碱性磷酸酶测定:新生儿肝炎很少超过 40U(King-Armstrong),并且持续时间短,可自行下降。而胆道闭锁则可明显升高并且持续存在并加重。

(7)其他有鉴别意义的辅助检查:^{131}I 标记玫瑰红排泄试验:正常的同位素试剂静脉注射后由肝脏多角细胞摄取,并通过胆汁排至肠道。胆道闭锁患儿不能排至肠道而滞留在肝内。新生儿肝炎可非胆道完全梗阻,所以有排至肠道者应考虑新生儿肝炎可能。

(8)B超检查:新生儿肝炎时肝内外胆管及胆囊为开放性管腔影像。而胆道闭锁的肝外胆道不能探及。胆囊不显像或显著瘪小。肝常增大,有肝硬化表现,伴有脾脏肿大。

(9)MRCP(磁共振胆管系统水成像):其分辨率很高,对肝内胆管及其毗邻关系的成像有助于胆道闭锁与新生儿肝炎的鉴别。

(10)经两周的非激素保守治疗后,如无好转或甚至加重者,应积极开腹探查。如术中证实为胆道闭锁则行肝门空肠吻合的根治手术,如为新生儿肝炎则行胆囊造瘘,术中采用肝内胆管及胆总管冲洗。

2. 新生儿胆汁黏稠综合征 常见于严重脱水、新生儿溶血性疾病、新生儿肝炎、药物性(VitK,磺胺等)等因素引致。因本症小胆管内有大量淤滞的胆汁,所以与胆道闭锁极为相似,但经补液、抗炎等治疗可治愈。如不好转,应手术探查,证实本症后,可行胆囊造瘘,肝内外胆管冲洗的办法治疗。

3. 新生儿溶血症 很多原因引起的新生儿溶血,当溶血较严重时都可出现黄疸。可伴有肝脾肿大。其特点是患儿的黄疸多呈亮黄色,即所谓的"阳黄",而胆道闭锁则为暗黄色,即所谓的"阴黄"。周围血象中可见新生儿溶血症的周围血中有大量的破碎红细胞。其以间接胆红素增高为主。多较易鉴别。

(五)治疗

> **特别提示** 应争取在出生后 2 个月内施行手术重建胆汁引流通道。手术时机非常重要,3 个月后几乎没有治愈的机会,治疗的唯一方法是同种异体原位肝移植术。

肝外型胆道闭锁的手术治疗原则是恢复胆道的通畅,使胆汁能排入肠腔内。手术中尽可能利用胆囊,行胆囊空肠 Roux-en-Y 式吻合术,亦可行胆总管空肠吻合术。对肝门部胆道闭锁而肝内还存在胆管腔的病儿,行肝门部仔细解剖后,找到一段肝内胆管,再行肝门胆管空肠 Roux-en-Y 式吻合术。超过 3 个月后肝功能损害不可逆，可选择肝移植术。

先天性胆管扩张症

先天性胆管扩张症（Congenetal Biliary Dilatation）主要是指胆总管的一部分呈囊状或梭状扩张，有时可伴有肝内胆管扩张的这样一种先天性畸形。男女之比为 1:2.5~4。

（一）病理分型

Alonso-lej 分类方法：

Ⅰ型：胆总管囊性扩张型、Ⅱ型：胆总管憩室型和Ⅲ型：胆总管末端囊性脱垂型。1975 年日本学者户谷 Todani 在 Alonso-lej 分类的基础上增加了第Ⅳ型和第Ⅴ型，即多发性扩张型，肝外胆管扩张同时合并有肝内胆管的扩张及先天性的肝内胆管的扩张。

（二）临床表现

腹痛、黄疸及腹部肿块为本病的 3 个典型症状。但许多患儿多不同时具有上述的"三主征"。临床上常以其中 1~2 种表现就诊。

1. 腹痛　多局限在上腹、右上腹部或脐周围。疼痛性质以绞痛为多，也可表现为持续性或间歇性的钝痛、胀痛或牵拉痛。有时高脂肪或多量饮食可诱发腹痛发生。有的突发急性腹痛并有腹膜刺激征，常见胆总管穿孔，继发腹膜炎。

2. 肿块　多于右上腹部或腹部右侧有一囊性感光滑肿块，上界多为肝边缘所覆盖，大小不一。

3. 黄疸　间歇性黄疸为其特点，大多数病例均存在此症状。部分患儿黄疸加重时，粪便颜色变淡，甚至呈白陶土色了，同时尿色深黄。

4. 发热　合并囊肿内感染时可发热，体温可高达 38~39℃，亦可因炎症而引起恶心、呕吐的消化道症状。

（三）诊断要点

1. 临床有腹痛、黄疸及腹部肿块的表现诊断

2. 实验室检查　大多数患者血、尿及粪的检查呈阻塞性黄疸所见。可有不同程度的急性肝功能不良的表现。少数患者各项检查指标可基本正常。合并囊肿内感染者可见血象增高等的炎症改变。

3. 影像学检查

(1) B超检查：肝脏下方显示界限清楚的低回声区，并可查明肝内胆管扩张的程度和范围及是否合并胆管内结石。

(2) CT检查及磁共振胰胆呈像技术（MRCP）：可明确胆总管扩张的程度、位置，胆总管远端狭窄的程度以及有无肝内胆管扩张，扩张的形态及部位等，有助于术式的选择。

（四）鉴别诊断

1. 腹膜后囊性肿物　如囊性畸胎瘤、淋巴管瘤等。从症状和体征来看较难与无黄疸的胆总管囊性扩张鉴别，B超、CT可基本区别，行ERCP检查可除外胆管扩张。

2. 右侧肾积水　体格检查不易与胆管扩张相区别，但肾积水多偏侧方，腰三角区常饱满，特别是借助B超、静脉肾盂造影（IVP）或胰胆管逆行造影（ERCP）两者很易鉴别。

3. 肾母细胞瘤　主要不同点为：①肿瘤生长较快，可有高血压或血尿，患儿一般情况多较差。②肿瘤为实体性，中等度硬。③腹部X线平片可见肿块将肠推向内侧，有时瘤体内有散在点片状钙化点。静脉肾盂造影可见肾盂肾盏变形或被挤压破坏不显影或仅少量造影剂显于肾盂。

4. 胰腺囊肿　儿童假性胰腺囊肿与外伤有密切关系，囊肿多位于左上腹部或脐上，常伴有腹痛。尿糖及血糖升高，血清淀粉酶升高或正常。以B超、CT或ERCP检查，多无困难区分。

5. 胆道闭锁　主要不同点为：①出生1～2周后患儿出现胆汁淤滞性黄疸，并迅速加深而无间隙。尿呈深褐色，粪便为淡黄色，后发展为陶土色大便。②皮肤、巩膜黄染明显，病程后期可出现腹水或门静脉高压症。③超声检查探不到胆总管，无胆囊或仅有萎缩的胆囊，而胆管扩张则表现为肝外胆管的扩张。

（五）治疗

原则上诊断明确后应及时进行手术治疗。常用的术式是扩张胆总管、胆囊切除，肝总管肠管吻合、胆道重建手术。扩张胆总管、胆囊切除、胆道重建术常用的术式有肝总管-空肠Roux-en-Y吻合，空肠间置、肝管-十二指肠吻合术、肝总管-十二指肠吻合及空肠间置代胆道加矩形瓣等附加的各种抗反流的分支术式。

胆总管囊肿外引流手术是一种过渡性的应急手术，本术式应用于如严重胆道感染、病情危急、一般情况较差的患儿以及胆道穿孔引起严重胆汁性腹膜炎，无法进行择期手术的患儿。可以先进行胆总管囊肿外引流术，待手术后3个月择期进行根治性囊肿切除、胆道重建术。

第七节 小儿泌尿系统病变

肾母细胞瘤

肾母细胞瘤又称肾胚胎瘤、威尔姆斯瘤(Wilms瘤),起源于未分化的后肾胚基,是婴幼儿最多见的恶性实体瘤之一。肿瘤主要发生在生后最初5年内,特别多见于2~4岁。

(一)病理组织学分型

根据肿瘤的组织结构肾母细胞瘤分为二个组织类型:①组织结构良好型,即无间变的肾母细胞瘤。此类肿瘤占肾母细胞瘤的80%左右,临床预后较好;②组织结构不良型,肿瘤细胞具有间变表现,即肿瘤细胞核较邻近同类细胞核增大3倍,核染色加深,有多极核分裂象,或母细胞的幼稚细胞组成团块,此类肿瘤约20%,预后较差。

(二)临床病理分期

对判断预后及指导化疗放疗有帮助。NWTS-3分期如下:

Ⅰ期　肿瘤限于肾被膜内,可完全切除。

Ⅱ期　肿瘤已区域性扩散到肾外,可完全切除。

Ⅲ期　腹部有非血源性肿瘤残存。①肾门或主动脉旁淋巴结有肿瘤浸润。②术前或术中腹腔内有广泛肿瘤污染。③腹膜面有肿瘤种植。④镜下切除边缘有肿瘤残存。⑤肿瘤未能完全切除。

Ⅳ期　血源性转移:如肺、肝、脑、骨。

Ⅴ期　双侧肾母细胞瘤。

(三)临床表现

(1)早期表现为无症状的上腹部实质性肿块,常被偶然发现,约75%患者均以腹部肿块或腹胀就诊。

(2)中晚期肿瘤较大时,可出现腹痛、血尿、低热、高血压、贫血等症状。

(3)体检肿块位于上腹部,表面平滑,中等硬度,无压痛,活动度一般。

(4)晚期血行转移以肺转移最常见,其次为肝、骨及全身其他部位。

(四)诊断

1. 化验检查　部分可见镜下血尿,肉眼血尿少见。
2. 超声检查　以分辨是实质性或囊性肿块,也可检出下腔静脉是否通畅。
3. CT 或 MRI　可判断原发瘤的侵犯范围,与周围组织、器官的关系;有无双侧病变,有无淋巴转移等。
4. 影像检查　静脉尿路造影仍然是一重要手段,患侧肾不显影或表现为肾内肿块即患侧肾盂肾盏被挤压、移位、拉长变形或破坏。同时可观察对侧肾脏情况。
5. 胸部 X 线检查　检查有无肾母细胞瘤肺转移。
6. 鉴别诊断　应和肾盂积水、多囊肾、神经母细胞瘤、畸胎瘤鉴别。

(五)治疗

外科手术辅助化疗和放疗仍是肾母细胞瘤综合治疗的主要手段。手术根治性切除,手术前应明确有无肝肺转移及下腔静脉浸润。采用腹部手术切口,手术操作轻柔,避免术中肿瘤破溃。术中应探查对侧肾脏。化疗,结合肿瘤的分期与组织病理学分类,可采用下列具体方案。

1. 预后好的组织结构

Ⅰ期　瘤肾切除术,化疗(长春新碱 + 放线菌素 D),疗程 10 周或 6 个月,不做放疗。

Ⅱ期　手术,化疗(长春新碱 + 放线菌素 D + 阿霉素),疗程 15 个月,不做放疗或放疗 20Gy。

Ⅲ期　手术,化疗同Ⅱ期,放疗 10Gy 或 20Gy。

Ⅳ期　手术,3 药化疗同Ⅱ期和Ⅲ期,或加用环磷酰胺为 4 药化疗,放疗 20Gy。

2. 预后差的组织结构

任何分期　瘤肾切除术,3 药和 4 药化疗,放疗剂量按年龄增至 40Gy。

肾母细胞瘤已有远处转移者,均应先予术前化疗或放疗,使原发肿瘤明显缩小和转移灶得到满意控制后再予根治性手术和进一步综合治疗。

化疗药物:①放线菌素 D15μg/(kg·d),连续 5 天,第 6 周和 3 个月时重复,此后,每 3 个月为一疗程。②长春新碱 1.5mg/m^2,每周 1 次,8~10 周为一疗程。③阿霉素 40mg/m^2,分 2~3 天静注,每 4 周 1

次,总量300~400mg/m²。④环磷酰胺 10mg/(kg·d),连续3天,以后每6周为一疗程。

3. 放射疗法 在术后48~72小时进行,不宜超过10天。

(六)预后

Ⅰ期及Ⅱ期2年存活率达90%以上;2年无复发可认为治愈。从组织类型分析,预后好的2年存活率为90%,预后差的仅54%。

尿道下裂

尿道异位开口于尿道腹侧,称尿道下裂,是男性泌尿生殖系最常见的先天畸形,发病率为1/300。目前已知妇女在妊娠期使用雌激素和孕激素能明显增加其发生率。尽管人们已认识到尿道下裂有家庭史,但还不知道其遗传特性。

(一)临床上按尿道开口位置分型

1. 龟头型或冠状沟型 尿道开口在冠状沟腹侧中央。
2. 阴茎型 尿道外口开自于阴茎腹侧,需手术矫正。
3. 阴茎阴囊型 尿道开口于阴囊阴茎交界处,阴茎严重弯曲。
4. 阴囊型 尿道外口位于阴囊,除具有尿道下裂一般特征外,且阴囊发育差,可有不同程度对裂,其内有时无睾丸。
5. 会阴型 尿道外口位于会阴,外生殖器发育极差,阴茎短小而严重下曲,阴囊对裂,形如女性外阴,有时误作女孩抚养。

(二)临床表现

1. 症状 尿线向下弯曲,尿呈喷雾状,会阴型、阴茎阴囊型需蹲下排尿。阴茎弯曲向下。

体检可发现尿道下裂在解剖上有5个基本特征:①无包皮系带;②包皮集中在龟头背侧呈"头巾状";③龟头扁平如铲状;④阴茎下曲,勃起时尤为明显;⑤尿道外口位置异常。

(三)诊断要点

根据体检可做出诊断。阴茎阴囊型和会阴型尿道下裂认为有潜在两性畸形的可能,需鉴别其性别。

(四)治疗

应争取在2~3岁左右即完成治疗,可消除患者的心理影响。除冠状沟型尿道下裂可做可不做手术外,其余各型必须经手术纠正。

尿道下裂必须手术矫正。手术目的:第1,纠正下曲畸形,需切除阴茎腹侧纤维组织,完全伸直阴茎。第2,尿道成形并使其开口位置尽可能接近正常。可选择阴茎背侧包皮、膀胱黏膜、口腔黏膜等将尿道口延至龟头部位。严重的会阴型尿道下裂可选择分两期手术,手术后并发症尿瘘、狭窄有一定的发病率。

隐睾

隐睾(睾丸下降不全)是男孩较常见的生殖器发育异常,系一侧或两侧睾丸未降入阴囊而停留于下降途中任何部位,常并发腹股沟疝。未下降的睾丸停留在腹膜后,受体温影响,1岁以后就出现超微结构变化,2岁后基本丧失生精能力。青春期后,绝大多数隐睾发生萎缩,如系双侧,会影响生育能力。位置不正常的睾丸,尤其是位于腹膜后者,发生肿瘤的机会较正常人高20~40倍左右。

(一)病因

可能与以下因素有关:

(1)胎儿期将睾丸向下牵引的索状引带异常或缺损,睾丸便不能自腰部下降到阴囊。

(2)先天性睾丸发育不全,致使睾丸对促进性腺激素反应不敏感,失去激素对睾丸下降的动力作用。

(3)母体的下丘脑产生的黄体生成素释放激素(LHRH)使脑下垂体分泌黄体生成素(LH)和卵泡刺激素(FSH),它们作用于胎儿睾丸的:Legdig细胞产生睾酮,胎儿生长过程中,如果母体缺乏足量的促性腺激素,亦可影响胎儿睾丸下降的动力作用。

(二)临床表现

1. **阴囊空虚** 单侧或双侧阴囊空虚,触及不到睾丸,有时合并阴囊发育差。

2. **腹股沟肿块** 下降不全的睾丸可位于腹膜后或腹股沟,腹股沟型隐睾可在腹股沟触及肿块。

(三)诊断要点

根据临床体格检查基本可诊断。

B超:可提供睾丸大小及位置。

有时需和假性隐睾鉴别。假性隐睾是指睾丸位于腹股沟位置,但可以下拉到阴囊内,可停留一段时间,有时随温度变化在腹股沟及阴囊内滑动。

(四)治疗

> **特别提示** 1岁以内的隐睾仍有自行下降的可能,可暂时观察,并用药物治疗,效果不满意者,改行睾丸下降固定术。2岁以后隐睾保留意义不大,还会有恶变的可能。

1. 激素治疗 适宜于6个月到1岁的男孩。HCG(绒毛膜促性腺激素)1 500个单位肌内注射,每周2次,共三周。另有一种短期大剂量冲击疗法,每天肌注4 000~6 000个单位,共3天。如治疗有效,用药后2~3周,睾丸即有可能降入阴囊。

2. 合成LH-RH(促性腺激素释放激素,又称GnRH) 鼻内喷雾法,方法为LH-RH(1mg/ml)1.2mg,每天分3次鼻内喷雾,一个疗程为4周。本法对幼儿较适用,使用本法无效者再用HCG仍可有效,故上述二法可联合应用。如先用GnRH4周,每日1.2mg喷鼻,继用HCG3周,每周1 500个单位,可使成功率达73%。

3. 手术治疗

> **特别提示** 本病手术时机以生后1~2年时最好,最晚不应超过6周岁,治疗越早,则影响生育或发生癌变的机会越少。

手术治疗

(1)睾丸下降固定术:将精索游离延长,使睾丸降入阴囊,并固定于阴囊壁上。

(2)睾丸移植:如血管过短,无法拉入阴囊时(约占隐睾症的5%),可考虑进行睾丸自体移植术。

(3)睾丸切除术:一旦发现睾丸明显发育不良,萎缩变小或质地变软等丧失功能情况,应将隐睾切除,以防日后发生恶变。

第八节 小儿腹部肿块

腹部肿块(abdominal mass)来自腹壁、腹腔及腹膜后各个组织或器官的肿块,包括炎症和外伤所致的脓肿血肿和粘连性肿块,也有良性及恶性肿瘤性肿块。

表10-4 小儿腹部肿块的特点

部位	病因	临床	辅助检查	其他
上腹部	胆管扩张症	上腹部包块,渐进性黄疸,腹痛消瘦或伴发热	腹部B超CT提示肝门下囊性肿块,有时伴肝内胆管扩张	手术探查
	肝母细胞瘤	右上腹实质性包块,有时伴黄疸消瘦贫血	AFP增高影像学检查提示肝组织实质性包块,位置大小	
	假性胰腺囊肿	外伤史或胰腺炎史,囊性不活动包块,腹痛,胃肠道压迫症状	CT显示胰腺囊性肿块	
中下腹部	肠系膜囊肿	囊性包块,活动度大有时伴腹痛	B超提示囊肿图像	
	大网膜囊肿	囊性包块,活动度大囊肿破裂或扭转伴发腹痛	B超提示囊肿图像	
	卵巢囊肿	下腹部包块,扭转可伴发腹痛	影像学提示来自卵巢囊肿图像	
	卵巢畸胎瘤	下腹部包块	影像学提示下腹部实质型包块	
后腹膜腔	腹膜后畸胎瘤	多在1岁内发病,无痛性混合性包块,质地不均匀。可有肠道压迫症状	X线示有钙化斑,IVP显示正常肾脏,B超及CT有较高诊断价值。可表现AFP升高	
	肾母细胞瘤	季肋下无痛性实质性包块,光滑,活动一般	B超及CT、MRI有助于诊断及分期。IVP提示病变侧肾盂被推移,变形或破坏,或因充满肿瘤而不显影	
	神经母细胞瘤	生长迅速的实质性包块,坚硬呈结节状,可有压迫症状及发热,等全身症状	B超、CT、MRI有助于诊断及判断与周围脏器关系 IVP检查	尿液VMA测定

临床表现

1. 根据肿块的部位　参考腹腔内各脏器的位置,可以大概地确定肿块来自哪个脏器。各脏器的肿块多为单个,而蛔虫性肠梗阻、肠系膜淋巴结炎等常为多个肿块,大小亦不一样。炎性的肿块有明显压痛,位置较固定,非炎性肿块和移动性的内脏常无压痛。上腹部肿块多与肝、胆、胃、肾脏有关;中腹部多与小肠、腹膜后、网膜有关;下腹部多与卵巢、腹膜后组织有关。

2. 肿块性质　实质性多考虑恶性肿瘤,囊性多考虑良性。

3. 生长速度　恶性肿瘤生长较快,良性肿块生长较慢。

4. 病理性肿块多伴有不同的症状　如伴有高热,多见于急性炎性疾病;长期低热,则多为慢性炎性疾病;伴有腹痛、呕吐、腹泻、便血、黄疸等,多为消化系统的病变;出现血尿,或有尿频、尿急、尿痛或排尿困难时,要考虑泌尿系统疾病;恶性肿瘤,常有明显消瘦、疲乏无力、中度或重度贫血等表现。

其他非病理性包块:

(1)便秘的小儿,可在左下腹摸到一个或几个块状物,呈圆形或腊肠形,能被推动,触摸时孩子不痛或不哭闹,用开塞露等灌肠排便后可以消失,这是结肠内的积粪。

(2)在过度充盈的膀胱(尿潴留)有时表现为下腹正中可摸到一个圆形肿块,有时可高达脐部,边缘清楚光滑,经导尿处理后消失。

(3)患有消化不良或便秘的幼儿,会出现呈腊肠状、质地柔软、部位和大小可变动的腹部肿块,观察一段时间或经按摩、肛管排气后消失。

第十一章

DI SHI YI ZHANG

外科医师手册

运动系统疾病

YunDong XiTong JiBing

第一节　运动系统检查

在进行检查前必须明确人体的标准解剖学姿势。人体的标准解剖学姿势是指身体直立，面向前，两眼向正前方平视，两足并拢，足尖向前，上肢下垂于躯干的两侧，掌心向前。描述任何人体结构时，包括各关节，均应以此姿势为标准，即使被观察的客体、标本或模型处于俯卧位、仰卧位、横卧位或倒置，或只是身体的一部分，仍应依人体的标准姿势进行描述。

检查用具

1. 一般用具　同一般体格检查用具，如听诊器、血压计等。
2. 骨科用具
（1）度量用具：包括卷尺、各部位关节量角器、前臂旋转测量器、骨盆倾斜度测量计、枕骨粗隆垂线等。
（2）神经检查用具：包括叩诊锤、棉签、冷热水玻璃管、握力器等。

检查注意事项

1. 环境要求　检查室要求温度适宜，光线充足。检查女病人时要有女性工作人员或家属陪同。
2. 检查顺序　按照视、触、动、量顺序进行。先查健侧，再查患侧。全身检查可在局部检查之前或之后。
3. 显露范围　根据检查需要脱去上衣或裤子，充分显露检查部位，仔细检查。同时还要显露健侧作对比（如果双侧均有病变，应设法与正常人作对比）。
4. 检查体位　一般采取仰卧位，检查上肢及颈部可采取坐位，检查下肢和腰背部时还可采用下蹲位，特殊检查可采取特殊体位。
5. 检查手法　要求动作规范、轻巧，对患急性感染及肿瘤的病人检查应轻柔，对创伤病人要注意保护，避免加重损伤。
6. 其他事项　若病人配用矫形支具，如使用拐杖等，应检查是否合适，尽可能去除后，再做全身和局部检查。若病人采用石膏或夹板固定或牵引,应检查肢体位置,血循环情况,固定部位活动情况,牵引重量,局部皮肤有无破损,石膏、夹板是否完好无损,其松紧度是否合适。

一般项目

包括:①一般的全身检查;②与骨科伤病有关的其他专科检查,如骶尾部疼痛和骨盆不稳定型骨折病人应进行肛门指检。与骨科密切相关的一般检查有:

1. 发育与体型　发育状况通常以年龄、智力和体格成长状态(身高、体重及第二性征)之间的关系来判断。临床上把成年人的体型分为无力型(瘦长型)、超力型(矮胖型)和正力型(均称型)3种。

2. 营养状态　根据皮肤、毛发、皮下脂肪、肌肉的发育状况综合判断,也可通过测量一定时间内体重的变化进行判断。临床上分为营养良好、中等、不良3个等级。

3. 体位和姿势　体位是指病人身体在卧位时所处的状态。临床上常见的有:自动体位、被动体位和强迫体位。脊髓损伤伴截瘫的病人处于被动体位,而骨折和关节脱位病人为减轻痛苦常处于某种强迫体位。姿势是指举止状态而言,主要靠骨骼结构和各部分肌肉的紧张度来维持。

4. 步态　即行走时表现的姿态。步态的观察对疾病诊断有重要帮助。骨科常见的典型异常步态有:剪刀步态、摇摆步态、跨阈步态、跛行步态等。

骨科基本检查方法

骨科检查方法一般包括以下几项:视诊、触诊、动诊、量诊等,记录时亦应按此顺序记录。以上几种检查方法并非对每一病例都必须,一般视诊、触诊及动诊是必须检查的。

(一)视诊

应注意发育是否正常,左右是否对称,有无畸形,软组织是否肿胀,局部有无包块、脓肿、瘢痕、窦道,皮下有无瘀斑等。

1. 脊柱　颈、胸、腰椎生理曲度是否存在,胸腰段脊柱有无后、侧凸畸形,椎旁肌肉有无痉挛,腰骶部有无色素沉着等。

2. 骨盆　骨盆有无倾斜、臀肌有无萎缩。

3. 肩关节 两肩胛是否等高、对称,肩部是否浑圆,锁骨形态是否正常。一般"方肩"提示肩关节脱位、肩部肌肉萎缩提示腋神经麻痹等。

4. 肘关节 有无内外翻畸形,肘后三角是否正常。

5. 腕关节与手部 "餐叉"样畸形提示 Colles 骨折;"垂腕"提示桡神经损伤;"爪状手"提示尺神经损伤;"猿手"提示正中神经合并尺神经损伤。

6. 髋关节 有无髋内、外翻畸形,行走有无跛行等。

7. 膝关节 有无内外翻畸形,股四头肌有无萎缩。

8. 踝关节与足部 有无畸形(足内外翻、扁平足、马蹄足、踇外翻等)、跛行和肌肉萎缩等。

(二)触诊

(1)有无压痛,压痛提示劳损、骨折、肿瘤、感染等。
(2)骨性标志是否存在及有无异常。
(3)有无异常活动及骨擦感。
(4)包块:部位、硬度、大小、活动度、与邻近组织的关系以及有无波动感,据此来判断包块的性质等。
(5)局部温度和湿度,双侧应进行对比。
(6)肌肉有无痉挛或萎缩。

(三)动诊

1. 主动运动 ①肌力检查;②关节活动度测量。
2. 被动运动
3. 异常活动

(1)关节强直:创伤或疾病引起的关节运动功能完全丧失。
(2)关节运动范围减小:见于骨骼病变、肌肉痉挛或与关节相关联的软组织挛缩。
(3)关节运动范围超常:见于关节囊破坏,关节囊和支持韧带过度松弛或断裂以及特殊职业者,如杂技、舞蹈演员等。
(4)假关节活动:即在非关节部位的活动,见于肢体骨折不愈合。

(四)量诊

1. 长度测量 将肢体放在对称位置,以骨性标志为基点进行测量。
2. 周径测量 要求两侧肢体取同一水平部位测量、比较。
3. 关节运动幅度测量 主要检查各关节主动活动或被动活动的角

度。以关节中和位为 0°,自此测量各方向的活动度。

特殊检查

(一)脊柱

1. 颈部

(1)前屈旋转试验:颈部前屈,再左右旋转活动,若出现颈部疼痛,表明颈椎小关节退行性改变,提示颈椎骨关节病。

(2)上肢牵拉试验:上肢出现麻木或放射痛为阳性,阳性者提示颈椎神经根性受压(图 11-1)。

(3)颈椎间盘压缩试验(压头试验,Spurling 征):肢体出现放射性痛或麻木为阳性,阳性提示有神经根性损害,多见于神经根型颈椎病(图 11-2)。

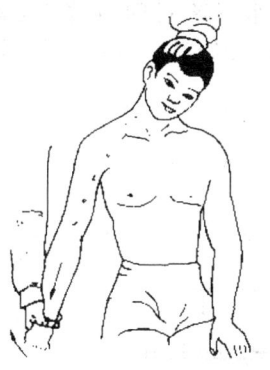 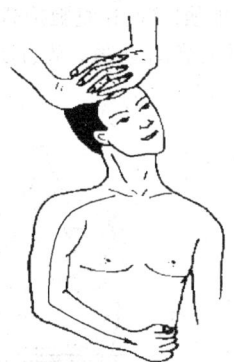

图 11-1　上肢牵拉试验　　　图 11-2　颈椎间盘压缩试验

2. 胸椎与背部　拾物试验:嘱病人拾起地上的物品,病人不能伸膝位弯腰而只能蹲位拾物者为阳性,提示胸、腰椎病变,尤其多见于腰椎结核(图 11-3)。

3. 腰椎与骶椎

(1)托马斯征(Thomas 征):患者仰卧,双下肢伸直,则腰椎出现前凸。屈曲健侧髋关节,使腰椎前凸消失,若患侧髋关节被迫屈曲,不能接触床面为阳性,提示腰椎或髋关节病变

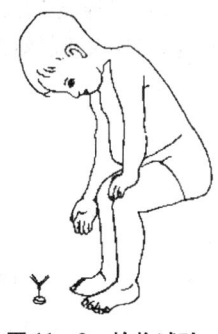

图 11-3　拾物试验

(图11-4)。

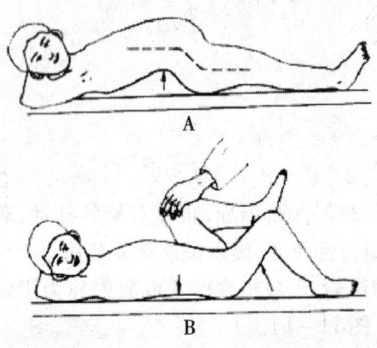

图11-4 托马斯征(Thomas征)

(2)直腿抬高试验:患肢在小于70°间出现放射性疼痛为阳性,提示坐骨神经根性受压,多见于腰椎间盘突出症(图11-5)。

(3)加强试验:在直腿抬高试验将患肢下降到刚好不痛的位置突然背屈踝关节,出现患肢放射性痛为阳性,其临床意义基本上同直腿抬高试验(图11-5)。

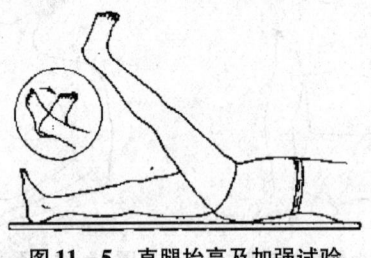

图11-5 直腿抬高及加强试验

(4)股神经牵拉试验:患者俯卧、屈膝,检查者将其小腿上提或尽力屈膝,出现大腿前侧放射性痛者为阳性,见于股神经受压(图11-6)。

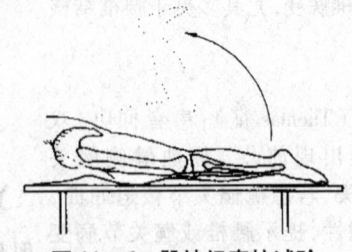

图11-6 股神经牵拉试验

(5) Lasegue 征：患者仰卧，屈髋、膝，于屈髋伸膝时，引起患肢痛或肌肉痉挛者为阳性。多见于腰椎间盘突出症（图 11-7）。

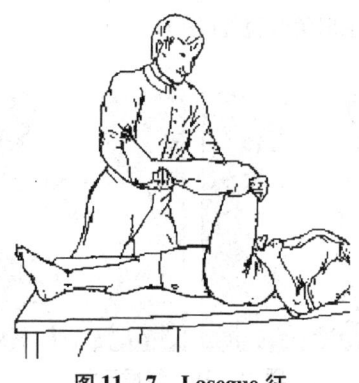

图 11-7 Lasegue 征

（二）骨盆环

1. 骨盆挤压分离试验　患者仰卧，检查者双手放于患者两髂前上棘，向中间挤压或分离骨盆，能诱发疼痛者为阳性，多见于骨盆骨折。

2. "4"字试验　患者平卧，被检查侧下肢屈髋屈膝，并将足放于对侧伸直的膝关节上，检查者一手固定对侧骨盆，另一只手下压同侧膝关节，引发骶髂关节疼痛者为阳性，提示骶髂关节病变（图 11-8）。

3. 伸髋试验　患者俯卧，屈膝至 90°，检查者一手压住患侧骶髂关节，一手向上提起患侧小腿，如能诱发骶髂关节部位疼痛，则为阳性，提示骶髂关节病变。

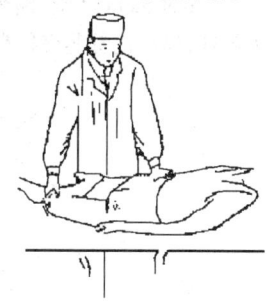

图 11-8 "4"字试验

（三）四肢关节

1. 肩关节与肩锁部

(1) Dugas 征：患侧肘关节屈曲 90°贴紧胸壁，手可搭于对侧肩部。若不能，提示该侧肩关节脱位（图 11-9）。

(2) 肱二头肌长头紧张试验：患者屈肘，前臂旋后，检查者给予阻力。当有肱二头肌长头腱炎时，结节间沟有痛感。

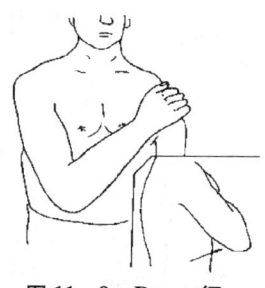

图 11-9 Dugas 征

2. 肘关节

(1)肘后三角与肘后直线:正常时,肘关节伸直,肱骨内外上髁与尺骨鹰嘴在一条直线上;当屈曲肘关节时,上述3点呈一等腰三角形。若三者关系改变,提示肘关节脱位(图11-10)。

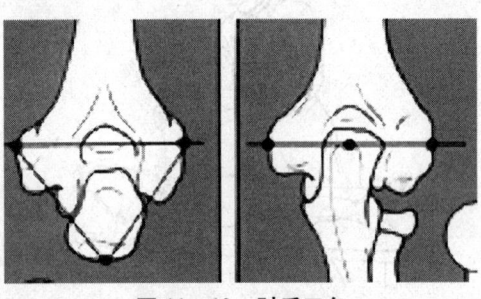

图11-10 肘后三角

(2)腕伸肌腱紧张试验:伸肘,屈腕,然后前臂旋前,此时肘外侧出现疼痛为阳性,提示肱骨外上髁炎。

3. 腕关节与手部

Finkel-Stein 试验:握拳并将手腕向尺侧弯曲,桡骨茎突处出现疼痛为阳性,提示桡骨茎突狭窄性腱鞘炎(图11-11)。

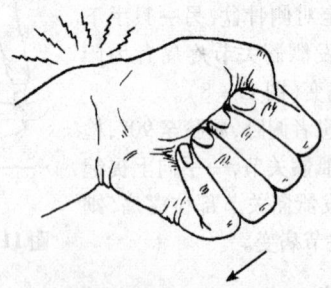

图11-11 握拳尺偏(Finkel-Stein)试验

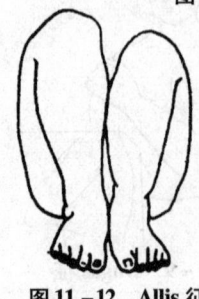

图11-12 Allis 征

4. 髋关节

(1)足跟叩击试验:直腿抬高,用拳叩击足跟,引发髋部疼痛者为阳性,提示髋关节炎症、结核等。

(2)Allis 征:患者仰卧,屈髋屈膝,双足并齐平放于床面,双膝不等高为阳性,多见于先天性髋关节脱位(图11-12)。

(3)Bryant 三角:患者仰卧,自髂前上棘向床面做垂线,再由大转子与髂前上棘的垂线画水平线,构成 Bryant 三角,若三角底边较对侧缩短,提示髋关节脱位或股骨颈骨折(图 11-13)。

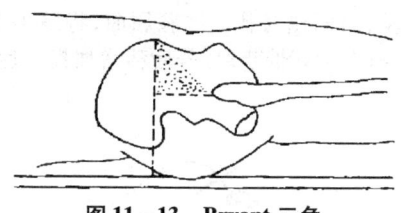

图 11-13 Bryant 三角

(4)髂坐线(Nelaton 线):患者侧卧,髂前上棘至坐骨结节的连线正好通过股骨大转子的最高点。若上移为阳性,提示髋关节脱位或股骨颈骨折(图 11-14)。

5. 膝关节

(1)髌骨按压试验:膝关节伸直按压髌骨并在髌股关节面上摩擦,引发疼痛者为阳性,多见于髌骨软骨软化症。

(2)浮髌试验:膝关节伸直,一手将髌上囊向下推压,另手轻压髌骨,若有浮动感为阳性,提示关节内积液(图 11-15)。

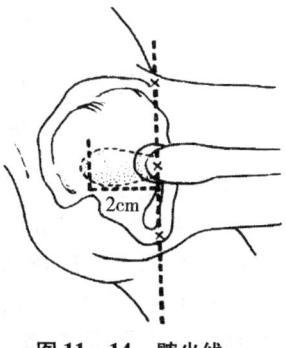

图 11-14 髂坐线
(Nelaton 线)

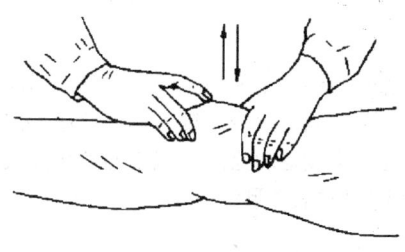

图 11-15 浮髌试验

(3)回旋挤压试验:患者仰卧,屈髋屈膝,检查者一手扶膝关节,另一手握住足跟极度屈膝,伸膝过程中小腿内收外旋有弹响且合并疼痛时,说明内侧半月板病变;小腿外展内旋有弹响并有疼痛者,说明外侧半月板病变。

(4)研磨试验:病人俯卧,膝关节屈曲 90°,检查者将小腿下压,并做内旋、外旋运动,使股骨髁与胫骨平台之间发生摩擦,若外旋发生疼痛,提示内侧半月板损伤,反之,为外侧半月板损伤;此后再上提小腿,并做内旋外旋运动,若外旋时引起疼痛,提示内侧副韧带损伤。

(5)抽屉试验:需两侧对比。髋膝屈曲,将膝关节前移或后拉,若前移增加提示前交叉韧带断裂,若后移增加提示后交叉韧带断裂(图11-16)。

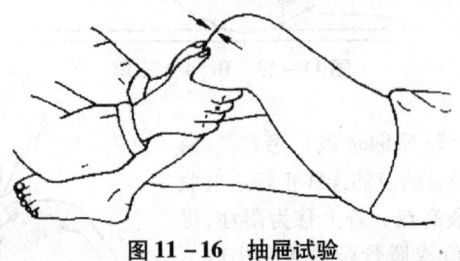

图11-16 抽屉试验

6.踝关节与足部

(1)前足横向挤压试验:检查者双手自前足两侧挤压前足引起疼痛,提示跖骨骨折、跖间肌损伤等。

(2)小腿三头肌挤压试验:患者俯卧,检查者以手捏其三头肌肌腹,足能屈曲为正常;反之,提示跟腱断裂。

神经系统检查

(一)感觉

人体皮肤感觉由脊髓发出的神经纤维支配,呈节段性分布。感觉有浅感觉、深感觉、复合感觉之分。浅感觉由触觉、痛觉、温度觉组成;深感觉指关节的位置觉或运动觉;复合感觉也称为皮质感觉,包括皮肤定位觉、实体辨别觉及体表图形觉。

(二)运动

1.肌力 指肌肉主动收缩的力量,目前通用的是Code 6级分法:
0级:肌力完全消失,无肌纤维收缩。
Ⅰ级:肌肉有收缩,不引起关节活动。
Ⅱ级:肌肉能收缩,可引起关节活动,但不能对抗肢体重力。
Ⅲ级:能对抗肢体重力,有关节活动,但不能对抗外来阻力。
Ⅳ级:能对抗外来阻力,使关节活动,但肌力仍较正常为弱。

Ⅴ级:肌力正常。

2. 肌张力　指静息状态下肌肉的紧张度。

(1)肌张力增加:①折刀现象:被动运动开始时阻力大,终末时突感减弱,见于锥体束损害。②铅管现象:被动运动时,伸肌与屈肌肌力均增加,如同弯曲铅管,见于锥体外系损害。

(2)肌张力减弱或消失:肌肉松软,被动运动时无任何抵抗感或抵抗力减弱,见于周围神经、脊髓灰质前角病变。

(三)反射

1. 浅反射　刺激体表感受器(如皮肤、黏膜)引起的反射。

(1)腹壁反射:上腹壁反射定位节段:$T_{7~8}$;中腹壁反射定位节段:$T_{9~10}$;下腹壁反射定位节段:$T_{11~12}$。

(2)提睾反射定位节段:$L_{1~2}$。

(3)肛门反射定位节段:$S_{4~5}$。

(4)跖反射定位节段:$S_{1~2}$。

浅反射减弱或消失表示反射弧中断或抑制。腹壁反射减弱还可见于老年人、皮下脂肪过厚及腹壁松弛。

2. 深反射　刺激肌肉、肌腱、骨膜和关节本体感受器而引起的反射。

(1)肱二头肌腱反射节段定位:$C_{5~6}$。

(2)肱三头肌腱反射节段定位:$C_{6~7}$。

(3)桡骨膜反射节段定位:$C_{5~8}$。

(4)膝腱反射节段定位:$L_{2~4}$。

(5)跟腱反射节段定位:$S_{1~2}$。

深反射减弱或消失,多为器质性病变,如末梢神经炎、神经根炎、脊髓前角灰质炎等。骨关节病和肌营养不良症亦可使深反射减弱或消失。

3. 病理反射　指当中枢神经系统(主要是锥体束)受损,其对脊髓的抑制作用丧失而出现的异常反射。与骨科有关的是Babinski征、Oppenheim征、Hoffmann征、踝阵挛征、髌阵挛等。

(四)自主神经检查

1. 括约肌　肛门及膀胱括约肌直接受骶髓的低级自主中枢控制,当骶髓或低位脊髓发生病损时,出现大、小便潴留;当高位脊髓发生病损时,则出现尿失禁、大便秘或失禁。

2. 性功能　当自主神经的低级中枢发生病损时,男性可出现阳痿或女性出现月经失调。

3. 皮肤情况　注意观察皮肤的色泽、温度、汗液分泌及营养状况。

(五)神经营养

周围神经损伤后,其支配区皮肤温度低、无汗、光滑、萎缩;指甲起嵴,呈爪状弯曲。无汗或少汗区一般与感觉消失区范围相符合。例如坐骨神经损伤后,易发生足底压迫性溃疡及冻伤等。

(六)周围神经检查

1. 桡神经损伤

(1)感觉:上臂损伤:手背桡侧,上臂下半的桡侧后部及前臂后部感觉减退或消失;前臂损伤:若伤及浅支,则出现手背桡侧、前臂后部感觉减退或消失。若只伤及深支,则无感觉障碍。

(2)运动:①上臂损伤:各伸肌广泛瘫痪,出现腕下垂、拇指及各手指下垂,不能伸掌指关节,前臂不能旋后,有旋前畸形、拇指内收畸形等;②前臂损伤:多伤及深支,因肘后肌、桡侧腕长伸肌均不受影响,所以不出现垂腕畸形、无旋前畸形,前臂能旋后,其余运动障碍与上臂损伤基本相同。

2. 正中神经损伤

(1)感觉:在掌侧拇、示、中指及环指桡侧半、大鱼际肌区、"背侧"示指、中指远节丧失感觉。

(2)运动:①腕部正中神经断裂,出现大鱼际肌萎缩,拇指不能对掌,不能与手掌平面形成90°;②肘部正中神经断裂,除上述改变外,尚出现拇指、示指不能屈曲现象,握拳时拇指和示指仍伸直。

3. 尺神经损伤

(1)感觉:手掌尺侧、小指全部和环指尺侧半感觉丧失。

(2)运动:①腕部损伤,手内肌广泛瘫痪,小鱼际肌萎缩,掌骨间明显凹陷,各手指不能内收、外展,拇指和示指不能对掌成O形。拇指和示指间夹纸试验显示无力;②肘部损伤,除上述表现外,尚不能向尺侧屈腕及屈环、小指远侧指间关节不能屈曲。

4. 坐骨神经损伤

(1)感觉:膝以下除小腿内侧和内踝处以外感觉均消失。

(2)运动:损伤部位在坐骨大孔处或坐骨结节以上,股后肌群、小腿前、外、后肌群及足部肌肉全部瘫痪;如在股部中下段损伤,只表现膝以下肌肉全部瘫痪。

5. 胫神经损伤

(1)感觉:感觉丧失区为小腿后外侧、足外侧缘、足跟及各趾的跖侧和背侧。

(2)运动:足不能跖屈和内翻,出现仰趾、外翻畸形,行走时足跟离地困难。

6.腓总神经损伤

(1)感觉:小腿外侧及足背皮肤感觉减退或消失。

(2)运动:足不能背屈及外翻,出现足下垂、内翻畸形等。

(丁 悦)

第二节 四肢及脊柱骨折

骨折概述

(一)骨折的临床表现及X线检查

1. 全身表现

(1)休克:多见于多发性骨折、股骨骨折、骨盆骨折、脊椎骨折和严重的开放性骨折。病人常因广泛的软组织损伤、大量出血、剧烈疼痛或并发内脏损伤等而引起休克。

(2)体温:一般骨折后体温正常。

> **特别提示** 出血量较大的骨折,体温略有升高,但通常不超过38℃。开放性骨折如有体温升高时,应考虑有感染的可能。

2. 局部表现

(1)畸形:骨折移位所致。
(2)反常活动:无关节的部位出现活动。
(3)骨擦音或骨擦感:骨折端互相摩擦造成。
(4)疼痛与压痛。
(5)局部肿胀与淤斑。
(6)功能障碍。

前3项为骨折的专有体征,如有专有体征其中之一,即可确诊骨折。

3. X线检查 对骨折的诊断有重要意义。凡是疑有骨折者均应X线摄片检查,X线检查不仅帮助诊断骨折、了解骨折的类型,而且还能指导治疗及判定骨折的愈合情况。

(二)骨折的并发症

1. 早期并发症

(1)休克。
(2)内脏损伤:肺损伤,肝、脾破裂,膀胱、尿道、直肠损伤等。

(3)重要动脉损伤:伸直型肱骨髁上骨折可能伤及肱动脉,胫骨上段骨折可能伤及胫前或胫后动脉。

(4)脊髓损伤:是脊柱骨折、脱位常见的严重并发症。如颈段和胸、腰段骨折脱位,出现损伤平面以下的截瘫。

(5)周围神经损伤:如上肢骨折可能损伤桡神经、正中神经和尺神经。

(6)脂肪栓塞:长管骨骨折可以引起肺、脑脂肪栓塞等。

(7)骨筋膜室综合征:根据缺血时间、程度不同,而表现不同:

> **特别提示** ①濒临缺血性肌挛缩——缺血早期:及时处理恢复血供,可无不良后果;②缺血性肌挛缩——较短时间而程度较重的不完全缺血:即使恢复血供,也要严重影响肢体功能;③坏疽——广泛长时间完全缺血:大量肌肉坏死,常需截肢。由于大量毒素进入血循环,可导致休克和急性肾衰竭等。

2.晚期并发症

(1)坠积性肺炎:长期卧床可发生,老年病人多见。

(2)压疮:长期卧床病人,局部长期受压造成软组织血液供应障碍,易形成压疮。

(3)骨化性肌炎:关节扭伤、脱位及关节附近的骨折,在关节附近软组织内可有广泛骨化。

(4)感染:开放性骨折有发生感染可能。

(5)创伤性关节炎:关节内骨折未准确复位,畸形愈合后,造成关节面不平整。

(6)关节僵硬:是骨折和关节损伤最为常见的并发症。

(7)缺血性骨坏死:常见的有股骨颈骨折后股骨头缺血性坏死。

(8)缺血性肌挛缩:是骨折的严重并发症,是骨筋膜室综合征处理不当的严重后果。

(三)骨折的急救及治疗

1.急救的目的及急救固定的目的

(1)骨折急救的目的:是用最简单而有效的方法抢救生命,保护患肢,迅速转送,以便尽快得到妥善处理和救治。具体包括:①一般处理;②创口包扎;③妥善固定;④迅速运输。

(2)急救固定的目的:①避免骨折在搬运过程中造成周围软组织

及血管、神经等损伤;②减少骨折端的活动,减轻病人痛苦;③便于运送。

2.治疗原则

(1)复位:将移位的骨折段恢复正常或近乎正常的解剖关系,是治疗骨折的首要步骤,也是骨折固定和功能锻炼的基础。

(2)固定:将骨折维持于复位后的位置,是骨折愈合的关键。

(3)功能锻炼:目的是在不影响固定的前提下,尽快恢复患肢肌、肌腱、关节囊等软组织的舒缩活动,以防止发生肌萎缩、骨质疏松、软组织粘连、关节僵硬等并发症。

3.常用复位和固定方法

(1)复位方法:手法复位、切开复位(手术)、牵引复位。

(2)固定方法:①外固定:小夹板、石膏绷带、牵引和骨外固定器、外展架。②内固定:接骨板、螺丝钉、髓内针、加压钢板等。

4.复位标准

(1)解剖复位:骨折段通过复位恢复了正常的解剖关系,即骨折对位对线完全良好。

(2)功能复位:经复位两骨折段虽未恢复正常解剖关系,但骨折愈合对肢体功能无明显影响。

> **特别提示** 功能复位的标准:①旋转移位、分离移位必须完全矫正;②缩短移位下肢成人不超过1cm,儿童无骨骺损伤者不超过2cm;③成角移位,下肢侧方成角移位,与关节活动方向垂直,必须完全矫正;上肢前臂双骨折要求对位对线良好;④长骨干横形骨折,骨折端对位至少达1/3,干骺端至少达3/4。

(四)骨折的愈合

1.愈合过程

(1)血肿机化演进期:使骨折端为纤维连接,这一过程在骨折后2周完成。

(2)原始骨痂形成期:形成原始骨痂,一般需4~8周。

(3)骨痂改造塑型期:骨折部位形成骨性连接,骨髓腔重新沟通,恢复正常结构,一般需8~12周。

2.影响骨折的因素

(1)全身因素:年龄、健康情况。

(2)局部因素:①骨折的类型和数量。②骨折部的血液供应:血运丰富,愈合快;血供差,则愈合慢。③软组织损伤程度:严重软组织损伤,特别是开放伤,直接破坏血供,影响骨折愈合。④骨折间软组织嵌入:影响骨折端的对合、接触,使骨折难以愈合。⑤感染:由于感染可导致骨髓炎、软组织坏死和死骨形成,严重影响骨折愈合。⑥治疗不当:反复多次手法复位;切开复位时软组织和骨膜剥离过多;开放性骨折清创时摘除碎骨块;牵引力过大导致骨折端分离;骨折固定不牢固;过早和不当的功能锻炼。

上肢骨折

(一)锁骨骨折

间接和直接暴力均可引起锁骨骨折,但间接暴力为多,如跌倒时,手掌、肘部或肩部着地,传导暴力冲击锁骨发生骨折,多为横行或短斜形骨折。

1. 临床表现及诊断

(1)局部肿胀、淤血、压痛或畸形,可触及移位的骨折断端。

(2)患肩下沉,病人常用健侧手托患肢肘部,同时头部向患侧倾斜。

(3)患肢活动障碍。

(4)可合并神经、血管损伤,气胸。

(5)检查时可见畸形或触到骨折端,有局限性压痛和骨擦感。

(6)X线摄片可确诊。

2. 治疗方法

(1)青枝骨折、不全骨折或内 1/3 移位不大的骨折,可仅用三角巾悬吊患肢 1~2 周。

(2)有移位的骨折,可于手法复位后用横"8"字绷带或锁骨带固定。外固定后应密切观察有无血管、神经压迫症状,需随时予以调整。3~4 周后,即可拆除外固定(图 11-17、11-18)。

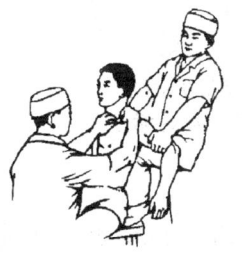 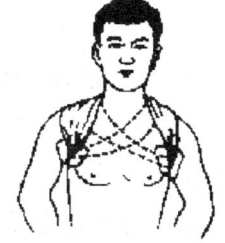

图 11-17　锁骨骨折复位手法　　图 11-18　锁骨骨折"8"字绷带

(3)开放骨折;合并血管、神经损伤骨折;有喙锁韧带断裂的锁骨外端或外1/3移位骨折;骨折畸形愈合影响功能,不愈合或少数要求解剖复位者,可切开复位内固定。

(二)肱骨外科颈骨折

1. 解剖概要　肱骨外科颈为肱骨大结节、小结节移行为肱骨干的交界部位,是松质骨和密质骨的交界处,位于解剖颈(肱骨头周围的环形沟)下2~3cm,有臂丛神经、腋血管从内侧经过,因此该骨折可合并神经、血管损伤。

2. 骨折分类　根据暴力作用的大小、方向、肢体位置及病人的骨质情况等因素分类①无移位骨折;②外展型骨折;③内收型骨折;④粉碎型骨折。(图11-19、11-20)

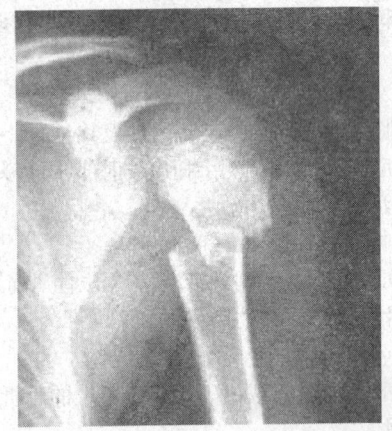

图11-19　肱骨外科颈骨折(外展型)

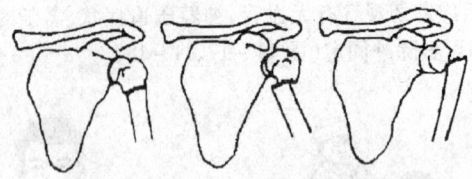

图11-20　肱骨外科颈骨折类型
(1)无移位型;(2)外展型;(3)内收型

3. 治疗
(1)无移位型骨折:不需要手法复位,用三角巾悬吊3~4周即可开始功能锻炼。

(2)外展型骨折：手法复位，外固定方法治疗。

(3)内收型骨折：手法复位，外展架固定为好。

(4)粉碎型骨折：①严重者年龄过大，全身状况差，可用三角巾悬吊；②手法复位难以成功，可采用手术切开复位内固定治疗；③对青壮年严重粉碎骨折可采用尺骨鹰嘴骨牵引，辅以手法复位，小夹板固定。

(三)肱骨干骨折

较常见，占全身骨折发生率3%。好发于骨干的中部，中下1/3骨折易合并桡神经损伤（图11-21）。

1.临床表现 患肢疼痛、肿胀并出现上臂缩短、畸形、异常活动和骨擦音。并发桡神经损伤时可出现垂腕、各掌指关节不能伸直，拇指不能伸直以及手背桡侧皮肤有感觉减退或消失。

2.治疗

(1)手法复位、外固定：在充分牵引下，按骨折移位的反方向，矫正成角及侧方移位后使用石膏或小夹板固定。

(2)切开复位、内固定：

> **特别提示** 指征：①反复手法复位失败者；②骨折端有分离移位或有软组织嵌入者；③合并神经血管损伤者；④陈旧骨折不愈合者；⑤同一肢体有多发骨折；⑥病理性骨折；⑦开放性骨折。

可根据情况采用钢板、螺钉、钢线或髓内针等固定（图11-22）。

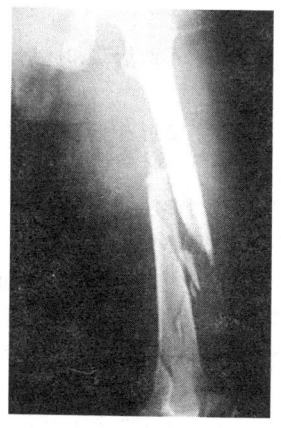

图11-21　肱骨干粉碎性骨折

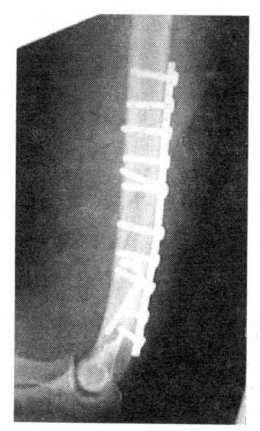

图11-22　肱骨干粉碎性骨折内固定

(四)肱骨髁上骨折

1. 分类及其表现

(1)伸直型:较常见,以儿童为多。骨折线从前下方斜向后上方。

1)临床表现:伤后肘部疼痛、肿胀、皮下淤斑,肘部向后突出,并处于半屈位。局部压痛,有骨擦音及异常活动,肘后三角关系正常。

> 应注意:①血管损伤:大多系挫伤和压迫后发生血管痉挛。早期症状为剧烈疼痛,动脉搏动消失,手部皮肤苍白、发凉、麻木,若不及时处理可发生前臂肌缺血性坏死、缺血性肌挛缩,导致爪形手畸形,造成严重残疾。②神经损伤:包括桡神经损伤、尺神经损伤和正中神经损伤。

2)治疗:①非手术治疗:无移位或移位很小的骨折,可单纯中立位石膏固定3~4周,然后开始逐步练习肘关节伸屈活动。6周左右待骨折愈合后则去掉三角巾。②手术治疗。

(2)屈曲型:骨折线从后下方斜向前上方。

1)临床表现:基本同伸直型,但与伸直型不同的是在肘部后方可触到骨折端,合并血管、神经损伤者较少。

2)治疗:①非手术治疗:屈曲牵引后,可单纯石膏固定6周,然后开始逐步练习肘关节伸屈活动。②手术治疗:闭合复位失败或不能维持对位者,可行切开复位内固定术。

(五)桡骨远端骨折

1. 好发年龄 6~10岁和60~69岁。

2. 临床表现 腕背伸位跌倒,腕部剧痛、肿胀,不敢活动和握拳。

3. 分型及常见畸形

(1)伸直型(Colles骨折)畸形表现:①"餐叉"畸形:因远折端移向背侧,侧面可见典型的"餐叉"样畸形。②"枪刺刀"状畸形:因远折端向桡侧移位,且有缩短移位时桡骨茎突上移至尺骨茎突同一平面,甚至高于尺骨茎突的平面,呈"枪刺刀"状畸形(图11-23)。

(2)屈曲型(Smith骨折)畸形表现:与伸直型相反,故称反Colles骨折,可见骨折远端向掌侧桡侧移位,而近端向背侧移位。

4. 治疗 无明显移位和稳定的嵌插骨折,可行闭合复位石膏或夹板固定。保守治疗失败者需手术治疗。

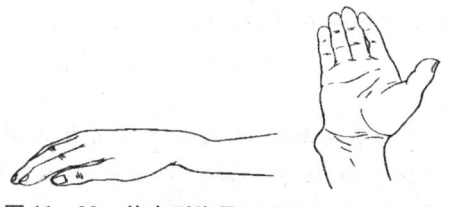

图 11-23　伸直型桡骨下端骨折后手的畸形

左图"餐叉"畸形,右图"枪刺刀"状畸形

下肢骨折

(一)股骨颈骨折

1. 成人股骨头的血供来源(图 11-24)

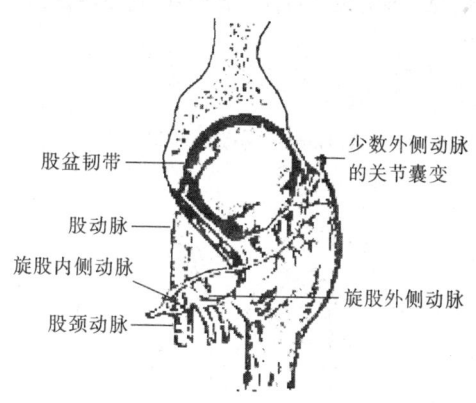

图 11-24　股骨头血液供应

(1)股骨头圆韧带内的小凹动脉:它只供应股骨头少量血液,局限于股骨头的凹窝部。

(2)股骨干滋养动脉升支:对股骨颈血液供应很少。

(3)旋股内、外侧动脉的分支:是股骨颈的主要血液供应来源。

2. 股骨颈骨折的分类

(1)按骨折线的部位分类

> **特别提示**
>
> ①股骨头下骨折:骨折线位于股骨头下,损伤旋股内、外侧动脉的营养支。导致股骨头严重缺血,坏死率高。

> ②经股骨颈骨折:骨折线位于股骨颈中部,常呈斜形,可使股骨干滋养动脉升支损伤,易发生股骨头坏死或骨折不愈合。
> ③股骨颈基底骨折:骨折线位于股骨大、小转子连线处。因骨折部位对股骨头血供干扰较小,容易愈合,股骨头坏死率低。

(2) 按 X 线表现分类

> ①内收骨折:是指 Pauwels 角(远端骨折线与两髂嵴连线所成的角度)大于 50°的骨折,属于不稳定骨折,容易移位。
> ②外展骨折:是指 Pauwels 角小于 30°的骨折,属于稳定骨折,但如果处理不当或继续扭转,也会移位,变为不稳定骨折。

(3) 按移位程度,根据 Garden 分类(图 11-25)

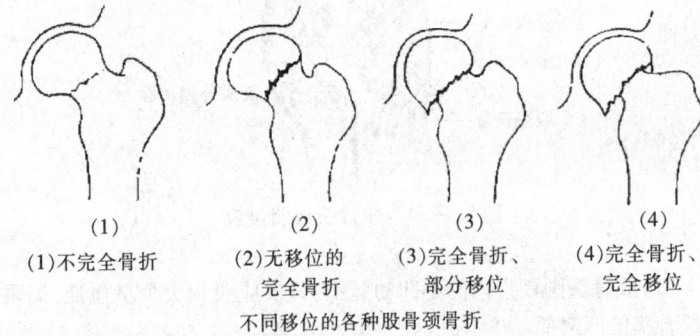

(1) 不完全骨折　(2) 无移位的完全骨折　(3) 完全骨折、部分移位　(4) 完全骨折、完全移位

不同移位的各种股骨颈骨折

图 11-25　股骨颈骨折移位类型

1) 不完全骨折:骨的完整性存在,仅有裂纹。
2) 完全骨折:骨折线贯通股骨颈,完整性受到破坏,可分为:无移位的完全骨折;部分移位的完全骨折;完全移位的完全骨折。

3. 临床表现　外伤后患髋疼痛,多数不能站立行走。

(1) 伤侧足呈 45°~60°的外旋畸形,患肢缩短(图 11-26)。

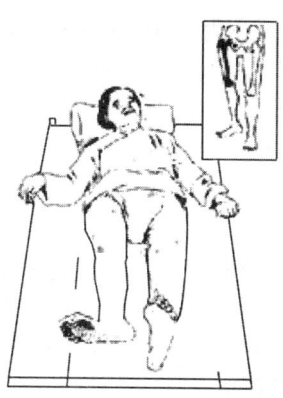

图 11-26　股骨颈骨折后外旋畸形

(2)患髋有压痛,下肢轴向叩痛。

(3)Bryant 三角底边短缩,股骨大转子顶端在 Nelaton 线之上,大转子明显突出。

(4)"嵌插"型骨折的病人有时仍能行走,疼痛很轻,但伴有因疼痛引起的跛行。

4.治疗

(1)非手术疗法

> **特别提示**　①无明显移位的外展"嵌插"型骨折,可用持续皮牵引 6~8 周。老年病人应鼓励取半卧位,做股四头肌舒缩运动,踝关节和足趾做屈伸运动。3 个月后可考虑扶腋杖下地行走。骨折愈合后,一般在 6 个月后,可脱离腋杖行走。非手术疗法,不进一步加重血供的破坏,故股骨头的坏死率低。②对年龄过大,体力较差,不宜手术者,可做皮牵引,保持下肢于中立位,病人半卧位,3 个月后,骨折虽未愈合,但仍能扶腋杖下地活动。

(2)手术疗法

> **特别提示**　手术指征:内收型有移位的骨折;65 岁以上股骨头下型骨折;青少年的股骨颈骨折;股骨颈陈旧性骨折不愈合、影响功能的畸形愈合、股骨头坏死或合并髋关节骨性关节炎等可采用手术治疗。

手术方法:闭合复位内固定;切开复位内固定;人工关节置换术。

股骨干骨折

1. 诊断
(1)病史:有明显外伤史(直接暴力或间接暴力)。
(2)症状:患肢剧烈疼痛、肿胀、畸形及肢体活动受限。
(3)体征:①患肢大腿肿胀、缩短、畸形,髋膝关节不能活动。②完全骨折可有骨擦音或骨擦感。
(4)X线片可明确骨折的部位、类型以及移位情况。
2. 治疗
(1)非手术治疗

> **特别提示**
> 大多数股骨干骨折可采用非手术疗法治疗。①横骨折:可在麻醉下做手法复位,然后用牵引装置维持复位,大腿用夹板固定,一般需要牵引8~10周。②斜形、螺旋形、粉碎骨折。可直接做持续骨牵引。③产伤引起的新生儿股骨干骨折。可将伤肢用绷带固定于胸腹部,2周后拆除绷带,骨折即可愈合。④3岁以内的儿童一般均可采用垂直悬吊牵引,3~4周时X线检查见有骨痂生长后,可除去牵引。⑤超过3岁的儿童,一般不宜用悬吊牵引,可采用手法复位、小夹板固定、持续皮牵引治疗;或手法复位石膏固定。

(2)手术治疗

> **特别提示**
> 手术指征:①非手术治疗失败;②同一肢体或其他部位有多处骨折;③伴有血管神经损伤;④不宜卧床过久的老年人;⑤病理性骨折;⑥陈旧性骨折且伴有严重成角畸形。

手术方法:①切开复位,钢板螺钉内固定;②切开复位髓内针内固定或闭合带锁髓内针内固定。

胫腓骨骨折

1. 解剖概要

> **特别提示**
>
> 胫骨中上段的横切面呈三棱形,而下 1/3 呈四方形,两者移行交接处,由于骨的形态转变,为容易发生骨折的部位。胫骨的前内侧位于皮下,又有棱角,故骨折端极易穿破皮肤而形成开放性骨折。胫骨的营养血管从胫骨上、中 1/3 交界处入骨内,在中、下 1/3 处的骨折使营养动脉损伤,供应下 1/3 的血循环明显减少,同时胫骨下 1/3 血供本来就少,因此,胫骨中下 1/3 交接处骨折时,易发生骨折延迟愈合或不愈合。腓总神经于腓骨颈外侧走行,骨折易受损伤。

2. 临床表现　患肢疼痛、肿胀、畸形和功能障碍是其主要症状。

> **特别提示**
>
> 胫骨上 1/3 骨折时,由于下骨折段向上移位,腘动脉分叉处受压,可造成小腿下段的严重缺血或坏死。
>
> 胫骨中 1/3 骨折时,如严重挤压伤,淤血可关闭在小腿的骨筋膜室内,增加室内的压力,造成缺血性肌挛缩或坏疽。

3. 治疗目的　恢复小腿长度、对线和负重功能。
稳定性横骨折和短斜骨折:闭合手法复位后石膏固定。
不稳定性骨折:可结合牵引行内固定治疗。

脊柱骨折

(一) 临床表现

(1) 有严重外伤史,如从高空落下,重物打击头、颈、肩或背部,跳水受伤,塌方事故时被泥土、矿石掩埋等。
(2) 颈椎损伤时,有头、颈痛,不能活动,伤员常用两手扶住头部。

> **特别提示** 检查时肿胀和后突畸形并不明显,但有明显压痛时检查脊柱时要注意位于中线的局部肿胀和明显的局部压痛;以及有无脊髓或马尾神经损伤的表现。

(3)胸腰椎损伤后,病人有局部疼痛,腰背部肌痉挛,常有后突畸形,不能起立,翻身困难,感觉腰部软弱无力。腹膜后血肿刺激腹腔神经节,引起肠蠕动减慢,出现腹胀、腹痛、大便秘结等症状。

(二)X线表现

X线摄片是首选检查,对于明确诊断,确定损伤部位、类型和移位情况,以及指导治疗,有重要意义。CT检查可显示骨折情况,有否骨折碎片进入椎管内。MRI可显示脊髓损伤情况。

(三)脊髓损伤程度的分类

1. **脊髓震荡** 脊髓遭受强烈震荡后,可有暂时性功能抑制,发生传导障碍。伤后立即发生弛缓性瘫痪,损伤平面以下的感觉、运动、反射及括约肌功能丧失。几分钟或数小时可完全恢复。

2. **脊髓挫伤与出血** 外观虽然完整,但脊髓内部有出血、水肿、神经细胞破坏和神经传导纤维束的中断。

3. **脊髓断裂** 脊髓连续性中断,可分完全性和不完全性。

4. **脊髓受压** 骨折脱位、小骨折片、损伤的椎间盘、向内挤入的黄韧带及硬膜外血肿等压迫脊髓。

5. **马尾损伤** 第2腰椎以下骨折脱位可引起马尾损伤。表现为弛缓性瘫痪。

(四)脊髓损伤严重程度的评定标准

Frankel法:将损伤平面以下的感觉和运动存留情况分为5个级别。

(五)治疗

1. 急救搬运

(1)用担架或木板搬运。

(2)先使伤员两下肢伸直,两上肢也伸直放身旁。担架或木板放在伤员一侧,2~3人将伤员躯干成一整体滚动,移至担架或木板上(这叫滚动法)(图11-27)。不要使躯干扭转。或3人用手同时平托将伤员移至担架或木板上(这叫平托法)(图11-28)。

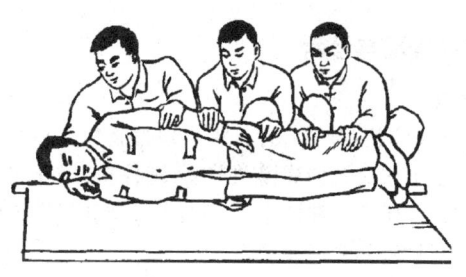

图 11-27 滚动法

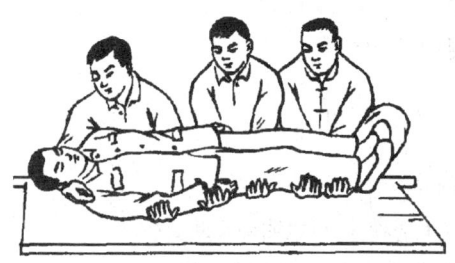

图 11-28 平托法

特别提示: 禁用搂抱或一人抬头、一人抬足的方法,因这些方法将增加脊柱的弯曲,从而加重脊柱和脊髓的损伤。

(3)对颈椎损伤的伤员,要有专人托扶头部,沿纵轴向上略加牵引,使头、颈随躯干一同移动。

2. 治疗原则及手术指征

(1)有严重复合伤者,应积极治疗,抢救生命。

(2)有骨折脱位的应尽快复位固定,以恢复脊椎的原状。

(3)对于稳定的脊柱骨折且不伴有神经症状者可采用非手术治疗。

(4)有脊髓压迫者,应及早手术解除压迫,把保证脊髓功能恢复作为首要问题。其手术指征:①颈、胸、腰椎骨折脱位有关节突绞锁;②X线片显示有骨折碎片进入椎管内压迫脊髓;③截瘫平面不断上升;④手法复位不满意,腰椎穿刺显示脑脊液有梗阻。

(5)积极防治并发症。

骨盆骨折

主要由于压砸、挤撞或高处坠落等损伤所致,多系闭合伤。

（一）临床表现与诊断

1. 临床表现

（1）骨折本身症状：单纯耻骨骨折出现腹股沟及阴部疼痛；髂前部撕脱骨折常有皮下淤血及伸屈髋关节痛；耻骨联合分离时可触及耻骨联合处间隙增大及压痛。常见体征：①骨盆分离和挤压试验阳性；②双下肢不等长、不对称；③会阴部淤斑。

（2）合并损伤及并发症表现：休克、直肠肛管损伤、女性生殖器损伤、尿道及膀胱损伤、神经损伤、大血管损伤。

（3）腹部脏器损伤表现。

2. 诊断

（1）有强大暴力外伤史。

（2）血压低或休克。

（3）有典型症状、体征。

（4）X线、CT的检查，可以明确诊断。

（5）血尿考虑有尿道、膀胱或肾的损伤。

（6）腹腔穿刺吸出不凝血液可考虑有内脏损伤。

（二）常见的并发症

1. 腹膜后血肿　骨盆主要为松质骨，邻近有许多动脉和静脉丛，血液供应丰富。因此，骨折后可引起广泛出血。

2. 尿道或膀胱损伤　尿道损伤远较膀胱损伤为多见。

> **特别提示**　当有双侧耻骨支骨折以及耻骨联合分离时，尿道损伤的发生率较高。

3. 直肠损伤　多见于骨盆骨折伴有会阴部开放性损伤。

4. 神经损伤　多在骶骨骨折时发生，主要是腰骶神经丛和坐骨神经易受伤。

（三）治疗

1. 治疗原则

（1）积极的全身治疗。

（2）有休克者应积极抢救。

（3）各种危及生命的并发症应着重处理。

（4）固定骨盆骨折本身。

2.治疗方法

(1)稳定性骨折、移位不明显者,只需卧床休息。
(2)耻骨联合左右分离者,可行骨盆兜悬吊牵引固定。
(3)骶骨骨折有移位者,可行肛门指诊复位。
(4)耻骨上下支骨折并骶髂关节脱位者,可在麻醉下,手法复位。
(5)腹膜后出血严重者可在 X 线下行髂内动脉造影及栓塞。
(6)膀胱尿道损伤,可行修补膀胱造瘘术。
(7)直肠损伤,应剖腹探查。

(丁 悦)

第三节 手 外 伤

手部损伤的检查

(1)检查创口的部位、大小、损伤性质和皮肤缺损情况。
(2)检查深部组织,包括神经、肌腱、骨和关节等损伤情况。疑有骨折、脱位者应做 X 线检查。
(3)检查手部血循环情况,了解主要血管有无损伤及损伤性质。

手外伤的处理原则

1. 早期彻底清创

> **特别提示**
> (1)手部创口应争取在伤后尽快进行清创处理,一般不迟于 6~8 小时。清创越早,感染机会就越少,疗效也就越好。
> (2)最好在止血带控制下清创,既可减少出血,又使术野清晰,便于解剖组织,缩短手术时间。
> (3)清创时要按着从浅层到深层的顺序进行。

2. 正确处理深部组织损伤　尽量保留和修复损伤的组织,最大限度保留手的功能。

> **特别提示**
> (1)污染严重,外伤超过 12 小时以上,或修复技术有困难者,可仅做清创和闭合伤口,不修复深部组织。
> (2)有骨折和脱位者必须复位固定。
> (3)肌腱和神经损伤,可待创口一期愈合后,再做二期修复。

3. 早期闭合创口

特别提示

(1) 创缘整齐,一般采用单纯直接缝合。

(2) 创口纵行越过关节,或与指蹼边缘平行,或与皮纹垂直者,应采用"Z"字成形术。

(3) 张力过大的创口,宜采用自体中厚皮片覆盖。

(4) 创底组织血循环不佳者,可尽量游离周围的软组织予以覆盖,然后植上中厚皮片。

(5) 皮肤缺损严重,并有肌腱神经、血管外露者不适合于游离植皮者,可考虑用带蒂皮瓣移植。

(6) 若受伤后时间较长,发生感染的可能性较大者,清创后不宜缝合创口,可引流3~5天。再次清创,延期缝合或植皮。

4. 正确的术后处理

特别提示

(1) 术后用石膏托将手固定于功能位。

(2) 包扎时用纱布隔开手指,同时露出指尖,以便观察指端血循环。

(3) 将桡骨茎突部的敷料剪开,定期检查桡动脉搏动。

(4) 抬高患肢,防止肿胀,若术后肿胀明显,要放松绷带减压。

(5) 肌内注射破伤风抗毒血清,并应用抗生素。

(6) 神经、肌腱、血管修复后要固定于无张力状态,时间:血管吻合者2周,肌腱修复者3~4周,神经修复者4~6周。

常见的手部外伤

1. 切割伤
2. 刺伤
3. 挤压伤
4. 指端缺损

(丁 悦)

第四节 骨与关节感染

化脓性感染

(一)化脓性骨髓炎的感染途径

1. 血源性骨髓炎 细菌从身体其他部位的化脓性病灶中经血液循环播散至骨骼,在身体抵抗力差的情况下发生骨髓炎。

2. 创伤后骨髓炎 细菌从伤口直接进入骨骼,如开放性骨折发生感染,或骨骼手术后出现的骨髓炎。

3. 外来性骨髓炎 邻近软组织感染蔓延至骨骼,如脓性指头炎引起指骨骨髓炎,慢性小腿溃疡引起的骨髓炎。

(二)急性血源性骨髓炎

最常见于3~15岁的儿童和少年,男多于女,好发于胫骨上段和股骨下段,其次为肱骨与髂骨最常见致病菌是溶血性金黄色葡萄球菌,其次是乙型链球菌。

1. 临床表现 发病前常有外伤史。起病急骤,有寒战,继而出现高热至39℃以上,呈弛张热,有明显的全身中毒症状。儿童可有烦躁不安、呕吐与惊厥,严重者可发生昏迷或感染性休克。早期患肢局部剧痛,肢体半屈曲状,周围肌肉痉挛,因疼痛抗拒做主动和被动活动,局部皮温高,有局限性压痛,肿胀并不明显。数天后可出现局部皮肤水肿,发红,压痛更加明显,说明已形成骨膜下脓肿。脓肿穿破骨膜后成为软组织深部脓肿,此时疼痛反可减轻,但局部红、肿、热、压痛却更为明显。若脓液进入骨干骨髓腔后,整个肢体剧痛肿胀,严重时可发生病理性骨折。

急性骨髓炎的自然病程可以维持3~4周,脓肿穿破后疼痛即刻缓解,体温逐渐下降,脓肿可穿破皮肤形成窦道,病变转入慢性阶段。

2. 早期诊断 急性骨髓炎的诊断为综合性诊断,有下列表现均应考虑有急性骨髓炎的可能。

(1)急骤的高热与毒血症表现。

(2) 长骨干骺端疼痛而不愿活动肢体。
(3) 病变区有明显的压痛。
(4) 白细胞计数和中性粒细胞数增高,血培养阳性。
(5) 局部分层穿刺具有重要的诊断价值。

> **特别提示** 即在压痛明显处进行穿刺,边抽吸边深入,不要一次穿入骨内,抽出浑浊液体或血性液做涂片检查与细菌培养,涂片中发现大量脓细胞或细菌,即可明确诊断。

(6) 影像学表现

> **特别提示** X 线检查,由于急性骨髓炎起病后 14 天内的 X 线检查往往无异常发现,因此早期 X 线检查阴性不能排除骨髓炎。通常早期的 X 线表现为层状骨膜反应和干骺端骨质稀疏。两周后必须复查 X 线。CT 检查可提前发现骨膜下脓肿,但细小的骨脓肿仍难以显示。核素骨显像一般于发病后 8 小时内即可有阳性结果,但不能做出定性诊断,只能定位,因此只有间接助诊价值(图 11-29、11-30)。

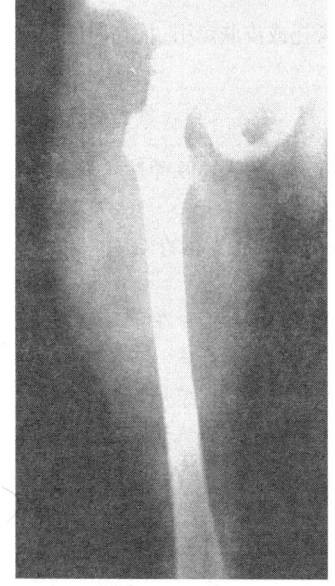 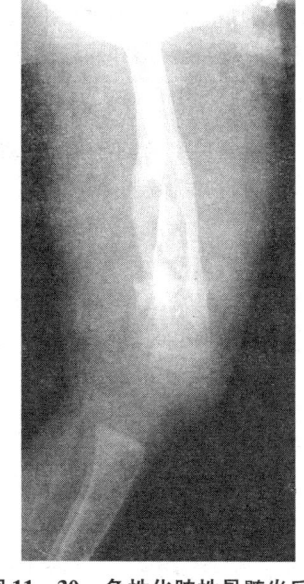

图 11-29 急性化脓性骨髓炎前期　　图 11-30 急性化脓性骨髓炎后期

3. 治疗方法

(1) 全身治疗：加强全身支持治疗。高热时应降温、补液、纠正酸中毒，给予富含蛋白质和维生素的饮食。可补给少量新鲜血液以增加病人抵抗力。

(2) 抗生素治疗：对疑有骨髓炎的病例应尽早开始足量抗生素治疗，宜选用广谱抗生素。待致病菌分离和敏感试验有结果后再针对性地给予适宜抗生素。

> 治疗后可出现4种结果：
> 1) 在X线片改变出现前，全身及局部症状消失。
> 2) 在X线片改变后，全身及局部症状消失，说明脓肿已被控制，有被吸收的可能。
> 上述两种情况均不需手术治疗，但抗生素应至少连续使用3周。
> 3) 全身症状消退，但局部症状加剧，说明抗生素不能消灭脓肿，需要手术引流。
> 4) 全身症状和局部症状均不消退，说明致病菌对所用抗生素具有耐药性、有骨脓肿形成或产生迁徙性脓肿等，均需手术切开引流。

(3) 局部治疗：早期使用夹板、石膏托或皮肤牵引，抬高患肢并保持功能位，可防止畸形和病理性骨折。

(4) 手术治疗

> 1) 目的：引流脓液，减少毒血症；防止急性骨髓炎转变为慢性骨髓炎。
> 2) 时机：手术治疗宜早，最好在抗生素治疗后48～72小时仍不能控制症状时进行手术。
> 3) 方法：有钻孔引流和开窗减压两种，即在干骺端压痛最明显处做纵形切口，切开骨膜，引流脓液。如没有脓液，可在干骺端进行钻孔或开窗引流骨髓内脓液。对于伤口的处理，可做闭式灌洗引流或单纯闭式引流。引流管一般留置3周，若体温下降，引流液连续3次培养阴性，即可拔除引流管；伤口可不做缝合，填充碘仿纱条，5～10天后再做延迟缝合。

(三)化脓性关节炎

化脓性关节炎为化脓性细菌引起的关节内感染,多见于儿童,常为败血症的并发症,可因手术、外伤后感染引起。好发于髋、膝关节。致病菌通常为金黄色葡萄球菌。

1. 临床表现及诊断

(1)全身症状:急骤发病,有寒战、高热、全身不适等菌血症表现。

(2)局部表现:受累关节剧痛,可有红肿、热、痛。由于肌肉痉挛,关节常处于屈曲畸形位,久之可发生关节挛缩,甚至有半脱位或脱位。

(3)X线表现:早期关节肿胀、积液,关节间隙增宽。以后关节间隙变窄、消失或关节强直(图11-31、11-32)。根据全身与局部症状和体征,一般不难诊断化脓性关节炎。X线表现出现较迟,不能作为诊断依据。关节穿刺和关节液检查对早期诊断很有价值,应做白细胞计数、分类、涂片染色找病菌。

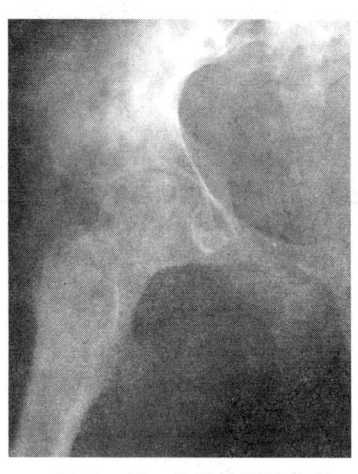 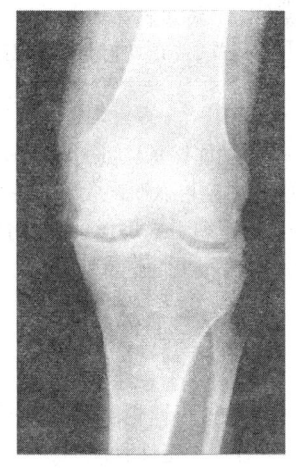

图11-31 化脓性髋关节炎　　图11-32 化脓性膝关节炎

化脓性关节炎通常需与关节结核、风湿性关节炎、类风湿关节炎、创伤性关节炎、痛风等做鉴别诊断。

2. 治疗　原则:早期处理,及时正确处理,保全生命,尽量保留关节功能。

(1)全身治疗:早期全身足量使用抗生素,全身支持治疗。

(2)早期制动于功能位及适当活动保持关节活动度。

(3)关节腔内注射抗生素:

> 每天做1次关节穿刺,抽出关节液后,注入抗生素。如果抽出液逐渐变清,而局部症状和体征缓解,说明治疗有效,可继续使用,直至关节积液消失,体温正常。如果抽出液变得更为浑浊,甚至成为脓性,说明治疗无效,应采用灌洗疗法或切开引流。

(4)关节腔灌洗:

> 适用于表浅的大关节。如膝关节,先在膝关节两侧穿刺,经穿刺套管放入两根管子,一根为灌注管,另一根为引流管。

(5)关节切开引流:

> 适用较深的大关节、穿刺插管难以成功的部位,如髋关节,应该及时做切开引流术。

(6)功能锻炼:为防止关节内粘连,尽可能保留关节功能,局部炎症消退后,早期可做肌肉收缩锻炼,如无不良反应可鼓励病人做主动运动。

(7)择期手术矫形:晚期病例如关节强直于非功能位或陈旧性病理性脱位者,可行手术矫形。

(四)慢性骨髓炎

1. 病因　①急性感染未能及时治疗或未能彻底控制,以至于反复发作,演变成慢性骨髓炎;②低毒性细菌感染,病人抵抗力较强在发病时即可表现为慢性骨髓炎。

2. 临床表现　有急性血源性骨髓炎、开放性骨折或外伤史。局部红肿、疼痛、流脓,可伴有寒战、发热等全身症状反复发作,在病变静止阶段可以无全身症状。骨失去原有的形态,肢体增粗及变形,或有长期不愈合的窦道口,窦道口内肉芽组织突起,有脓性分泌物,有时排出死骨。在死骨排出后窦道口自动封闭,炎症逐渐消退。由于长期多次发作,可导致骨骼畸形、皮肤色素沉着、邻近关节变形。

3. X线表现　骨质增生、增厚、硬化、层状骨膜反应。有大小不等死骨。在X线片上死骨表现为完全孤立的骨片,没有骨小梁结构、浓白致密、边缘不规则、周围有空隙(图11-33、11-34)。

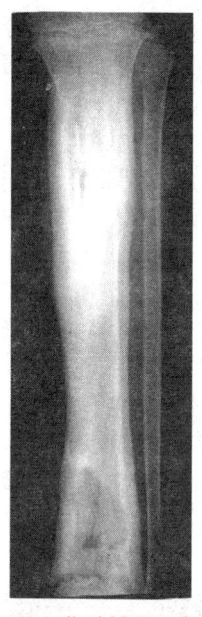

图 11-33　化脓性骨髓炎窦道

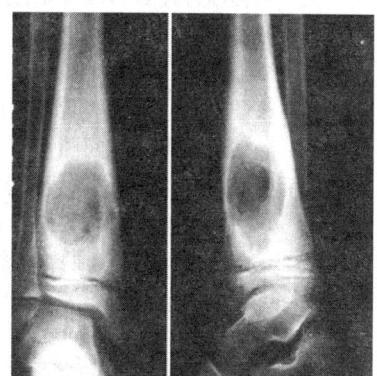

图 11-34　BRODI 骨囊肿

4.治疗　手术为主,原则是尽可能彻底清除病灶,摘除死骨,清除增生的瘢痕和炎性肉芽组织,消灭死腔,改善局部血运,为愈合创造条件。

(1)手术指征:有死骨生成,有死腔及窦道流脓,有充分新骨形成包壳,能支持肢体者。

(2)手术禁忌证:急性发作期或大块死骨形成而未充分生成包壳时。

(3)手术方法:清除病灶、消灭死腔及闭合伤口。

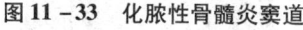
骨与关节结核

(一)脊柱结核

脊柱结核在全身骨与关节结核中发病率最高,其中椎体结核占绝大多数,约99%。在整个脊柱中,腰椎结核发病率最高,胸椎次之,骶尾椎发病最少。

1.临床表现

(1)发病缓慢,常有低热、脉快、食欲不振、消瘦、盗汗、乏力等全身反应。

(2)疼痛:常常是最先出现的症状,可以局限于背部或沿脊神经放射,劳累后加重,休息后减轻,夜间疼痛不明显。有些胸腰段病变的患者主诉腰骶段疼痛,若不仔细检查容易漏诊。

(3)病变部位有压痛及叩痛。

(4)活动受限和畸形。可有拾物试验阳性;腰肌痉挛、僵直、生理前凸消失。畸形以脊柱后凸最常见,系体重压迫病椎造成病理性楔状压缩骨折所致。

(5)寒性脓肿。

2. 影像学检查　X线早期可发现椎体上缘或下缘的骨质破坏,椎间盘受到破坏后可出现椎间隙变窄,并可伴有椎旁脓肿。如颈椎结核形成咽后壁脓肿时,在侧位X线片上可见气管受压前移;胸椎结核合并脓肿时,可见椎旁脓肿阴影;腰椎结核合并脓肿时,可见到腰大肌脓肿阴影。CT对腰大肌脓肿有独特的诊断价值。MRI具有早期诊断价值(图11-35、11-36)。

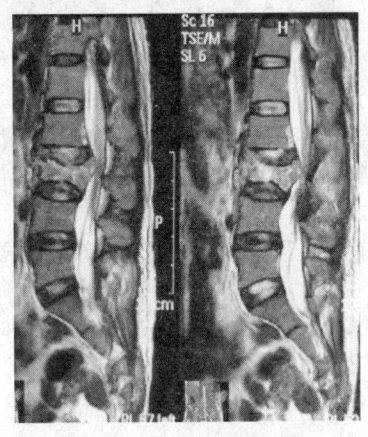
图11-35　腰$_3$椎体结核

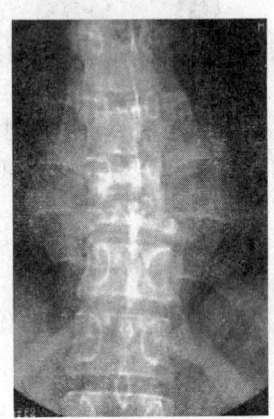
图11-36　椎旁脓肿

3. 治疗

(1)非手术疗法:既是无手术指征的病人的主要治疗手段,也是需手术治疗病人必不可少的术前准备和术后治疗。非手术疗法包括全身支持疗法,应用抗结核药物和局部制动。病人需要长期卧硬板床休息,或用石膏背心、支具固定3个月以上,可在医师指导下定时起床活动。

(2)手术疗法:对有手术指征病人,尽可能彻底清除病变组织,包括脓肿死骨及坏死的椎间盘,清除对脊髓的压迫因素。但术前必须使用抗结核治疗3周以上,术后还需继续抗结核治疗6个月以上及全身支持疗法。手术类型有3种:①切开排脓;②病灶清除术;③矫形手术(图11-37~11-39)。

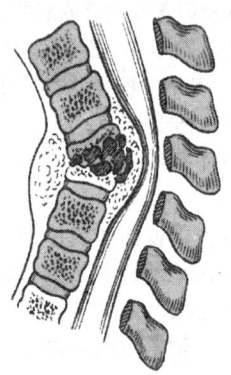

图11-37 胸椎结核压迫脊髓

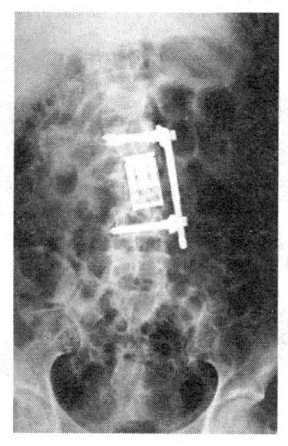 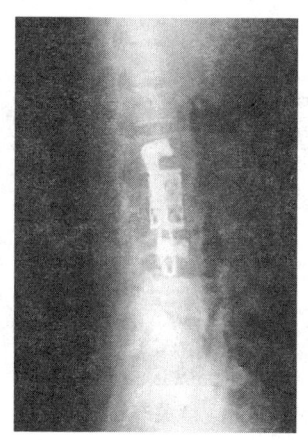

图11-38 腰椎结核正位片　　图11-39 腰椎结核侧位片

髋关节结核

髋关节结核占全身骨与关节结核发病率的第3位。儿童和青壮年多见。在髋关节结核中,单纯滑膜结核和单纯骨结核比较少,大多表现为全关节结核。发病部位以髋臼最多。

1.临床表现　起病缓慢,有低热、乏力、倦怠、纳差、消瘦及贫血等全身症状。早期症状为疼痛。小儿患者则表现为夜啼。儿童患者常诉膝部疼痛,易误诊。随着疼痛加剧,出现跛行。后期可在腹股沟内侧与臀部出现寒性脓肿,其破溃后成为慢性窦道。股骨头坏死时通常会形成病理性后脱位。愈合后最常形成的畸形为髋关节屈曲内收、内旋畸形或髋关节强直及下肢不等长。下列检查有助于诊断：

(1)"4"字试验：本试验包含髋关节的屈曲、外展和外旋3种运动，该病患者本试验为阳性。为去除年老、肥胖等影响因素，应进行两侧对比。

(2)髋关节过伸试验：可用来检查儿童早期髋关节结核。也应两侧对比，通常正常侧可有10°后伸。

(3)托马斯(Thomas)征：用以检查髋关节有无屈曲畸形，该病患者为阳性。

2.影像学检查　X线片对诊断髋关节结核十分重要，必须两侧对比。早期可见局限性骨质疏松及肿胀的关节囊。进行性关节间隙狭窄及边缘性骨破坏病灶为早期X线征象。以后逐渐出现空洞和死骨，严重者股骨头可几乎消失。后期可出现病理性后脱位。当骨边缘轮廓转为清晰时提示经治疗后病变趋于静止（图11-40、11-41）。CT与MRI检查可获得早期诊断。

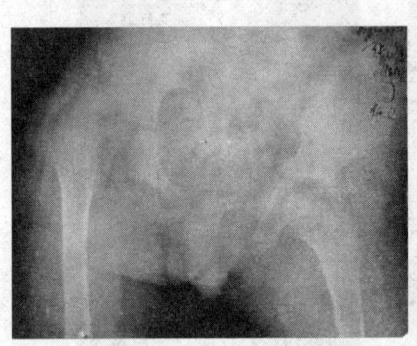
图11-40　髋关节结核伴脱位

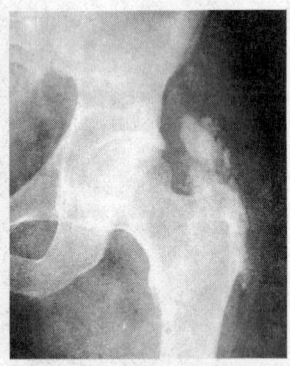
图11-41　髋关节结核钙化

3.诊断　根据病史、症状、体征和X线表现可诊断。当诊断有疑问时可做结核菌素试验、关节穿刺、滑膜活检以明确诊断。

4.治疗原则　全身治疗与局部治疗同样重要。

(1)非手术治疗：①抗结核药物治疗一般维持2年。②有屈曲畸形者可做皮牵引，畸形矫正后以髋"人"字石膏固定3个月。③单纯性滑膜结核可行抗结核药物的关节腔内注射。

(2)手术治疗：髋关节滑膜切除术、病灶清除术、髋关节融合术、人工全髋关节置换术、转子下矫形截骨术。

(丁　悦)

第五节　运动系统慢性损伤

肩周炎

肩周炎是肩周围肌肉、肌腱、滑囊及关节囊的慢性损伤性炎症。主要表现为上述结构的增生、粗糙及关节内、外粘连。临床特点为活动时疼痛、功能受限。

（一）诊断

（1）中老年患者多见，女性多于男性，常为单侧，也可双侧同时发病。

（2）肩部某一处疼痛，与动作姿势有明显关系。随病程延长，疼痛范围扩大，并牵涉到上臂中段。肩关节活动受限，患肢不能梳头、扣腰带，如增大活动范围，则会发生剧烈疼痛。

（3）三角肌有轻度萎缩，斜方肌痉挛。肩关节以外展、外旋、后伸受限最明显，岗上肌腱、肱二头肌长、短肌腱、喙突、肩峰下均有明显压痛。与颈椎病不同的是没有涉及前臂和手的根性疼痛，定位体征不明确。

（4）年龄大者X线片上有骨质疏松，或岗上肌腱、肩峰下滑囊钙化。

（二）治疗

（1）肩周炎为自限性疾病，治疗一般需1年左右，有的患者可能遗留不同程度的功能障碍。

（2）疼痛广泛时可采用理疗，改善症状。

（3）疼痛局限者，可使用药物局部封闭，缓解疼痛。

（4）可服用非甾体抗炎药，缓解症状。

（5）不论病情轻重、长短，均应每日进行肩关节主动活动，以不引起剧痛为限。

肱骨外上髁炎

肱骨外上髁炎是肱骨外上髁处伸肌总腱起点处的慢性损伤性炎症，也称"网球肘"。在前臂过度旋前、旋后位、握拳和伸腕时将对伸肌总腱起点处产生较大张力,过度反复使用会造成该处慢性损伤,凡需反复活动腕部的职业和生活动作均可导致此种损伤。

(一)诊断

(1)逐渐出现肘关节外侧痛,用力握拳、伸腕时加重,以致不能持物,严重者细小生活动作也感困难。

(2)肱骨外上髁、桡骨头及两者间有局限性、极敏锐的压痛,皮肤无炎症,肘关节活动正常。

(3)伸肌腱牵拉试验:伸肘握拳、屈腕、前臂旋前、肘部外侧出现疼痛为阳性。

(二)治疗

(1)限制腕关节活动,尤其限制握拳伸腕动作是治疗和预防该病复发的原则。

> **特别提示** 压痛点可采用局部药物封闭疗法,只要注射部位准确,均取得极佳近期效果,能否巩固与是否限制腕关节活动关系很大。

(2)可在桡骨头下方伸肌上捆扎弹性保护带,以减少肌腱起点处的牵张应力。

(3)非手术治疗大多十分有效,极少需手术者。若长期保守治疗无效,可考虑手术疗法,即伸肌总腱起点剥离松解术。

狭窄性腱鞘炎

狭窄性腱鞘炎常见于手与腕部,好发于长期用力使用手指和腕部的中老年妇女、手工业制造工人等。在手指常发生屈肌腱鞘炎,又称弹响指或扳机指,拇指为拇长屈肌腱鞘炎。

(一)诊断

(1)病程缓慢,早期仅为患指晨起僵硬、疼痛,但疼痛位置不明确,经缓慢活动后症状可消失。

(2)随病程延长逐渐出现患指明显疼痛,屈曲活动受限,在外力帮助下可出现伴疼痛的弹响并可做单方向运动,习惯后成为自主活动性弹响指。

(3)患者主诉疼痛常在近端指间关节,并伴该关节肿胀。患者掌指关节掌侧有明显压痛,有时可触及肿大结节状物,手指屈、伸时可感到弹响。

(4)各手指发病的频度依次为中、环、示、拇指。

治疗

(1)局部制动和腱鞘内局封有很好的疗效。
(2)如非手术治疗无效,可考虑行狭窄的腱鞘切除术。
(3)小儿先天性狭窄性腱鞘炎保守治疗通常无效,应手术治疗。

股骨头骨软骨病

本病为股骨头骨骺的缺血性坏死。由于各种原因所导致的成人股骨头缺血性坏死不包括在本病范畴。

(一)病理

1. 缺血期　软骨下骨细胞由于缺血而坏死,骨化中心停止生长,但骺软骨因受刺激反可较正常软骨增厚。此期可延续数月到年余,因临床症状不明显而多被忽视。

2. 血供重建期　新生血管从周围组织长入坏死骨骺,逐渐形成新骨,如致伤力持续存在,新生骨又将被吸收,因而股骨头易受压变形。此期可持续1~4年,是治疗的关键。

3. 愈合期　本病到一定时间后骨吸收可自行停止,继之不断骨化。此期畸形仍可加重,且髋臼关节面软骨也可受损。

4. 畸形残存期　此期病变静止,畸形固定,随年龄增大最终将发展为髋关节的骨关节病。

(二)治疗原则

包括非手术与手术治疗。治疗目的是保持一个理想的解剖学和生物力学环境,预防股骨头变形。其原则是:①应使股骨头完全包容在髋臼内。②避免髋臼外上缘对股骨头的局限性压应力。③减轻对股骨头的压力。④维持良好的髋关节活动范围。

髌骨软骨软化症

髌骨软骨软化症是髌骨软骨面因慢性损伤后,出现肿胀、侵蚀、龟裂、破碎、脱落,最后与之相对的股骨髁软骨也发生相同病理改变而形成的髌股关节骨关节病。先天性髌骨发育障碍、膝内、外翻等均使髌股关节压力过于集中,是本病的损伤基础。过度使用和滑液减少也是该病的诱因。

(一) 诊断

(1) 初期为髌骨下疼痛,疼痛定位不确切,反复出现。随病程延长,出现不能下蹲,上下楼梯困难或突然膝关节无力而摔倒的症状。

(2) 髌骨边缘压痛,髌骨研磨试验阳性或推动髌骨有摩擦感并伴疼痛。当形成髌股关节病时,可继发滑膜炎,出现关节积液,浮髌试验阳性,病程长者股四头肌萎缩。

(3) X 线片早期正常,晚期有髌骨边缘骨赘形成,髌股关节面不平滑或间隙变窄。也可发现某些先天畸形,如高位髌骨、股骨外侧髁低平等。髌骨轴位片可发现有髌骨半脱位改变(图 11-42)。

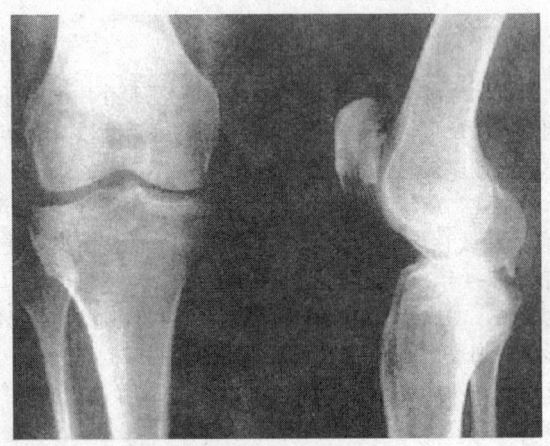

图 11-42 髌骨软骨软化症

(4) 侧位核素显像髌骨局限性放射性浓聚,有早期诊断意义。

治疗

(1) 进行股四头肌锻炼,增强膝关节稳定性。
(2) 肿胀、疼痛加剧时应暂时制动膝关节,并适当的理疗。

特别提示　关节内注射强的松龙可缓解症状，但由于抑制蛋白胶原合成，不利软骨修复，应慎用。

(3)严格非手术治疗无效或有先天性畸形可手术治疗。手术目的主要是增加髌骨在关节活动中的稳定性，也可刮除较小的软骨病灶，促进修复。髌骨软骨完全破坏可行关节置换手术。

（丁　悦）

第六节 腰椎间盘突出症

腰椎间盘突出症是因椎间盘变性,纤维环破裂和髓核突出,压迫或刺激神经根、马尾神经所引起的一种综合征。最多见于腰$_{4\sim5}$,其次为腰$_5\sim$骶$_1$和腰$_{3\sim4}$。前两者约占90%~96%,多个椎间隙同时发病者仅占5%~22%。

临床表现及诊断

1. 病史　常有外伤史,尤其是弯腰搬重物史。体力劳动者多见,长期弯腰工作者和职业司机的发病率较高。

2. 症状

(1) 腰背痛:绝大部分患者都有腰背痛,主要在下腰背部或腰骶部。主要位于腰背部或腰骶部。劳累后加重,卧床休息后减轻。

(2) 坐骨神经痛:90%以上的椎间盘突出症发生于腰$_{4\sim5}$和腰$_5\sim$骶$_1$椎间隙,故腰椎间盘突出患者多有坐骨神经痛。常常逐渐加重,疼痛为放射痛,由臀部向大腿后外侧、小腿外侧至足跟部或足背放射。咳嗽、打喷嚏、用力排便等使腹压增加的动作均可加重疼痛。

(3) 麻木:当椎间盘组织压迫刺激本体感觉和触觉纤维时,可引起肢体麻木。

(4) 肌肉瘫痪:腰椎间盘组织严重压迫神经根时,可出现神经麻痹、肌肉瘫痪。较多见的为腰,神经根受累时,出现胫前肌、腓骨长短肌、踇长伸肌伴趾长肌麻痹无力。

(5) 马尾综合征:中央型腰椎间盘突出症,常压迫突出平面以下的马尾神经,出现会阴部麻木,排便、排尿无力,可表现为急性尿潴留和排便不能控制。

3. 体征

(1) 突出间隙的棘上韧带或棘突旁有压痛。

(2) 一侧椎旁肌痉挛,脊柱有侧凸,为一种减轻疼痛的姿势性代偿畸形,活动度受到影响。

(3) 弯腰时,叩击突出间隙的椎旁软组织时,可引出或加重坐骨神经痛,称椎旁叩击痛阳性。

(4)俯卧时,沿坐骨神经的走行处有压痛。

(5)直腿抬高试验及加强试验阳性。

(6)感觉、运动和腱反射改变:腰$_{3\sim4}$椎间盘突出压迫神经根时,可出现小腿前内侧皮肤麻木、伸膝无力、膝反射减弱或消失;腰$_{4\sim5}$,椎间盘突出压迫神经根时,可出现小腿外侧或足背皮肤麻木、趾背伸无力、腱反射无改变;腰$_5\sim$骶$_1$椎间盘突出压迫骶神经根时,可出现小腿及足外侧皮肤麻木,足趾跖屈乏力或不能,踝反射减弱或消失。

4.辅助检查

(1)X线检查:腰椎正侧位像可显示有腰椎生理前凸消失、脊椎侧弯、椎间隙狭窄等,说明椎间盘有退变,但X像不能肯定一定有椎间盘突出。也可排除外腰椎其他一些骨质病变,便于鉴别诊断。X线检查是腰椎间盘突出症诊断的基本检查项目。

(2)CT:对腰椎间盘突出症的诊断有定位和定性的意义,但有假阳性,如与脊髓造影联合使用(CTM),对诊断更有价值。

(3)MRI:磁共振检查可对脊椎管的横切面和纵切面同时进行观察,判断脊髓和神经根的受压程度和范围,对诊断和治疗很有价值。缺点是价格昂贵(图11-43、11-44)。

(4)脊髓造影:可协助诊断,目前使用水溶性造影剂,对病人的影响很小,但仍有痛苦和发生并发症的可能。

(5)肌电图:肌电图检查可记录神经肌肉的生物电活动,借以判定神经肌肉所处的功能状态,对已有神经根压迫的病例的诊断和定位有帮助,但非腰椎间盘突出的常规检查项目。

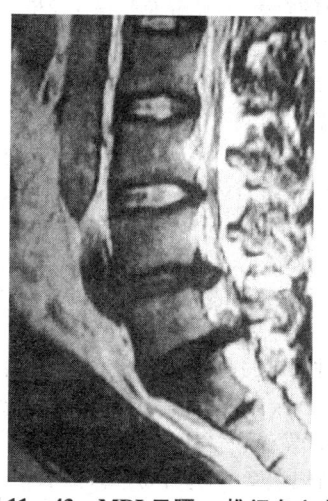

图11-43 MRI示腰$_{4\sim5}$椎间盘突出

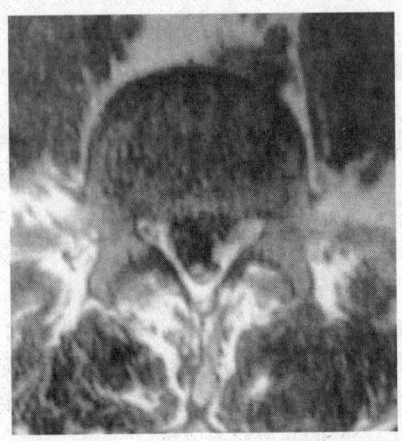

图 11-44　MRI 示腰$_{4\sim5}$游离型突出

鉴别诊断

1. 以腰痛为主的疾病

(1) 腰肌劳损和棘上、棘间韧带损伤：此类为最常见的腰痛原因。

(2) 第 3 腰椎横突综合征。

(3) 椎弓根峡部不连与脊椎滑脱症。

(4) 腰椎结核或肿瘤。

2. 以下肢痛或跛行为主要症状疾病

(1) 腰椎管狭窄症：是指各种原因导致的椎管、神经根管、椎间孔的狭窄，并使相应部位的脊髓、马尾神经或脊神经根受压的病变。以神经源性、间歇性跛行为主要特点，常表现为症状重、体征轻。但主要鉴别还需要影像学检查结果。

(2) 神经根或马尾肿瘤。

3. 以坐骨神经痛为主的疾病　①梨状肌综合征。②盆腔疾病，如盆腔后壁的炎症、肿瘤等。

治疗

1. 非手术治疗　约占该病患者的 80%。

(1) 目的："使椎间盘的突出部分和受刺激的神经根的炎性水肿加速消退，从而减轻或解除神经根的压迫，使疼痛减轻或消退。

(2) 适应证：初次发作、病程短、症状及体征较轻。

(3) 方法：卧床休息、牵引、理疗、按摩、推拿等。

(4) 经皮穿刺化学溶核法：经皮穿刺注射木瓜凝乳蛋白酶或胶原

蛋白酶,溶解病变椎间盘内髓核组织,使椎间盘内压力降低,达到治疗目的。适用于单纯腰椎间盘突出经常规非手术治疗无效,不伴有腰椎管狭窄、椎间盘嵌顿及游离型椎间盘突出的患者。

2. 手术治疗

(1)目的:通过手术的方法,去除突出的椎间盘髓核组织。

(2)适应证:①病史长,症状反复发作,非手术治疗无效者;②出现马尾神经综合征或单根神经麻痹;③腰椎间盘突出伴腰椎管狭窄或滑脱。

(3)方法:有前路及后路手术,较多采用后路手术。手术目的:钳取去除突出的髓核组织和纤维环,解除对神经根的压迫。手术方法有切开或通过椎间盘镜等进行微创手术、人工椎间盘置换、人工髓核植入术、脊柱融合等(图11-45、11-46)。

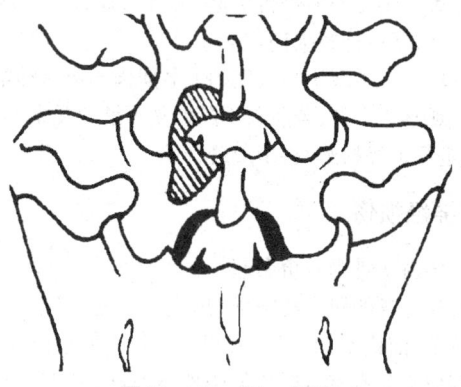

图11-45 腰$_{4\sim5}$开窗

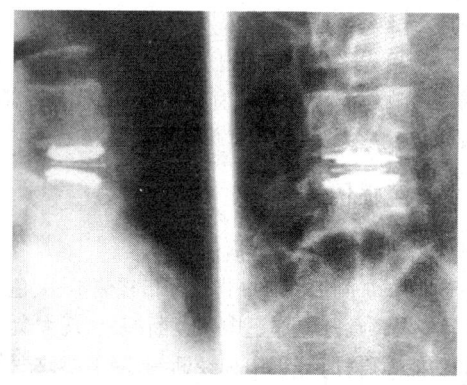

图11-46 X线正侧位,腰$_{4\sim5}$人工椎间盘置换术

(丁 悦)

第七节 周围神经损伤

上肢神经损伤

(一)臂丛神经损伤

1. 损伤原因 多为外力牵拉引起,当外力使头部和肩部向相反方向分离时,可导致臂丛神经损伤。
2. 临床表现 可出现不同程度的上肢肌肉瘫痪或感觉障碍。
3. 治疗 观察3个月,若肌力不断恢复可继续观察;若毫无恢复可行手术探查,进行神经松解、移植或缝合术。

(二)桡神经损伤

1. 原因 多由肱骨干骨折引起。
2. 临床表现 各伸肌广泛瘫痪,出现腕下垂、拇指及各手指下垂,不能伸掌指关节,前臂不能旋后,有旋前畸形。拇指内收畸形等,手背侧尤以虎口部位皮肤有麻木感。但桡骨小头脱位引起的桡神经深支损伤,因桡侧腕长伸肌不受影响,所以不出现垂腕畸形,亦无虎口部位皮肤感觉丧失。
3. 治疗 一般可先将骨折、脱位闭合复位,观察2~3个月,若肱桡肌自行恢复可继续观察。若无恢复宜早期探查,行神经修复手术。若神经无法修复或修复后无法恢复者,可行肌腱转移手术。

(三)正中神经损伤

1. 原因 肱骨髁上骨折、锐器损伤。
2. 临床表现 在掌侧拇、示、中指及环指桡侧半、大鱼际肌区、背侧示指、中指远节丧失感觉。腕部正中神经断裂,出现大鱼际肌萎缩,拇指对掌和外展功能障碍;肘部正中神经断裂,除上述改变外,尚出现拇指、示指不能屈曲现象。
3. 治疗 短期观察后,若无恢复宜早期手术探查,行神经修复手术。

(四)尺神经损伤

1. 临床表现　手掌尺侧、小指全部和环指尺侧半感觉丧失。腕部损伤,手内肌广泛瘫痪,小鱼际肌萎缩,掌骨间明显凹陷,各手指不能内收、外展,拇指和示指不能对掌成 O 形。拇指和示指间夹纸试验显示无力;肘部损伤,除上述表现外,尚不能向尺侧屈腕及屈环、小指远侧指间关节不能屈曲。

2. 治疗　尽早行手术修复。

下肢神经损伤

(一)坐骨神经损伤的临床表现

1. 感觉　膝以下除小腿内侧和内踝处以外感觉均消失。

2. 运动　损伤部位在坐骨大孔处或坐骨结节以上,股后肌群、小腿前、外、后肌群及足部肌肉全部瘫痪;如在股部中下段损伤,只表现膝以下肌肉全部瘫痪。

(二)胫神经损伤的临床表现

1. 感觉　感觉丧失区为小腿后外侧、足外侧缘、足跟及各趾的跖侧和背侧。

2. 运动　足不能跖屈和内翻,出现仰趾、外翻畸形,行走时足跟离地困难。

(三)腓总神经损伤的临床表现

1. 感觉　小腿外侧及足背皮肤感觉减退或消失。
2. 运动　足不能背屈及外翻,出现足下垂、内翻畸形等。

(四)治疗

尽早手术探查,行神经修复手术。

(丁　悦)

第八节 骨 肿 瘤

骨肿瘤的分类及其特点

(一) 良性骨肿瘤特点

1. 局部肿块 为最早出现的症状,表现为坚实而无压痛,表面光滑,可为单发,也可为多发。
2. 疼痛 大多数良性骨肿瘤没有疼痛,少数除外(如骨样骨瘤)。
3. 生长缓慢 肿瘤增大较慢,肿瘤可在很长时间内无变化,若肿物生长突然加快,要考虑恶变可能。
4. 病理性骨折 少见,多发生于髓内病变者(如骨囊肿、骨纤维结构不良等)。
5. X线表现 肿瘤边界清楚、整齐,与正常骨有清晰的界限,常见有一反应性致密带;肿瘤一般不浸润软组织;有些肿瘤局部可呈囊性膨胀性骨质破坏;骨膜反应增生少见。

(二) 恶性骨肿瘤特点

1. 疼痛 关节附近出现固定性、持续性及渐进性的疼痛为恶性骨肿瘤最早出现的症状,夜间痛比较明显,疼痛突然剧烈可能是由于病理性骨折所致。
2. 肿块 增大迅速,常伴有局部皮肤发热,浅静脉怒张,肿块边界不清。
3. 全身情况 伴有发热、食欲减退、消瘦等。
4. 病理性骨折 多见。
5. 局部压迫症状 明显,常因肿瘤生长迅速压迫周围神经、血管而出现相应压迫症状。
6. 实验室检查 血清碱性磷酸酶及乳酸脱氢酶升高多见于恶性骨肿瘤。
7. X线表现 肿瘤破坏区边界毛糙不清;破坏区轮廓完整,骨皮质残缺不全;肿瘤可突破骨皮质及骨膜在软组织内形成肿块;破坏区可见形态数量不一、分布紊乱及轮廓模糊的瘤骨或钙化征象;常见骨膜反应增生。

8. 转移　常可形成转移瘤病灶。

(三)骨肿瘤的外科分期

Enneking 分期:良性肿瘤分为 1、2 和 3 期,分别代表潜隐性、活动性和侵袭性。恶性肿瘤分为Ⅰ、Ⅱ和Ⅲ期,分别代表低度恶性、中度恶性和高度恶性。Ⅰ期和Ⅱ期再根据解剖间室分为间室内 A 和间室外 B。

(四)骨肿瘤的治疗

1. 良性肿瘤　1 期　病损内手术。
　　　　　　　2 期　边缘手术或加辅助治疗。
　　　　　　　3 期　广泛手术或加辅助治疗。
2. 恶性肿瘤　Ⅰ期　广泛手术;广泛局部切除。
　　　　　　　Ⅱ期　根治手术;根治性整块切除加辅助治疗;根治性截肢加辅助治疗。
　　　　　　　Ⅲ期　肺转移灶切除,根治性切除或姑息性切除加辅助治疗;根治性截肢或姑息性手术加辅助治疗。

瘤样病损

(一)骨囊肿

为一种囊肿样局限性骨的瘤样病损,并非真正的囊肿。常见于儿童和少年。好发于长管状骨的干骺端,依次为肱骨上段、股骨上段、胫骨上端和桡骨下端。多无明显症状,绝大多数因病理性骨折而就诊。X 线显示干骺端圆形或椭圆形边界清楚的透亮区,骨皮质有不同程度的膨胀变薄(图 11-47)。

治疗

1. 非手术治疗　主要为甲基强的松龙囊内注射。该瘤可以自愈,尤其在骨折后。

2. 手术治疗　可在保守治疗无效时进行,主要为病灶刮除植骨术;有病理性骨折

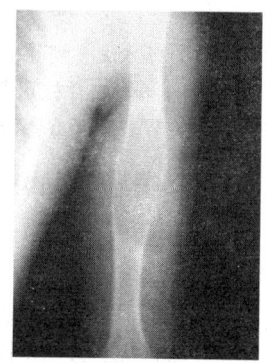

图 11-47　左肱骨干骨囊肿并骨折

时按骨折治疗原则处理。

(二)动脉瘤样骨囊肿

为一种从骨内向骨外膨胀性生长的骨性血性囊肿。好发年龄为青少年,好发部位为长骨的干骺端如肱骨上段以及脊柱。囊内有海绵样网状结构,内有大血管支,很像动静脉异常。

1. 症状　疼痛和肿胀,大多数患者以病理性骨折就诊。

2. X线表现　胀性囊状透亮区,界清,内有骨性间隔将囊腔分成蜂窝状或泡沫状(图11-48)。

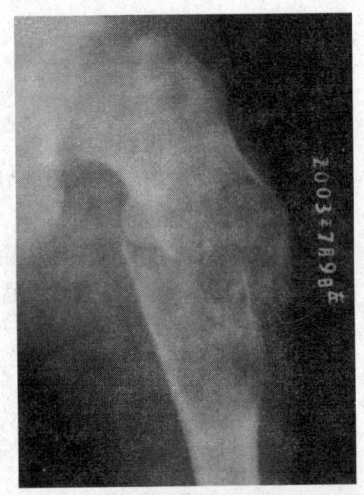

图11-48　动脉瘤样骨囊肿伴病理骨折

3. 治疗方法　刮除植骨术,术前要充分估计有大出血可能。对不易手术的部位如脊柱可行放疗,但对儿童有破坏骨骺和恶变的危险。对上肢关节破坏严重者可做假体置换术。

(三)骨嗜酸性肉芽肿

为局限于骨的组织细胞增殖症,属于组织细胞增多症-X的一种类型。好发年龄为青少年,好发部位为颅骨、肋骨、脊柱、肩胛骨等,在长骨多见于干骺端和骨干(图11-49)。

1. 症状　早期可无任何症状,病程长者表现为患处疼痛,功能障碍,少数出现病理性骨折。

2. X线表现　X线显示为孤立而界清的溶骨性缺损,可偏于一侧而引起骨膜反应。在椎体可呈扁平椎。有时需行病理检查以鉴别诊断。

3. *治疗* 刮除植骨术或放疗均有效。

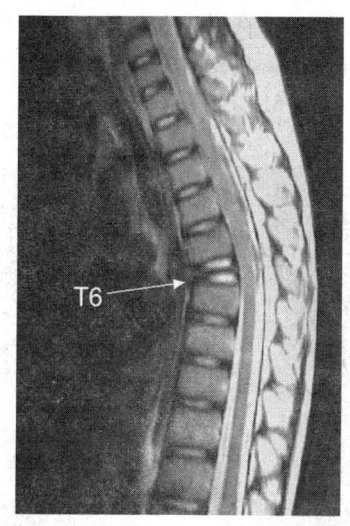

图 11-49 骨嗜酸细胞肉芽肿铜板征

(四)骨纤维异样增殖症

是以骨纤维变性为特征的骨病,也称骨纤维结构不良。好发于青少年和中年。可为单骨或多骨,有时可有反应骨形成。

1. *临床表现* 病损进展较慢,症状不明显。病理性骨折较常见。

2. *X线表现* 受累处膨胀变粗,皮质骨变薄,髓腔扩大呈磨砂玻璃状,界清。可出现骨畸形(图 11-50)。

3. *治疗* 刮除植骨术、节段切除术和截骨矫形术。

（骨软骨瘤）

骨软骨瘤是骨生长方向的异常和长骨干骺区再塑型的错误,又称为骨疣。可单发,也可多发。多见生长活跃的干骺端,如股骨下端、胫骨上端。1%的骨软骨瘤可恶变,多发性骨软骨瘤发生恶变的机会要比单发的多,为3%~5%。

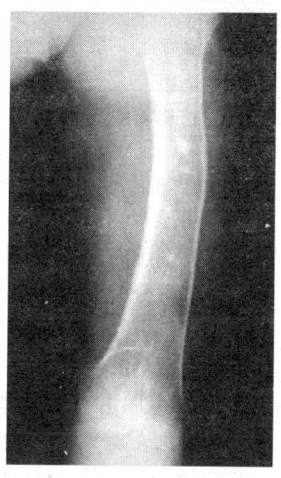

图 11-50 骨纤维异样增殖症

1. 临床表现　骨软骨瘤本身无症状,但可因压迫周围组织,如肌腱、神经、血管等而产生临床症状。病人往往在无意中发现骨性肿块。

2. X 线表现　骨性病变自干骺端向一侧突出,并有一个狭窄或宽阔的基底与骨皮质相连。一般比临床所见的更小,因为其表面的软骨帽和滑囊不显影(图 11-51)。

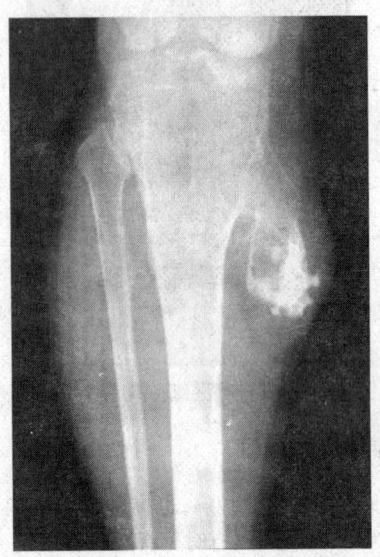

图 11-51　骨软骨瘤

3. 治疗　一般不需治疗,若肿瘤生长较快或影响功能,可做切除术。

骨巨细胞瘤

骨巨细胞瘤是起源于松质骨的溶骨性肿瘤,属潜在恶性肿瘤,有时可能为明显恶性,多见于年轻成人。

骨巨细胞瘤的主要细胞为多核巨细胞(破骨细胞)和基质细胞。其病理上可分为 3 级。

Ⅰ级:基质细胞正常,有大量多核巨细胞;Ⅱ级:基质细胞较多,多核巨细胞数量减少,有向恶性转化趋势;Ⅲ级:以基质细胞为主,多核巨细胞数量很少,并有明显肉瘤证据。

1. 临床表现　局部疼痛,其严重性与肿瘤的生长速度有关,若侵及关节软骨,可影响关节功能。

2. X 线表现　可有不同的形态,主要表现为病灶在骨端,局部有骨破坏、骨端膨胀、呈肥皂泡样改变;如骨皮质破坏,可侵入软组织

（图 11-52、11-53）。

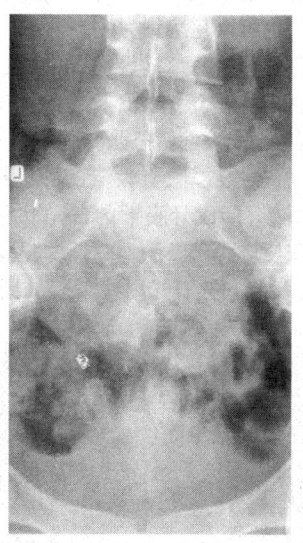

图 11-52　骶骨骨巨细胞瘤

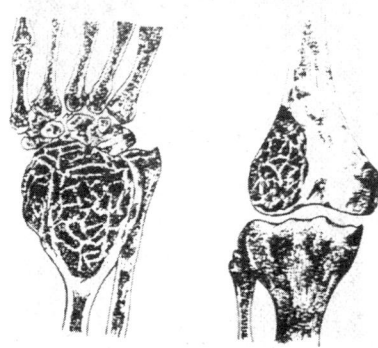

图 11-53　桡骨远端和股骨远端骨巨细胞瘤

3. 治疗　$G_0T_{1-2}M_{0-1}$，手术为局部刮除加松质骨或骨水泥充填，但易复发。复发后应做广泛切除和大块骨植入。恶性者应做广泛或根治切除或截肢。

骨肉瘤

骨肉瘤是高度恶性的骨肿瘤，多见于年轻人，起于原始分化不良的细胞,即原始间充质细胞的成骨细胞,多见于骨骺生长最活跃的部位,如股骨下端、胫骨或腓骨上端和肱骨上端。骨肉瘤生长迅速,它可表现为产生极多的肿瘤骨,也可以是溶骨为主。

1. 临床表现　疼痛,开始时疼痛轻微,间歇发作,以后可变得严重而持续。由于骨肉瘤多见于干骺端,必将影响关节功能。肿瘤的血管丰富,所以局部皮肤发热,浅表静脉怒张。肺转移发生率高。

2. X线表现　干骺端骨破坏,有大量的肿瘤样骨。当肿瘤侵袭超出骨组织后,可掀起骨膜,形成骨膜下的三角状新骨,称为 Codman 三角;沿新生的血管沉积反应骨和肿瘤骨白骨皮质呈放射状生长,抵达被掀起的骨膜,形成 X 线片上的"日光射线"征象(图 11-54)。

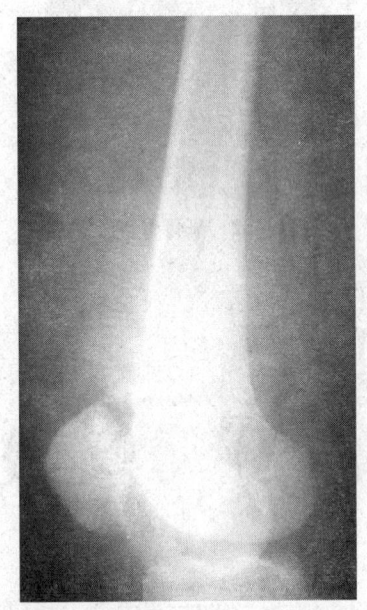

图 11-54　股骨骨肉瘤日光放射征象

3. 治疗　由于近年来早期诊断和化学疗法的进展,骨肉瘤的治愈率不断上升,5 年存活率可达 50% 以上。目前治疗的措施是术前使用化疗 3~8 周,然后做肢体保留手术或截肢术。术后继续使用化疗。

(丁　悦)

第十二章

内镜外科

第十二章 内镜外科

第一节 腹腔镜手术的基本认识及术前准备

腹腔镜外科是近年外科手术领域的一个重要发展。外科医生通过腹腔镜和电视摄影机,将腹腔内的情况显示在电视屏幕上,然后使用专用手术器械通过穿刺孔进行手术。腹腔镜手术能避免出现较大的手术切口,将创伤减到最低限度,减少术后疼痛,大大缩短了卧床和康复的时间,因此病人乐于接受。腹腔镜外科在近10多年来得到迅速发展,许多以前需要剖腹手术的病例,现在都可以用腹腔镜的方法来处理,从而使外科手术发生了革命性的变化。

> **特别提示**:腹腔镜外科手术与传统的开腹手术在操作技术方面存在的不同之处在于:腹腔镜手术失去了立体视觉,变成了平面视觉;不能用手指直接触摸,变成了以腹腔镜手术专用器械远距离操作;原来开腹手术中需在半盲状态下较难操作的部位(如盆腔)在腹腔镜手术中由于图像放大、光照良好,以及各种腹腔镜手术器械便于在狭小的腔隙内操作的特点而变得容易起来;而原来在开腹手术中容易且常使用的缝合打结技术由于各穿刺套管将各个操作器械限制于一个立体锥形的活动范围内而在腹腔镜手术中变得困难费时。

腹腔镜外科手术所需的设备与器械

1. 腹腔镜摄像系统包括

(1)腹腔镜:10mm 腹腔镜的光线强度比 5mm 的强 5 倍,适合较复杂的手术;5mm 的腹腔镜创伤更小,适合诊断和简单的手术。腹腔镜的视角分为 0° 和 30°,0° 镜前视镜,视野小、方向固定、无需旋转镜身,适合初学者使用。30° 镜为前斜视镜,视野大,适合较复杂的手术。

(2)光源:包括冷光源机和冷光源线。

(3)摄像机:由摄像头、摄像电缆和信号转换器组成。

(4)监视器:外科医师通过观察监视器图像进行手术操作。

2. 气腹系统　由气腹机、气腹针和 CO_2 瓶组成。

3. 切割止血系统 目前最常使用的是超声刀和高频电刀。有的单位已开始使用一种新型的止血设备——结扎速高能电刀(LigaSure),它可以封闭7mm直径以下的血管。

4. 腹腔镜手术器械

(1)气腹针:气腹针外径为2mm,针芯前端圆钝、中空、有侧孔,针芯的尾部有弹簧保护装置。气腹针用于穿刺腹腔建立气腹。

(2)套管针:套管针包括穿刺锥和套管鞘。分为两种:一种为金属材料套管针,可反复使用;另一种为塑料套管针,为一次性使用。常用的套管针内径有5mm和10mm两种,通过转换器可在不同外径之间变换,容纳不同外径的手术器械通过。

(3)分离钳:有直头和弯头两种,用于分离组织、止血、牵引暴露和打结。

(4)抓钳:分为有创和无创抓钳,主要用于对组织的钳夹、牵引和固定。

(5)手术剪:有直头、弯头和钩形等几种,主要用于剪切管道和实质性的组织。

(6)电凝钩:可用于解剖、分离、电凝及切割组织。

(7)施夹器和钛夹:用于对血管、胆囊管等组织的夹闭。

(8)腹腔镜拉钩和牵开器:用于方便腹腔内脏器的显露。

(9)持针器和缝合器:用于组织的缝合。

(10)圈套器:可用于结扎胆囊管、阑尾根部及含较粗大血管的组织。

(11)腹腔镜线形切割闭合器:主要用于闭合和切割胃肠道和大的血管。

腹腔镜手术的术前准备

(一)手术前病人方面的准备

病人常见的心理反应是对手术的恐惧而引起的焦虑。最常见的原因有以下几种:①对手术的担忧。担心手术不顺利,出现并发症。担心术中发生意外,术中需要中转开腹。②既往手术的影响。过去曾有痛苦手术经历的病人,再次手术心理矛盾较多,焦虑和担心较重。③医务人员的影响。医务人员对病人关心体贴,使病人对医护人员产生尊敬和信任感,病人的担心和焦虑较轻。相反,如果病人对医生不信任,会对手术能否成功产生怀疑。

术前轻度焦虑是病人正常的心理适应功能的反映。正确引导和调

动病人的积极性,配合治疗,以达到预期的治疗效果是围手术期心理准备的重要内容。心理准备包括以下几方面:

1. 建立良好的医患关系　消除病人及家属焦虑的最好办法是建立良好的医患关系。使病人正视自己的疾病,从而树立战胜疾病的信心。医护人员要理解、同情和关心病人,态度和蔼可亲,使病人及家属对医护人员产生信任感。

2. 了解病情,制定好完善的治疗计划　病人对病情不了解和猜疑,最易引起焦虑。因此,医护人员应向病人做好解释工作,消除病人的害怕心理,使病人能正确对待腹腔镜手术。

(二)术前心理准备

术前与病人和家属谈话沟通,根据病人的具体情况,有针对性地进行解释、开导。用恰当的方式向病人说明手术的目的、必要性、方法、麻醉、手术对机体的影响,如何正确对待术中、术后能出现的问题。还应向病人及家属交代手术前后的注意事项。使病人心理上有充分准备,对一些不便对病人交代的病情及手术危险性,应详细地向病人家属说明,取得家属的理解、并在手术同意书上签字,以避免术后医疗纠纷的发生。

(三)皮肤准备

病人术前要洗澡,应彻底清洗干净。备皮范围同开腹手术。病人脐孔需清洗消毒。

(四)胃肠道准备

肠道手术同开腹手术肠道准备。术前6小时禁食水,以防止麻醉过程中或术后呕吐而并发吸入性肺炎。术前应留置胃管、抽空胃内容物,术中随时吸出胃内容物,减少穿刺中胃穿孔的危险。也便于手术野显露和手术顺利进行。

> **特别提示**　LC手术创伤小,对肠道干扰很小。多数病人术后24小时内恢复胃肠功能,很少出现术后腹胀,因此胃管于术后病人清醒后可拔除。术前一般不必常规灌肠,必要时可术前晚温盐水洗肠1次。

(五)膀胱准备

病人入手术室前排空膀胱。LC手术时间短,术后很快清醒,恢复排尿控制功能。术后很少出现尿潴留。因此，手术前不需常规留置尿管，以减少医源性尿路感染的机会。估计手术时间长或行盆腔手术，应留置尿管以排空膀胱。

(六) 预防围手术期感染

围手术期感染主要来自病人本身和医院内的环境及各种医疗操作。糖尿病、肥胖、营养不良、身体某些部位存在感染病灶、病人曾应用过肾上腺皮质激素、某些代谢疾病等，均是导致感染的潜在因素，术前应予发现并加以处理。

抗生素的预防性应用，除肠道准备已有肯定性的结论外，对预防术后感染的作用与用法有着不同的结论。

> **特别提示**
> 近年来，对全身性应用预防性抗生素时间，比较一致地认为在手术野或切口受到污染后的短时间内使用。要求在细菌侵入组织时，组织中的抗生素已达到有效的浓度，而不是在手术已结束才开始给予抗生素。因为术后再应用抗生素并不能抑制或杀灭已侵入组织并已繁殖的细菌。除非是治疗已经存在的感染，也没有必要术前几日应用抗生素。应用抗生素预防术后感染有一定价值。麻醉开始时静脉给予或术前 2 小时肌内注射。应用抗生素时间宜短，而且围手术期可重复用药。胆道手术感染危险期为 4~6 小时，右半结肠手术为 11 小时，左半结肠手术则延长至 24 小时。围手术期抗生素用药应能覆盖感染危险期；手术时间长则需术中重复给药，预防性抗生素的应用绝不能代替术中的无菌原则和仔细操作。

(七) 术前麻醉用药

术前 30 分钟肌内注射阿托品 0.5mg 和苯巴比妥 100mg。

特殊准备

1. 冠心病病人的术前准备 首先应做好病人的思想工作，解除紧张心理。可适量应用镇静药。使用硝酸盐类、α-受体阻滞药和钙通道阻滞剂以改善冠状动脉血流和心肌功能。另外，术前给予能量合剂对心肌保护也极为有利。术前给予 GIK 液能提高心肌的糖原储备，增加心肌缺血缺氧时的能源供应，以保护心肌。

> **特别提示**
>
> 隐匿性冠心病,可耐受手术和麻醉;但于围手术期因缺氧意外,宜在适当准备后,在严密监测下手术。轻微而稳定型心绞痛病人,可施行择期手术;但手术、麻醉有一定危险性,行较复杂的手术尚需进一步检查并做合适的准备后方可考虑手术。不稳定型心绞痛或静息时存在心绞痛或频繁发作,冠状动脉主干或散在多支血管闭塞;手术、麻醉危险性很大、应推迟择期或限期手术。需做术前治疗,应用血管扩张药物等,改善心肌供血状况,症状缓解后方可手术。既往有心肌梗死史,围手术期在梗死率和病死率上均明显高于无心肌梗死者;所以择期手术应至少在心肌梗死6个月后施行。

2. 高血压病人术前准备　手术病人合并高血压,有两种情况:一是慢性高血压患者,正在应用抗高血压等药物治疗或已持续较长时间;也有一部分系慢性高血压患者,但未引起病人注意,未坚持长期用药或停药较久。二是术前高血压患者,仅于入院前常规术前检查发现。高血压病人除休息、戒烟、调节饮食、纠正水电解质紊乱等一般措施外,重点是降压治疗。首先要了解病人用药情况,诸如曾用过和现在正用何种药、用药剂量、持续时间、效果和副作用。降压药物选择要根据病情,先用一种作用温和及副作用少的药物,必要时可改用或合用两种或两种以上作用更强的药物,而且降压药物应尽早开始应用。

3. 慢性阻塞性肺病术前准备　术前应行肺功能测定及血气分析,拍胸片观察心肺情况,评价病人能否耐受全麻和腹部手术。病人要戒烟,适当应用支气管扩张药物、祛痰药,雾化吸入。做深呼吸锻炼、咳嗽训练,选用有效抗生素控制感染。

4. 糖尿病术前准备　围手术期正确处理外科手术与糖尿病的关系是降低术后并发症和病死率的关键。糖尿病病人术前应测定空腹血糖、餐后2小时血糖,必要时监测每餐前及睡前血糖;详细检查心血管、周围神经和肾功能状况;寻找和控制感染灶;控制糖代谢、纠正体液电解质平衡。

> **特别提示**
>
> 择期手术的糖尿病病人术前3日停用长效降糖药或长效胰岛素制剂、改用正规胰岛素2日。胰岛素用量根据血糖和尿糖检查结果估计。

5.慢性肾功能不全术前准备　术前应检查血常规、尿常规、尿比重及24小时尿蛋白。电解质测定、尿素氮(BUN)和肌酐、二氧化碳结合力及内生肌酐清除率、尿浓缩稀释试验。应采取低蛋白、高热量、富含维生素的饮食;维持水、电解质平衡;纠正高钾血症、低钠血症及脱水;纠正酸中毒。尿少、水肿明显者,注意纠正水、电解质紊乱。应用对肾脏无损害或损害较轻的抗生素控制感染。纠正贫血和低蛋白血症。

6.肝功能不全术前准备

> **特别提示**　急性肝炎应当避免腹腔内手术,如可能,手术最好推迟到肝功能试验正常后1个月。慢性肝脏疾病病人,肝功能状态是手术预后的关键因素。应慎重考虑行择期手术。从严掌握手术指征,尤其严格控制急诊手术。肝功能处在Child分级C级时,通常应禁忌手术。肝病变在活动期时,也不宜手术。

术前肝功能的改善措施有:①饮食多样化,补充各种维生素,尤其是维生素K。②纠正贫血和低蛋白血症。使血浆白蛋白提高到35g/L以上。③纠正水与电解质紊乱。④纠正凝血功能异常。⑤术前护肝和保肝治疗。

总之,对于准备进行腹腔镜手术的病人,手术前一定要进行充分的术前准备,全面评估病人的全身状况是否适合进行腹腔镜手术。如果病人的身体状况不适合腹腔镜手术,则应选择开放式手术,以免增加并发症的发生率。

(张红卫)

第二节　腹腔镜手术的进行

在开展腹腔镜手术之前,应熟悉局部解剖知识和有开放手术的操作基础和手术经验。同时,腹腔镜手术有与开放手术不同的特点,必须遵循一定的操作程序和掌握必要的腹腔镜操作技术。

建立气腹技术

要进行腹腔镜手术,首先要向腹腔注入 CO_2 气体以建立手术空间。建立气腹的方法有开放法和闭合法两种。开放法是在脐孔的下缘或上缘切开皮肤约 1.5cm,然后逐层切开进入腹腔,直视下放入穿刺套管,连接气腹机注入 CO_2 气体。闭合法是用气腹针或穿刺套管(trocar)在脐孔的下缘或上缘的皮肤切口穿刺进入腹腔,然后注入 CO_2 气体。前者的安全性高,不容易损伤腹腔脏器,但花费的时间稍长。后者建立气腹较快,但由于是在盲目状态下穿刺,有腹腔粘连的病人容易导致腹腔内脏损伤。目前,越来越多的腔镜外科医师选择用开放法建立气腹。

用闭合法建立气腹之前,首先要检查气腹针各腔道是否通畅,弹簧推进功能是否正常。然后触诊脐周腹壁的厚度或参考术前 B 超对脐周腹壁的测量值来决定气腹针的大概进针深度。

> **特别提示**　气腹针的插入位置一般选在脐孔下缘。若病人有下腹部手术史可选在脐上缘或距离切口 5cm 以上入针。操作方法:用尖刀于脐下缘做 1.2cm 左右的弧形切口(亦称笑口)或纵切口。依次切开皮肤,用弯血管钳钝性分开皮下组织直至筋膜层并尽量靠近脐部暂时提起。两把巾钳呈八字形提起筋膜与皮肤,其目的在于提起筋膜层才能有效地将前腹壁提离腹内脏器,尽量避免气腹针误入腹膜前间隙充气。以肌内注射手持针筒的方式用拇、示指捏住针杆中下部,腕部用力转着插入气腹针,注意体会针尖穿刺腹壁筋膜与腹膜时的突破感和针芯弹入的震动感。

此外,可以用以下几项试验来确定气腹针是否准确地进入游离腹腔。

(一)测压管试验

曹月敏等介绍一种"测压管试验":在气腹针尾安置一个拔除针芯的10ml注射器针筒,内盛8~10ml的生理盐水。针尖刺入腹壁后打开气腹针阀门,一旦针尖突破腹膜进入游离腹腔,注射器针筒内的液体即会自然下降。也有人在针管滴入几滴生理盐水以替代测压管,此简化法称为滴水试验。有些一次性气腹针柄内有一红色标志球,作为针尖突破腹膜的色标。

(二)抽吸、注水试验

在气腹针尾连接10ml注射器,首先抽吸未见血液或肠内容物,确认未误入腹内血管或肠腔,然后注入5ml左右的生理盐水。

> **特别提示** 若很容易地注入且不能抽回,说明气腹针尖位于游离腹腔内,注入的生理盐水迅速散布于肠间隙而难以抽出;若较难注入且易于抽回,则提示气腹针很可能误入腹膜间隙或腹腔内由于粘连构成的狭小腔隙。此时,多需重新穿刺、更换穿刺部位或改用开放式腹腔镜技术置入穿刺套管后直接建立气腹。

(三)负压试验

气腹针与全自动气腹机连接后,首先显示的腹内压应为低度负压(-2mmHg左右),且随着提升腹壁而使负压有所增加。

> **特别提示** 若首先测得的腹内压不是负压,则转动气腹针使其针尖的侧孔(与针柄的阀门开关方向一致)不被腹膜或腹内脏器所堵造成假象。若仍不能测得负压,而腹内压在短期内迅速升高,应考虑气腹针尖移位离开了游离腹腔。

(四)容量试验

一般成人腹内压达12~15mmHg,需3L左右的气体。

> **特别提示** 如果腹内压已达到此值而气体用量不足时,则提示气腹针有可能误入腹膜外间隙或肠腔,此时常可导致前腹壁不对称地膨隆。

在整个充气过程中应观察病人腹部是否均匀对称地膨隆,肝浊音界是否逐渐消失,有无皮下气肿,病人生命体征是否平稳等。

穿刺套管的放置技术

腹腔镜手术用的穿刺套管由穿刺锥和套管组成。用来插入腹腔镜的第一枚穿刺套管为盲穿置入,称之为主套管。其他在腹腔镜直视下置入的穿刺套管称之为副套管,用来引入各种手术器械。

主套管的穿刺因是盲穿而最好选用带安全装置的穿刺套管。一旦穿刺锥尖突破腹膜,具有防护功能的安全罩就会立即弹出或者穿刺锥迅速缩回安全罩内,将锐利的锥尖与腹内脏器隔开。一般选在脐上或下缘建立气腹处,用掌心顶住穿刺锥柄,示指紧贴套管。腕部旋转用力刺入腹壁。一旦穿刺套管进入已充气的高压气腹内,打开阀门即可听到"嗞嗞"的气体喷出声。连接气腹管并以气腹机所拥有最大注气率维持手术中腹内压的相对稳定。

插入腹腔镜,首先探查穿刺点下方有无意外损伤,如出血、血肿、肠管穿刺伤等。然后进行全腹腔探查,重点探查病灶区,确定能否实施腹腔镜手术。

腹腔镜直视下置入供手术操作用的副套管,一般需要 2 个以上。垂直于腹壁插入穿刺套管,一旦在壁层腹膜看到穿刺锥尖即应改变穿刺方向朝着手术野上空旋转着刺入,以免万一失控伤及腹内脏器。

> **特别提示** 副套管的腹腔段不宜太长以免影响器械张合,一般 3cm 左右即可,使用套管固定器还可短些。各套管间距应在 10cm 左右,至少应大于 5cm,否则会相互干扰,不便于协同操作。一般主操作戳孔与辅助戳孔应分布在腹腔镜两侧。

开放式腹腔镜技术与非气腹腹腔镜技术

(一)开放式腹腔镜技术

如果气腹针造气腹失败或脐周腔内脏器有粘连,应选用开放式腹腔镜技术置入主套管和腹腔镜。直接连通气腹管,以中低流量向腹腔内注气。

在脐上或下缘做一 1.5cm 左右的皮肤切口,交替钳夹各层组织并切开,直至腹膜层。插入套管,接上气腹机向腹腔充气,插入腹腔镜。此外,还有一种直视插入技术。先切开至腹膜前间隙,将内插一10mm直径、0°前视镜的10mm套管插入。直视下慢慢旋进10mm套管通过腹膜外脂肪层到腹膜外,无粘连的腹膜为半透明状。如与肠管有粘连则不透明。应变换套管方向,直至看到清晰半透明的腹膜。然后循此安全地插入10mm套管。

(二)非气腹腹腔镜技术

这是一种以机械方式提拉前腹壁替代气腹来建立手术野空间的技术。与气腹形成的球形膨隆所不同的是它所建立的是一梯形空间。非气腹腹腔镜技术适合于有天然通道的盆腔手术和需要做腹壁造口或另做切口取标本的胃肠道手术。它消除了气腹并发症与烟雾干扰,降低了手术成本,在胃肠外科与妇科的腹腔镜手术有一定的应用前景。

腹腔镜手术的基本操作技术

(一)显露技术

与开放手术一样,内镜手术也同样需要良好的手术野显露。一般的显露可以借助于重力作用通过摇动手术床变动体位来获得。

> **特别提示** 麻醉前抽空胃,不仅有助于上腹部的显露,而且也可减少气管插管时呕吐误吸与插入气腹针刺伤胃的危险性。分离解剖靶器官时则需要特别的内镜拉钩牵开靶器官周围的脏器以及特别的抓钳直接牵引靶器官。良好的牵引与对牵引对解剖组织结构、避免意外损伤至关重要。

(二)分离技术

1. **电刀分离** 是指用电凝分离组织。大多数情况下用电钩或电铲分离。电刀分离具有凝血效果好、分离快捷的优点,但它有热传导效应,容易引起周围脏器的热损伤。

2. **超声刀分离** 它通过超声将电能转为器械振动而产生分离作用。它没有类似电刀的传导伤,不产生烟雾,止血效果好。目前已广泛使用。

3. **钝性分离** 常用分离钳撑开或撕剥组织。多用于分离胆囊管与胆囊动脉,将Calot三角区的前后叶浆膜与疏松结缔组织用无创分离钳撕剥开,显露出管状结构。也常用来撕剥一些疏松的粘连组织,对于血管相对较丰富的区域可接电凝器,先凝后撕,可以减少出血。

4. 锐性分离　一般分离可用长弯剪,精细的分离最好用尖头的微型剪,双向活动剪优于单向活动剪。

> **特别提示**　使用剪刀分离应注意以下两点:①直视下闭合着剪刀口插入手术野至靶器官。②先在浆膜层剪开一个小口,然后闭合着剪刀插入,轻柔地张开并撑出组织平面,剪开无血管的两侧浆膜,然后扩大分离平面并向纵深推进。遇到有小血管的组织可以先用剪刀夹住,通过电凝凝固后再剪断,以避免出血。

(三)止血技术

与开放手术不同,腹腔镜手术中不能像开放手术中那样经常使用纱布压迫出血。而且,由于操作空间限制,腹腔镜下止血较为困难。常用的止血方法有:

(1)电凝止血:在腔镜外科中应用最多。

(2)超声刀:它具有安全、无烟、可做精细解剖等优点。

(3)结扎速高能电刀(LigaSure):它可以封闭7mm直径以下的血管,止血确切,可以节省手术时间。

(4)钛夹止血:它可以夹闭较粗大的血管。

(四)结扎技术

腹腔镜手术中最简单的结扎方法是夹闭法,一般用于结扎较细的管道,有金属夹和可吸收夹两种。另外,对于较粗大的管道或大块组织可以使用线环结扎法或体内打结法。线环结扎法是用预制的线环(Roeder结)从体外导入,进入腹腔后张开线环,将需结扎的组织套入环内,然后慢慢收紧线结而完成结扎。

> **特别提示**　体内打结法的操作方法为:用针持或分离钳夹住一端线头在自身顺时针转绕2~3圈,另一器械从钳口中取出此线头,针持或分离钳则去夹住另一线头,然后收紧线结。同法逆时针再自身转绕2~3圈,即可打出方结或外科结。

(五)缝合、钉合技术

腹腔镜下的缝合原理与开放手术的缝合相似,但操作起来则困难得多,需先进行模拟训练方可胜任。内镜钉合器主要有线形和环形两种。线形钉合器又分为单纯钉合与钉合切割两型。其钉合方式为数排钻钉相互交错、均匀分布,对于不同厚度的组织则应选用相应钉腿长度的钉匣。线形钉合切割器是在六排钻钉线之间有刀片在钉合的同时完成切割;环形钉合器(即通常所指的吻合器)则是在两排钻钉与荷包缝合线之间环形切割一周。

线形钉合器主要用于闭合、离断胃肠、较大血管等管腔结构,如断胃、断肠、断血管束,以及胃肠、胆肠等形式的侧侧吻合。而环形钉合器则用于胃肠系统的端端吻合术等。此外,用于腹腔镜疝修补的疝修补钉合器现已有两种。一种为较早出现的"8"字形钻钉;另一种为近年来新出现的螺旋状钻钉。它们均可以像钉墙纸一样安全地钉在腹壁上。

(六)手术标本的取出

在做胆囊切除时,如果胆囊壁没有分破,则用抓钳将胆囊颈部夹住,连同 10mm 套管一起拔出。如果结实较大,则用取石钳先取出结石,再取出胆囊。对于大小超过 2cm 而且较坚硬的结石,则需要扩大切口取出。实质性脏器(如肝脏、脾脏、子宫和肿瘤)的取出必须延长切口才能完成。

(张红卫)

第三节 腹腔镜手术的注意事项

目前,随着腹腔镜手术技术的提高,手术指征逐渐放宽,手术并发症的发生率有所升高。因此,严格掌握手术指征,减少不必要的并发症的发生,是每个腹腔镜外科医师需要注意的问题。

开展腹腔镜手术需要注意的问题:

(1)必须经过严格正规的腹腔镜手术技术培训。初学者先从腹腔镜模拟操作箱练习基本的操作技术开始,包括:钳夹、牵引、分离、缝合、打结等。还要适应通过观看显示器进行的操作,改变传统开放手术的操作习惯。掌握腹腔镜的扶镜技巧,特别是角度镜的视野和视角特点。有条件的单位最好先在大动物身上练习腹腔镜胆囊切除术,使手术医师有感性认识和真实的操作体会。

(2)在开展首例腹腔镜胆囊切除手术之前,需要先作为助手参与5例以上的腹腔镜手术。而作为主刀进行手术时,需要由有经验的腹腔镜外科医师进行指导。在选择病例时,应挑选无症状的胆囊结石或胆囊息肉进行首例手术,力求成功以树立信心。一般经过10多例成功的手术后,就会积累一定的手术经验,可以较熟练地进行腹腔镜手术操作。

(3)腹腔镜手术除了可能出现传统开放手术的并发症外,还有其特有的并发症。因此,术前对病人疾病状态的评估和腹腔镜手术的适应证的掌握十分重要。应从病人的切身利益出发,不能因为想练习手术技巧而违反外科手术的原则,将不适宜做腹腔镜手术的病例进行腹腔镜手术。

(4)在腹腔镜手术过程中,遇到没有把握完成的病例,应及时请有经验的上级医师指导或中转开腹手术。若勉强进行没有把握的手术,极可能发生难以弥补的并发症,给病人造成极大的痛苦,甚至危及生命。

(5)手术术式的开展应从易到难,循序渐进,切忌好高骛远。对于疑难病例及时总结,积累经验。

(6)掌握预防穿刺操作并发症的基本原则:术前留置胃管和导尿管以防止胃及膀胱的损伤。病人采取适当的体位以使腔内游离脏器远离穿刺操作部位。插入穿刺针时用力应适当,防止插入过深。穿刺第一枚套管针一定要掌握技巧,防止误伤腹腔内的脏器,其他套管针的插入应在直视下进行。如果把握性不大或腹腔有粘连,应做开放式建立气腹以防止腹内脏器的损伤。一旦发生腹腔内脏器的严重损伤应及时中转开腹手术,切莫犹豫不决或心存侥幸,以免给病人造成损害。

(张红卫)

第四节　腹腔镜手术的并发症

并发症是指在某一原发疾病过程中所形成的继发疾病或病理状态。任何一种外科手术都可能引发并发症。对于同一手术术式，腹腔镜手术除了具有与开腹手术相同的并发症外，还有其特有的腹腔镜手术并发症。主要包括：①与气腹有关的并发症，如皮下气肿、气体栓塞等。②与穿刺有关的并发症，如腹腔内脏损伤和戳孔疝。腹腔镜手术的并发症发生率没有确切的统计数据，根据近10余年来有关腹腔手术并发症的文献报道，各种腹腔镜手术总的并发症发生率在1%～3%之间，死亡率为0～0.03%。初学者开始施行腹腔镜手术时，其并发症的发生较多，而当手术经验不断积累时并发症的发生逐渐降低。按并发症发生时间分为：

(1) 早期并发症：是指手术中及时发现和处理的并发症。

(2) 迟发或后期并发症：是指发生于手术后的并发症。按损伤程度分为轻度并发症和重度并发症。

与气腹有关的并发症

(一) 皮下气肿

皮下气肿常发生于手术时间长、气腹压力高及年龄大的病例。发生率大约为0.33%。常见的原因有：①建立气腹的皮肤切口过大，导致腹腔内的气体经套管周边进入皮下组织内。②气腹针位置不当，误入腹膜外间隙，导致注气时产生皮下气肿。③手术中切破腹膜壁层，腹腔内的气体从破口进入腹膜外间隙。

轻度的皮下气肿对腹腔镜手术的完成影响不大，解除气腹后，皮下气肿很快消退，不会对病人造成严重的后果。但是，广泛而严重的皮下气肿则对心血管系统和呼吸系统造成明显的影响，应及时降低气腹压力或解除气腹。

(二) 气胸和纵隔气肿

气腹引起的气胸和纵隔气肿比较少见，但却是一种致命的并发症。

腹腔镜手术发生气胸的发生率为0.01%。

1. 发病机制　气腹后发生气胸的机制不十分清楚,可能与以下因素有关:

(1)解剖因素:先天性膈肌薄弱或局部缺损常发生在主动脉和食管裂孔处。高气腹压和胸腔负压使腹腔内气体通过这些裂孔处和腹膜后间隙进入纵隔及胸腔内。

(2)膈肌大泡:高气腹压可使膈肌薄弱处延伸形成膈肌大泡、并进一步使之破裂而引起气胸。

(3)腹腔镜手术中膈肌的损伤、以及气腹机失灵等均可引起气胸。

2. 临床表现和诊断　腹腔镜手术中如发现下列情况应考虑气胸:①通气困难、气道阻力增高、肺顺应性下降。②原因不明的血氧饱和度下降。③无法解释的血流动力学改变。应拍胸部X线片以帮助诊断。

3. 治疗　发生在手术开始或手术中的气胸应立即解除气腹,同时行胸腔闭式引流术。若病人的生命体征平稳、也可重新建立气腹完成手术。在接近手术结束时发生的气胸,如果病人情况良好,仍可结束手术,排出胸腔内气体。

(三)气体栓塞

气体栓塞是腹腔镜手术少见但极严重的并发症。气体可栓塞在肺动脉、脑动脉和冠状动脉等部位。发生率在0.08%~0.13%之间。

1. 原因　①气腹针错误地刺入腹膜后或其他部位的血管内,血液内的气体可逐渐聚集成大的气泡形成气栓。②气体通过断裂的小静脉进入下腔静脉中。③实质性脏器新鲜创面的存在,使气体由创面的小静脉进入肺动脉内。

2. 临床诊断　气体进入右心房和右心室时可形成气体"阻滞"区,影响静脉回流,阻碍右心室血流,导致突发心衰;栓塞弥散到肺循环内还可引起急性肺高压和右心衰竭。

气体栓塞的诊断往往很困难,早期可无明显症状和体征。出现头颈部发绀、血压骤然大幅度下降,心动过速,第2心音加重,心脏节律障碍,心前区可听到磨轮声杂音等,常提示气体栓塞,偶尔首先表现的是肺水肿和迟发性猝死。门静脉内气栓可缓慢进入体循环内,使全身症状出现的时间较晚。

3. 预防和治疗　正确置入气腹针,使用低气腹压力。术中严密监测可及时发现早期征象,常规心电图是重要手段,还应监测血压、中心静脉压和肺动脉压,心前区听诊等方法可及时发现气体的栓塞情况。

治疗:①立即解除气腹。②吸入纯氧。③左侧卧位。④通过中心静脉插管抽出气体。⑤高压氧治疗。

(四)高碳酸血症

CO_2气体是建立气腹最常用的气体。优点是无燃烧性,成为电凝技术的安全气体,血中高溶解性和缓冲系统良好反应性成为低气体栓塞危险性的气体。但它可使血液CO_2增高以及pH值下降,从而引起高碳酸血症和酸中毒。

用CO_2气体建立气腹是否引起高碳酸血症和酸碱平衡紊乱可能与以下因素有关:

1. 气体经腹膜吸收入血 对于大多数病人来说,腔内CO_2气体的吸收不会引起体内CO_2的急剧变化,仅有轻微的高碳酸血症。这是由于吸收入血的CO_2很快通过血液缓冲系统得以调节,再经肺呼出和肾代谢。然而,在某些疾病状态下(如严重创伤、感染、慢性肺阻塞、心脏病和镰状细胞贫血等),增加的CO_2常导致严重的高碳酸血症和酸中毒。

2. 气腹压力 高气腹压使膈肌抬高,导致肺底部受压和肺顺应性下降,最终因肺通气比例失调而引起CO_2滞留和高碳酸血症。

3. CO_2气体的累积作用 经腹膜吸收入血的CO_2气体大部分由肺排出,不能排出的气体暂时贮存在体内(尤其是骨骼肌和骨内),术后逐渐排出以致有持续的高碳酸血症。

4. 手术时间 手术时间越长腹膜吸收CO_2气体也越多。因此,容易引起高碳酸血症。

5. 术前心肺功能状态 在有心肺功能损害的病人中,气腹会引起较严重的高碳酸血症和pH值的下降。

(五)心律失常

高碳酸血症可直接抑制心肌,引起房室传导阻滞和异位心律。高腹内压可影响静脉血的回流和使膈肌抬高而导致心脏位置改变,受压迫牵拉可刺激迷走神经反射而导致心律失常。其发生率可达14%~20%。最常见的有室性早搏和心动过速。因此,建立气腹时应以低流量开始,严防开始时流量过大而导致心律失常。手术时间较长的病人应加强呼吸循环、血气等的管理。

(六)肩部酸痛

肩部酸痛是腹腔镜手术后常见的轻微并发症。腹腔镜术后肩部疼痛发生率约为35%~63%。肩部疼痛与腹腔内CO_2气体未排尽有关,

是由积累膈下的 CO_2 气体刺激膈神经反射而引起的。因此,腹腔镜手术结束后尽量排出腹腔内 CO_2 气体可预防术后肩痛的发生。

(七)下肢深静脉瘀血和血栓的形成

腹腔镜手术后下肢深静脉血栓的发生率无精确的统计数据。发生的原因有:

(1)体位因素。由于上腹部的腹腔镜手术常采取头高足低位,理论上使下肢深静脉瘀血和血栓的发生率增加。

(2)气腹对下肢静脉的影响:使下肢血流速度降低,股静脉压力上升。

预防下肢深静脉血栓发生的措施有:术中使用弹力袜,并用到术后下床活动为止;术后多活动下肢,尽早下床;使用丹参、脉通等扩张血管药物。

(八)腹腔内脏缺血

腹腔镜手术可引起肝脏和肾脏等内脏的血流明显减少,而导致小肠缺血、坏死则非常少见。发病机制不明,可能与气腹对小肠的机械压迫、体液介导的血管收缩、贮存的 CO_2 直接作用、门静脉压力过高和吸入麻醉药物等有关。

与穿刺和手术操作有关的并发症

腹腔镜手术是以气腹针刺入腹腔建立气腹和套管针穿刺进入腹腔、放进必要的腹腔镜器械步骤开始的。由于这一步骤是盲目、不可直视的,因此不可避免损伤腹壁和腹腔内组织和器官。

气腹针和套管针的插入过程是腹腔镜手术最危险的步骤,其并发症的发生率在 0.05%~0.2% 之间,死亡率为 0~0.1%。主要由不可直视条件下气腹针的刺入或第一套管针的插入而引起。

> **特别提示**
>
> 预防穿刺操作并发症的基本原则有:
> (1)术前留置胃管和导尿管以防止胃及膀胱的损伤。
> (2)病人采取适当的体位以使腹内游离脏器远离穿刺操作部位。
> (3)选择合适的气腹针和套管针,并在使用之前对其各部件全面检查。
> (4)插入穿刺针时用力应适当,手腕稳重用力,防止插

> 入过深。穿刺力度过猛可使腹壁塌陷,更贴近腹腔内脏器和血管,增加损伤的危险性。
>
> (5)用布巾钳将腹壁尽量提起后再缓慢刺入第一套管针,其他套管针的插入应在直视下进行,用腹腔镜光线照明腹壁可避免损伤腹壁浅表血管和腹内脏器。
>
> (6)有学者主张不做盲目穿刺,而做一小切口直接插入穿刺针,这一直接切开白线和腹膜的开放式腹腔镜操作可防止腹内脏器的损伤。当插入腹腔镜后即可在电视屏幕上观察其他套管针的插入情况。
>
> (7)也可应用特制的带弹簧的钝头气腹针刺入腹内以避免锐性管壁损伤腹内脏器。特制气腹针可减少活动性内脏的穿孔,但对固定性脏器(如腹膜后血管)或黏附在腹壁的肠管无明显保护作用。
>
> (8)一旦发生腹腔内脏器的严重损伤应考虑及时中转开腹手术。

(一)血管损伤

气腹针和穿刺套管针引起的腹壁或腹腔内血管的刺破,是再手术的重要原因之一。腹腔镜手术的血管损伤发生率约 0.03%~0.14% 之间。损伤的部位:

(1)穿刺部位血管:常见脐部穿刺部位的皮下血管和腹壁动脉的损伤,约占 0.04%。

(2)肠系膜、网膜、镰状韧带血管:常发生在不可直视情况下穿刺针刺入腹腔内对这些血管的损伤。

(3)腹膜后血管:主要是腹主动脉和髂总动脉的损伤。下腔静脉在腹主动脉后外侧,损伤机会较少见。

腹膜后大血管的损伤出血量大、速度快,常引起失血性休克。处理不及时容易导致死亡。肝门部血管的损伤止血困难、术野不清楚,易伴有其他器官的损伤。因此,腹腔镜手术过程中一旦发生大血管损伤,必须毫不犹豫地中转开腹止血,以免错失抢救病人的时机。

> 在腹腔镜手术操作过程中,必须熟悉血管的解剖位置,对于结构不清晰的部位,切忌盲目分离切断。对于直径较粗的血管最好先用钛夹夹闭后再切断,不要使用电凝切断,以免血管断裂后回缩,造成止血困难。对于难以控

特别提示 制的出血应及时中转开腹,避免盲目止血引起腹腔脏器的损伤。

(二)内脏损伤

腹腔镜手术内脏损伤的发生率为0.1%~0.5%。多数为腹腔的空腔脏器损伤,少数为实质性器官的损伤。损伤原因主要有:病人既往有手术史或腹腔内广泛粘连的病人;胃肠道明显胀气;肥胖体型病人伴内脏下垂(如胃下垂、肝下垂);穿刺时用力不正确。胃肠道的损伤可导致腹腔内感染、继发性腹膜炎;输尿管的损伤可造成医源性尿道狭窄;肝、脾等实质脏器损伤可引起大出血;膈肌的损伤易形成气胸和纵隔气肿;严重的内脏损伤可直接引起病人死亡。

1. 胃肠道损伤　腹腔镜手术中胃肠道的损伤在内脏损伤中发生率最高。临床表现:术中损伤胃肠道常表现为从气腹针内吸出胃肠液或粪便。注气后见腹腔不对称性膨隆,应怀疑胃肠道穿孔的可能性。如果病人在术后3~5天突然出现恶心、腹痛、发热和白细胞增高,腹平片显示肠梗阻,B超发现腹腔内有较多积液,应考虑胃肠道穿孔。B超引导下细针穿刺抽液可以明确诊断。

预防胃肠道损伤的措施有:①术前留置胃管和术前灌肠排空结肠内粪便和积气。②对怀疑有腹腔粘连的病例和肥胖病人宜采用开放法建立气腹。③避免手术操作中电刀和电凝误伤。④手术结束时应彻底检查腹腔,对可疑有内脏损伤的病人应放置腹腔引流管以便术后严密观察病情变化。

治疗:①对没有肠内容物漏出的穿刺伤可考虑保守治疗。小肠穿孔或破损可考虑行单纯修补术,广泛的损伤需切除损伤的肠管。留置穿刺针于损伤处可帮助判断损伤位置。未做术前肠道准备的结肠损伤应考虑行结肠造瘘术。②肠管热损伤是严重的并发症,死亡率较高。小的烧伤可在住院期间严密观察病情变化情况下给予支持营养以及抗生素治疗。由于肠管的烧伤范围往往比实际见到的更广泛,因此对需手术治疗者不宜采用单纯修补术,而需广泛切除失活的肠管,并置放引流管,术后给予抗生素治疗。

2. 膀胱及输尿管的损伤　膀胱和输尿管的损伤率低于0.02%,但却是严重的并发症,且大多数病人在术中不易被发现。原因有:①解剖结构异常而导致损伤。②充盈或位置过高的膀胱在穿刺时被误伤。③手术操作过程因组织粘连可误伤输尿管和膀胱。

临床表现和诊断:膀胱损伤的诊断较输尿管者容易,若从插入的穿刺针中吸出尿液或术中发现气尿或血尿均提示膀胱的损伤。对可疑者可向膀胱内注入亚甲蓝帮助诊断。输尿管损伤常于术后出现腹膜炎的表现,静脉或逆行造影可确定诊断和判断损伤的部位。

预防:术前留置导尿管可预防膀胱的损伤。在输尿管附近分离组织时应避免用电凝器。

治疗:①膀胱穿刺伤可行保守治疗,通常留置尿管引流尿液和抗生素治疗可以达到愈合的目的。严重的破损可行腹腔镜下修补或开腹手术修补。②输尿管损伤的处理视损伤类型、诊断的时间和损伤部位而定:术中发现的损伤最好采取开放修补,对轻度的烧伤或划破伤可置入输尿管支架。完全切断者可直接吻合或行输尿管膀胱再接术。术后发现的输尿管损伤应即刻行适当的引流,置入输尿管支架。

3. 实质脏器的损伤　在腹腔镜手术引起的实质脏器损伤中,以肝脏的损伤较为常见。国内报道 LC 中肝脏损伤发生率约 0.15%。子宫的损伤相对少见,常因子宫操纵杆引起子宫的穿孔,尤其是病人有明显盆腔粘连情况时。

气腹针引起的损伤范围往往较小,有自愈的可能性。但若为套管针的损伤未被及时发现和处理,术后常发生失血性休克,需再手术止血。有明显症状和血气胸膈肌的损伤可先行胸腔闭式引流术,若效果不佳应考虑开胸手术。

腹壁穿刺切口并发症

(一) 切口出血

腹腔镜手术中腹壁切口出血的部位包括:皮肤和皮下组织出血,肌肉组织出血和腹膜外组织出血。发生率约 0.1%~0.2%。

> **特别提示**　腹壁血管损伤引起的出血多可自止,不需要特殊处理。若未能自止,可电凝套管壁上下方壁层腹膜、气囊压迫等方法止血。对于动脉性出血,可行腹壁深层贯穿缝合止血。

(二) 穿刺切口感染

腹腔镜手术的切口感染发生率比较低。常发生在脐部或标本取出处。诊断性腹腔镜穿刺切口感染率为 0.1%,LC 穿刺切口感染率在 0.25%~1%之间。腹腔镜阑尾切除术穿刺部位感染率可达 2%。切口感染的常见原因有:①脐部消毒不彻底。②术中分破胆囊、脓性胆汁污染伤口,或施行污染较重的手术(如溃疡穿孔、肠切除等)。

> **特别提示** 预防切口感染的措施有:①术中尽量不要分破胆囊或损伤胃肠道。②术中充分冲洗腹腔。③取出标本时先将污染的标本用塑料标本袋装好,再从切口处取出。④术毕时检查穿刺口是否有出血污染的标本。

(三)腹壁坏死性筋膜炎

腹壁坏死性筋膜炎是化脓性链球菌或与厌氧菌混合感染所致,是一种致命性并发症,多见于高龄合并有糖尿病的肥胖病人。治疗的关键是早期诊断和广泛、彻底的清创,并使用大剂量有效广谱抗生素和营养支持。

(四)戳孔疝

戳孔疝的发生率约0.1%。部位主要发生于下腹部和脐部穿刺孔处,上腹部的穿刺孔极少发生。疝的内容物常是小肠和网膜。发生的原因有:

(1)肥胖:肥胖病人的腹肌不发达,易形成穿刺切口疝。

(2)长期使用皮质激素:长期使用这类药物的病人,常引起肌肉萎缩、皮肤变薄、腹壁脂肪堆积和易患感染,使切口疝的发生机会增加。

(3)缝合层次不正确。

(4)术后病人剧烈咳嗽和呕吐。

临床诊断:腹腔镜手术后出现切口肿物,站立时明显,而平卧位肿物消失或缩小,应考虑戳孔疝的可能。部分病人可出现肠梗阻症状和体征,腹透可见肠管扩张、积气积液。

治疗:行切口疝修补术。

(五)穿刺切口肿瘤种植转移

用腹腔镜对腹腔内肿瘤进行诊断性检查或对已明确诊断的恶性肿瘤进行治疗时都可能发生肿瘤细胞在穿刺切口处种植的情况。发生率约0.95%~1.14%。

恶性肿瘤腹腔镜手术引起的腹壁种植可能与以下因素有关:①恶性腹水中的肿瘤细胞可种植到伤口部位,尤其是一些能分泌液体的恶性肿瘤细胞可随囊腺癌分泌的液体种植到腹壁上。②肿瘤细胞可经血液循环种植到创伤组织内。③伤口内新生血管提供的高营养物质使伤口部位极易发生恶性肿瘤种植。④腹腔镜手术需要把标本从套管口或小切口处取出,使这些部位存在肿瘤细胞种植的可能性。

预防:①术前正确诊断肿瘤的性质和评价肿瘤腹腔镜切除的可能性。②术中发现的恶性肿瘤应及时中转开腹手术。③用腹腔镜行肿瘤切除术时应选择早期肿瘤病例。把肿物标本放入塑料袋中,切口用塑料薄膜保护后再取出。手术完毕前需用蒸馏水反复冲洗腹腔。

麻醉并发症

麻醉并发症是腹腔镜外科手术死亡的主要原因之一。各种麻醉均可能发生并发症,其发生率在 0.02% ~ 0.08% 之间。

(一)全身麻醉的并发症

全身麻醉是腹腔镜手术最常用的麻醉方法。它不但能满足安全、无痛、肌肉松弛等要求,而且还可维持循环的稳定和良好的呼吸管理,是一种比较安全的麻醉方法。但是,全麻对病人的生理状态影响较为显著,甚至可能发生各种并发症。

1. 心律失常 全麻病人的心律失常发生率约为 0.6%,主要发生于建立或消除气腹过程中。既往有心肌病伴心力衰竭和肺水肿的病人,行腹腔镜手术危险因素将明显增加。

2. 胃扩张 面罩全麻可导致胃扩张,并增加气腹针和套管针对胃的损伤机会。采用气管内麻醉、辅以正压通气、术前禁食、留置胃管等措施可避免该并发症的发生。

(二)硬膜外腔阻滞麻醉的并发症

下腹部和盆腔的手术、操作时间短的手术,以及一些不适合全麻的病人(如严重肺阻塞性疾病、心脏病等)可考虑用该麻醉,常见并发症有:

1. 恶心、呕吐 是腹腔镜手术后常见的并发症,可用适量止吐药予以防治。

2. 胃内容物反流 头低足高仰卧位使盆腔内肠管移至上腹部,加之麻醉肌松药的作用,将会增加胃内容物的反流和误吸气管内的危险,引起吸入性肺炎,甚至窒息。过度的头低仰卧位还可影响膈肌运动使肺换气不足,引起高碳酸血症和代谢性酸中毒,甚至心律失常。

3. 呼吸麻痹 硬膜外间隙穿刺技术的失败有可能使麻醉药进入蛛网膜下腔造成意外,甚至呼吸麻痹,应需特别予以注意。

(张红卫)

第十三章

DI SHI SAN ZHANG

器官移植

QiGuan YiZhi

第一节 心脏和肺脏移植

心脏移植

1967年南非Barnard成功地完成首例同种异体原位心脏移植,截至2002年6月,全世界共完成10万余例心移植,近来每年移植3 500例,其中儿童患者300例,1年、5年生存率90%、75%。心移植是治疗终末期心脏病的例行手术,50%心脏移植患者可恢复正常的生活和工作。过去扩张性心肌病是成人心移植主要适应证(50%),而近年冠心病成为主要适应证(50%)。儿童受体主要是先天性心脏病复杂畸形、外科无法纠正者,6~15岁患儿生存率类似于成人,<1岁幼儿最低。费用高昂、脑死亡法立法滞后、供体匮乏、心脏转运困难(冷缺血时间<7小时)等限制了我国心移植的发展。

(一)适应证和禁忌证

心移植受者,是其他外科或最大限度药物治疗无效的终末期心脏病患者,包括冠心病、终末期心肌病、瓣膜病、再移植、先天性心脏病、室性心律失常等。年龄<55岁(>65岁者生存率明显降低)。患者心功能Ⅲ~Ⅳ级,危及生命估计其存活期<1年,更严格指标是心衰患者的EF值(左室射血分数)<25%,峰值氧耗[<10ml/(kg·min)]几乎达及机体耐受氧极限,肺毛细血管楔嵌压>25mmHg,肺动脉压<60mmHg。病人肺血管阻力应<6wood单位,当大于此值或肺动脉收缩压>15mmHg,肺血管压力梯度(指肺动脉压-肺毛细血管楔压)>15mmHg时,供心功能难以与其匹配,属于手术禁忌。受者近期无肺梗死和溃疡,无系统性疾病在免疫抑制时恶化(如感染、1型糖尿病、红斑狼疮、严重周围血管性疾病、难控制性高血压病)。排除受者慢性肾衰竭(除了因心脏低输出量所致),持续性肌酐大于正常值高限2.5倍或肌酐清除率<25ml/min;慢性肝功能衰竭,持续胆红素大于正常值高限2.5倍。

儿童心移植适应证主要是心肌病、先天性心脏病和淋巴细胞性心肌炎。先天性心脏病包括有左心室发育不良综合征、肺动脉闭锁、大动脉错位等复杂型先天性心脏病。威胁生命的有严重心律失常(起搏器过大而不宜小儿使用)和良性心脏肿瘤,可行心脏移植。新生儿未产生与T细胞依赖性抗原相作用的抗体和血型抗体,新生儿移植中供体血型不符不是禁忌证。

(二)供体和受体的选择

1. 供者 符合心脏供者条件的一般原则:供者年龄男性<40岁、女性<45岁,供体不足时,经过仔细评估的岁数较高捐献者亦可。ABO血型必须与受体相符。心脏移植排斥几率较高,一般Ⅰ类(HLA-A、B、C抗原)较不重要,而Ⅱ类(HLA-D抗原)则占有重要位置。供体淋巴细胞与潜在受者血清交叉配合试验>15%,则需行供体与受体间交叉配合试验,HLA-DR相符或仅1个位点不符者术后生存率明显高于2个DR抗原位点不符者,但因移植的急迫性可能会放弃HLA配型。供体和受体者体重相差<20%。脑死亡供体无既往心脏疾患(心电图、心脏超声排除)和心脏挫伤,排除CO中毒、传染性或感染性疾病(如梅毒、肺结核、肝炎病毒和HIV等)、肿瘤(原发性脑瘤除外)、1型糖尿病、脓毒败血症、静脉注射毒品者。若是脑死亡供体则无心骤停史,生前长时间心肺复苏、心内注射急救药物、心电图无Q波、心肌肌酸激酶未增加、需大剂量升压药物[多巴胺剂量>10μg/(kg·min)]才勉强维持血压者均不理想。最好过去10年内无酒精、药物成瘾病史。胸部挫伤者可能合并心脏受伤,需行胸部X线检查,由肋骨受伤部位可推测心脏受伤可能性,若有胸骨、肩胛骨或心前两根肋骨断裂等大范围胸外伤,则心脏受伤可能性较高。

儿童心移植供心来源多为先天无脑儿或新生儿猝死症,包括分娩窒息、颅内出血、严重畸形死亡的新生儿,另外供、受体心脏大小匹配,供体体重是受体50%~150%,若受体伴有肺动脉高压则选较大供体的心脏。供体生前无心脏疾病和感染,血压和心电图基本正常,B超检查心脏结构及瓣膜功能正常(小缺陷是允许的,如小室缺)。

2. 受体 心移植患者都是终末期心衰,不同程度的肺高压、血流动力学紊乱、肝肾功能不全等。心移植前需询问受者是否有糖尿病、消化性溃疡、感染等病史,各项检查包括血常规、血型(Rh)、凝血功能、血沉,最近肝肾功能、电解质、动脉血氧分析,最近胸部X线、心电图、心脏超声,心导管检查、心内膜切片,免疫学检查、肺结核试验、病毒血清学检查(肝炎病毒、CMV、HIV、EB、疱疹病毒等)和弓形虫,甲状腺功能,细菌培养(尿液、痰及口咽等)。其他口腔科、妇科(女性)等会诊。肥厚型心肌病的肺血管高阻主要由左室舒张功能不全所致,对吸氧、血管活性药物反应较好,跨肺压力差较小,多为可逆性。病人曾接受心脏手术或先心解剖上有变异时,亦可接受移植。合并有糖尿病患者,术前血糖应控制在正常范围,预防性应用广谱抗生素及抗病毒治疗。

(三)手术

目前最常用的是原位心移植,切除受者心后,修剪保留左、右心房壁,连续缝合法依次吻合左、右心房,再吻合主动脉,最后吻合肺动脉,移植过程大约1小时。开放阻断后,停止人工心肺机的支持根据供心总缺血时间和直视下对移植心功能的估计决定,通过心房起搏和异丙肾上腺素来维持心率。

异位心移植保留原来心脏,期待其恢复功能,术后病人心脏功能恢复,可将移植心取出。若供心冷缺血时间太长,暂时性功能不良;或供心太小无法承担较大体积病人需要时,术后一段时间内需依赖原来心脏维持心输出量。目前施行这种术式仅在肺动脉高压或受体体重大于供体20%等特殊情况时应用,仅占1%。异位心移植缺点如下:移植后原心脏常难恢复、多数恶化至无用,技术困难,日益扩大的受者心脏占据纵隔腔空间、阻碍静脉回流或压迫移植心脏,血流减缓导致原心内部产生血栓,原发病为冠心病患者日后可能继续恶化,心内膜活检不易。

1. 术前准备　脑死亡供体无控温功能、下丘脑功能障碍,若同时给予大量液体,体温会急剧下降和心动过缓,要用电毯保温。神经内科医师处理病人常用脱水治疗,合并创伤则水分丢失更严重,液体补充不足也造成低血压。心脏停跳供体用于心移植的疗效与之相同,热缺血时经心肌保护药物(激素、钙通道拮抗剂、前列腺素E)预处理,提高缺血缺氧耐受。

心移植患者术前存在不同程度的肺高压、血流动力学紊乱、肝肾功能不全等,需要治疗改善各脏器功能。一旦决定移植,病人要立即停止进食,灌肠并冲洗身体。

> **特别提示**　在预定切心之前1~2小时开始麻醉。慢性心衰病人接受移植时,麻醉与其他病人有所不同,要特别注意。病人因水钠潴留、肾功能不全,前负荷可能过重,而利尿剂可导致血钾过低。若血钾是缓慢降低,还不至于增加许多风险。病人处应激状态,肾上腺功能较高,而麻醉药取消了肾上腺作用,导致心收缩无力、血管扩张。病人术前已成极度营养不良、低蛋白血症,使麻醉药与血清蛋白结合较少,产生麻醉过量,又因肺积水,肺组织弹性下降,需要增加手术中给气压力。若病人无法平躺呼吸,病人在坐位或

> **特别提示** 半坐位进行气管插管。麻醉药通常以大量芬太尼为主,辅以吸入性麻醉药。氟烷抑制心脏功能,较少使用。

心移植病人等待时间较短,故无法 HLA 配型选择供体,仅以血型相容为首要条件,将 HLA 资料留作术后调整药物的参考。HIA 配型较好病人排斥机会较少,术后可减少抗排斥药物剂量。

2.取心技术 脑死亡者气管插管辅助呼吸,应小心维持血压、减少心脏缺氧,但对疼痛无反应患者无需镇痛。在行多器官摘取时,取心前可能因大量出血而影响血压稳定。

供心者仰卧、背部抬高,正中锯开胸骨并撑开、纵行或"⊥"形切开心包,检查心脏无损伤或异常后,经腔静脉远端(无名静脉汇入处)用大口径针头快速注入肝素(2.5~3mg/kg),不在腔静脉近端穿刺以免造成术后出血。挤压心脏数次排空,用阻断钳分别阻断上、下腔静脉及升主动脉根部。在主动脉根部用3-0缝线将插入的心脏停搏针固定,开始灌注500ml冷停搏液并持续冰敷,剪断腔静脉、右肺上静脉以减轻左右心内压力,灌完心脏停搏液后剪断主、肺动脉。剪断肺右静脉后将心脏左翻,再剪断两条肺左静脉,取出心脏。供心置入4℃心脏保存液中,可经主动脉根部多次间断灌注共1 800~2 000ml 的4℃停搏液。

> **特别提示** 进行主动脉根部灌注时注意排气,以防冠脉气栓。多余组织可在移植前修剪,在取心时要多保留些大血管组织。国内常用 St. Thomas 液、HTK、Stanford 液等,一般高钾液心肌保护有效时间4~6小时,预计冷缺血时间>4小时以上采用 UW 液。UW 液保存移植心的晚期冠状血管病发病率可能升高,而 St. Thomas 液在自动复跳和窦性节律恢复方面稍逊。有人在停搏液和保存液中添加含磷酸肌酸或2g/L 护心通等药物。

除了导致心肌损伤因素外,供体死亡原因、过程等,影响移植后心功能,已停跳供心功能恢复时间较非停跳供者长。摘取停跳心脏时,心脏温度因快速冷却(4℃代谢率是37℃的10%),含血、腺苷或者 Na^+/H^+ 泵抑制剂的心肌保护液,可以改善其贮存效果。

3.原位心移植 原位心移植手术方法有标准、双腔静脉与全心脏原位移植等3种术式,各有优缺点,选择主要根据术者操作习惯和熟练程度。标准术式左房术野暴露好、操作方便、缝合确切、出现吻合口漏血少,手术时间短,可为初期开展首选方法。标准法的主动脉阻断时间较长(15分钟),吻合口巨大、术后易出现三尖瓣关闭不全,受体窦房结和部分右房保留,术后形成2个右房,使右房收缩不协调、影响心房的充盈与排空。另外,增加右房血栓形成、肺小动脉栓塞。双腔静脉法可更好保护窦房结功能、保持完整右房形态及正常血流动力学特点,降低或减轻术后房颤、三尖瓣反流、二尖瓣反流及心房血栓的发生率。全心脏原位移植完全保留供体心脏,预防移植后心房内血栓形成和二、三尖瓣关闭不全具有重要作用,但其操作稍复杂。全心移植保留心房的大小和形状,但手术难度增大,手术时间延长。

(1)受体病心的切取:以标准法为例:静吸复合麻醉后,仰卧位,经胸骨正中切口进入并全身肝素化。在升主动脉远端及上、下腔静脉荷包缝合并插管,腔静脉用两根直角型管,尽量远离房室沟。供心送达时立即开始体外循环(共约2小时),体外循环预充液为500ml平衡液、6%贺斯(或血定安)700ml、20%甘露醇200ml、5%碳酸氢钠180ml、1g甲基强的松龙、适量的10%氯化钾、抑肽酶和肝素等、400ml血浆和10g白蛋白维持胶体渗透压(晶胶比0.42~0.63),减轻肺间质水肿和渗出。可测量体温、肛温或鼻咽温降至25~28℃,动态连续监测血流动力学、静脉氧饱和度>70%、血细胞比容、血气分析和电解质。体外期间逐渐开放,平稳进入全灌注流量50~100mg/(kg·min),维持平均动脉压8.0~9.3kPa(70~90mmHg),应用超滤避免组织间隙水肿,维持血细胞比容25%左右。

受者心脏切除时,沿右房间沟切开,向上延长切除右心耳、向下延至冠状静脉窦口,左心沿左房室沟切开,保留4个肺静脉开口及其左房后壁,并向右与右房切口汇合,同时沿左、右房交接处向上切开房间隔;或者从右房向上切至房间隔上缘、向下至房间隔下缘,暴露整个房间隔,在近三尖瓣环处切开房间隔,从房间隔的下缘处沿房间沟剪开左心房后壁。主、肺动脉分别在瓣环偏上方横断。切除时尽量保留两心房组织,预留较多主、肺动脉组织。

(2)新心的植入:供心修剪时,从下腔静脉开口至右心耳(离房室沟1~1.5cm)剪开,止于上腔静脉与右房交接部,以免伤及窦房结。在供心左房后壁沿着4条肺静脉间切除,保留部分上、下腔静脉与右房壁的入口、完整左房,并将主、肺动脉间组织剪开,在主动脉弓及肺动脉分叉处离断。

心房吻合最好采用3-0Prolene长线连续缝法,由最深部左房游离壁左侧中点开始,缝合数针后将供心缓缓送入心包,同时将线拉紧,然后由左心耳和左上肺静脉之间开始向上、向下外翻缝至心房中隔。向下缝合左房时须将剪开的冠状静脉窦一同缝合,否则将会渗血。接着从房间隔开始连续缝合右房,靠近下腔静脉附近右房组织较薄弱,注意不要将其拉伤、导致出血。肺动脉经裁剪后,用3-0~4-0缝线将左右两侧缝合拉起,从左侧开始连续缝合其后壁和前壁,缝至左侧起点时与原来缝线另一端打结。另外缝一针缝线于肺动脉最高点,预留作为排气孔。最后缝合主动脉,找出主动脉两端最低点,用两根3-0~4-0缝线分别从左、右两侧向前壁缝,由左心房前壁将排气管置入左心室,并在主动脉前壁插入排气针。有的排气顺序是先停左心引流,经肺动脉切口行右心排气,少量回抽左心引流,升主动脉排气。主动脉阻断开放前用甲强龙(MP)500mg静注,开放后让心脏自动或电击复跳,可左心引流减轻左心负荷,要避免心室过度充盈膨胀造成心内膜下缺血,减少心室做功、降低氧耗量。体外循环30分钟后,在适当时机(稳定窦性心率、左右心收缩有力、心率130bmp、血流动力学稳定)停止体外循环。吻合供心时,也可在主动脉吻合、开放循环、复律后,吻合供受体肺动脉。有人采用间断去WBC氧合血灌注,或持续氧合血晶体(4∶1)混合冠状静脉窦逆行灌注。用鱼精蛋白中和肝素(1∶1.5),彻底止血后于心包腔深处和胸骨后各置一根引流管。常规置心外膜起搏导线,心包腔较大者切除部分心包。

腔静脉法的左房及主、肺动脉吻合与标准法一致,但摘取供心时保留足够长的上、下腔静脉,其右房、窦房结、上腔静脉近心段和下腔静脉开口完整,而将受体右房及窦房结一并切除,供心和受体的上、下腔静脉直接吻合,使供心右房完整保留。双腔静脉法在左心房、主动脉和下腔静脉吻合结束后就可开放,减少主动脉阻断时间。

4.异位心移植 在取心时,尽量保留上腔静脉,在相当于头臂静脉的高度,将血管切断并将开口结扎。将上腔静脉后壁纵切,与受者心脏上腔静脉进行侧侧吻合。缝合供心两条右肺静脉,把两条肺左静脉之间切开,成为左心房开口。移植时先将供心左心房开口与受体左心房纵切开口吻合,再将两者上腔静脉切口吻合。分别将供体心脏与受者心脏的主动脉和肺动脉行端侧吻合,在肺动脉吻合口之间使用人工血管连接。由于供心位于受者心脏右侧,通常将位于右横膈神经前的心包切开,将供者心放入右侧胸腔里。因供心腔内易发生凝血、心肌活检困难,较少应用,作为无合适供心的过渡。

5.术后处理 患者术后在层流式空调病房监护最理想,人员造成的交叉感染往往比空气传染更容易。心移植围手术期处理是多方面的,主要包括血流动力学和心功能维持、感染、急性排斥、重要器官功能等。术后加强呼吸、循环支持,使用呼吸机时间越短越好,让病人尽快自行呼吸及咳嗽。若病人术前情况不好及营养太差,呼吸机使用时间延长时,应特别注意吸痰以保持无菌,以免造成医源性交叉感染。患儿可使用镇静剂及肌松剂(如芬太尼、仙林)保持绝对安静,持续过度通气维持轻度呼吸性碱中毒。术后在正性肌力药物(儿茶酚胺类)、胶体溶液保证血容量情况下,可用较大剂量血管扩张剂以降低肺循环阻力、减轻右心负荷,使体循环和肺循环达到平衡,同时严格控制血糖,预防感染。术后情况稳定时应尽早拔除静脉留置针及各类尿管,胸腔管和心包管在引流量 <100ml/d 时可以拔除,让病人早下床活动。

术后一般观察是否发热、乏力、纳差、嗜睡、胸闷等,术后 1 周内每天检测 1 次胸片、血清心肌酶等。经锁骨下静脉放置 Swan-anz 管(术中送入肺动脉)测量肺动脉楔压,或持续性肺动脉血氧饱和度测定导管,监测病人心搏出量,调整强心药物剂量。因去神经后心脏主要通过 CVP(容量)调节搏出量,CVP 监测很重要。12 导联心电图术后 2 周内每日 1 次,3~4 周隔日 1 次,1 个月后每周 1~2 次,以后逐渐延长检查间隔时间,测定各导联 QRS 电压绝对值、ST-T 改变和有无各种心律失常。超声心动图术后 2 周内隔日 1 次,3~4 周每周 2 次,2 个月后每周 1 次,主要观察各心腔大小、室壁运动状况、室壁厚度、有无心包积液等。

> **特别提示**
>
> 超声心动图是诊断排斥反应重要的无创手段,为临床诊治提供参考依据。当室间隔、左室后壁突然发生肥厚,心脏各腔增大、室壁活动减弱,心包积液量突然增加,则是发生急性排斥、心肌严重受损征象。肺动脉吻合口狭窄易引起术后早期移植物右心功能不全,吻合口压力差 >10mmHg 需外科处理。供、受体体重差 >20%(供心属于"超大型供心"),能耐受较大 PVR,但易出现高血压等左心高排量表现,需早期应用较强扩强血管药。

早期大剂量激素导致水钠潴留、全身性炎症反应等,术后 72 小时需积极利尿。若移植心的心室舒张功能较差,特别是右室无法耐受较大前负荷,可用米力农、PGE₁、硝普钠、利尿等,降低右心后负荷,改善右心功能。通常术后需用强心药物 3~5 天,主要是多巴胺、多巴酚丁胺和异丙肾上腺素,若心搏正常则应减少剂量。抗生素药物与一般心脏手术相同,通常接受 3~5 天静脉抗生素后改为口服,至 7 天后即不再应用。注意病人肾功能变化,术前肾功能不良者,术后应避免使用肾毒性较大药物。长期应用抗生素易导致耐药菌和双重感染,病人服用抗真菌药物预防口腔、食管的白色念珠菌感染。术前肺动脉收缩压明显升高者,围手术期静脉应用 PGE10～30ng/(kg·min),或术中、术后短期气管导管内吸入 NO 降低肺动脉压和肺血管阻力,如移植后肺动脉收缩压持续>45mmHg,尽早给予肾上腺素强心和(或)吸入 NO。

免疫抑制用 CsA(或 FK506)、泼尼松、霉酚酸酯(MMF)三联方案,使用 CsA 等患者 1 年存活率在 80% 以上。术前 24 小时受者即可开始服用免疫抑制剂,术中体外循环开始前及升主动脉开放前可备用甲强龙(MP)500mg 静注,术后 3 天内可用 MP500mg 静注,后改为泼尼松口服。开始口服 CsA 的时间、剂量根据患者肝肾功能来调整,有的推迟在术后第 4 天低剂量开始。心脏活性药物增加血 CsA 浓度,因此服用心律平、地高辛、胺碘酮时减少 CsA 用量,避免药物中毒。CsA 服用剂量 2～10mg/(kg·min),每 12 小时 1 次,可在早晚 8、9 时服药,而于第 2 天早 8 点抽血检测血清药物浓度,术后 1 个月内浓度维持 250～300μg/L,3 个月后谷值水平 200～250μg/L;或 FK506 0.2mg/(kg·min),1 个月内维持谷值在 15～20μg/L,3 个月后谷值水平 12～15μg/L。术后口服泼尼松 0.5～1mg/kg,每日分 3 次,每周减量 5mg,3 个月后渐减至 0.1mg/(kg·min)或更少,4 个月后停药。MMF 为 1.5～2.0g 口服。

特别提示:若采用过去 CsA、硫唑嘌呤和激素三联用药,硫唑嘌呤剂量 2mg/(kg·min),中国人耐受性较低,宜适度减量,WBC 维持在 $4～7×10^9$/ml。赛尼哌 50mg 术中、术后多次使用有助于免疫耐受诱导,术后 1～5 天可静脉滴注抗胸腺细胞球蛋白(ATG)2mg/(kg·min)或环磷酰胺(CTX)200mg/d。抗淋巴细胞球蛋白(ALG)或 ATG 是动物蛋白,在人体内逐渐产生抗体,使用期限不宜超过 2 周。

术后每 1～2 个月随访 1 次,包括临床症状体征、血尿常规、空腹血糖、肝肾功能、CsA 浓度、心电图、胸部 X 线、超声心动图等,部分病例行心内膜心肌活检(EMB)和冠状动脉造影。心内膜心肌活检是有创性检查,多次重复检查增大操作难度和危险性,术中严格无菌操作术后 24 小时内严密监测心率、心律和血压,观察有无心脏压塞、心律失常、出血和血肿、气胸、肢体远端血运等,嘱患者卧床休息,穿刺部位压迫止血 15～30 分钟(弹性绷带加压包扎),术后应用抗生素 3～5 天预防感染。

(四)术后并发症

心移植后 30 天内死亡主要原因为,非特异性移植物衰竭(35%)、感染(10%)、急性排斥(9%)、超急性排斥(3%)、多器官功能衰竭

(6%)等。晚期死因包括急性排斥、移植后冠状动脉疾病、感染、移植后淋巴增殖性疾病、慢性移植物功能障碍、心律失常、复发性肺静脉狭窄等。心移植远期心性猝死发生率10%，多在1年后发生(80%)，5年后为20%。多与伴发冠心病有关，还可因病窦、房室阻滞、快速性心律失常等(包括神经介导性)，导致晕厥的发生。

1. 近期并发症

(1)术后早期心功能衰竭：移植心的右心功能衰竭原因是多方面的。终末期心脏病患者心功能损害，导致左房压升高并影响肺血管阻力，移植后早期因肺动脉压升高，导致严重的顽固性右心衰竭，是围术期死亡主要原因。术前肺动脉高压和术中右心功能保护不利是重要因素。术前判断肺动脉高压的性质和程度，应根据肺动脉压力、肺血管阻力、降压试验或吸氧实验等综合分析。

> **特别提示**
>
> 肺血管阻力<2.5wood 单位，手术较安全；肺血管阻力>5wood 单位、对降压实验反应较差者要十分谨慎。若条件许可时，选用缺血时间短的供心，和体重>受者10%~20%供者的供心，纠正 pH、PaO_2、$PaCO_2$ 防止肺血管痉挛，同时加强术中术后心功能保护，尽量避免引起肺血管阻力增高的因素，开放循环前注意左、右心排气。术后早期(特别是术后24小时内)血压波动多因血容量不足，而去神经化的心脏对低血容量反应和多巴胺等药物反应迟钝，因此特别注意匀速补充血容量，适当提高右心前负荷，必要时使用 α-受体药物。停呼吸机前，避免过多液体输入、加大肺血管扩张药物和利尿剂用量避免右心衰发生。静脉给予多巴酚丁胺、异丙肾上腺素或前列腺素 E_1 控制肺动脉压。

对于上述无效者选用肺动脉球囊反搏或机械循环支持泵。

(2)感染：术前增强受者体质，减少手术时间和出血，尽快拔除气管插管、漂浮导管、动脉测压管、胸腔引流管、导尿管、深静脉留置管等有创管道，尽早自主进食和下床活动，积极做好病原菌的跟踪监测，都是防治移植后感染的基本原则。移植早期大剂量激素，且易并发糖尿病，术后1个月内严重感染发生率较高，以院内感染(如金葡菌或 G^- 菌)为主，还包括 L 型肺炎球菌、非肺炎型军团菌、结核等，均应积极诊断与治疗。单纯疱疹病毒多发生在移植后头几周内，1个月后多为 CMV、真菌(肺孢子虫、弓形体病)等机会性感染。感染可能引发器官排斥，可能与 HLA-Ⅰ类分子增强有关。改进围术期免疫诱导方案,减少激素用量和快速撤退性减量,术后广谱抗生素应用 3~4 天,预防菌群失调,常规服抗真菌和病毒药 3~4 周。

1)病毒感染:疱疹类病毒感染心移植后最常发生,包括 CMV、带状疱疹病毒、单纯性疱疹、EB 病毒等。多数人在幼年即得 CMV,但多无症状,病毒可潜伏在全身各处。CMV 感染也可通过 CMV(+)供者的血液或器官移植到 CMV(-)受者。最常引起感染的原因是接受抗排斥药物后隐藏体内 CMV 再活化,所幸这种感染往往是无临床症状的。大约 20% 心移植病人在 CMV 感染后发生症状,其中有 25% 死亡。CMV 感染处理较困难,一旦移植后出现严重 CMV 感染,尤其是未曾感染而无抗体的病人,后果严重,是导致病人死亡的主要原因之一。对供、受体病原学检查(+)者应加以预防,术前使用更昔洛韦或免疫球蛋白等,但前者肾毒性较大而后者价格昂贵。原发性 CMV 感染多发生在术后 5~12 周,常见症状为发热、WBC 和血小板降低,血中出现非典型单核细胞,肝功能异常,下呼吸道感染及肝脾肿大等,部分病人出现心包炎、视网膜炎、冠脉血栓及肺叶实变等,治疗措施与预防相同,但应用时间较长。

移植后带状疱疹发生率高于正常人 10 倍,通常不造成严重后果。单纯疱疹在术后第 1 个月内出现,常引起口腔黏膜溃疡,偶有发生于脸部、眼睛和肠胃道,很少致死。

2)真菌感染:移植后真菌感染率约 14%,其死亡率有时很高。同样,它可能是体内真菌再活化,也可能是原发性感染。常见有曲菌、隐球菌及念珠菌。曲菌病可造成肺炎、脑脓肿、脑膜炎及脑炎,较少侵犯肠胃道及皮肤。全身性感染,包括坏死性脑炎、心肌炎和肺炎,有极高危险。早期诊断非常重要,若术后发生意识模糊、甚至昏迷时,要考虑这种感染。CT 不易诊断,通常要直接行穿刺针吸活检来证实。唯一治疗方法是给予两性霉素 B。若曲菌感染系体内再活化,则临床症状隐逸,所以移植前血清学检验是必需的,若抗体(-)病人接受病原(+)供体心脏,术后须特别留意血清学变化,一旦呈阳性反应要尽速给予乙胺嘧啶及磺胺嘧啶。有人甚至主张此类病人预防性接受乙胺嘧啶。

肺囊虫肺炎可用甲氧苄啶的磺胺类药物预防,剂量不宜太大,否则骨髓抑制和肾毒性。

(3)排斥:移植后最重要问题是排斥反应,急性排斥占 50%,多发生在术后 1~20 周(2~12 周发生率最高),半年后发生率明显减少,第 1 年死亡率 20%。

特别提示：临床发现下列情况要高度警惕：乏力、纳差、低热、心悸等，X线表现心影增大、心包积液、肺水肿等，心电图表现窦性心动过速、新的心律失常、QRS波群平均电压降低，超声心动图提示心肌水肿、室壁增厚、心脏舒张和瓣膜功能减弱，心肌酶增高、白细胞升高（特别是T淋巴细胞剧增，Th∶Ts＞1）。外周淋巴细胞明显增多是急性排斥的最敏感指标之一，术后第1周隔日1次，第2～4周每周2次，2个月后每周1次，监测T淋巴细胞数值、比值的动态变化有一定意义。

早期排斥往往无明显症状，目前唯一可靠的诊断方法是右心室心内膜切片，切片钳经右颈内静脉、上腔静脉、右心房到右心室靠近心尖部心室中隔部位，夹取4～6片心内膜组织，观察病理变化。切片频率依移植后时间而定，通常术后第1个月最好每周1次，第2个月两周1次，半年内每月1次，半年以上每3个月1次。当出现急性排斥并经过治疗后，则应在10～14天再切片检查。根据切片的淋巴浸润数量、心肌破坏程度，确定细胞排斥的严重程度。体液排斥较少见，在抗淋巴细胞制剂治疗时仍有20%发病率，抗体介导排斥根据内皮细胞肿胀、免疫荧光染色显示补体与Ig沉着的血管内皮细胞。国际心肺移植学会将排斥分级：0级，无排斥；1级（1a和1b），血管周围浸润、无细胞坏死；2级，1个局灶明显浸润或局部心肌损坏；3级（3a和3b），多灶性明显浸润或心肌损坏；4级，广泛浸润、坏死、水肿、血管炎或出血。排斥若在0～1级，通常无需任何治疗；2级则稍调整CsA和激素剂量；3a级以上则酌情采取冲击治疗。一线药物可注射甲基泼尼松龙，每天给予1g，连续3天。若仍无效，则可试用抗胸腺细胞球蛋白（ATG）、抗淋巴细胞球蛋白（ALG）或鼠抗人淋巴细胞单克隆抗体（OKR）。

超急性排斥源于受者体内原已存在抗体，移植前曾妊娠、多次输血，可能有对抗供心的抗体，在心移植后很短时间内（约30分钟内）便有严重反应，心脏立即停跳。一般建议最好术前先行HLA配型，开放主动脉前给予皮质类固醇预防，如甲强龙500mg。

冠状动脉硬化是慢性血管损害，有人将它称为慢性排斥，真正致病机制不明。移植5年内有40%病例发生，常发生急排者，出现冠状动脉硬化比例也较高。这种动脉硬化特点为血管弥漫性狭窄，与一般性冠心病动脉硬化不同，因此冠脉搭桥的手术机会比较少。因器官移植去神经化，病人不会有心绞痛症状，因此应每年接受1次冠脉造影，以便早期发现和再移植。

(4)移植后心律失常:标准式心移植选用心房吻合,保留了受体窦房结,以供心窦房结作为主导节律,成为特殊的双重窦性心律,因两者无解剖学连接、处于电绝缘状态,两种窦性p波表现为完全阻滞。因去神经化等作用,洋地黄类药对房室传导阻滞作用几乎消失,阿托品、奎尼丁无反应,硝苯吡啶、肼苯达嗪不再反射性加快心率,β-受体阻滞剂副反应更强。

1)病态窦房结综合征:心移植后最初几周发生率高达40%~50%,是最常见的心律失常,原因包括冷缺血,手术对窦房结及周围组织、窦房结中央动脉损伤,排斥反应等。正常时心移植患者窦性心律增高(80~100bmp),术后患者心律"相对缓慢"则可考虑病窦,心脏电生理有助于诊断,当SNRTc>520毫秒则为阳性;继发性停搏也可确定诊断。术后早期心动过缓可用异丙肾上腺素和术中植入的心外膜起搏器。55%病窦者在3个月时窦房结功能可恢复正常,并不断增多,可延迟几周再给患者植入起搏器。静脉植入起搏器前给予氨茶碱(6mg/kg)治疗效果较好。心房标准吻合术式改用腔静脉吻合术后,病窦发生率大幅度的降低。

2)传导阻滞:移植后最常见右束支传导阻滞(70%),多数为不完全性,与术中机械性损伤有关;左束支阻滞<4%。早期少见房室阻滞,植入起搏器者<10%,但1年后多见,成为起搏器植入的最重要原因,晚期房室阻滞可能与排斥有关。

3)快速性心率异常:心移植后房性早搏发生率55%~75%,而房颤、房扑发生率20%~50%,可能与排斥相关,腔静脉吻合明显减少房性心律失常。其他类型的室上性心律失常也可见到,包括预激综合征、房室结双径路引发的室上速和折返性房速,可用射频消融术根治。室性早搏在早期发生率高达100%,可静脉注射利多卡因。非持续性室速和非阵发性加速性室速也很常见,与对儿茶酚胺高敏反应有关,但持续性室速并不多见。当患者发生多形性室速或室颤时,几乎伴有严重排斥反应。

2.远期并发症

(1)心移植物血管病变:与传统意义的动脉硬化不同,其病变呈弥散的向心性血管闭塞,无钙化、可累及心肌内血管,随后心肌细胞肥厚、排列混乱,引起心肌纤维化和瘢痕,机制与免疫排斥和非免疫因素损伤内皮有关。表现为易疲劳、乏力、心悸、气促、恶心、头晕等不适,反复上呼吸道感染,自觉活动能力下降,左室功能衰竭、室性心律失常及猝死。1年、5年冠脉造影异常10%、50%,致死率20%~40%。因供心去神经支配,缺乏心绞痛症状;非侵入性检查(运动试验、核素心肌显像等)对早期诊断通常不敏感,定期冠脉造影、血管内超声以便早期发现。但冠脉造影敏感性低,通常在临床症状出现前难以发现;血管内超声较敏感,两者的阳性结果对于疾病诊断和预后都具有较大意义。服用小剂量阿司匹林(80～100mg/d)和维生素E,减少脂肪摄入和降血脂药物,钙离子拮抗剂和ACEI药物可能有助于预防和治疗移植物冠状动脉增殖性病变。严重的进行性冠状动脉粥样硬化,药物控制基本无效;因血管病变过于弥散、以远心端为主,导管介入和冠脉搭桥术很少获得疗效,应再次移植。

(2)肿瘤:移植后易发皮肤与唇部肿瘤,可能是硫唑嘌呤引起的光过敏,鳞癌较基底细胞癌多2倍,恶性程度高,易转移。其次常见霍奇金淋巴瘤、Kapos肉瘤与女性子宫、宫颈、阴唇与会阴部肿瘤。常见性肿瘤(如肺癌、乳腺癌、结肠癌)无明显增多。移植后淋巴增生性疾病,是淋巴瘤的一种特殊类型,与CsA服用有关,起源于B细胞、EB病毒介导。患病者减少免疫抑制剂量、减少抗病毒治疗后有好转表现,使用OKT_3等抗淋巴细胞抗体者增加其发病率。恶性肿瘤最常见淋巴增殖性疾病和皮肤癌,经过切除、放化疗或综合治疗后,疗效较好。

(3)骨质疏松:80%心移植术后6个月出现骨质疏松,以脊柱、肋骨、骨盆、髋关节为主,与体内代谢和激素有关,X线表现为均匀性透明度增高,如有骨折可见大量假性骨痂。可以口服骨化三醇预防。

(五)预后和随访

移植后心脏功能并不完全正常,如去神经支配、神经-激素活性不能随体力活动增减、心脏储备功能低、供体与受体体型差异等,对心脏功能都有影响,稍差于正常人。心移植血管病变、移植失败和急性排斥,需要再次移植,再移植中期存活率与初次移植相近。感染是移植术后1年最主要病因(20%),病人主要感染平均1.5次。术后第1年排斥发病率(13.3%),病人平均为0.5～1.5次,1年后逐渐减少,所以第1年隔月做1次心脏活检,此后每3个月做1次。感染或排斥,往往需要再次住院治疗。移植后5年内有30%～40%病人发生进行性冠状动脉粥样硬化。术后1年11%患者存在肾功能不全,任何时间均可发生,可能与使用CsA有关,肌酐清除率降低者减少CsA量或改变处方,可好转并维持稳定的肾功能(可能增加排斥发生率),严重者需要慢性透析。患者还可能有高脂血症(39%)、糖尿病(20%)等。移植5年死因主要是移植物冠状血管病(25%)、恶性肿瘤(19%)、感染(8%)等。

肺脏移植

Hardy 于 1963 年报道首例人体肺移植,早期结果不理想,是因肺组织过于脆弱易受缺氧伤害,支气管动脉阻断后气管吻合处不易愈合,肺与外来空气接触易感染,以及较易产生排斥等因素。支气管吻合口漏是过去单侧肺移植失败的关键因素,采用大网膜包裹吻合口,术后 3 周内避免使用激素,可促进其愈合。用预冷 Euro collins 液灌洗肺动脉,经中心静脉给以 PGE 促进肺血管扩张,远距离获取、保存供肺成为可能。单肺或双肺移植成功率提高,肺移植数目已逐渐上升。当儿童或体质量较小的成人终末期肺疾病(主要是囊性肺纤维化)发生急性肺衰竭,又无合适供体时,亲属作为供体的活体肺(叶段)移植不失为有效的解决方法。常用肺叶为双侧下肺叶,但术后供体 FEV_1、用力潮气量平均下降 20%。

(一)适应证和禁忌证

造成肺气肿的两大原因,慢性肺阻塞性疾病与 α_1 - 抗胰蛋白酶缺乏,是肺移植主要适应证,占总人数 40%~60%。肺气肿接受单肺移植的疗效也较双肺移植或心肺移植为佳。其余有特发性肺纤维化、原发性肺动脉高压症、囊性纤维化等,少数病例包括艾森门格综合征、支气管扩张、肺大疱、结节病、肺动静脉瘘、矽肺、肺动脉栓塞、ARDS 等。肺纤维化病人长期服用大量皮质类固醇,术前要慢慢停药,减少术后并发症,全身激素用量 <20mg/d 可考虑移植。以前曾有胸部手术史、胸膜广泛粘连的患者,在体外循环肝素化过程中可能造成大出血,而肺移植包括双侧肺移植,其手术区域相对较局限,既往做过开胸手术可以考虑肺移植。一些特殊情况下,如肺癌本可根治手术,但因肺气肿、肺功能不能忍受根治手术,可在切除肺癌同时行肺移植术。儿童肺移植以先天性疾病和肺囊性纤维化为主,但多伴有先天性心血管疾病,单纯肺移植对部分患儿可能不适用。

肺移植绝对禁忌证包括正在吸烟、吸毒或依从性差的患者,5 年内有恶性肿瘤(除皮肤基底细胞和鳞癌),呼吸道存在耐药菌,肺曲霉菌病伴广泛胸膜反应,HIV 和乙、丙型肝炎病毒(+),进展性神经肌肉疾病等。相对禁忌证增加移植危险,因此不适合移植,包括肝功能障碍和门脉高压,严重营养不良等。一般长期依靠机械通气的患者不是理想的移植对象,除非在移植前等待时病情发展到机械通气,或无创性机械通气,无明显禁忌者,还是可以考虑移植。真菌或非典型真菌不是绝对禁忌证,当单肺移植时要特别小心,最好术前根治。结核病是全身性疾病,一般肺移植后病易复发,但也有充分治疗的肺结核患者进行肺移植的病例。有症状的骨质疏松症患者是否有症状都应行骨密度测定,影响到胸廓、脊柱后突的严重骨骼肌肉疾病是肺移植的相对禁忌证。营养状况非常重要,体重>标准体重70%或<标准体重130%。高血压、糖尿病、消化性溃疡患者应该积极治疗、控制病情。

(二)供体和受体的选择

供体的选择标准,血型相合是首要条件,HLA 配型则属其次,可供术后调整药物时作参考。年龄<55 岁,无原发性肺部疾病、胸肺手术史,无胸部创伤、肺挫伤,胸部影像学、血气交换功能、支气管镜检查支气管树正常,无脓性分泌物、血液和胃内容物,胸廓大小相同,胸腔横纵径匹配。当吸入氧浓度比值(FiO_2)>1.0、呼气末正压(PEEP)>0.09kPa 时,$PaO_2 \geqslant 40kPa$。

> **特别提示** 理论上两侧肺脏都可使用,但技术上左肺比较容易,因为右肺静脉在心房间沟处流入左心房,在此处不易夹住血管钳。供肺不应超过受体肺 1.5 倍,供肺太大影响静脉回流、移植肺膨胀不全,减弱术后早期排除分泌物能力;过小的肺不仅留有胸膜残腔、只提供很少肺血管床,过度膨胀可导致肺损伤。大的供肺可用肺叶切除或用缝合器做非解剖部位的切除等方法来缩小,包括中叶和舌段切除。

肺移植受体的选择,对预期寿命<2 年或生活质量非常差的患者,无明显肺外疾病,泼尼松用量<15~20mg/d,无明显精神病发作。肺移植可能是器官移植中最昂贵的手术之一,患者有足够经济来源支持。肺部疾病要做 CT 了解病情,对决定手术方式是必要的,单肺移植常选损害严重的一侧,感染病变则行双肺移植,尽量避免移植胸膜增厚或曾手术的一侧。心电图、超声心动图、核素心室造影了解心室功能;对>40 岁、疑有冠脉疾病者要做多巴胺或多巴酚丁胺试验或冠状动脉造影;左室射血分数正常或仅轻度改变(减低或大于 45%),还应进行血流动力学监测。对肺动脉高压和右心功能不全者特别注意肝肾功能,降低了术后 CsA 等药物的耐受,肌酐清除率<30ml/min 难以耐受移植后使用 CsA,到时可能需要透析。除血液及大便检查、凝血功能、甲状腺功能及其他器官疾病外,要做 CMV、EBV 等血清学检查和寄生虫检查,乳腺(只限女性)和脊柱 X 线片等。如年龄>65 岁、使用呼吸机、肝肾功能不佳、1型糖尿病者皆不考虑,这一点与心移植不同。

(三)单肺移植

单肺移植受者年龄<65岁,单肺移植是治疗无肺部感染的肺实质性疾病(特发性纤维化)、少见性疾病(如闭塞性细支气管炎)最好术式;也是气道梗阻性肺气肿疾病(如先天性 α_1-抗胰蛋白酶缺乏症引起肺气肿、COPD 引起支气管炎及肺气肿),原发肺动脉高压,先天性心脏畸形引起的艾森门格综合征,无严重心衰肺血管性疾病的有效方法。

1. 供肺的摘取　供肺常与其他器官一起摘取。

> **特别提示**　在切取心脏时,若为右肺移植,要设法将连接两条肺静脉的左心房加以保留;因右肺静脉靠近心房间沟,要分离一部分左心房才能将血管钳夹住肺静脉,将两条肺静脉间的左心房切开,变成左心房的一个开口。而在切除肺动脉时,也要保留一侧肺动脉,待心脏切取完毕后即可取下肺脏。

供肺大多采用主肺动脉灌注法,气管插管、全身肝素化后将 500mg PGE_1 直接注入肺动脉,将 4℃灌注液顺行注入主肺动脉;有的经左心耳逆行灌注。灌洗时继续用 12 次/分钟、15ml/kg 潮气量通气,维持 6~8cmH_2O 呼气末正压。

> **特别提示**　取肺前通入 100% 氧气,使肺膨胀至全肺容量 2/3 后浸入 4℃保存液转运,可达到缺血时间 6~8 小时。

理想的肺灌洗应均匀灌注、血管舒张,保持血管内皮完整、肺组织均匀降温,冲洗掉血管床中血液成分。灌洗压力一般不超过平均肺动脉压(10~20mmHg),流量为 50~60ml/kg。细胞外型液灌洗时最佳压力为 10~15mmHg,细胞内型液灌注时为 15~20mmHg,与保护液导致肺血管收缩有关。灌注压力增加扩张肺动脉,可能引起血管反射性收缩。持续性肺充氧膨胀保存增加肺对缺血的耐受性,不易引起复张性肺水肿,吸入氧浓度 FiO_2 为 0.3~0.4(压力 10mmHg),保持 50% 肺总量通气。保存液主要分为高钾细胞内液和低钾细胞外液,前者以 EC 液(Euro Colline)和 UW 液为主,后者以低钾右旋糖酐液(LPD)为代表。细胞内液型保存液广泛应用,保存时间可达 6 小时,但高钾造成毛细血管痉挛,易致肺损伤。UW 液防止细胞水肿、自由基毒性,其高黏性使液体在肺内分布更均匀,保护毛细血管床的完整性。低钾溶液还有 Celsior 液和 Lactobionate 液,前者成分类似于 LPD,含有抗氧化甘露醇、谷氨酸盐、谷胱甘肽、组氨酸,后者加有肝素和乳酸林格液的改良低温含血溶液。缺血预处理、在灌洗保存液中添加钙离子拮抗剂和激素,提高供肺对缺血及再灌注损伤的抵抗力。

2. 受者手术

(1)术前准备:主要指导患者练习咳嗽,做好口腔护理,加强营养和功能锻炼。右肺移植病人多半有肺动脉高压,要注意右心室功能是否正常,用超声波、核素检查加以确定。手术采用单肺麻醉,体外循环必须备用在一侧,大约 25% 手术需要应用。左侧肺移植,单肺麻醉时可用 14F Fogaity 静脉气球导管放入左侧支气管,右气管放一般气管插管;当需单肺(右侧)呼吸时将 Fogaity 管气球充气即可。而在右侧肺移植时则需要 Robert-Shaw 双腔气管插管。

(2)病肺的切取:病人先平卧,在上腹做一切口,游离大网膜和胸骨下方,待开胸时将大网膜从胸骨下方移到胸腔内。同时,试验单肺麻醉是否可行;若单肺呼吸无法维持稳定,则将股动脉、股静脉分离,预做体外循环准备。

以右肺移植为例,将病人体位改为侧卧,取第 5 右肋上缘沿肋间做长切口进入胸腔,完全游离右肺,在后膈神经后切开心包,在心包内显露右上、下肺静脉和右肺动脉主干并切断之,暂时夹住肺动脉,观察其对循环和氧供的影响,若血压稳定、对侧肺动脉压力不高、血中气体分压正常,可不用体外循环。

> **特别提示** 受体肺切除时肺动脉切断选在上叶分支水平以上;肺静脉在尽可能远端切断,以保留足够长度吻合。轻度游离右主支气管周围组织后切断之(在上肺叶管口水平)取出右肺。若为右肺移植,则先将奇静脉切断;若为左肺移植,则将动脉导管韧带切断。

(3)新肺的植入:将供肺放入受者胸腔,经典吻合顺序是左心房、肺动脉、支气管。首先用 3-0 缝线连续缝合左心房、肺动脉,但先不要打结,预留作为排气用途。欧美采用"望远镜"式套入吻合,供肺上肺叶管口分成两环,用 4-0 可吸收线分别连续、间断或水平褥式缝合支气管膜部、软骨部,将较小支气管套入较大支气管内约 1~2 环。开始肺通气,松开肺动脉阻断钳,自心房袖吻合口排气完毕后打结,见右下肺静脉流出鲜红血液,证明右肺供氧功能。松开心房阻断钳恢复灌注。支气管吻合口以其周围软组织包埋,并放置胸腔引流。

(四)双肺移植

肺囊性纤维化常并发肺感染,对侧组织感染常蔓延到移植肺,故不适于单肺移植,需双肺移植。有人考虑单肺移植后对侧肺可能过度膨胀而压迫移植肺,故采用双肺移植。双肺移植最适合于化脓性肺部疾病(囊性纤维化、严重性疱性肺气肿和支气管扩张患者),或无严重心衰的肺血管性疾病,或代替治疗儿童肺气肿单肺移植。值得一提的是,原发性肺动脉高压接受双肺移植疗效比单肺或心肺移植者为佳。由于手术创伤大,年龄>60岁者不宜考虑。

1. 供肺的摘取　取肺技术类似前述单肺移植,即将两侧肺从胸骨正中切口同时取下,在肺动脉干、气管及含有四条肺静脉的左心房部位仍然相连,保留作为吻合的部位。

> **特别提示**　不同的是在第一阶段取心时,先将上腔静脉切断并与其下的肺动脉分离,在切断肺动脉干时也要选择中点,不要太靠近肺动脉分支处,将四条肺静脉连同左心房后壁一同保留,并小心分离房间沟组织。

2. 受者手术

(1)病肺的切除:按照单肺移植的方法取出两侧病肺,不同的是受者切口是正中胸骨切开,在主动脉及上、下腔静脉插管后即开始体外循环,先让心脏维持跳动。将左肺动脉及两条左肺静脉用钉书钉夹住,将左支气管夹两排钉书钉后在中间切断,于是将左肺取出。右肺也用相同的方法摘除,将远端的气管连同两侧的支气管分离。

(2)新肺的植入:将心脏向上搬起,分离头臂静脉以上纵隔组织,让一只手能够通过为止。在心包两侧靠近肺静脉的部位纵切开窗,供肺就通过这两个窗口送入胸腔,而气管则塞入原先做好的上纵隔空隙中,在分支上方2个软骨环部位切断受者和供者气管并吻合。

接着钳夹主动脉,给予心脏停搏液,让心脏停止跳动。抬起心尖并旋转至右侧,显露出左心房。切除左心房靠近肺静脉的部分,形成左心房开口,与供者左心房开口缝合。最后将受体肺动脉在中间切断,与供者肺动脉重建。

经典的整体双肺移植是劈开胸骨整块植入双肺,需要完全体外循环才能完成。而双侧单肺连续移植,即横断胸骨、双侧开胸切口进行连续两次单肺移植,除具有整体移植后肺功能改善好的优点外,还不需体外循环、术中心脏不停跳、不需纵隔解剖游离,减少术中出血和神经损伤,支气管吻合易行、并发症少等优点。目前,双侧单肺连续移植已逐渐取代整体移植。

(五) 活体肺叶移植术

从活体身上取一肺叶进行移植(多是双肺下叶),要求供者肺叶比受者肺叶大以适应肺叶移植受者胸腔,保留足够支气管、肺动脉、肺静脉袖口与患者吻合,术中注意不能钳夹和过多挤压肺组织。

(六) 术后处理

术后入住ICU、监护同心胸手术,一般用定容型机械通气,必要时高频通气或肺膜体外氧合。气道最大压力、氧浓度应维持最低水平,避免正压通气损伤。PGE、NO、硝普钠及硝酸甘油可部分对抗再灌注损伤、高K^+引起的肺血管阻力升高和血管收缩作用。急性呼吸窘迫综合征(ARDS)是移植后早期并发症,因输液量过多、感染、长期吸入高浓度氧、误吸和反流等引起肺损伤和肺组织水肿,直接威胁患者生命,应及早进行防治,去除诱因、合理补液,加强呼吸支持治疗。同时还应注意多脏器功能衰竭的发生。免疫抑制以前常用CsA(或FK506)+硫唑嘌呤+泼尼松作为基础方案,此外还有MMF、OKT_3、ATG和ALG。有人主张不给予泼尼松龙(支气管愈合不延迟),但多数不反对使用短效甲强龙或长期少量的泼尼松龙。术后数天内预防性使用OKT_3、ATG和ALG可以降低早期排斥反应率,但无长期作用,还可能出现过敏反应、骨髓移植等。有人考虑CsA的肾毒性在1周后开始使用。

肺移植后患者随诊主要有肺功能检查、影像学检查及支气管镜检查。利用血气分析判断肺功能情况、早期发现并发症;通过呼吸量测定、通气流量曲线、肺容量描记术及CO肺弥散容量测定来检查肺功能。病毒感染时CO肺弥散监测灵敏度上升,排斥反应时灵敏度下降;早期的急慢性排斥,通过FEV_1、MEF_{50}测定可发现周围气道阻塞。细菌性肺炎早期动脉与肺泡氧浓度差增大。X线检查尽管不能确诊但可较早提示局部病变,必要时做CT、MRI检查。支气管镜是常规的检查手段,冲洗和肺活检鉴别肺功能障碍是排异或其他病因(感染、前期肺损伤等),诊断急性排异的灵敏度为72%~94%,特异度为90%~100%。支气管肺泡灌洗液细胞计数流变分析对诊断急性排斥有帮助。

(七) 术后并发症

1. **免疫排斥** 首次出现在术后5~8天,在3个月内可能出现多次排斥。在 X 线变化之前 24~72 小时,有胸部紧缩感和压迫感、烦躁乏力、气短、咳嗽增加、突发呼吸困难,可有一过性体温增加(升高 >0.5℃),PaO_2 下降 >1.33kPa。当术后气体交换障碍、肺功能下降 >10% 而无其他原因,应考虑排斥发生,4~6 周的 X 线表现明显,动态观察浸润性阴影,但以后发生排斥 X 线敏感性低。纤支镜活检是临床诊断的重要方法,临床上采取诊断性激素冲击治疗。

6 个月后出现排斥则为慢性排斥,是移植后主要死亡原因,表现为进行性气道阻塞,表现为咳嗽、呼吸困难、肺功能减退而肺 X 线清晰。纤支镜活检可确诊,但敏感性可能不高,病理可见小呼吸道变形、狭窄、瘢痕形成,称为阻塞性细支气管炎。另外,用力肺活量 25% 和 75% 间的用力呼气流速测定(FEF25~75)和 FEV_1 有助诊断,前者能较敏感早期发现阻塞性细支气管炎,当 FEF25~75 下降低于预计值 70% 时即可做出诊断。急性排斥激素冲击 3 天无效时,可选用 ATG 或 OKT_3 裂解 T 细胞,大多有效但易复发。低剂量全身淋巴组织照射(每次照射量 80cGy、每周 2 次,总量 800cGy)作为补救措施,但易造成免疫下降和感染。晚期因进行性阻塞性细支气管炎而需要再移植。

2. 气道并发症　因气道并发症发病率高、与肺移植后早期死亡密切相关,应加以重视。气管吻合口并发症曾被认为是术后早期最常见并发症,吻合口瘘发生率达 20%,囊性纤维化发生率较高,晚期吻合口狭窄最多见。常因支气管血供减弱(支气管动脉切断)、术后激素使用、排斥和感染造成,主要是气道吻合口黏膜或气道壁坏死、局部肉芽组织增生、吻合口狭窄、吻合口破裂及气管和支气管断裂。临床表现多样,局部渗出性潴引起呼吸困难、喘鸣、咯血、肺内感染等,当发生吻合口瘘或断裂时有可能发生致命的气胸或大出血。采取有效预防措施,缩短供体支气管长度(降低缺血发生可能),尽量保留受体气管周围软组织,调整药物改善支气管循环、促进吻合口愈合,降低肺排斥反应强度和频率等。术中直接或间接支气管动脉重建术(大网膜、肋间肌瓣、心包乳内动脉瓣包裹术),不仅为血管再生提供条件,而且为吻合口提供机械支持。气道吻合口瘘或断裂、狭窄者可采用局部袖状切除、重新吻合。肉芽增生所致继发性狭窄可用激光治疗,或硬质支气管镜、气囊及探条等扩张,多数狭窄尤其呼吸道软化者在扩张后需放入支架(硅支架最好)。对不全裂开者,严密观察、支持治疗一般能治愈,但易发生晚期狭窄。

3. 感染　肺是开放性器官,病原体来自供肺和受体上呼吸道,移植肺是主要的感染部位,是造成患者死亡的主要原因(40%)。支气管灌洗液或痰液中至少发现一种病原体,多是条件致病菌和真菌。CMV、肺曲菌病、卡氏肺囊虫肺炎是肺移植后常见机会性支气管肺感染。预防时需加强呼吸道管理、保持通畅，必要时纤支镜吸痰。

(1) 细菌感染：术后1个月内发生感染死亡率最高的是细菌性肺炎(30%)，与免疫抑制、术前呼吸系统疾病、术后支气管分泌物等有关。早期症状隐匿、多不典型，与其他并发症(排斥等)易混淆，以 G^- 性菌、双重感染和混合感染多见。X线表现可与临床不符，临床症状已很明显者胸片可无典型表现，或经治疗症状缓解消失，但胸片阴影仍持续存在。预防性不宜采用广谱抗生素，青霉素和头孢菌素杀菌力强、对肾功能影响小可作为一线用药，对细菌性肺炎患者减少激素用量，伴 WBC 低下者应减少细胞毒性药物用量。病情进展迅速未能及时控制危及患者生命时，应用大剂量广谱抗生素、加强免疫(免疫球蛋白)、纠正低蛋白血症和贫血，注意菌群失调、合并真菌感染。

(2) 病毒感染：移植后病毒感染多为CMV感染，好发于术后4周至3个月内，分为原发和继发性两种，以前者多见。CMV(-)受者接受血清(+)供肺，感染风险最大(90%)，其表现从无症状携带者、CMV综合征到CMV肺炎轻重不一。严重CMV感染(尤其是CMV肺炎)病程短、进展快，易合并细菌、真菌、原虫等混合感染，死亡率达65%。临床特点为发热(>38℃持续3天以上)伴咳嗽、呼吸困难，进行性低氧血症，胸片呈间质性肺炎表现，双肺模糊阴影，可为弥漫性或小灶性，有的呈局灶性实变。纤支镜或支气管肺泡灌洗和活检，以及CMV IgM(+)和(或)CMV DNA含量≥10^4拷贝/毫升，可诊断为CMV肺炎。术前CMV配型可降低感染发生率，治疗采用综合疗法，选用更昔洛韦或膦甲酸钠至症状消失后1周才可停药。

(3) 结核感染：因激素应用，移植后结核感染多表现为持续高热，但其他症状、体征隐匿，实验室检查多为阴性，有学者建议对疑诊者行胃液抗酸杆菌染色检查。如出现不明原因发热且抗生素、抗病毒、抗真菌等治疗无效，可给予试验性抗结核治疗，治疗有效即可诊断。诊断明确后按肺结核治疗方案进行系统治疗。对于术前结核病史或陈旧病灶者，移植后预防性应用异烟肼。

(4) 真菌感染：真菌感染有增多趋势(最高50%)，念珠菌和曲菌感染占80%以上，病死率很高。念珠菌感染多发生于术后最初2个月内，主要与细菌感染、广谱抗生素应用时间过长、术中大出血、术后持续高糖血症、肾功能不全、急性排斥等有关。曲菌多发生在移植后4个月内，主要侵袭局部坏死的支气管吻合处。毛霉菌病是少见的机会性感染，好发于长期粒细胞减少、免疫抑制、大量应用铁或铝螯合物时，它可侵袭血管内皮引起血行播散。真菌感染诊断主要依靠临床表现和病原学检查,早期诊治是关键。白色念珠菌用氟康唑疗效较好,非白色念珠菌以两性霉素 B 静脉应用。虽两性霉素 B 最有效,但有肝、肾毒性,氟康唑毒性小、半衰期长、生物利用度高,可与之联用。两性霉素 B 脂质体提高药物稳定性和杀菌力、显著降低毒性,机体最大耐药量是两性霉素 B 的 5 倍。

(5)卡氏肺囊虫感染:卡氏肺囊虫肺炎是移植后免疫低下者常见的肺部感染,好发于术后 6 个月内,在心肺移植可高达 88%,死亡率极高。多以肺组织灶性渗出为主,临床表现为发热、不同程度的呼吸困难、干咳,CT 见两肺不同程度弥漫性间质渗出,早期呈磨玻璃样、晚期呈密度增高实变影,诊断依靠支气管镜活检。移植后 1~2 个月常规 SMZCO 预防,7~10 天为 1 疗程,以后每隔 2~3 个月重复给药;治疗则应用大剂量 SMZCO 静脉滴注或口服。

(6)原发性移植物无功能:仍是难以解决的问题(15%~20%),是术后死亡主要原因,临床特点为严重低氧血症、肺水肿、肺顺应性下降,随后多器官功能障碍,可发生在移植后几小时或几天之内。病因不甚明了,与年龄、术前肺动脉高压、前列腺素 E_1 应用的关系不大,损伤机制与成人呼吸窘迫综合征十分相似。

(八)随访和预后

单肺移植 1 年、3 年生存率为 75% 和 60%,对肺气肿疗效较佳,1 年存活率接近 80%;双肺移植 1 年、3 年为 70% 和 55%。通过肺功能恢复情况评价预后,术后 6 个月单肺移植患者可恢复至 2/3 标准肺活量,双肺移植为 90%;最大肺活量分别恢复至 73%、79%;氧摄取量范围基本相同,为标准值的 70% 左右。

心肺联合移植

由于心肺移植只需连接右心房、主动脉及气管,技术上并不比心移植困难;心肺灌注使得远距离获取器官成为可能,也使得心肺移植更切合实际。1969 年有心肺移植病例报道,但心肺移植不易控制肺排斥、阻塞性支气管炎。Stanford 大学于 1981 年报道 1 例原发性肺高压症接受心肺移植,术后使用 CsA,是首例长期存活达 5 年之久的病例。心肺联合移植中两个器官的排斥反应程度并不相似,心排斥发生较少较轻,而肺排斥主要表现为严重的阻塞性支气管炎和动脉炎。现在肺移植成效逐渐受到肯定,本来只有肺疾病逆行心肺移植者都改为肺移植。

(一)适应证和禁忌证

适应证包括原发性肺动脉高压症、不能纠正的先天性心脏病(含 Eisenmenger 征)、肺囊性纤维化、特发性肺纤维化、肺气肿(含 α_1 - 抗胰蛋白酶缺乏性)、双侧支气管扩张所致肺脓毒性感染等。特别是某些患有限制性或阻塞性肺病合并心脏疾病(严重心律失常、冠脉疾病等)的年轻患者。由于患者病情都是慢性的,心肺移植时机要恰当掌握。当患者两个器官都患有终末期疾病,或其中一个患有终末期疾病,而另一个器官的功能很差时,不能行单个器官移植,例如晚期肺实质性疾病合并心衰。患者生活质量很差或者已开始出现并发症,如大量咯血、肝肾功能障碍时,应考虑进行心肺移植。因为手术危险,>55 岁患者就不考虑心肺联合移植。

(二)供体和受体的选择

供者除了心移植所述条件外,心肺移植的供者较不易取得,其原因如下:①不能有吸入性肺炎或胸肺外伤;②痰液干净;③脑死亡者不能长期使用呼吸机,纯氧吸入时动脉 $PaO_2 > 40.0kPa(300mmHg)$;④胸部 X 线片正常,肺容积(胸 X 线片判断)可以比受者稍小,但胸廓不能大过 4cm 以上。受体多半较心移植者年轻(<55 岁)、多半为女性,移植的评估及条件与心移植者类似。曾有心胸手术史、胸膜广泛粘连患者进行心肺移植,在体外循环肝素化过程中可能造成大出血,止血困难,是公认的手术死亡原因,应慎重。

(三)手术

1. 供者心、肺的切取　供体确定脑死亡后,肌注肝素,气管插管、彻底吸除气道分泌物,用简易呼吸器人工给氧呼吸,气道压力 <20mmHg。正中胸骨切口,将两侧胸膜打开,或前胸壁 U 型切口、切断肋软骨,将胸骨在胸骨角处折断翻向头侧。纵行剪开心包牵向两侧,经横窦置动脉钳阻断升主脉、肺主动脉,剪开左心耳,升主动脉根部灌注 4℃停搏液 1 200ml 及肝素 100mg。肺主动脉推注 PGE_1 共 1 000mg,经肺动脉灌注 4℃含 2 000mg PGE_1 及 500mg 甲强龙的 Euro Collins 液 3 500ml,压力 <30mmHg。冰敷心包外阻断上、下腔静脉,于近心端剪断。等肺保护液灌注完,肺表面呈灰白色,肺静脉流出液清亮。于头臂动脉起始部近心端剪断升主动脉,分离气管周围组织,100% 氧膨肺至 70%,双重钳夹并尽可能高位切断气管,沿气管后壁钝性分离,将心肺整块组织连同食管外膜取出装袋,气管用钳子夹住,再灌入 4℃ Euro Collins 液 2 000ml,组织完全浸

泡。心肺所能承受缺氧时间＜4小时,冷缺血时间越短越好。

肺保存的难度较高,若肺组织损伤严重则会有肺水肿,渗出液造成呼吸道弹性和气体交换障碍,肺血管阻力增加。低温是保存肺的主要条件,一般采用细胞内液成分的晶体保存液,最好合并使用肺血管扩张剂,使温度均匀下降。自体循环保存方式让离体心肺在常温状态下继续跳动和呼吸,可顺利取回远道的心肺;使用白细胞过滤器可减少氧自由基对组织的伤害。

2. 受者手术

(1) 受体心、肺的切除:原发性肺动脉高压病人因过去不曾接受心脏手术,技术上较容易。而先天性心脏病、肺动脉闭锁及 Eisenmenger 征病人则已形成纵隔支气管动脉的侧支循环,因此要格外小心,必须将每条血管小心结扎。

> **特别提示** 最重要的是切除心、肺时不得伤及膈神经、喉返神经及迷走神经。

具体如下:经正中线劈开胸骨,经主动脉、上下腔静脉插管充分肝素化后行体外循环,体温降至 28℃。阻断主动脉,灌注少许心脏停搏液使心脏跳动停止,按心移植方法切除病心。分离主支气管时,靠近肺叶处剥离气管分叉,不要将整段支气管都分离出来。支气管在肺上叶后部的心包仍要保留来支撑心脏,膈神经亦不能切除,分离主动脉及上下腔静脉,将右侧膈神经从右肺静脉前分离,左侧膈神经便很容易与左肺静脉分开。用电灼将肺韧带从下往上切开,肺动、静脉切断后即可见支气管隆凸,保留隆凸以上气管软骨,用钉书机将支气管封闭住将其切断,便可摘除肺脏。最后将上方心包打开,靠近气管电灼而不伤及迷走神经(迷走神经介于支气管与食管间),肺动脉靠近喉返神经的部位可加以保留不切除,以避免伤及该神经。此时不要切开气管,以避免其中分泌物流出污染。

(2) 供体器官整体植入:供体心肺先进行修剪,将供心肺低温浸泡,再次灌注 4℃ 心肺保护液各 2 000ml,去除多余脂肪、淋巴结及心包,结扎左心耳,缝扎上、下腔静脉近心端,拔出主、肺动脉灌注插管,浸泡在 0～4℃ 生理盐水中备用。

将供者心肺置于台上,打开气管上止血钳,将其中分泌物吸出并做细菌培养,然后在气管分支上方第一个环状软骨将气管切断。将心肺送入受者胸腔,把右肺通过右心房和膈神经后方位置放好,同样将受者气管在分支上方不远处切断,将两者气管用 3-0 线缝合。用大量盐水冲洗胸腔,将腹部大网膜拉到上方包裹气管吻合处。连续缝合上、下腔静脉和升主动脉,并确保供心窦房结不受损伤。

术后处理按照心、肺移植的一般原则,在免疫抑制剂方面与心移植相同,但由于肺较易排斥,CsA用量需较高,建议为10mg/(kg·min)。

(四)术后并发症

感染发生率为心移植3倍,尤以CMV为常见。假如受者为CMV(-),则供者也最好是CMV(-),另外建议使用预防性更昔洛韦或免疫球蛋白。

虽然心肺可同时产生排斥,心排斥多在1周之后,而多半是移植肺先产生排斥。心肺同时移植发生心排斥机会,比心移植者减少许多。临床症状通常有轻度发热,胸肺X线片见间质浸润、胸腔积水,支气管镜见移植气管内呈轻度红色变化,但无化脓性分泌物,支气管切片可见Leu-7阳性反应的淋巴细胞。若确定不是感染,则静脉注射甲强龙行诊断性治疗,每天1g,连续3天;数日后胸部X线片浸润现象消失,氧饱和度改善。

心肺移植后晚期常见阻塞性支气管炎,是慢性排斥表现,HLA配型较差的病人较易得此病。呼吸道远端先有肉芽组织生长,逐渐形成厚硬的纤维组织。临床有咳嗽、进行性呼吸困难,肺部X线见间质浸润,肺功能检查显示阻塞性疾病。

(五)随访和预后

提供给病人携带式肺活量测定器,让病人经常记录肺活量有助于早期发现;一旦产生变化,则接受胸部X线和支气管镜检查,早期发现可以调节抗排斥药物剂量来改善。心肺移植的预后不如心移植,早期因手术死亡率较高,晚期则是感染与慢性排斥率较高。通过肺功能恢复情况评价预后,术后6个月心肺移植患者可恢复80%标准肺活量,最大肺活量分别恢复至81%;氧摄取量为标准值的70%左右。心肺移植后大约1/3病人会得阻塞性支气管炎。目前心肺移植术后1年生存率为60%~70%,3年不及40%。

(方天翎)

第二节 肝脏移植

> 概述

1967年,Starzl等成功实施首例人类原位肝移植,1983年美国国家卫生研究院正式批准肝移植成为终末期肝病的治疗方法,截止2002年10月,全球肝移植例数超过10万,肝移植1年生存率为70%~90%。肝移植还可具体分为减体积肝移植、劈离式肝移植、活体肝移植、再次移植和辅助性肝移植等,本章将主要介绍肝移植的最新发展情况,而全肝的原位移植放到下一节详细介绍。

(一)适应证和禁忌证

1. 适应证

(1)成人适应证:原则上所有慢性肝病可导致不可逆终末性或爆发性肝衰,对药物及手术治疗难奏效者,都应考虑肝移植。成人最常见的适应证包括病毒性慢性重症肝炎、酒精性肝硬化、肝脏肿瘤、原发性胆汁性肝硬化、硬化性胆管炎和自身免疫性肝炎,少见的有Wilson病、α_1-胰蛋白酶缺乏、布加综合征、多囊性肝病和色素性肝硬化。部分非酒精性脂肪性肝炎失代偿肝硬化(NASH)可考虑肝移植。

(2)儿童适应证:最常见肝外胆道闭锁(60%),其次为慢性活动性肝炎和先天代谢性疾病。

2. 禁忌证 肝病患者合并其他严重疾病,如不可逆性心肺疾病、重要脏器衰竭、不可逆性中枢神经性疾病、肝外恶性肿瘤(包括皮肤肿瘤)、晚期肝癌(3B期和4期)和胆管癌基本排除移植可能。

病态肥胖者(体重指数>35)、HIV感染者属相对禁忌。具有心理精神问题者不适于接受移植,包括滥用药物(吸毒)和酗酒者、缺乏顺应性和无法控制的精神疾病,而缺乏社会支持则是相对禁忌证。静脉血栓已不是绝对禁忌证,但增加手术难度。

(二)供体和受体的选择

1. 供体的选择 若肝移植供者为脑死亡,有完整的循环系统,通过人工心肺维持其基本生命功能。供体禁忌证：①HIV或肝炎病毒(+)。②有不可控制的严重感染、癌症史(不包括中枢神经系统和皮肤)。③大面积不可逆性的肝损伤。

供者的理想标准年龄<60岁，现对其年龄限制有所放松。供受体之间ABO血型最好相同或符合输血原则，紧急肝移植不一定能获得相符供肝，小于1岁的儿童血型不符相对安全。大型肝脏经修剪后也可适用于较小受体，不过供受者之间身材相似，对减少腹腔内压和术后切口关闭有一定益处。因活体肝移植发展，要认真考虑亲属供者的身体状况、心理状态、职业、家庭、社会等其他因素。

为扩大供体来源，尝试利用"边缘供体"，如高龄，轻度酒精性肝病、糖尿病及高血压、小囊泡性脂肪肝、缺血损伤肝脏、自身免疫性疾病等，这些轻度病理性肝脏在去除病因、移植后其病变有逆转可能。多米诺肝移植(Domino liver transplantation)是供肝移植到第1受体，第1受体肝脏(多米诺供肝)移植到第2个受体(多米诺受体)。"边缘性"供肝的主要问题是移植肝功能延迟或恢复不全，急性排斥发生率较高。

2. 受者的选择　2002年美国UNOS采用终末期肝病模型(MELD 6~40分)评估受体，MELD=3.78×Lg(血清胆红素 mg/dl)+11.2×Lg(凝血酶原时间国际标准化比率INR)+9.57×Lg(血清肌酐 mg/dl)+6.4。MELD>15者接受肝移植，其评分越高肝病越重，供肝分配越优先。MELD>10或首次即出现主要并发症(腹水、静脉曲张破裂出血或肝性脑病)，应建议其肝移植。儿童终末期肝病模型(PELD)也是类似预测移植患儿死亡危险的方法，包括年龄<1岁、血清白蛋白、血清胆红素、INR和发育不良(低于同年龄组2个标准差)。

国外移植中心为选择合适的肝癌肝移植受者制定了多种标准。Milan标准：单个肿瘤直径<5cm或多发肿瘤数目<3个且最大直径<3cm。美国Pittsburgh大学Marsh等提出根据血管侵犯、肝叶分布、肿瘤大小、淋巴结受累及远处转移情况，将肝癌分为6期，只将大血管侵犯、淋巴结受累或远处转移这三者中出现任何一项作为肝移植禁忌证，而不将肿瘤大小、个数及分布作为排除标准，显著扩大肝癌肝移植的适用范围。美国肝癌肝移植器官分配评分是T_1期给予MELD评分24分、T_2期29分，等待供肝时间每延长3个月加1分，如肿瘤超过T_2期标准则剔除，基本保证符合标准的肝癌与良性肝病有相对公平的机会。

(三) 受者过渡期处理

等待期间应做好术前检查及准备，包括MELD中各项检查；并发症的诊断和治疗;营养和社会心理问题的支持。受者术前常规检查包括肝肾功能、血型、血常规、凝血情况、免疫球蛋白、心电图、胸部 X 线、多普勒超声(肝脏及血管管径和血流)、常规拭子细菌学检查,还对肝炎系列及病毒变异株、HIV、梅毒等筛查和麻醉评价等。有条件的进行 CMV 和 EB 病毒血清学检验。怀疑有心肺功能不全者,加做超声心动图、肺功能检查、动脉血气,肝肾综合征则需详细了解肾小球滤过率。

1. 一般术前处理　晚期肝病患者常有代谢紊乱等,术后感染及死亡率显著增加。过渡期的支持治疗,改善其全身状况、加强营养,使其安全平稳渡过围手术期,是移植成功与否的重要因素。适当补充优质蛋白质、充足的热量、维生素和微量元素,静脉营养者还应加入脂肪乳剂,使氨基酸代谢正常化,纠正电解质酸碱紊乱,预防肝性脑病,改善低蛋白血症和凝血异常。长期消耗、营养免疫低下的重症患者,可合并胸腹水、胸肺及腹腔炎症,术前应控制感染和炎症进展。

2. 肝原发疾病的控制

(1) 肝癌:肿瘤如 TNM 分期 2 期,且无肝外转移或大血管浸润,可考虑优先移植,过渡期间定期进行包括影像学在内的随访。术前控制肿瘤的措施包括肝动脉栓塞及化疗,经皮瘤内酒精和射频,生物治疗等。

(2) 病毒性肝炎:乙肝肝移植后 HBV 再感染达 80%,术前最好开始口服拉米夫定(100mg/d)抑制其 DNA 复制,其缺点是长期服用导致拉米夫定耐药。对 HBsAg(-)群体可进行全程乙肝疫苗接种。拉米夫定耐药者,可用阿德福韦开始作为补救(DNA 增加 > 1 lg10 拷贝/ml 即加用阿德福韦),其耐药发生率较低,3 年后为 4% ~ 6%。有人主张将其作为等待肝移植患者的一线抗病毒药,与拉米夫定联合应用至少 3 个月的重叠期,可降低肝炎复燃。多数移植中心采用联合预防(拉米夫定或阿德福韦 + HBIG),应用 HBV - DNA 监测病毒学反弹。

> **特别提示**　虽然长效干扰素 + 利巴韦林是丙肝肝硬化代偿期标准治法,但 α - 干扰素是移植相对禁忌药物,移植后免疫抑制剂不利于病毒抑制,为求得免疫抑制和抗病毒免疫之间的平衡,首要目标还是预防排异反应,其二才是抑制病毒复制。

3. 胃底、食管静脉曲张破裂出血　静脉曲张破裂出血是肝硬化最严重的并发症之一,内镜下曲张静脉套扎较为有效,比硬化剂效果更好、并发症少、再出血率低。$β_2$ - 受体阻滞剂(心得安)可预防出血,但急性出血期一般不使用,生长抑素通过收缩内脏血管减少门脉血流和压力,其不良反应比血管升压素少。如药物、内镜治疗均失败,可用双气囊三腔管压迫止血,如还不能控制,则手术止血。经颈静脉肝内门体分流术(TIPS)是移植前预防曲张静脉出血和消除腹水的有效措施,TIPS 与远端脾肾分流术预防再出血、肝性脑病及存活率相仿。

4. 腹水　治疗包括限钠(2g/d)、安体舒通+速尿联合利尿。

> **特别提示**　利尿时要注意尿量、血和尿中电解质平衡,尿中钠:钾>1 说明利尿是有效的。顽固性腹水可腹腔穿刺减压,凝血功能障碍并不是穿刺的禁忌证(出血仅 1%),同时补充大剂量白蛋白(每次放水后补充 40g 白蛋白)以维持循环容量,多数可耐受大量放水(4~6L/d)。

5. 自发性细菌性腹膜炎(SBP)　SBP 是终末期肝病患者死因之一,治疗关键是早期诊断,如果腹水 WBC > 2.5×10^8/L 或临床提示感染,立即开始经验性广谱抗生素治疗,头孢类有效率可达 80%。

6. 肝病累及的其他脏器　肝性脑病的治疗主要包括去除诱因、降血氨、抑制肠道菌群、降低蛋白质摄入及足够能量支持。乳果糖、左旋门冬氨酸-鸟氨酸为常用降血氨药,可明显去除神经精神症状。

肝肾综合征是肝硬化肾功能不全的主要原因,可由消化道出血、造影剂、大量利尿和穿刺放腹水引起,药物治疗尚不理想。适当降低肝病患者腹腔内压、控制自发性腹膜炎,使用白蛋白等有利于减少急性肾衰的发生。对肝肾综合征患者使用血管收缩药物,有利于收缩内脏扩张的血管、增加肾灌注而提高 GFR。多巴胺、酚妥拉明可暂时扩张肾脏血管,但最好的治疗还是肝移植。

慢性肝病伴或不伴肺门高压,出现低氧血症(PaO_2 < 70mmHg)以及肺内血管扩张是诊断肝肺综合征的必备条件。吸氧等维持治疗效果均不理想,确诊后需尽快肝移植。肺门高压经 B 超、肺动脉测压等诊断后,需密切观察,必要时给予前列环素(PGI_2)控制压力,择期肝移植。

减体积和劈离式肝移植

1984 年欧洲首先使用减体积性肝移植(reduced size liver transplantation, RSLT),1988 年 Pichlmayr 实施首例劈离式肝移植(split liver transplantation,SLT)。对身材较小或儿童患者,供肝大小的选配更应严格,通过减体积肝移植或劈离式肝移植,甚至肝段移植加以克服,即使是幼儿 1 年存活率也达 75%~80%。随着 RSLT 经验增加,SLT 技术也得到成熟发展,实现了一肝两用,缓解供肝紧张的矛盾,成为肝移植常规手术。

(一)供肝的选择

劈离式肝移植对尸体供者有严格要求,限于年龄(<50岁)、肝脏体积和功能、循环条件等均理想的供肝,没有或仅有轻度脂肪肝,血钠<150~170mmol/L。若门静脉左支缺如则属劈离式禁忌。术中B超对供肝血管、胆道的解剖定位有一定帮助。

体积过小的供肝不能满足生理需要,并因门静脉高灌注,特别是小血管损伤、供肝肿胀等表现在门脉高压时更为突出,供肝将发生"小体积综合征",易出现移植物失功。而新生儿或幼儿(体重<10kg)肝移植,则关注"大体积移植物"(GRWR>4%)引发的一系列血流动力学问题,如肝流出道梗阻、门静脉血栓形成、因灌注不足导致缺氧和移植物失功,以及腹腔压力增高、关腹困难等。移植物-受者体重比例(graft to recipient weight ratio,GRWR)和标准肝脏体积(standard liver volume,SLV)是临床最常用的指标。一般 GRWR 最低限量为0.8%~1.0%,活体肝移植0.8%已足够,减体积或劈离式尸肝移植要求其达到受体体重1%。SLV = 706.2 × 体表面积 + 2.4,其最低限量35%~40%。左外叶(Ⅱ+Ⅲ)相当于原肝的20%~30%,增加Ⅳ则增加10%;右半肝相当于50%;连同腔静脉和尾状叶及Ⅸ段(尾状右叶)又可增加10%。

减体积技术是基于肝段解剖,缩小移植肝体积,并注意保留肝门、下腔静脉等重要结构以利吻合。大致划分劈离式肝移植的术式,Ⅱ、Ⅲ段成人供肝适于体重为6~20kg患儿,Ⅱ、Ⅲ、Ⅳ段成人供肝适宜于体重<60kg患者,Ⅰ~Ⅳ段成人供肝可用于体重约65kg患者,Ⅵ~Ⅷ段成人供肝可用于体重相似的患者,Ⅰ、Ⅳ、Ⅵ~Ⅷ段或Ⅰ、Ⅵ~Ⅷ段成人供肝用于体重<80kg患者。受者体重>100kg或经历过肝脏手术者不适宜劈离式肝移植。

(二)供肝的获取

1.供肝的减体积技术 对儿童患者以前常采用减体积性肝移植,左外叶肝段(Ⅱ、Ⅲ段)结合受者下腔静脉的"背驮式"移植,也可采用单一肝段移植。

> **特别提示** 修整操作最好在受者手术近旁进行,以便不断比对供肝和受者肝脏大小,妥善保留出入供肝组织的管道。

2. 离体供肝的劈离 离体尸肝劈离时,一般因右肝管短且变异多,胆总管保留于右侧供肝;血管的分离视其解剖变异、供肝分配方式和受者具体情况而定:一般右侧供肝保留下腔、门静脉主干和肝右动脉,左侧供肝则保留肝左静脉、门静脉左支和肝总动脉,为增长肝左叶血管分支常需用间置血管移植物。在对复杂的供肝管道和肝实质分割以及肝断面处理时,需要借助影像学确认左右肝管汇合部和肝动脉的解剖。

3. 原位供肝的劈离 脑死亡供肝的原位劈离时对供肝血管、胆管变异更加直观;减少术后移植物原发无功能;减轻肝Ⅳ段低灌注、胆道并发症。

Ⅱ、Ⅲ、Ⅶ和Ⅷ肝段可用来移植,保留 GRWR 在 1.5% 左右。对于接受低 GRWR 值 SLT 的门静脉高压症患者,可考虑加作部分门体分流减轻移植物过度灌流。

RSLT 或 SLT 移植物植入与原位肝移植相似,其受体和移植物生存率与全肝移植媲美,主要并发症包括肝动脉栓塞(12%)、门静脉栓塞(4%)、胆道并发症(18%)。

活体肝移植

首例活体成人 - 儿童左外侧叶肝移植是 1989 年由 Strong 完成活体供肝质量好、几乎无热缺血时间,等待时间短并可选择最佳手术时机,费用相对低,直系亲属间组织相容性好,术后排斥发生率相对较低。成人活体肝移植(live related transplantation)为保证供者安全、获得足够的功能性供肝组织,常行左叶移植、左外侧段移植、带或不带肝中静脉的右叶移植等。新生儿或幼儿(体重 <10kg)活体肝移植常引起"大体积移植物"问题,常用左外侧叶或功能性肝组织(Ⅱ、Ⅲ、Ⅶ或Ⅷ肝段)。

(一)供体的选择

国际上还规定血缘亲属间移植指供受者 3 代以内、不包括远亲,非血缘间亲属限于配偶并正式结婚并同居 1 年以上,严禁器官买卖。活体肝移植首先是确保供体安全性,其次为受体提供合适的供肝。在初步对志愿者评估,了解其年龄、体型、血型、疾病史是否合适,还包括生化、病毒标记物、血常规等检查,可剔出高血压、高脂血症、重大腹部手术史、明显肥胖等不适合条件。最重要的评估内容是根据影像学等资料对供肝体积、血管、胆管的预测。某些特殊检查,如肝脏活检和肝动脉造影检查等,可评估肝脂肪变性的程度或是否存在其他慢性疾病。

(二)活体肝移植

活体肝移植的植入手术类似于原位肝移植,其移植物有左半肝(Ⅱ~Ⅳ段)、扩大的左半肝(带肝中静脉)、右半肝(Ⅴ~Ⅷ段)和扩大的右半肝(带肝中静脉)。多数移植中心以右半肝或扩大的右半肝作为成人间活体肝移植供体,也有报道2个供者分别提供1个左外叶移植给1个受者。

1. **左半肝活体肝移植** 一般用左外叶肝段,供肝切取和肝门解剖与普通肝切除一样。利用超声剥离器于肝中静脉左侧分离肝实质,直到左外叶只与肝门三联结构、肝左静脉相连为止。靠近分叉处切断左肝管,缝合残端。切断门脉左支后插入导管,钳夹肝左动、静脉,进行左外叶肝原位冷灌注。再切断肝左动、静脉,切取左外叶肝段,用冷UW液做进一步灌注以备植入。左半肝(占原肝40%)常不能为成人提供足够体积肝组织,植入后有发生供肝及血管扭转危险。

2. **右半肝活体移植** 供肝摘取时应用术中B超明确主要血管结构和走行,供体是否包括肝中静脉及其分支,应根据Ⅴ、Ⅷ段静脉回流的情况。切除胆囊,并于术中胆道造影明确胆道解剖。解剖肝门,分离出右肝管、门静脉和肝动脉的右支,避免损伤胆管周围的微小血管,分离肝后下腔静脉时,对直径>4.5~5cm的肝右后下静脉都予吊带悬吊,以备吻合。暂时阻断门静脉及肝动脉的右支确定肝切除线,利用超吸刀等断肝可不阻断血流。肝叶离断后将肝动脉、门静脉及肝静脉的右支分别钳夹切断,肝静脉尽量靠近下腔静脉切断。进行供肝称重,通过门静脉进行供肝灌洗,并在移植台上做好供肝静脉重建工作。肝静脉多采用扩大的吻合口避免成角和吻合口狭窄,右半肝移植时保留回流到肝中静脉Ⅴ、Ⅷ段主要分支(直径>4.5~5mm),采用静脉搭桥或直接将其与下腔静脉吻合。

成人右半肝移植最常用,并发症与术者经验有关,其发生率(28%)高于左外叶(9.3%)和左半肝(7.5%)。其中胆道并发症最多(3%~8%),胆汁淤积(7%)、胆漏(3%~6%)、胆道狭窄(1%~3%)。成人右半肝移植回流障碍是影响移植肝功能的主要问题,可导致移植物无功能、继发性门脉高压、大量腹水、高胆红素血症等,严重者可导致死亡。

(三)单段活体肝移植

儿童<10kg接受左外叶仍属过大,已报道Ⅱ、Ⅲ或Ⅷ段的肝段移植。目前Ⅱ、Ⅲ段定义有2种意见:以门静脉Ⅱ、Ⅲ段的分支走行横行

第二节 肝脏移植

平面,或以左肝静脉Ⅱ、Ⅲ段的分支走行斜行平面,后者被多数学者接受。

单段活体肝移植血管并发症发生率较高(20%),与吻合技术、供受体血管口径不匹配有关。若移植肝的门静脉到肝静脉距离偏长,可导致重建门静脉扭曲,有人采用十二指肠前重建门静脉。

(四)预后

活体肝移植约占全部的5%,供体手术并发症(15%～30%)多数不严重,如切口感染、轻度肠梗阻等,胆漏和胆道狭窄等需要再手术并不多见,死亡率约为0.5%。

活体肝移植受者1年、5年存活率为78.7%～97.8%、76.1%～97.8%,移植物1年、5年存活率为76.6%～97.8%、72.4%～97.8%。受体并发症率可高于全肝移植,主要是胆道(15%～30%)及血管并发症(3%～10%)。感染、出血、血管并发症、原发病复发等仍是其主要死因,再次肝移植率为1%～4.9%。

再次肝移植

再次肝移植是肝移植后出现并发症导致肝衰的唯一选择,必须在出现严重肝、肾功能障碍前进行治疗。其病因包括移植肝原发无功能、胆道或血管并发症、慢性排斥、肝病及肝癌复发、感染(毛霉菌、CMV)等,文献报道再次肝移植率在3%～17%,可能与病例选择、手术方式、供肝保存、术后免疫抑制、随访时间等因素有关。

> **特别提示**
> 在再次移植时,切除前次移植物要注意辨认正确的解剖间隙,尽量锐性分离,采用灵活的血管重建方式,保留供体血管以备重建,肝动脉重建通常需行腹主动脉搭桥。因胆道并发症再次移植时,除非是近期进行过手术,否则通常切除原吻合口,改行 Roux-en-Y 吻合。择期的再次肝脏移植术后生存率可接近初次移植,而紧急再次肝移植预后明显较差。

辅助性肝移植

辅助性肝移植(auxiliary liver transplantation, ALT)是肝移植的一种,对患者创伤较小、符合生理、没有无肝期等,可使急性肝衰者渡过危险期,待原肝功能恢复,还可切除移植物避免终身排斥;对酶缺陷患者可避免全肝切除,术后出现血管并发症、排斥时保留肝脏仍可发挥功能。但目前临床尚未大规模开展,原肝和供肝存在肝细胞再生和门静脉血流之间的功能竞争。1990年Broelsch首次报道原位辅助性部分肝移植(APOLT),成为临床辅助性肝移植的主要术式。APOLT兼有原位移植和辅助性肝移植的优点,仅需20%肝组织,解决供肝重量不足和受体不匹配问题。辅助性肝移植治疗急性肝衰竭,1年生存率为60%~70%,原发性无功能、门静脉栓塞明显增多。

移植后并发症

(一)急性排斥反应

急性排斥高峰期是术后7~10天,术后半年甚至1年内均可出现。40%~70%肝移植病人中仍能出现1次或多次排斥反应。典型表现为发热、移植肝肿大和压痛、黄疸出现或加重,留有T管者可见胆汁分泌突然减少、胆汁稀薄且颜色变淡。实验检查发现肝功异常(胆红素、转氨酶、碱性磷酸酶和γ-GT升高)、凝血酶原时间延长等,免疫学指标价值不大。病理学表现为"三联征":①汇管区淋巴、中性粒和嗜酸性粒细胞等混合性浸润。②胆管上皮损伤。③汇管区门静脉内皮炎,而肝细胞排斥发生较晚。急性排斥反应与血管血栓形成、感染等肝功能不全鉴别,彩超有助于排除血管血栓,若发现肝静脉血流搏动减少时,为排斥反应早期征象。若鉴别出现困难通常要肝组织活检,并根据严重程度对排斥反应进行分级。

临床采用Banff排斥指数(RAI)对排斥程度评估,按3个指标的轻、中、重各打3分,累计相加最高9分。0~2分为无排斥,3分为交界性或可疑排斥,4~5分为轻度排斥,6~7分为中度排斥,8~9分为重度排斥。排斥反应采取何种治疗方法取决于其严重程度。其中3~5分最为多见(80%),通常增加FK506剂量即可有效逆转排斥。6分以上排斥常要激素冲击,极少数病人激素冲击3天后肝功仍无改善,则要用ATG或OKT$_3$等控制,很少病人因排斥反应而需再次肝移植。有学者建议激素冲击时甲强龙(MP)20mg/(kg·min)使用3天,之后剂量逐步减小至2mg/(kg·min),每隔3天进一步减去0.25mg/(kg·min),直到每日剂量为3~5mg为止。强效免疫抑制剂会增加感染机会,最好针对性预防CMV和真菌感染。

移植物抗宿主报道较少,但随着移植例数增加,现在临床也不少见,其机制不明,治疗效果不佳。

(二)慢性移植物失功

慢性排斥与特异性免疫或非特异性组织损伤有关,称之为慢性移植物失功。慢性移植物失功在移植后2年左右出现,是移植物对损伤的综合性反应,表现为胆管消失和血管内皮损伤等,其机制尚未阐明,没有有效药物治疗,以临床预防为主。相关病因包括频发急性排斥、免疫抑制副作用、边缘性供肝、缺血再灌注、CMV感染等,一旦发生应尽早治疗,移植物最终丢失者需再次移植。

(三)胆道并发症

胆道并发症发生率为10%~50%,其中6%~12.5%需行再次肝移植,病死率高达19%,是影响患者预后和生活质量的重要因素之一。主要包括胆道感染、胆漏、胆管狭窄、胆泥淤积或结石、乳头括约肌功能失常等。胆总管-胆总管吻合比较符合生理,因肠内容物反流引起的胆系感染少于胆肠吻合,但其他并发症(胆漏、胆道缺血性狭窄等)发生率基本相同。ERCP不仅对移植后胆道并发症诊断准确率高,同时作为治疗手段可放置鼻胆管外引流、EST、球囊扩张、留置内支架等,是胆道并发症的首选治疗方法。

移植后胆漏发生部位常见胆管吻合口和T管窦道。吻合口胆漏发生时间相对较早,与肝总管吻合口处缺血坏死、吻合技术有关。拔T管后胆漏可能与免疫抑制后组织修复差、T管窦道不成熟、T管缝合时误缝等有关,肝移植患者拔T管一般在术后3个月以上,大多数患者经处理都能逐渐痊愈。

早期胆泥淤积与供肝质量有关,常发生于术后1~2周,晚期与胆管细胞坏死脱落淤积、感染、慢性排斥有关,严重者形成胆管铸型综合征,比较难处理。症状较轻者则利用胆保肝药物治疗,若介入疗效不佳,可手术治疗,留置T管,作为以后进一步治疗的途径。

移植术后Oddi括约肌功能紊乱(3%~7%)主要与受者胆管去神经化、胆管重建方式有关,乳头括约肌切开并置入支架取得满意疗效。

(四)血管并发症

1. 动脉并发症 临床可表现为急性肝衰竭及死亡、肝脓肿到胆管吻合狭窄、漏和胆管坏死。移植后1/3动脉并发症为早期(<1月)的动脉栓塞,死亡率高达55%;2/3在晚期(>1月),为肝动脉栓塞或狭窄、脾动脉或胃十二指肠动脉窃血分流,死亡率达15%。高危因素包括未满岁幼儿、再移植、老化动脉吻合及供者肝动脉变异的重建等。儿童患者肝动脉并发症较多见,但后遗症少,主要是它们发生在移植后较长时间,更容易通过移植物与周围粘连获得肝血管重建;成人则易引发严重胆管并发症。

脾动脉盗血综合征发生率3%~5%,多发生于术前或移植后出现内脏血流高动力的患者,如肝硬化合并门脉高压、脾大受体和减体积移植物受体。有明显症状的,治疗可选择脾切除、脾动脉结扎和脾动脉主干栓塞,或间置血管行肝动脉-肾下腹主动脉重吻合。术中对脾动脉异常(巨脾、脾动脉增粗震颤者)或小体积肝脏移植者可预防性结扎脾动脉,或直接将供体肝动脉与腹主动脉吻合。

2. 静脉并发症　　门静脉血栓发生率是1.8%,儿童受者门静脉<0.5cm,彩超发现狭窄段有喷射性血流;成人门静脉流速>1m/s或是逆流速度3倍,即可诊断门静脉狭窄。术前门静脉可有异常,包括门静脉血栓、硬化或发育不全。移植的门静脉节段较短,需要用间置移植,显著增加门静脉并发症。

腔静脉并发症最少(<1%),活体及部分肝移植静脉流出受阻发生率较高(9%),与先前存在静脉疾病(布加综合征)和胆管闭锁有关。

(五)复发性疾病

部分受体原发病是代谢障碍性疾病,一般均可达到治愈目的,不再复发。而病毒性肝炎、自身免疫性肝病、原发性胆汁性肝硬化、原发性硬化性胆管炎等肝移植后均存在复发可能。

乙型、丙型肝炎复发是导致慢性移植物丢失的重要原因。术前乙肝病毒标志物检测对移植后肝炎复发率有重要的预测价值。不经治疗的HBeAg/HBV-DNA(-)者约60%出现乙肝复发,HBeAg/HBV-DNA(+)者术后几乎100%复发,常在移植后1年出现,在2~3年内发展为肝硬化甚至肝癌。早期撤除激素可减少乙肝复发,乙肝免疫球蛋白(HBIG)、拉米夫定可明显地提高移植物功能和病人长期生存率,但术后出现耐拉米夫定的变异株的例数增加。

> **特别提示**　HBIG价格昂贵、长期应用可能发生汞中毒,可小剂量或在HBV-DNA高时和拉米夫定联用。移植后3年患者,若肝功正常、乙肝标志物(-)、单用1种免疫抑制剂,在停用HBIG及拉米夫定后,可尝试使用主动免疫(疫苗)。

肝移植对丙肝所致终末期肝病是唯一有效的治疗,可将5年生存率由50%提高到70%~80%,术后复发率较高,药物疗效不佳。

(六)肾功能不全

发生于肝移植期间或肝移植后,6%~15%发展至终末期肾病,早期因手术、术中出血、转流或术前肝肾综合征等引发,或需要短时的肾脏替代治疗。肝移植后5年慢性肾衰竭发生率为18%,高于心肺等移植,与CsA等药物、术前高血压、丙肝、糖尿病等有关。

(七)肿瘤

移植后易患皮肤癌、非霍奇金淋巴瘤、Kaposi肉瘤、子宫颈癌、生殖器肿瘤及肛管癌等。随访时应留意这些肿瘤的早期表现,如无法解释的体重减轻等。>40岁男性病人应每年行经直肠超声排除前列腺肿瘤,每年结肠镜检查及大便潜血试验排除大肠肿瘤。对高危人群,如术前肿瘤史、有家族肿瘤史、患有长期感染性肠疾病等,应在更短时间内进行普查。

肝癌肝移植复发多在术后6~12个月,以血行转移为主,常见部位是肝(60%)、肺(60%)、骨(20%)等。术前肝动脉栓塞及化疗、经皮瘤内酒精和射频、术中、术后全身化疗等。

随访和预后

肝移植作为终末期肝病和小肝癌的治疗方式已被广泛接受。肝移植手术病死率<6%,1年、5年生存率达90%、75%~80%,近半数可做部分或全日工作。一些肝移植受者生存10年以上、无排斥反应者,可不再继续免疫抑制。几乎所有肝移植成功的儿童都能入校上学,恢复正常生长和发育。符合米兰标准的肝癌肝移植患者术后4年复发率<10%,术后4年总体生存率和无瘤生存率分别为85%和90%。

女性移植后6个月内不应怀孕,至少1~2年方才考虑妊娠。肝移植病人可应接受预防接种,但活性疫苗应限制使用。自身免疫性肝炎患者的复发率(30%)和排斥危险性高,需要更大剂量免疫抑制剂。硬化性胆管炎患者合并炎症性肠病、结肠癌发生率高,移植后也应进行结肠镜检查。

多数死亡病例发生于术后第3~6个月,多为感染、移植肝功能障碍或排斥反应,其中机会性感染构成主要威胁。因此移植后早期应进行个体化治疗、避免过大剂量免疫抑制剂的使用、密切监测和调整抗排斥药物剂量。病人应该在出院前2周消除药物不良反应,头3个月每周随访,以后再逐渐减少随访频率,移植后最好每月做1次常规检查,包括体重、血压、血常规、血电解质、肝肾功能、血药浓度检查等。患者应熟悉药物处方及其副作用、排斥反应和感染症状,以便及时就诊。药物依从性仍是部分患者最大问题,易导致慢性排斥和移植物丢失。

肝移植后远期并发症包括慢性移植物失功、疾病复发、肾功能不全、高脂血和心血管疾病、营养问题、抑郁精神问题等。晚期死亡原因为感染、原发病复发和年龄相关性疾病。中长期管理是提高长期生存率的主要手段,即定期门诊复查和健康咨询,归纳起来为一般医疗检查、恶性肿瘤筛查、常见医疗问题的咨询及用药指导。

（方天翎）

第三节 原位肝移植

本节主要介绍原位肝移植的基本术式、手术技术、术后早期监护和免疫抑制以及围手术期出现的并发症。

原位肝移植的手术

(一) 供肝的摘取和保存

我国供肝的摘取绝大多数是获取多器官联合手术的一部分,一旦证实获取的器官可用于移植,即着手开始各个器官的游离和放置原位冷灌注导管。具体的手术细节有所不同,脑死亡者在还有心跳时即插管原位冷灌注,这类病人常有低血压、心动过缓等血流动力学不稳定,易发展成低体温和尿崩症,故适当使用扩容和血管活性药物(如多巴胺)维持,保证通气良好以及 PaO_2、$PaCO_2$ 正常。对情况不稳定或心跳停止不超过5分钟者,采用快速冷灌注技术来获取多个器官。

保证供肝质量,特别是摒弃严重脂肪变性,是减少原发性移植肝无功能的关键。

一般先游离心脏,以免稍后出现全身血流动力学不稳定。肝周韧带的游离和肝门解剖可等到快速冷灌注开始后再进行。在结肠系膜下分离出肠系膜下静脉,导管置入门静脉 3~5cm;若肠系膜下静脉细小、置管困难,可小心切开胰腺颈部,显露门静脉和肠系膜静脉汇合处插管更方便。动脉导管插于髂总动脉分叉上方的腹主动脉远端。将食管拉向左侧,切开膈肌脚间显露腹主动脉上段,用绳带牵引。当准备切取心一般程序为主动脉、门静脉置管,关闭腹主动脉上段,经门静脉、腹主动脉导管灌注冷 UW 液,用碎冰冷却肝表面温度。灌注心脏停跳液后切取心脏,再切取肝脏。切开胆囊,引流胆汁,用冷灌注液冲洗胆道,以防胆管上皮细胞自溶。切断肝胃韧带及小网膜。仔细解剖肝门结构,横断胆总管,分离胃十二指肠动脉,顺着肝动脉找出腹腔动脉,清除主动脉前的周围组织,切断带有腹腔动脉的 Carrel 袖片。警惕可能存在的异常血管,特别是肝右动脉可源自肠系膜上动脉。Carrel 袖片应包括肠系膜上动脉。肝上腔静脉与周围膈肌一起切取,将肝牵向上方,清除肝下下腔静脉和肝后腹膜后组织,于肾静脉上方横断下腔静脉。供者的腹主动脉和双侧髂动脉、髂静脉一并分离切除，置于保存液中，如有必要可用作血管移植物。

在盛有冰 UW 液盆中进行移植肝修整。胆囊切除后，开始行动脉、门静脉灌注，结扎或缝扎遗留或未扎紧的血管细小分支。如果带有右侧肾上腺，自下腔静脉处切除，结扎或缝扎右侧肾上腺静脉，修剪各血管袖片为吻合做好准备。

威斯康星大学(UW)研制的 UW 保存液，含有高分子糖类避免了细胞水肿；所含糖类、谷氨酰胺、清除氧自由基剂，避免供肝的缺血再灌注损伤，UW 液保存离体供肝的安全时限由 10 小时延长到 36 小时。

（二）肝移植受者手术

1. 转流　腔静脉和门静脉阻断期间，可致肠道淤血、肠壁水肿、肾淤血加重原有肾功能不全、静脉回心血量减少引起血压下降和心排血量减少、细胞无氧代谢及酸性代谢产物增加、门脉压力进一步升高增加术中失血量等。经下腔静脉（经大隐静脉或股静脉）和门静脉与腋静脉（或锁骨下静脉）的 Y 型转流可解决上述问题，常用转流泵闭合回路和肝素化导管。

转流也有其缺点，需要股静脉（或大隐静脉）、腋静脉（或锁骨下静脉）切开，延长手术时间，增加上述区域的切口感染、淋巴瘘或静脉血栓形成。转流前需大量外源血液预充转流管道，造成转流期对血小板机械性破坏，循环中细菌感染率及医疗费用增高等。

> **特别提示**　患者可耐受常温 2 小时的门腔静脉阻断不会造成肠、肾等器质性损害，现在无肝期也明显缩短（30 分钟），所以患者术前无严重心肺肾疾病、门脉高压，可不用转流。无肝期受体静脉回流量减少，出现低血压，可通过适量补液和血管收缩药物改善，但不应过多输入液体以防开放后发生肺水肿及高 CVP，影响肝静脉回流。若腔静脉阻断后，心脏不能代偿维持无肝期血流动力学稳定性，需行静脉转流。

2. 经典式、背驮式肝移植及其改良　经典原位肝移植术是非常成熟的手术技术，在手术过程中完全阻断肝上、肝下下腔静脉和门静脉，并将肝后腔静脉作为病肝一部分一并切除，可导致无肝期血流动力学不稳定，而且阻断肾静脉回流，影响肾功能。近年来无需转流的经典原位肝移植术也取得很好效果。其术式最符合解剖生理，特别是肿瘤患者根治。如患者病情重、生命体征不稳定或术前肾功能已有损害,可采用静脉转流和改用背驮式肝移植。

1989年Tzakis首次实施背驮式肝移植。主要是部分阻断下腔静脉,供体肝上腔静脉与受体肝静脉端-端吻合,维持无肝期血流动力学稳定,部分下肢和肾脏血流回流,减少对肾功能的影响。

> **特别提示** 背驮式肝移植的肝静脉流出道易梗阻。可将受体肝静脉共干供肝腔静脉后壁剪开扩大成"V"型,行供受体静脉侧侧吻合,若肝脏较大或扭转,可将镰状韧带根部与腹壁缝合悬吊式。

腔静脉成形式肝移植术由Wu首先报道,国内学者加以改进,成为主要术式,主要优点是简化切肝分离步骤,无需解剖腔静脉后间隙、右肾上腺静脉,减少肝短静脉的解剖时间,降低出血的风险,缩短手术时间,且腔静脉吻合口巨大避免流出道发生梗阻,对于肝硬化门脉高压侧支循环丰富、再次肝移植、上腹部手术史、腹腔粘连严重等手术解剖困难或出血较多患者,采用腔静脉成形式肝移植术避免过多的解剖,尽快切除肝脏结束手术。

3. 原位肝移植手术步骤　原位肝移植过程分为3期:①游离期,是将受体病肝的肝周韧带游离、切断,各出入血管、胆管游离后准备切肝;②无肝期,这一阶段是从病肝切除、移植肝植入至供肝血管吻合完毕;③再灌注期,此时供肝血流再通,胆道重建。病肝的切除是整个手术中最具风险的,特别是门脉高压、凝血障碍和纤溶导致严重术中出血,术者要对每一阶段的困难和危险有预知性,并采取预防措施,必要时酌情改变手术步骤。静脉转流,可以明显减少出血量和输血量。在急速或大量失血时,还可使用血细胞回收系统补充血容量。

腔静脉完成吻合前,经门静脉灌注冷血浆200~300ml(压力3.92kPa),清除血管内空气、存留的高K^+保存液和酸性代谢产物。静脉吻合完成前,预留25%"生长因素"充盈血管,防止吻合口缩窄。门静脉吻合后开始新肝灌注,此时告知麻醉师以便采取所有必要的预防措施。移去肝上、肝下腔静脉血管钳,检查吻合口和已缝扎出血点。若病人情况稳定,移去门静脉血管钳开始再灌注。此时,必须仔细检查腔静脉和门静脉吻合口的"生长因素"是否已起作用,血管充盈通过血流。血管开放时用温盐水纱布及2%利多卡因湿敷血管吻合口以防血管痉挛,然后依次重建门静脉、肝动脉、胆道。

背驮式肝移植是根据供肝腔静脉口的尺寸修整受体肝静脉开口,

常将肝左、肝中静脉汇合处隔膜切开整形,必要时在其根部向下纵行剪开下腔静脉前壁,极少情况分别吻合肝左、中静脉。改良的腔静脉成形术是在阻断受者腔静脉后,将肝静脉与腔静脉汇合处修剪成倒三角型"▽",与供肝的腔静脉开口吻合。静脉转流时,先双重钳夹、移去门静脉导管再行门静脉吻合;有暂时性门腔分流者,使供肝逐渐恢复血供,切断缝合原肠腔静脉搭桥血管。新肝灌注时停止并拔除所有静脉导管。

切除胆囊,行供肝总胆管与受者胆管端端吻合,或小肠 Roux-en-Y 吻合,对直径 <3mm 胆管放置 T 型引流管。因 T 管增加胆管感染、T 管移位脱出或拔管而引发胆瘘、胆泥形成和胆管梗阻,目前多放弃放置 T 管。仔细检查、创面止血,对创面、吻合口、肝断面均喷涂纤维蛋白胶,止血后右膈下、左肝下、温氏孔放置引流。

(三)术后早期监护

术后病人送 ICU 隔离护理,人工呼吸支持 24~48 小时,正压通气和 PEEP 保证肺泡膨胀,预治早期 ARDS。术后严格控制出入量,并利尿保持轻度脱水状态,有利于肺功能恢复。

有学者提出,术后第 1、2 天给予广谱抗生素,若无严重感染可于 3 天停药。当病人不再需要输血液替代品时,可酌情进行肠外营养支持。术后常规多巴胺 $1~3\mu g/(kg \cdot min)$ 及 $PGE_1 5ug/(kg \cdot min)$ 微量泵持续静注 3~7 天增加移植肝血流。

(四)免疫抑制治疗

肝脏是免疫器官,同种异体排斥是供体肝脏 DC 细胞和宿主 T 细胞接触,诱发 CD8T 细胞和 $IFN-\gamma$ 细胞毒性作用,$IFN-\alpha$ 激活巨噬细胞释放 NO 和 $TNF-\alpha$。以前将 CsA、硫唑嘌呤和甲强龙三联作为免疫抑制一线药物,目前常用方案包括 CsA 或 FK506、MMF 和氢化泼尼松,更加安全有效,减少药物不良作用(见表 13-1)。静脉开放时免疫诱导即给予甲强龙 1 000mg,激素在神经钙蛋白抑制剂血药谷值达到要求后,可逐步减量,在低剂量维持 3~6 个月后撤离。

术中开始免疫诱导剂一次性 CsA100~150mg 或 FK506 2~3mg 鼻胃管饲,术后早期同一剂量一日 2 次,并进行血药浓度监测和剂量调整;CsA 或 FK506 剂量在第 1 年内逐渐下调,以后维持很低水平。有学者建议,术中静脉给予 CsA,当药物浓度稳定、肠道功能恢复或钳夹胆道引流管后,改为口服 CsA。

人体对药物敏感性和毒性可相差千倍,采用个体化方案来决定每种免疫抑制药物的剂量是最恰当。选用 CsA 或 FK506 两者之一需根据机体反应和耐受情况,两种药物互相转换,均能获得较为满意效果。FK506 在某些方面优于 CsA,如减少急慢性排斥或激素抵抗性排斥的发生率,但 FK506 更易出现肾毒性和神经毒性,10% 患者不能耐受,而服用 CsA 者仅占 3%,两者的患者和移植肝总体存活率都非常接近(80%)。FK506 对慢性排斥晚期也是无效的,大多数最终需要重新移植。

CsA 新剂型 Neoral 能更好、更均匀吸收,较少依赖胆汁的肝-肠循环,适于术后早期胆汁分泌较少或胆道外引流,也能经胃肠道服用。还有其他新药,如骁悉吗替麦考酚酯,MMF 作为嘌呤代谢和淋巴细胞增殖的抑制剂,较硫唑嘌呤的效果更佳。雷帕霉素(rapamycin)是另一种大环内酯类药物,化学结构与 FK506 相似(机制是结合同一蛋白异构酶),在淋巴细胞刺激后期干扰应答 IL-2 的 T 细胞,肾毒性发生率较低,可与 CsA 联用,与 FK506 发生拮抗作用。常用抗排斥药物的副作用及监测方法见表 13-1。

表 13-1 常用抗排斥药物的副作用及监测方法

药物	副作用	监测
CsA	神经毒性、肾毒性、高血压、多毛症、树脂样增生、糖尿病	药物浓度
FK506	肾毒性、神经毒性、脱发、高血压、糖尿病	药物浓度
硫唑嘌呤	白细胞减少、脱发	WBC 计数
MMF	胃肠功能紊乱、白细胞减少	WBC 和胃肠道症状
皮质激素	骨质疏松、糖尿病、Cushing 脸、高血压	症状
普遍	感染、肿瘤	肝肾功能、定期随访、高度警惕

原位肝移植并发症

肝移植术后并发症分为两类:①在移植过程中所致的技术性并发症。②因宿主免疫反应或免疫抑制药物所致的并发症。技术性并发症包括出血、原发性移植肝无功能、肝动脉血栓形成、门静脉血栓形成、胆道狭窄或胆漏以及腹腔内感染。与免疫有关的并发症包括排斥反应,药物不良反应,免疫抑制引起的机会性感染。以下将重点介绍原位肝移植的围手术期并发症,其他详见前一节。

(一)出血

腹腔内出血发生在术后 48 小时内,发病率约为 20%,病死率较高,常见于凝血障碍、术中未彻底止血、术后外源凝血因子补充不够。手术出血与解剖因素、二次手术、凝血功能障碍、手术技术有关,术中急性腹水减压常导致第3间隙液体丢失加重低血容量。术前必须备妥较多数量的血制品和替代品。术后应仔细观察腹腔引流的性状和出血速度,有条件者检测血小板功能,结合血流动力学判断是否立即手术止血。保守治疗主要以静脉输注血小板、纤维蛋白原及凝血酶原复合物为主。术后还可能出现脑出血,严重威胁患者生命安全。

(二)肺部并发症

术后早期常见肺段不张和右侧胸腔积液。

> **特别提示** 若早期血气分析理想,多数病人可在24~48小时内拔除气管插管。加强胸部X线检查、理疗和经常性气管内吸痰,必要时徐纤支镜清除黏液堵塞。若患者术前有基础性慢性肺病、肝肺综合征等,因术后肺部感染、ARDS等可导致呼吸衰竭。

(三)移植肝功能异常

移植肝功能良好,术中表现为金黄色胆汁从胆管流出。若有T管引流,术后可见深色胆汁流出。术后几天内胆红素、转氨酶等肝酶谱持续高水平不降或进行性恶化,其原因有原发性无功能、败血症、急排反应、血管血栓形成、腹腔内脓肿、胆汁渗漏、肠瘘或病毒感染(特别是CMV)。

(四)原发性移植肝无功能

术后早期移植肝无功能发病率为1%~2%,病情轻重不一,表现为凝血功能进行性恶化、低血糖、酸中毒和少尿等,可以是移植肝部分功能健全而其他功能障碍,若供肝功能严重障碍需再次移植。病因尚不清楚,包括供肝质量及所受损伤、器官保存、受体免疫反应等。随着加强供肝采集的管理、冷缺血保存和血管吻合技术的提高,现在极少出现。

(五)早期血管血栓形成

5%~10%成人或30%儿童早期移植肝功能障碍与手术技术有关,肝动脉或门静脉血栓形成是常见原因。若血管直径<3mm、吻合口需修整、或血管移植物作为间置血管与肝动脉吻合者,发生肝动脉血栓的危险增加。所有移植后病人出现无法解释的发热、胆瘘、菌血症或肝功

能紊乱时,应怀疑肝动脉血栓形成。若动脉血栓发展为胆瘘或暴发性肝衰,则急诊再次移植。

门静脉血栓形成少见,多发生于门体分流或脾切除史的病人,移植后早期出现严重肝功能紊乱、甚至肝坏死,需再次移植;晚期引起门脉高压,合并顽固性腹水、曲张静脉出血或原因不明的凝血酶原时间延长。如果及早明确诊断,可手术摘除血栓,但延至晚期则通常要做门体分流术。

(六) 胆道狭窄和胆漏

胆道狭窄和胆漏(5%~20%)较为常见,但很少是致死性的。胆道吻合口漏一般发生于术后第 3 天,表现为发热、腹腔引流液中出现胆汁,或不明原因的血清胆红素升高。不伴有肝动脉血栓形成的小胆瘘常能自行闭合,可行非手术治疗;严重胆瘘要求再次手术探查,因动脉血栓形成而发生胆瘘者大多需再次移植。胆管-胆管吻合后狭窄的处理手段较为丰富,除了经皮肝内胆管引流(PTCD),ERCP 扩张放置支架后经鼻胆管引流的效果也较好,无需再次手术。

(七) 肠瘘

肝移植术后发生肠漏,多与受者肠道损伤有关,尤其是儿童患者曾行肝门-空肠吻合术(Kasai 手术)。临床表现无特异性,往往被延误诊断。应引起高度怀疑。

(八) 感染

尽管术中、术后都预防性用药,但感染仍是致死的主要因素。术后早期合并细菌感染大多与术中操作或医源性有关。器官衰竭和免疫严重抑制的病人,常出现肺炎、腹腔脓肿或切口脓肿,有时感染迅速全身无法控制。应主动积极鉴定致病病株和药敏试验,收集各种排泄或分泌物、脓液、拭子、血液、支气管肺泡灌洗等检查。

其他机会感染,包括白色念珠菌、卡氏肺囊虫、烟曲霉菌、星形诺卡放线菌或隐球菌。

> **特别提示** 真菌感染诊断标准为同一种标本(如血、尿、痰等)连续 3 次以上找到病原菌或菌丝。但因移植术后常预防性给予制霉菌素,减少了白色念珠菌等在胃肠道的异位感染。白色念珠菌存在于人口腔、上呼吸道、肠道和阴道黏膜,当

> **特别提示**
> 正常菌群失调时白色念珠菌成为致病性最强真菌,代谢产物还可抑制细胞免疫。对于广谱或超广谱抗生素应用药期间出现畏寒、发热、口腔黏膜及腺体感染、全身症状明显,肠道菌群失调,标本检、真菌孢子及菌丝,或反复真菌学检查(-)而出现肺部阴影或颅内多发性脓肿均应考虑真菌感染,及时加用抗真菌药治疗。

巨细胞病毒(CMV)感染也是机会性感染,约50%肝移植受者发生。通常病情较轻,表现为低热、白细胞减少、身体不适和病毒血症,肝功能轻度异常时酷似排斥反应。术后第3~8周,大剂量免疫抑制剂或类固醇冲击治疗急排反应,常促进或加重感染。其中15%感染者病情加重,发展成为CMV肺炎或肝炎。最易患严重CMV感染的受体是那些以前无CMV暴露,而接受了一个CMV阳性供体提供的肝或血液制品的受者。CMV对无环鸟苷可能耐药,因CMV感染高发及其潜在恶果,有作者常规术前给予预防性治疗,减少CMV相关并发症。一般使用丙氧鸟苷来治疗CMV感染,虽然复发率较高(20%),但再次治疗通常有效。EB病毒感染后全身症状是轻微的,但可发展成为"移植术后淋巴瘤"的淋巴细胞增殖紊乱。其治疗包括延长无环鸟苷的用药时间和减少免疫抑制剂的用量。

(方天翎 陈汝福)

第四节　胰腺移植和胰岛移植

糖尿病是我国临床常见病(1%~2%)。30%~50%糖尿病患者晚期可出现糖尿病肾病,以及视网膜、微血管、神经末梢和心血管等疾病,5%~10%最终发展成尿毒症。

成功的胰腺或胰岛移植可按生理调节、分泌胰岛素,纠正糖代谢异常。常用术式包括胰肾同时移植(simultaneous pancreas-kidney transplantation,SPK)、肾移植后胰腺移植(pancreas after kidney transplantation,PAK)、单纯胰腺移植(pancreas transplantation alone,PTA)和节段胰腺移植,其中80%以上为胰肾联合移植。移植后1年患者和移植物存活率分别为 SPK95%、85%,PAK98%、76%,PTA100%、78%。

由于术式不断改进,新型免疫抑制方案的发展,胰腺移植得到迅速发展,疗效明显提高。胰移植后,原位肾小球损害不会进展,部分自主及外周神经病变得以恢复和逆转,明显改善患者生活质量。胰岛细胞作为游离移植物,也可用于治疗糖尿病,临床效果低于带血管蒂的器官移植,但其手术创伤较小、并发症少、费用较低,患者易于接受。

胰腺移植

单独胰腺移植(PTA)是为治疗在肾衰竭出现前的难控制性糖尿病和神经病变。

(一)适应证和禁忌证

1. 适应证　无论是因胰岛β-细胞功能完全丧失,还是因良性疾病行全胰切除致完全依赖外源性胰岛素的糖尿病患者均可考虑胰腺移植。1型糖尿病是胰腺移植的最佳适应证,约占移植总数95%。目前认为,当患者存在明确而严重的糖尿病并发症(如肾脏、外周血管、视网膜和神经系统病变等)时,血糖难以控制或反复出现低血糖伴意识障碍,严重酮症酸中毒,耐胰岛素治疗患者,可考虑胰腺移植。其中 PTA 仅为"脆性"糖尿病、胰岛素应用频繁、血糖控制不理想常发生在低血糖患者。

既往对2型糖尿病多不考虑行胰腺移植,但是随着病情发展,2型糖尿病晚期药物疗效欠佳,并发严重并发症,故近年接受胰腺移植的2型糖尿病例数逐年增加,一般选择有严重并发症或血糖难以控制者。2001年,2型糖尿病也被UNOS正式列为适应证,占总例数5%。其他,如慢性胰腺炎、胰腺肿瘤、胰腺损伤等行全胰切除术的患者可考虑行胰腺移植。

2. 禁忌证　胰腺移植禁忌包括未能治愈的恶性肿瘤、精神病、结核等全身感染未得到控制患者。继发下列糖尿病并发症也属禁忌:肢体进行性坏疽、严重冠心病合并心绞痛或顽固性心功代偿不全、严重周围神经病变导致卧床不起以及严重自主神经功能紊乱合并胃瘫者。

(二)供者和受者选择

1. 供者的选择　供体分为尸体和活体,国内多采用尸体供胰,包括脑死亡者和无心跳供者,节段胰可取自活体亲属供者。供体年龄在18~50岁(<18岁应符合法律要求),无糖尿病或慢性感染(肝炎、结核、梅毒、艾滋病等)及恶性肿瘤(皮肤和神经系统肿瘤除外),无酗酒及近期内静脉吸毒史,无长时间低血压或使用大剂量血管收缩药,无急性全身感染。HLA配型符合程度影响移植胰存活,HLA-B和HLA-DR不匹配与移植排斥有关,因此尽可能使HLA-B和HLA-DR至少有1个相匹配。

除移植供体的一般禁忌证外,有下述情况者也不宜作为胰腺供体,如腹部外伤合并细菌感染、胰腺的损伤、畸形、肿瘤、囊肿和炎症等。

2. 受体的选择　正确选择受者至关重要的,患有胰岛素依赖型糖尿病、难控制血糖或合并严重并发症者,其移植收益大于免疫抑制带来的副作用。一般年龄<50岁,不像SPK和PAK、PTA受者因年长患者排斥移植物的可能性更小,年龄可适当放宽。除外患有严重不可纠正的冠脉疾病,心脏负荷试验阳性者属禁忌证,但如果患者已成功治疗并预计心功能长期保持良好,可考虑胰腺移植。吸烟、严重肥胖者是胰腺移植的相对禁忌证。

> **特别提示**　糖尿病人尽管严格控制饮食和胰岛素治疗,仍不能阻断小动脉病理性损害,许多病人早期出现糖尿病肾病及尿毒症、视网膜病变甚至失明、伴有严重神经损害的外周血管病变或肢端坏疽等。但胰腺属于非必须的器官,胰腺移植不同于其他器官移植,主要是为改善病人生活质量、控制并发症,而移植后长期免疫抑制剂对肝肾、移植胰腺影响更为严重。已施行肾移植和少数严重不稳定非尿毒症糖尿病患者在严格内科治疗无效时,才可考虑实施胰腺移植。

国内也有学者认为,胰腺移植实施越早,其糖尿病并发症发生率越低、生活质量越佳,主张在发生氮质血症之前进行胰腺移植,避免免疫抑制等药物加重原肾功能损害。

(三)胰腺移植手术

1. 供胰的摘取　胰腺来自脑死亡供者,在腹主动脉冷灌注前,维持循环稳定和机械通气。尸体供体则多采用联合器官原位灌注和快速切取,取腹部大十字切口进腹,迅速进行腹主动脉灌注,下腔静脉引流和肠系膜上静脉灌注。游离双肾及输尿管,于髂血管水平切断双侧输尿管。于幽门处游离、切断十二指肠,同时进小肠系膜根部处剪断小肠系膜至Treitz韧带,并在此处切断空肠,并结扎所有肠管断端。游离结肠、胃体、肝周韧带,自近心房处切断肝上腔静脉。游离脾周韧带,以脾脏为抓持物提起胰体尾部,充分游离至脊柱旁,将肝、胰十二指肠、脾、双肾连同腹主动脉、下腔静脉一并切取。

> **特别提示**　因所有供者均同时行供肝切取,胰侧门静脉均较短,应保留一段供者髂静脉以备延长门静脉吻合。

修剪时,将胰、肝、肾分割开,将供胰浸泡在1~4℃的UW液中。沿腹主动脉后壁剖开,保留其腹腔干、肠系膜上动脉开口周围血管壁并修剪成椭圆形以备吻合,尽可能保留门静脉(3.5cm为宜),结扎肠系膜上动静脉、肠系膜下静脉、肝固有动脉、胃左动脉等及其小分支。沿胰上、下缘逐一结扎所有切断的小血管及淋巴管,结扎胆总管,切除脾脏,保留与胰毗邻的带十二指肠乳头部的十二指肠段8~10cm,封闭其远近两端。

> **特别提示**　十二指肠段过长则易出现组织水肿;过短使缝闭十二指肠残端张力过高,术后易发生十二指肠瘘。尸体供体术前无法进行肠道准备,修整时浸泡UW液应加抗生素,同时要对保留肠段消毒。在供胰操作过程中加强对胰腺的保护,不应握捏、挤压胰腺以防术后急性胰腺炎,尽量缩短热缺血和冷保存时间,修整时胰周组织仔细结扎,以防术后淋巴瘘或胰瘘。

2. 胰腺植入　胰腺移植大多数采用全胰腺移植,少数为胰体尾部的节段移植。全胰移植一般将供胰异位移植到受者右下腹,将供胰门静脉与受者髂外或肠系膜上静脉做端-侧吻合,用带腹腔动干和肠系膜上动脉的腹主动脉袖片与受者髂外动脉做端-侧吻合。若无腹主动脉袖片,则采用血管重建形成共同开口:将脾动脉与肠系膜上动脉端-侧吻合,或者用供者髂总血管Y形移植物修补,将其末端分别与脾动脉和肠系膜上动脉端端吻合。

静脉回流的处理有:①目前常用的经体循环回流,但因胰岛素直接流入体循环,未经肝代谢,造成高胰岛素血症和胰岛素抵抗,抑制β-细胞功能,引起高脂、高胆固醇血症和动脉硬化。②门静脉回流是将供者门静脉与受者肠系膜上静脉行端-侧吻合,或将移植物脾静脉远端与门静脉主干吻合,符合生理,而且移植胰静脉血经过肝脏,抗原或抗原抗体复合物等得到处理,减少排斥并发症发生,适用于各种胰腺移植,但可能引起血管栓塞,也不适于上腹部手术广泛粘连、肥胖病人,肠系膜较厚或肠系膜上静脉过深、较细者。节段胰则用脾动、静脉与受者血管重建。

> **特别提示** 胰腺具有内、外分泌功能,处理好其分泌能力是影响移植成功的关键。胰腺移植主要是恢复胰岛功能,受者自身外分泌功能常正常,勿需补充。移植胰静脉回流直接进入体循环,术后可出现高胰岛素血症;而若与门脉系统血管吻合,胰岛素按正常生理途径进入肝脏,提高胰岛素利用率,使血胰岛素水平正常,改善糖尿病患者微血管病变、动脉粥样硬化、代谢紊乱等,手术风险和感染发生率并未增加。

外分泌处理方式分为胰管填塞、胰液膀胱内引流和肠内引流式3种:

(1)胰管填塞:从供胰主胰管注入人工黏合剂充填主胰管及分支,抑制外分泌,腺泡细胞逐渐萎缩、纤维变性,而保留胰岛内分泌功能。胰管填塞材料有较好生物相容性、配制方便、注入后能均匀达到细小分支。包括氯丁橡胶、醇溶氨基酸、氰基丙烯酸和硅橡胶等。

(2)胰液膀胱内引流:吻合全胰十二指肠段(或胰管)与受者膀胱,用于全胰或少数节段移植。由于下尿路相对无菌,感染发生率低,膀胱的位置和可移动性使十二指肠-膀胱吻合操作简便且无张力。通过尿淀粉酶减少监测排异发生,而且尿淀粉酶影响尿pH值,出院患者可通过pH试纸监测胰外分泌功能,膀胱镜活检还提供可靠的病理诊断,以前被大多数单位采用,适用于PAK和PTA。吻合方法包括胰管膀胱吻合,即胰管内放置支架后,直接与膀胱黏膜吻合,膀胱浆肌层与胰腺边缘表面间断缝合加固;或胰腺膀胱双层吻合,胰管放置支架,胰腺断面套入膀胱,膀胱黏膜和浆肌层分别与胰腺表面缝合。但胰液膀胱内引流的并发症(特别是泌尿系统)增多(5年后达75%),其中泌尿感染(60%)、血尿(20%)、胰瘘(18%)、尿道狭窄或结石、反流性胰腺炎等。胰液可致膀胱黏膜化学性炎症,引起血尿甚至膀胱大出血,或尿道水肿、狭窄等加重尿潴留,大量碱性外分泌液丢失引起代谢酸中毒、脱水和电解质紊乱。约65%患者长期需要碳酸氢盐替代治疗。15%~35%患者并发症未能治愈,需改行胰管填塞或肠内引流,而且疗效较差。胰液膀胱引流必须严格掌握适应证,糖尿病程>20年者多伴有膀胱功能障碍,术后极易发生尿道远期并发症,因此术前明确有无泌尿疾病,并作膀胱造影和B超检查残余尿、膀胱内测压和尿液培养。对接受PAK如膀胱功能正常者可首选。如有下列情况应视为禁忌证:未治愈的尿道感染、下尿道狭窄、糖尿病晚期神经性膀胱排尿功能障碍、膀胱挛缩或膀胱扩张、膀胱残余尿>100ml。

(3)胰液肠道引流:最合乎生理,尤其对全胰切除者,同时补充内、外分泌缺如。用与供胰相连的十二指肠段与受者空肠远端距Treiz韧带30~60cm行侧-侧吻合,吻合口3~5cm,可不用建立Roux-en-Y空肠袢吻合,亦可将胰管与空肠黏膜吻合或将胰断面套入空肠,空肠浆肌层与胰表面双层缝合。几乎很少晚期并发症,但技术复杂、手术失败率较高,可出现吻合口漏、胰穿孔、胰瘘、严重腹腔感染等。术中可内置胰管内支架,由空肠及腹壁引出进行早期体外引流,有利吻合口愈合、直接监测移植胰外分泌功能和排斥,但常因引流管阻塞而达不到预期目的。术后3~4周拔除导管无法继续监测,可用血清学、影像和核素等检查,B超或CT下经皮穿刺活检被认为是诊断排异的金标准,必要时可考虑腹腔镜或剖腹探查。1996~2002年胰液空肠引流的例数(65.6%)已超过胰液膀胱引流(34.4%),两种术式患者及移植胰1年存活率相似,分别为95%与94%、84%与85%。

移植胰开放血流前静滴甲强龙(MP)0.5g,或加环磷酰胺0.2g。术中补充白蛋白,减轻供胰、十二指肠的水肿,低分子右旋糖酐500ml,8肽生长抑素(善宁)0.1mg皮下注射。

3.术后处理 术后监护一般要求,胰周引流管术后1周左右拔除,若有胰液空肠造瘘管2周后拔除。膀胱引流术后导尿管持续导尿至少2周。术后早期胃肠功能恢复,可进水和全流质饮食,持续监测术后血、尿糖水平,小剂量胰岛素(三餐前皮下注射4~8IU)减轻移植胰负担,数日后可停用,防治抗排斥药物的肾中毒、消化道出血。预防性静脉抗感染和抗 CMV,每日生长激素抑制激素(施他宁)等 6 000μg 维持 1 周预防移植后胰腺炎。低分子右旋糖酐、阿司匹林肠溶片等预防移植物血栓形成。术后 2 周、2 个月、3 个月、4 个月复查移植胰彩超,复查胰腺内分泌功能,与术前对照糖耐量、胰岛素曲线、C 肽曲线等。

术前即可开始免疫诱导,赛尼哌 50mg 静注,FK506 口服 2mg、MMF0.5g,强的松(Pred)30mg,术后前 3 天静滴 MP0.5g/d,前 1 周每天用抗胸腺淋巴细胞球蛋白(ATG)100mg,第 2 天可开始 FK506 + MMF + Pred 三联疗法。Wisconsin 大学免疫抑制方案为莱舒(20mg × 2 天)、或赛尼哌(1mg/kg × 5 天或 2mg/kg × 2 天)、或抗淋巴抗体(1.5mg/kg × 10 天),MMF(2mg/d)静脉滴注直至能口服,FK506(8mg/d,血肌酐 <255.5μmol/L 开始使用,血药浓度 10 ~ 15ng/ml),激素(术中 500mg,术后第 1、2 天分别为 250mg,以后 30mg/d)。

抗淋巴细胞抗体用于诱导的抗体分 2 类①清除 T 细胞的多克隆抗体、单抗 OKT_3。②不清除 T 细胞的抗体,即抗 CD_{25} 单抗(舒莱和赛尼哌)。IL - 2R 的亚单位 CD_{25},也称为 T 淋巴细胞活化抗原,只表达在外来抗原或 IL - 2 激活后 T 细胞表面,CD_{25} 单抗不与正常的静止淋巴细胞结合,其半衰期长、毒副作用小,不增加感染发生率。胰腺是高免疫原性器官,ATG、OKT_3 等曾广泛用于胰腺或胰肾移植的早期诱导,首剂反应常引起发热、寒战、心动过速、胃肠功能紊乱、气管痉挛甚至肺水肿、易发感染、WBC 和血小板减少等。当 FK506 和 MMF 用于临床后,是否应用 ATG、OKT_3 诱导对患者及移植胰 1 年存活率、排斥发生率无明显影响。现在多数主张 ATG、OKT_3 用于治疗排斥反应或耐激素排斥的挽救治疗,排斥逆转率可达 75%。近年用 ATG、OKT_3 诱导的比例明显下降,而抗 CD_{25} 单抗问世后诱导治疗又上升至 90%,应用抗 CD_{25} 病例超过诱导治疗患者总数的 50%。

因为 1 型糖尿病是自身免疫性疾病,即使 HLA 匹配的胰移植,术后受体仍需应用免疫抑制剂,不然月后其糖尿病复发。20 世纪 90 年代中期,胰移植,包括胰肾联合移植采用早期抗淋巴细胞抗体诱导,Pred + Aza + CsA 维持。以后 MMF 替代 Aza 作为常规首选药物,Aza 仅在 MMF 出现毒副作用时使用。FK506 保护胰岛细胞、减少激素用量,目前最为常用(80%)。MMF 作为常规用药与 FK506 协同作用,患者 1 年死亡、移植胰丢失率均 <2%,即使 HLA 错配移植的排斥率也不增加。Pre + MMF + FK506 比 Pred + MMF + CsA 方案 1 年胰腺存活率提高 10% ~ 20%。

> **特别提示** 有人提出激素撤除的标准:术后采用标准 ATG + Pred + MMF + FK506 四联治疗,激素可快速减量;移植物功能良好(无血透或停用胰岛素 6 个月);6 个月内未发生排斥,MMF 维持量 >1.5g/d、FK506 谷浓度 >8μg/L;停药前激素用量为 0.075mg/(kg·d)。

(四)移植后并发症

胰腺对缺血再灌注损伤敏感,损伤加速急性排斥启动和进展,反过来加重早期胰腺血管病变和移植物无功能。同时早期诊断其急性排斥还缺乏敏感特异性指标,所以移植胰存活率一般低于其他器官移植。移植手术并发症与胰腺手术相似,有感染、胰腺炎、吻合口瘘等,出现胰周感染或高血钾,病人死亡率极高。术中及术后应积极预防和处理胰瘘及吻合口瘘,吻合口应无张力,移植胰周引流通畅,每日观察引流物的质和量,延缓拔管时间,同时应用药物抑制胰腺分泌。

1. **感染** 糖尿病及并发症,可能发生多部位的混合性感染。

> **特别提示** 感染菌多为耐药菌,故引流液、尿液、痰等应反复多次培养,药物敏感试验有助于指导用药。

胰周感染是早期重要并发症(术后 7~14 天),病人持续出现肠梗阻、发热、腹痛、WBC 升高和肌紧张时,应考虑为胰周感染,治疗主要包括腹腔灌洗、静注抗生素和胰周坏死组织清除。胰周感染一般很少由十二指肠膀胱或空肠吻合口瘘引起,一旦发现瘘应尝试吻合口修补。

2. **急性胰腺炎** 移植胰的急性胰腺炎是术后严重并发症之一,治疗困难、预后很差,其重点在预防。

> **特别提示** 在切取供胰时,连同供者脾脏一同切取,在整个器官切取、修整、植入过程中以脾为蒂,动作轻柔、避免直接握捏胰腺,待手术完成后再切除脾脏。

术中胰腺炎表现为恢复血流后,移植胰包膜紧张、水肿明显、术后胰移植区压痛、感染和脓肿。处理方法为术中行胰腺包膜切开减压,术后常规使用抑制胰腺分泌药物(施他宁、善得定等)。

3. **移植胰腺血管栓塞** 胰腺是低血流灌注,糖尿病患者机体处于相对高凝状态,纤维蛋白溶解性减低。SPK受者因尿毒症性血小板功能不全,早期胰腺血栓形成较少(2%),而单纯胰腺移植受者无血小板异常,早期血栓形成可达8%。胰腺血栓是严重的并发症(10%~35%),在移植后48小时内形成,是造成移植胰坏死、丢失的主要非免疫因素(6%)。选择高效灌注保存液、缩短冷缺血时间和预防性抗凝是预防血栓形成的主要措施;FK506抗血小板凝集,抑制血栓形成,比CsA更能降低胰移植后血栓发生率。移植物彩超多可明确诊断,常用药物有肝素连续静脉微泵注射,可持续1周;同时给予低分子右旋糖酐、华法林等保持血PT、KPTT正常值上限。

4. 排斥反应　排斥主要表现为移植胰功能损害、糖尿病复发和全身感染,1年移植物失功率为6%。排斥时淋巴细胞先浸润胰腺外分泌部分,再浸润胰岛细胞,因此外分泌异常是排斥第一征象,胰岛素水平下降和血糖升高出现较晚。临床征象如发热、移植部位触痛、腹痛等均不特异,与其他器官移植相比,诊断胰腺排斥比较困难。胰液经膀胱引流者主要是观察尿淀粉酶(Amy)降低,下降25%为可疑、下降50%即可确诊;或血淀粉酶、脂肪酶、C-肽等升高,胰液细胞学和组织活检诊断,病理学检查比尿Amy更敏感。经皮胰腺穿刺活检安全可靠,血淀粉酶和脂肪酶升高、不明原因发热、糖耐量异常等均是活检指征。必要时,用影像学排除感染和吻合口并发症。彩超动态观察移植物血流动力学推测移植物功能变化,排异时因血管内皮炎引起血管阻力增加、舒张期血流降低、RI值升高。治疗以甲强龙500mg/d冲击疗法和抗淋巴细胞抗体,或口服3天强的松200mg/d,以后每日递减40mg以40mg/d维持。见表13-2。

表13-2　移植胰腺排斥反应的组织学分级

组织学分级	严重程度	移植物丧失率(%)	特点
0	正常	0	
I	未确定炎症反应	0	散在单核细胞间质浸润,静脉内皮或腺泡无炎症
II	最小	11.5	间质炎症、小静脉炎或者(激活的淋巴细胞、嗜伊红细胞、炎症腺泡>2、导管炎)4个中有3个
III	轻度	1 753	明显的间质及腺泡炎症
IV	中度	37.5	III级基础上合并动脉内皮细胞炎或坏死性动脉炎
V	重度	100	腺泡广泛的炎症性浸润及大片坏死

5. **胰液膀胱引流后并发症** 胰液可致膀胱黏膜化学性损伤(碱性刺激作用),可出现尿频、尿急、尿痛等尿路刺激症状,严重者膀胱出血,多数为镜下血尿或轻度肉眼血尿,可不需特殊处理,严重的并发大出血、尿中血块等需治疗控制。

> **特别提示** 化学性膀胱炎有时与感染性炎症难以鉴别或两者并存,反复的清洁尿培养有助于判断单纯性化学性膀胱炎,尚无有效的治疗手段,如症状严重不能忍受,可考虑做胰液改流。

移植物十二指肠内寄生细菌常导致反复泌尿系感染,应选择敏感抗生素缓解症状。大量碱性胰液从尿中丢失,引起代谢酸中毒、脱水和电解质紊乱,患者术后长期口服碳酸氢钠,定期行血液气体分析。胰液刺激形成尿道溃疡甚至炎性狭窄,加重了长期糖尿病自主神经损害导致的尿潴留,早期可行胰液改道,晚期必要时则行姑息或永久性膀胱造瘘。

6. **移植后糖尿病(PTDM)** 是胰腺和胰肾联合移植后的突出问题,术后1年内服用FK506比CsA更易引起高血糖,早期发生率6%~28%,但远期仅1.4%~12.6%。发生PTDM的确切病因尚不清楚,与胰腺缺血灌注损伤、激素、FK506/CsA等引起胰岛素分泌减少,β-细胞反应性降低,无氧糖代谢和抑制胰高血糖素分泌功能受损,以及胰岛素受体敏感性降低有关。减少FK506、激素剂量,80%的PTDM完全可恢复,因此维持FK506谷浓度在相对最低有效浓度($8\sim15\mu g/L$)极为重要,术后1年仅4%患者因PTDM转换为CsA。

7. **移植胰功能障碍** 移植后胰腺功能立即恢复,停用外源胰岛素后空腹血糖和餐后血糖、血清胰岛素、血清C肽值恢复到正常范围,尿糖试验(-),糖耐量和胰岛素释放试验正常或接近正常,糖化血红蛋白也逐渐恢复正常。

> **特别提示** 如移植后所需外源性胰岛素<术前25%用量,能维持正常血糖,且术后C肽值明显高于术前,说明移植胰有部分功能;但胰岛素用量>术前25%,特别是C肽值无明显增高,说明移植胰无功能。

(五)随访和预后

移植后受者不再依赖胰岛素,饮食限制减少,各种糖尿病的并发症减轻或趋于稳定,生活质量明显提高,能参加正常社会活动和工作,恢复健康的心理和精神状态。

胰肾联合移植

糖尿病晚期最严重并发症是肾衰竭(40%),仅行胰移植或者单纯肾移植都不能解决问题。糖尿病肾病在单纯肾移植2年内,移植肾就会出现糖尿病肾病的形态学改变,只能在5年内改善其生活质量。PTA仅适用于某些难治性糖尿病而肾功能正常的患者,而胰肾同时移植(SPK)在移植物存活、疗效等方面均优于PTA,最长可存活20年,为目前治疗并发肾衰竭或终末期前肾病(血肌苷为300~500μmol/L、肌酐清除率<20~40ml/min)的晚期糖尿病患者标准术式。患者也可先接受尸体或活体肾移植改善全身状态,待肾功能稳定后行胰移植,即肾移植后胰腺移植(PAK)。

目前胰腺移植绝大多数都选择胰肾联合移植,同时纠正糖尿病和尿毒症,是两者同期移植,或先移植肾、二期移植胰有待选择。现在90%的术者进行SPK,他们主张供胰和供肾最好来自同一供者,优点是器官抗原性单一,因移植肾血流量大、内皮细胞丰富,易引起"淋巴细胞诱捕"现象,移植后肾排斥常发生在胰排斥前,而且术后肾排斥较易监测,在治疗肾排斥同时也预防胰排斥,减少了移植胰的丢失。其缺点是手术创伤较大、手术时间长。PAK是为获得良好匹配的肾配型或亲属肾,受者先接受肾移植和长期免疫抑制,也可减少胰排斥,但多经受1次大型手术和重复大剂量免疫抑制治疗,如果胰、肾来自不同供者,肾排斥不能作为胰排斥的标志。所以胰、肾分期移植如有条件,最好是首先接受活体亲属肾移植,随后接受尸体胰移植;若采用同一活体的节段胰移植,效果与SPK疗效相同。SPK约占胰腺移植总数83%,PAK仅占总数12%~14%。SPK效果明显好于PAK。

(一)适应证和禁忌证

各型糖尿病程中均可出现胰岛素不依赖期和依赖期,学者对1型糖尿病合并肾病患者是否进行胰肾联合移植做出规定:患者出现肾衰竭,依靠透析维持生命,心功能可耐受手术,无冠心病或病变较轻;无严重的继发于糖尿病的脑血管疾病以及进行性大血管病变;患者及其家属对手术理解和支持。2型糖尿病患者胰岛素分泌几乎废绝也是其适应证。现在对手术时机的选择,多主张糖尿病患者在肾脏损害尚未达到终末期前考虑SPK,避免终末期肾病和其他并发症的发生。

(二)供体和受体的选择

1. 供者的选择 供者年龄 18~50 岁,身体健康,肾、胰功能正常,无心脑血管等器质性疾病,HLA 组织配型良好。为 SPK 供肾和供胰均符合配型要求,移植胰可取自活体亲属的胰体尾做供胰。有人认为,HLA 配型对 SPK 没有太大影响,PAK 至少有 HLA-B 位点相配。

2. 受者的选择 胰肾移植受体选择为进展期糖尿病肾病或依赖透析,血肌酐 >265μmol/L,血 C 肽浓度低。患者心血管疾病风险较低,没有或有轻微冠心病,运动试验阴性;未出现糖尿病造成的截肢等情况;具备良好的心理顺应性,能很好理解移植的复杂性,并能遵从移植后治疗。对高龄、脑血管疾病、进行性大血管或周围血管病变的患者术前应充分评估,尤其应详细检查心功能,以减少术后并发症的发生。

(三)移植手术

1. 供体肾和胰的摘取 采用多器官联合切取法,整块切取全胰腺、十二指肠、脾及双侧肾脏,UW 液灌注低温保存。同时按胰腺移植的方法将胰、肾分离进行修整。

2. 移植肾和胰的植入

> **特别提示** SPK 一般移植胰在右下腹腔内,移植肾在左腹膜外髂窝。PAK 则是胰位于一期肾移植的对侧。

先行肾移植,供肾动脉与受者髂内动脉端端吻合或与受者髂外动脉端侧吻合,肾静脉与髂外静脉行端侧吻合,输尿管与膀胱左上外侧壁行抗反流吻合,内置双 J 管。开放移植肾血流前静脉滴注甲强龙(MP)0.5g。

移植胰的血管吻合参考 PTA,与髂外动、静脉行端侧吻合。胰液经膀胱引流时,供胰在右髂窝腹膜外,胰头朝下,所带十二指肠侧面与膀胱右上外侧壁行双层吻合。胰液空肠引流时,供胰在右下腹腔,胰头朝上,移植物十二指肠与受体空肠行侧侧双层吻合(不做 Roux-en-Y 吻合),受者空肠吻合口引流管经左侧腹壁引出,空肠吻合口左右及移植胰周围共放置 4 根引流管。在 SPK 两种术式近期效果、技术失败率均为 10%、8% 左右,但空肠引流者长期存活率显著高于膀胱引流;PAK 受者的存活率相似,但膀胱引流的移植胰存活率高于空肠引流者。采用外分泌肠引流、内分泌门静脉转流的 SPK 术式已逐渐成为国际上胰腺移植的发展方向。

在开放移植胰血流前,静脉滴注 MP0.5g 或加环磷酰胺 0.2g。同时常规右旋糖酐 500ml 静注和善宁(8 肽生长抑素)0.1mg 皮下注射。因手术创伤大、时间长,失血量大和血管渗透性增高,导致血浆胶体丢失(白蛋白丢失 1g/kg),术中应补充血浆胶体(白蛋白)和适量晶体液,有利于减轻组织水肿,保障器官灌注。白蛋白还可增强血浆抗氧化剂活性、维持细胞因子活性、增加脂质过氧化物等作用、减少毒性物质。术中用异搏定 5mg、PGE_1 100μg 等每 12 小时持续微量泵注入至术后 7 天,减轻移植物缺血再灌注损伤。异搏定降低自由基形成、提高线粒体呼吸作用,另外还可防止 CsA 引起的血流抑制,提高其血药浓度,部分减轻肾毒性,降低排斥发生率。PGE_1 抑制活化巨噬细胞和多形核白细胞,抑制血小板聚集。

3. 术后处理　术后一般按常规器官移植监护,早期注意监测受者生命体征、24 小时出入量、CVP、血和尿淀粉酶、尿 pH、血电解质、血和尿糖、口服葡萄糖耐量、肝肾功能、凝血功能、血清胰岛素、C 肽和糖基血红蛋白等。术后除预防性抗感染外,用肝素、低分子右旋糖酐预防血栓形成,早期应用强效胰酶抑制剂(生长抑素)为减少胰外分泌、防治急性胰腺炎的常规手段。术中已开始用生长抑素预防移植胰胰腺炎,术后继续静注施他宁(14 肽生长抑素)6 000μg/d,共 7~10 天。胰液膀胱引流者术后需开始长期服用碳酸氢钠片 6~8g/d。血糖正常后 2 周做口服糖耐量、胰岛素释放试验及血清 C 肽测定。术后肾功能未及时恢复,给予数次过渡性血液透析。

由于糖尿病的特殊性,移植胰排斥发生率和移植物丢失率较高,术后免疫抑制剂引起的副作用,如高血压、高脂血症、移植后糖尿病等,影响移植后免疫抑制剂的选择。胰肾联合移植术后 8~10 天内常采用四联免疫诱导治疗,FK506、CsA + MMF + 激素 + ALG 或抗 CD_{25} 单抗,以后改为三联维持。胰肾移植以 Pred + MMF + FK506 三联方案为主(80%),移植胰 1 年存活率高于 Pred + MMF + CsA。FK506 起始剂量 0.1mg/(kg·d),后根据血药浓度调整其剂量。FK506 具有明显优势 ①免疫抑制作用强,尤其与 MMF 联合应用,使肾、胰 1 年排斥发生率分别降至 22% 和 0~3%,使胰移植早期可不用抗 T 细胞制剂诱导;②具有拟激素样作用,减少激素用量、撤离或停用成为可能;③降低移植后血栓形成发生率。术后激素早期撤除是大势所趋,可缓慢撤除(1 年)或快速撤除(1 周)。

(四)移植并发症

胰肾移植并发症的发生可能与多种因素有关,受者术前全身情况

(如糖尿病、尿毒症、血管病变、凝血异常等)、免疫排斥、胰腺低血流、胰腺外分泌的性质和涉及2个空腔脏器手术等。开展早期的疗效较差,主要原因是手术并发症率高。术中胰外分泌处理失当,是导致并发症主要因素。移植后更多采用抗T淋巴细胞抗体诱导增加了感染风险等,直接影响移植的预后。近来,随着手术技术和免疫抑制的改进,因外科技术和免疫学因素导致的移植胰丢失率分别从14%和7%下降为7%和2%。胰肾移植后可出现肾、胰移植常见的一般并发症,包括急性胰腺炎、血栓形成、腹腔感染及脓肿、出血、切口感染、肾周或胰周血肿、胰瘘和吻合口漏等。胰液膀胱引流者术后可出现长期镜下血尿、化学性膀胱炎、反流性移植胰胰腺炎。外科并发症对患者1、3年生存率无明显影响,但移植胰1年、3年存活率分别是48%、44%低于无并发症者(89%、76%)。

据统计SPK术后外科并发症总发生率为30%~40%,再手术率达32%~38%,术后3个月内需再手术的外科并发症包括移植物血栓形成(6%~17%)、腹腔内感染(1%~5%)、吻合口瘘(0.5%~2%)和出血(0.5%)。SPK和PAK(包括PTA)外科并发症率分别为38%、33%,血管栓塞、腹腔内出血、十二指肠瘘等方面大致相当,SPK的腹腔内感染率略高于PAK(12%和0)。

排斥反应是影响SPK、PAK移植胰存活的主要原因(2%、6%),表现为移植胰功能损害、糖尿病复发,并可能出现全身性炎症。

> **特别提示** 一旦出现高血糖,逆转排斥可能性很小,所以不能用血糖值来监测早期排斥。术后常通过临床症状或外分泌功能的改变诊断,但有时与血管栓塞、胰腺炎、纤维变性和糖尿病复发等不易鉴别。胰液膀胱内引流,排斥时尿液淀粉酶值骤然下降,常比血糖升高早几日出现,可作为早期诊断的重要指标。因此胰液膀胱内引流一度成为标准术式,特别是PAK或PTA。SPK取自同一供者。

移植肾比移植胰较早或同时发生排斥,可依靠肾移植的血肌酐、β_2-微球蛋白和肾穿刺等诊断两个器官排斥,而单纯胰腺排斥较少见(10%),在逆转肾排斥往往同时保护了移植胰。有时两器官不同时发生排斥,分别监测两器官功能都很重要。移植后胰功能减退,鉴别诊断困难时,尤其是糖尿病复发,需经移植胰活检才能明确,可剖腹或经皮穿刺做移植胰活检,膀胱内引流者可用膀胱镜取胰组织活检。

目前,移植肾轻度急性排斥多采用甲强龙冲击治疗,移植胰或中度以上移植肾排斥多以 OKT$_3$ 或 ATG 冲击治疗。激素冲击一般能扭转肾排斥,但胰排斥反应较重,常需用 OKT$_3$ 方可好转。发生排斥时,常用下述3种方案:①甲强龙 500~1 000mg/d 静脉注射共3天,可致血糖升高,治疗期间应加胰岛素;②ALG 10mg/(kg·d),共 7~14 天;③OKT$_3$ 或 OKT$_4$ 静脉滴注 5mg/d,共 10~14 天。

活体胰腺移植

活体胰移植的优势在于缓解器官短缺、减少等候移植患者的死亡,降低术后排斥反应所致移植物失功的危险。首例活体胰腺移植在1979年美国明尼苏达大学完成,为肾移植后胰腺移植(PAK),活体 PTA 和 SPK 分别于 1980 年、1993 年完成。尽管活体胰腺移植是节段胰腺移植,吻合血管更细、更短,手术失败率和动静脉栓塞率比较高,但总体疗效较尸体胰腺移植好。活体 PAK 或 PTA 的 1 年移植物存活率均高于尸体移植 10%~20%,主要原因是活体胰移植的排斥反应、移植胰失功的发生率更低。

新型免疫抑制剂(FK506 等)在尸体胰移植有良好的疗效(1 年生存率超过 85%),活体胰腺移植的免疫优势不复存在,兼之胰移植相对例数少、尸供体来源相对宽松,多数不主张活体移植以避免供者术后并发症,现今多因解决器官来源和缩短受体等待时间才考虑活体移植。但对于某些配型困难的病人,如群体反应抗原(PRA)>80% 的超敏受体极少可能得到组织相容的尸胰,或因其他疾病必须避免大剂量免疫抑制剂的受体,活体胰腺移植成为可行的选择。有同卵孪生同胞,或 6 个抗原均匹配的活体供体,是活体胰腺移植的最好选择。目前活体胰腺移植主要用于 SPK,使病人只需接受 1 次移植,并发挥活体供体最大的免疫优势。

(一)供体的选择

与其他活体器官移植的供者选择原则相似,供者必须清楚手术及其承担的风险,并完全出于自愿捐赠器官。供者要接受包括医学、社会学、心理学等方面的评估,有明显问题患者,如患有或曾患胰腺疾病和糖尿病、处于急性感染期、存在性格障碍、药物或酒精依赖,幼小儿童的单亲在初次筛选时即被剔除。

有学者制定供者选择的一般标准:年龄 18~55 岁的患者直系亲属,无全身血管性疾病、自身免疫疾病,供、受者 ABO 血型相同或至少符合输血原则,淋巴细胞交叉配合试验、HLA 配型相符,DR 位点符合者更佳。确认供者一般全身情况与活体供肾相同,包括血尿常规、血生化、凝血功能、AFP、肝炎病毒、CMV、HIV、梅毒、尿培养、心电图、胸片等,女性需接受乳房和盆腔检查,>40 岁妇女需行双乳钼靶摄片,<50 岁女性需做妊娠试验。>50 岁男性检测前列腺特异抗原。

胰腺功能检查侧重于其内分泌功能,特殊标准包括与受体有遗传关系的供者捐献器官时年龄应超过患者发病年龄至少 10 年以上(即"10 年规则"),而受体糖尿病程 >10 年,若是同胞供胰,家属中应无其他糖尿病患者,体重指数(BMI)<27kg/m²,血清淀粉酶、脂肪酶、空腹血糖、空腹胰岛素水平<20μmol/L,葡萄糖或精氨酸诱导胰岛素储备功能>空腹水平 3 倍,口服葡萄糖耐量试验(OGTT)全程血糖 <8.3mmol/L,静脉葡萄糖耐量试验(IVGTT)血糖利用度 >1%,糖化血红蛋白 <6%,同意术后定期随访检查 OGTT 和糖化血红蛋白,胰岛细胞和胰岛素自身抗体(-),肝、胆、胰形态正常,影像学检查胰腺血管符合重建要求,排除胰岛素抵抗者(如高血压、多囊卵巢综合征)、妊娠期糖耐量异常者。

"10 年规则"也不能绝对保证供体安全,糖尿病人家族中有 11% 同胞可能发病,同卵双生的另一方有 2/3 会出现胰岛自身免疫损伤,必须严密监测术后受者激活的淋巴细胞、胰岛细胞和胰岛素自身抗体等指标来预测。供体还要接受腹主动脉造影、MRI、CT 血管造影,了解胰腺及血管是否有解剖变异。

远端胰腺切除术后发生葡萄糖不耐受的可能,要求供体术后长期随访,包括空腹糖基血红蛋白、糖耐量试验等。

(二)移植手术

1. 供胰的摘取 活体供胰可经传统开腹手术或腹腔镜切取,不同于一般远端胰体尾切除术,操作要轻柔,同时保存供体脾脏及其胃网膜右动脉和大多数胃短血管,供胰切取后立即置入冰冻 UW 液中保存,经脾动脉插管低压灌洗约 20ml。

(1)经腹手术切取:

> **特别提示** 同时切取胰体尾部和单侧肾脏时采用腹部正中切口,仅切取胰体尾部时采用双肋缘下切口。一般先切取肾脏,左肾与胰腺下缘毗邻、左肾静脉较长无需游离肝脏,应尽可能选择左肾。

切取胰腺节段时,先在脾门游离切断脾动、静脉,自胰床分离胰体尾部,在肠系膜上静脉交汇处游离脾静脉,自腹腔干的根部游离脾动脉。门静脉前方在双重结扎线之间切断胰腺并分离出胰管。胰体尾自胰床上完全游离后,静脉注射肝素70U/kg,随即离断脾动、静脉后取出胰节段备用,立即静脉注射鱼精蛋白(1ml/1 000U 肝素)对抗肝素。仔细缝合供者脾动静脉和胰腺导管残端断面,U形缝合胰腺断面,注意脾周彻底止血。

特别提示 术中应充分保留脾脏的侧支循环,靠近横结肠切开胃结肠韧带防止损伤胃网膜右动脉,游离胰尾时避免损伤脾结肠韧带及其血管和来自食管胃底的动脉。

(2)腹腔镜供胰切取:较开腹手术,其操作安全简单、止血效果好,供者创伤小、痛苦轻、康复快和住院时间短,而且取出供体的胰、肾更快。在脐下腹部正中切口约7~8cm(术者1只手能进入即可),切口置入牵开器,牵开器自身充气使基座与腹壁固定并全层牵开切口。左手戴袖套样装置(外涂有润滑剂),可在保持气腹状态下自由移动伸入腹腔。将3~4个12mm套管分别置于脐下(导入腹腔镜摄像)、左中腹腋前线和腋后线肋缘下2cm处,在胰尾部分离、切断脾动静脉,切断胰尾部和脾脏之间组织;应用超声刀游离胰腺,先在脾动脉起始部和脾静脉汇入门静脉处游离脾动、静脉及此处胰腺,肝素和鱼精蛋白应用如上述,分别靠近腹腔干和门静脉双重结扎并切断脾动、静脉,随即用45mm离断器自胰颈处横断胰腺,经切口用手辅助取出胰腺。仔细检查并充分止血,分别缝合近端胰管和胰腺断面,以免发生胰瘘,于脾右侧放置引流。

至今活体胰供者保持零死亡,手术并发症相当低,需要再次手术者<5%。最常见脾切除约占15%~30%,术中多因脾脏严重出血、撕裂需要做脾切除,术后则多因脾缺血坏死和脓肿。只有少数供体需输血(10%),也可选用自体输血。一般供体术后3天即可恢复饮食,术后除监测生命体征、保持血流动力学平稳外,还应检查血清淀粉酶和血糖,明确剩余胰腺外、内分泌情况。必要时行核素扫描或CT明确脾脏活力,少数供者脾脏血供和脾功能需经2周以上方能恢复,注意预防感染。供者术后胰腺炎、胰瘘、假性囊肿、腹腔无菌性积液或肠梗阻发生率均<5%,其中3%病例需再次手术。一旦发生胰瘘,在CT或B超下穿刺或切开引流多可治愈。供者1年后胰岛素分泌能力和糖耐量受影响,IVGTT和精氨酸刺激胰岛素分泌(β-细胞储备能力)可能降低,但

大多数供体仍维持正常血糖和糖化血红蛋白水平,部分供者可能发生2型糖尿病。

2. 移植胰节段的植入　如同时做肾移植,则先做肾移植。节段性供胰一般植于右侧盆腔内,右髂血管较为表浅,移植胰的脾动、静脉分别与右髂外(或髂总)动、静脉做端侧吻合,有时脾动脉与髂内动脉行端端吻合。切断髂内血管,髂外动脉游离更充分。

> **特别提示**　为了方便操作和防止血管扭曲,动脉吻合口应比静脉吻合口更接近近心端。

胰腺外分泌可通过膀胱或肠道引流。膀胱引流包括胰管-膀胱或胰腺-膀胱吻合,均需在吻合口处放置胰管支架,术后支架自行脱落或于4周后通过膀胱镜取出。肠道引流也可胰管-空肠吻合或胰腺-空肠吻合。少数病人胰管和输尿管口径匹配,可做胰管-输尿管吻合,如胰颈过短则做胰管注射填塞。对HLA匹配的活体胰腺移植,应选择更符合生理状态的肠道引流。与全胰移植不同,节段胰移植的静脉血只能通过受体髂静脉回流至体循环。

3. 术后处理　活体胰移植术后监护与尸胰移植相似。因为节段性胰腺的脾动静脉较短,吻合口远端容易弯曲扭转,使其有较高血栓形成率,而且其血供完全依赖脾动脉,一旦栓塞就会导致整个移植物功能丧失,所以活体胰移植更强调抗凝治疗,一般全身抗凝需持续6个月。理论上亲属活体器官移植后,受者可减少免疫抑制剂用量,HLA配型完全相同者则可不用免疫抑制剂。但活体胰移植不同,1型糖尿病是自身免疫性疾病,即使供、受者HLA完全相同,也应足量免疫抑制,预防移植胰发生自身免疫性胰岛炎。

(三)移植并发症

并发症包括血栓形成(60%)、感染(30%)、出血(3%)、移植胰腺炎(3%)、吻合口瘘等。因移植物血栓形成率相对较高,术中应避免移植物血管扭曲,术后常规应用肝素等药物抗凝,降低外科并发症和手术失败率,同时避免抗凝剂过量引起的出血。术后早期移植胰腺脓肿多见于体重指数异常的供者,可能因其供胰更易因缺血再灌注损伤,积极预防感染可降低移植胰腺脓肿发生率。术后出血一般经保守治疗可愈,出血量较大时手术治疗,移植胰腺功能一般不受影响。

（四）预后

技术成熟的活体胰腺移植存活率相当高,早期采用 CsA 和 Aza 的 PAK 患者 1 年、5 年生存率为 97%、89%。活体 PTA 者 1 年、5 年生存率均为 92%,明显高于尸胰移植。在应用 TAG、FK506、MMF 等新型免疫诱导和抑制后,SPK 者 1、5 年生存率均为 100%,而同期尸体胰移植仅为 92%、88%。

胰岛细胞移植

理论上,胰岛细胞移植应比胰腺移植更合理,其手术操作简单、安全,不存在处理外分泌问题,经门静脉直接注入胰岛细胞,患者接受程度高。移植的细胞可通过细胞库和冷冻保存,同时进行脱敏处理或体外修饰降低其免疫源性。临床胰岛移植始于 1974 年,目前尚未脱离实验阶段,在数量和质量上均有较大差距,截止到 2001 年底,接受胰岛移植者超过 2 000 人,只有不到 10% 受者最终脱离外源性胰岛素。

尽管人类胰岛移植成功率较低,尚未达到临床要求,但胰岛移植具备其优点,特别对大多数尚未发展到晚期糖尿病患者更为适用,因为胰岛素治疗尚不能防止其慢性并发症的进展,而施行器官移植又为时过早。

> **特别提示** 胰岛移植成功的关键是提供足量、纯化、活性良好的胰岛细胞,并在受者体内具有良好生长环境,防止免疫排斥与自身免疫性破坏。

一般从供体胰腺中利用胶原酶消化、Ficoll 梯度离心纯化胰岛细胞,立即进行门静脉(肝)、肾或脾包膜下、胸腺、睾丸、腹膜内注射植入人体。

> **特别提示** 移植部位影响移植物的长期存活,肌肉或腹腔内移植较方便,但效果不确切,一般经门静脉肝内移植,但最近有人认为肝脏并非理想的移植胰岛生长部位。

通过数次肝内门静脉注射移植(共 2~3 个月),若细胞移植成功存活,患者糖尿病可明显改善。胰岛移植可与肾脏同时或在肾移植后进行,胰岛-肾联合移植的排斥比单纯肾移植要高,但1年肾存活率无显著性差异。术后免疫抑制较胰腺移植的要求低,但因多数免疫抑制剂尤其是激素,可损伤胰岛细胞功能或产生继发性胰岛素抵抗。在肾包膜下,胰岛细胞可恢复一定神经调节功能。

正常成人平均含 30~150U 万胰岛当量(IEQ)(1个 IEQ=1个 150μm 直径的胰岛),所以经理论计算,每个受者胰岛移植量应达到 $5\times10^5 \sim 1\times10^6$ IEQ 或 $\geq 8\times10^3$ IEQ/kg 才有效,最高可达 1.1×10^4 IEQ/kg,有的必须从 2~4 个供体获取足够多的胰岛或大供体移植给小供体。目前用于临床的胰岛来源于人胎胰腺,成人胰腺和新生猪胰腺。人胎胰腺是较理想的材料,胰岛组织丰富,腺泡组织尚未分化成熟,免疫源性较弱,对低温缺氧耐受较好,移植后可在受者体内继续生长。我国自 1981 年开展人胎胰岛移植治疗 1 型糖尿病,减少外源胰岛素用量,7%患者停用外源性胰岛素,总有效率达 86%。国外所采用成年尸体供胰行胰岛移植的效果不理想,早期原发无功能约为 15%~30%,移植后 6 个月内 50%~85%受者丧失活性。

并发症包括抑制免疫所引起的 WBC 下降、感染、口腔溃疡、肾功能损害,以及门静脉血栓、肝脏出血等并发症。门静脉途径比较符合胰岛素的生理途径,但可产生门脉高压、肝硬化和肝功能衰竭等严重并发症。另外,胰岛移植不可避免地会发生慢性移植物失功,最终需要频繁地多次移植来维持脱离胰岛素状态,而且目前尚无有效方法可早期诊断其排斥反应。

阻碍胰岛移植的关键因素在于供体数量不足和免疫排斥。多数胰腺供体仍作为胰腺移植,而且分离胰岛的设备特殊、细胞产量低,而且胰岛细胞易发生凋亡。新型抗排斥方案的疗效较好,完全脱离胰岛素的持续时间可近1年,但远期生存率是否优于常规胰岛素治疗尚未有报道。近年,免疫隔离方法已有很大进展,包括微囊包裹胰岛移植。微囊化胰岛是利用通透选择性的人造膜屏障将移植物与宿主免疫系统隔离,免疫细胞及其抗体(IgM)、IL分子被隔离于膜外,而营养物质、氧、生物活性物质等则可交换,移植物体内存活时间明显延长。人类胰腺来源不足,可采用免疫隔离的异种(猪)胰岛移植治疗。

(方天翎)

第五节 肾脏移植

尽管血透使终末期肾衰竭患者病情好转、生存期延长,但只有肾脏移植能使其真正恢复正常生活。1954 年 Merril 首次成功完成同卵双生子间肾移植,目前以慢性肾小球肾炎(50%)、糖尿病肾病(30%)为主。儿童肾移植(年龄<18 岁)开始于上世纪 80 年代,不仅能缓解尿毒症,而且改进甚至纠正骨骼发育迟缓、性成熟障碍、认知和心理功能损害等问题。儿童终末期肾病肾移植(<10 岁),肾小球肾炎占 30%,先天性非梗阻或梗阻性疾病较成人常见(30%)。

肾移植主要障碍是免疫排斥。因个体间遗传学差异所致,除同卵双生间器官移植是同质移植,几乎很少能够找到在遗传学上完全相同的两个个体。器官排斥的基础是包含紧密连锁基因的单染色体复合物组成主要组织相容性抗原 HLA 系统,第 6 对染色体短臂上一个片段,包括至少 7 个组织相容性位点:HLA-A、B、C、D、DR、DQ 和 DP,分为 Ⅰ 类抗原(A、B 和 C 位点)和 Ⅱ 类抗原(D 和 DR 位点)。Ⅰ 类和 Ⅱ 类抗原均可诱发免疫反应,Ⅰ 类抗原存在全部有核细胞,主要作为细胞毒 T 淋巴细胞的靶目标,Ⅱ 类抗原在 B 淋巴细胞、单核细胞、巨噬细胞、某些内皮细胞和活化 T 淋巴细胞表达,在体内抗原表达,体外混合淋巴细胞培养刺激增殖反应方面都具有重要的功能。在肾中 Ⅰ 类抗原存在于肾小球、血管及肾小管细胞中,而 Ⅱ 类抗原主要局限在间质树状细胞。

适应证和禁忌证

(一)适应证

包括各种病因所致的慢性肾衰竭。目前移植适应证有所扩大和改变,肾小球肾炎为第 1 位,其次是代谢性疾病及慢性肾盂肾炎。代谢性疾病中晚期糖尿病性肾病例数上升,移植后难治性高血压、进行性视网膜病变、外周神经病变,经常能够得到改善。原发性肾病还包括恶性肾硬化、间质性肾炎、多囊肾、恶性高血压、反流性肾盂肾炎、Goodpasture 综合征、先天性肾发育不全、肾皮质坏死、Fabry 综合征和 Alport 综合征等。在全身性疾病中肾脏成为晚期受损器官(胱胺酸病、系统性红斑狼疮和 1 型糖尿病等),遗传性肾炎、囊性肾炎、血管性肾病(如肾硬化症等)各占 1% 左右,移植后的存活率均较低。儿童肾移植适应证主要为肾小球肾炎、遗传性肾疾病、先天性肾畸形、阻塞性泌尿系统疾病等所导致的终末肾病。

某些原发疾病可以在移植肾上复发,应采取必要措施来预防或治疗其复发。例如局灶性节段性肾小球硬化的儿童患者复发率为 30%~50%,半数复发者导致移植肾功能丧失。膜增生性肾小球肾炎 I 型移植后复发率可达 70%,约 1/3 移植肾丧失功能;几乎所有 II 型患者有组织学复发,但有临床表现者少见。IgA 肾病患者 IgA 在移植肾沉着比率达 25%~50%,但临床复发非常少见。过敏性紫癜肾炎组织学复发率达 1/3~3/4,但临床复发率比较低,一般建议在新的紫癜停止出现至少 6~12 个月后行肾移植。溶血尿毒综合征复发率为 1%~25%,在原发病症状完全消失前行肾移植、活体亲属供肾、使用 CsA 等因素与复发率增高有关。狼疮性肾炎是系统性红斑狼疮的局部疾病,移植后肾狼疮肾炎复发率很低。胱氨酸病患儿在移植肾间质中胱氨酸沉积较常见,但不影响移植肾功能。

(二) 禁忌证

包括全身情况较差、不能耐受手术者,活动性感染(HIV 阳性、肝炎、结核、败血症等),严重肥胖,活动性肾炎,全身疾病累及肾脏者(弥散性血管炎、草酸病等),精神病或不稳定者。排除严重的心、脑和周围血管性疾病,例如有心肌梗死、患癌症<5 年者或未控制转移者,严重高血压(未服药血压正常>2 年者除外)。如曾患急慢性感染、活动性溃疡、精神病和转移性肿瘤等,经免疫抑制后可能引起全身情况恶化患者,应视为肾移植相对禁忌证。草酸盐沉积症患者移植肾后草酸盐沉积、移植肾很快复发失去功能,不适于肾移植,对原发性草酸病患儿采用肝肾联合移植可能是一种有效的方法。肾衰合并心血管疾病不适合肾移植,但经冠脉支架或旁路血管搭桥等治疗后还是可以接受的。下尿路畸形不是肾移植禁忌证,对于神经源性膀胱炎、膀胱协同失调、尿道狭窄等应及早发现和处理。

供体和受体的选择

(一) 供肾来源

一般供体年龄<55 岁,但经过仔细评估放宽至 70 岁。年龄

为16~40岁供者提供的肾脏其存活率最高,供者年龄越大移植后肾功能下降越快,儿童供肾(尤其6岁以下)移植物存活率也明显降低。供者应无全身性感染、癌肿(除外原发性脑瘤)或能够通过移植物传染的其他疾病。艾滋病和传染性肝炎患者被严格禁止作为供体。对儿童受体,供肾体积与其经常不合,需要维持较高的腹主动脉血流,否则会导致肾小管坏死、血栓形成和原发性无功能。意外遇到多条肾动脉的供肾也可用于移植,但要仔细吻合较大的供应血管;当有多条肾静脉时,因肾实质内有静脉交通支,可结扎小肾静脉。

1. 活体供肾的选择 肾移植供肾有3个来源,即活体亲属供肾、尸体供肾和活体非亲属供肾。活体亲属供肾与尸肾相比,具有缺血时间短、配型好、排斥少,远期生存率高,可选择最佳手术时间,降低病人经济负担,受者术前还可接受供者的输血,且对两者心理、感情都有益处。但仅30%患者具有适合移植的自愿活体亲属供者。活体肾移植可以从容配型,满足ABO血型和HLA抗原相符,混合淋巴细胞培养<20%,淋巴细胞毒性试验<10%。对活体供者的选择要求较高,要求进行相关的检查,包括详细病史、体检、各种实验和影像学检查,如尿液分析、血常规、空腹血糖、血生化、肌酐清除率、胸部X线、心电图等;如果这些检查正常,将进行排泄性尿路造影和肾动脉造影检查。多分支肾动脉易引起手术并发症,肾动、静脉至少有一条是正常者,才可能成为合适供者。不能作为供者的肾脏疾病包括肾功能减退[肌酐清除率<1.3ml/(s·1.73m^2)[<80ml/(min·1.73m^2)]]或蛋白尿,尿路感染(口服药物无效、特别是肾盂肾炎多次发作者),糖尿病等引起肾功能减退,自身免疫性疾病易使供肾复发或肺-肾综合征活动期。亲属供者相对禁忌证包括CMV(+)供者给(-)受者,或存在精神、社会、财政压力。对于育龄妇女,右肾作为供肾更为适宜,这是因为妊娠期子宫可部分压迫阻塞右侧输尿管。供者不仅在身体、精神等方面是健康的,应当在法定年龄内,出于自愿,并清楚地了解整个过程,以便签署手术知情同意书。

2. 尸体供体 大多数患者不得不使用尸体供肾。高质量供肾的摘取必须在供体心停跳前或停跳后立即进行。脑死亡者只要采用低温主动脉灌注,使肾原位冷却,在供体心脏停跳1小时内所取供肾均可。供体生前有迹象表明肾具有良好功能,故在其濒死期可给予苯氧苄胺等血管舒张药来预防肾血管痉挛。尸体供者年龄<50岁,热缺血<30分钟,生前无败血症、肾病及病毒感染,无高血压,ABO血型符合、淋巴细胞毒性试验<10%。HLA-DR配型对尸肾比较重要,2个DR相配移植1年功能率达93%,良好配型者1年提高存活率10%~15%,3年以上提高15%~21%。

现在为扩大供肾来源,采用边缘捐献者:年龄<14,适用于年幼受体并在法律、道德和伦理范围之内;过长的冷、热缺血时间,血管损伤;脑死亡前有较长时间低血压或较差生理状态;移植前肾活检损伤等。有人发现,ABO血型不符的活体肾移植术前未/或接受强化治疗后,移植肾2年存活率可以接受94%~100%,尸体肾移植为80%。

(二)受体选择

选择移植对象,常考虑受者年龄、健康状况和原发肾病。受者下至婴儿(<1岁)、上至70岁。5~15岁儿童移植效果与50岁以下成人相当;由于儿童对尿毒症耐受性较差,很难正规透析,需要肾移植治疗,但婴儿(<5岁,特别是<2岁)有较高死亡率,尤其是接受尸体供肾者;老年病人(>45岁)移植后2年存活率还不如长期透析,因此移植理想年龄应为5~45岁。

受体应当没有严重感染和下尿路疾病,继发于肾衰的全身性疾病是轻微和可逆的。在选择受体时应详细询问病史、体检、实验室和各器官影像学检查,甚至病理学检查。如曾患过其他脏器疾病,如糖尿病、肺结核、系统性红斑狼疮、弥散性血管炎,移植前应先控制。有消化道溃疡的患者可作为肾移植受者,但对于溃疡活动期、难治性或复发性溃疡患者,应采用外科手段首先加以处理。情绪不稳定或精神病被认为是肾移植禁忌证,但如果情绪问题是因尿毒症或透析疗效不佳所致,那么成功肾移植则能将其治愈。大多数长期无功能膀胱仍可被用于输尿管再植。

肾功能障碍的儿童对尿毒症耐受较差,总热量摄取受限使生长发育缓慢,心理、运动发育迟缓,高血容量或高血钾,肾性骨营养不全引起代谢性骨病。儿童肾移植迫切性和时机要考虑许多方面问题,如受教育推迟、生长迟缓、青春期延迟、以及免疫抑制治疗时间等。年龄较小和体重<15kg者则是肾移植高危患者。

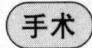
手术

(一)术前准备

依据患者具体情况调节饮食,纠正水电解质紊乱(特别是高钾)和代酸中毒,强心降压、改善心功能。患者术前应积极治疗维生素缺乏症、感染、低蛋白血症、出血倾向等。曾进行下肢血透的患儿,可能出现血管吻合问题,移植前应进行详细的评估。儿童肾衰的原发性疾病多为泌尿系统先天畸形,在移植前或移植同时要妥善处理,恢复正常尿道结构和功能状态,包括输尿管再植、纠正反流或膀胱扩大、改建等。有些病人为预防术后尿路感染,在移植前应用1%新霉素液冲洗膀胱,并留100ml于膀胱内。

1. **免疫配型**　肾移植前需要进行相关免疫学检查:血型、HLA分型、PRA抗体检测、微量淋巴细胞毒实验。ABO血型相容是绝对的先决条件。受体产生针对潜在供体抗原的抗体可导致超急性排斥,通常是因先前接触过暴露的外源性HLA抗原所产生的,如输血、妊娠或异体移植等。移植前将受者血清与供体T细胞配合通过补体调节的细胞毒性交叉配合试验来识别十分重要。非致敏受者只要所有反应血清的扩展试验符合,移植肾生存率相同;高敏者要获得较好生存率,需遵循:如果潜在受体对HLA抗原已形成细胞毒抗体,则需通过交叉配合试验选择那些携带反应较轻的抗原的供肾。取自同卵双生或HLA相同的同胞,器官移植可取得很好效果。在HLA相同的配合试验中,主要组织相容性抗原完全相符,但次要组织相容性位点不符,仍需免疫抑制治疗。双亲、子女和同胞之间,拥有同样HLA单型和许多次要抗原。HLA组织相容性试验是寻找HLA相同供体,除鉴别O单型配合的同胞外,其在选择双亲、子女或HLA不同同胞的价值尚未证实。尸体器官来源多无血缘关系,很难发现HLA完全配合的尸肾供体,故HLA配型意义不大,抗原配合(A、B和DR位点)的尸肾移植,其生存期比配型等级较低者好。

2. **透析**　需要做肾移植的终末期患者,大多是体弱、贫血、水钠潴留,经透析患者情况可迅速好转,有条件进行肾移植。

> **特别提示**　大多数病人接受血液透析,或连续非卧床腹膜透析作为术前准备,坚持较长时间的透析,则可提高移植肾存活率。如果供肾取自活体亲属,移植前则不需透析;如为尸肾通常术前需要透析。常规血透患者在移植术前24小时内必须增加1次透析,以保持血K^+正常和患者体重;腹透患者则不需增加透析次数,体液平衡亦较易控制。

3. **输血**　肾衰患者常合并严重贫血。

> **特别提示**　术前给患者输全血或浓缩红细胞,最好在移植前3个月内,可提高移植肾存活率。无论受者在输血后是否产生细胞毒性抗体,都可出现这一情况,其作用机制不明。为取得更好的移植物生存率,供体特异性输血适于1个单型

> **特别提示**
> 配合的亲属供、受体配对且 MLC 呈强阳性者,在移植前给受体输注预期供体血液,然后再行肾移植;这种方法也用于配型不符的活体非亲属肾移植,期望减少 CsA 和激素用量,避免活体肾移植失败。

有人发现,给活体移植 HLA 配型不理想的受者每月输供者血 1 次,共 3 次;3 次输血后在 2 个月内即做肾移植,使其 1 年存活率提高到 98%。部分患者输血后对供体有致敏作用,交叉配合试验可能出现不相容;先将血液储藏一段时间再输血,可减少其发生率。受者体内抗体水平决定移植等待期的长短,但高水平抗体并不排除移植的可能性,许多成功病例体内抗体水平高达 100%。目前认为在新型免疫抑制剂作用下,术前输血对移植肾存活无甚影响,而使用红细胞生成素皮下注射较安全有效,可使血红蛋白明显升高。麻醉以连硬外阻滞、全麻为主。

(二)手术技术

1. 活体供肾的摘取 活体供肾摘取的手术风险主要来自麻醉和手术本身,死亡率仅 0.1%。年轻供者保留的单肾可代偿性肥大,数月后恢复原来肾功能的 75%~80%。除了术后肺不张,供肾切除后最常见并发症是伤口感染(<1%),而且通常是浅表性。

手术经腹或经腰腹膜外切口,经腹切口肾蒂显露较好,经腰切口损伤小、恢复快。一般优先取左供肾(有较长肾静脉)。进入肾区后用 0.5% 利多卡因封闭肾脂肪囊及肾蒂,使解剖层次更为清楚,防止肾动脉痉挛。切开肾周筋膜,游离肾脏,切断输尿管、缝扎输尿管远端,保留输尿管周围组织。显露肾静脉,结扎切断其下方的生殖腺、肾上腺属支。显露肾动脉至腹主动脉根部,结扎切断左肾上腺动脉、肾蒂脂肪、神经及淋巴管。检查有无副输尿管及多根动、静脉。如有多根动脉必须在腹主动脉根部一起切断,副肾静脉因肾内有侧支循环可以给结扎。阻断血流前使用大剂量肌苷保护肾功能,肝素抗凝,同时注射速尿、甘露醇使肾脏处于利尿状态(3~4ml/min)。切断肾动、静脉,腹主动脉根部残端用丝线结扎后再缝扎,静脉用 5-0Prolene 线全层连续缝合,低位剪断输尿管保留其 10~15cm。腹腔镜取供肾损伤更小、恢复更快。

亲属活体供肾摘取手术一旦失败,造成供者和受者不可挽回的损失,应格外小心。供者术前最好做肾动脉造影或 MRI 检查,后者能了解肾实质、血管及输尿管结构,以及毗邻器官。

> **特别提示** 切取左肾时尽量靠近腹主动脉壁切断肾动脉;切取右肾时可切取少许下腔静脉片。输尿管血供来自肾动脉,在肾蒂水平不应对其进行解剖,避免切除过多肾下极内侧三角区的脂肪组织。取出供肾后立即应用鱼精蛋白中和体内肝素。

2. 心脏停跳供体的摘取　要求快速手术,器官灌洗迅速、充分。多数是联合器官摘取,下面仅以单独取肾手术为例:使用腰垫使供体过伸展位,切口自剑突至耻骨上,沿两侧肋缘横切至腋后线成大"十"字形。进腹后助手将结肠、小肠、网膜等尽量向右牵移,使降结肠系膜呈紧张状态,术者自乙状结肠外侧开始向上剪开后腹膜,边剪边将腹腔内脏向右推,显露左肾、输尿管、腹主动脉。后腹膜切口继续沿结肠脾曲移行向右,助手将内脏继续向右牵引,显露左肾蒂、腹主动脉及下腔静脉的一部分,近下腔静脉处剪断,低位剪断左输尿管,取下左肾置入冰水中。助手迅速将内脏推向左侧,术者剪开升结肠系膜直至肝曲向左,将升结肠牵引向左显露右肾蒂、下腔静脉及主动脉,与左侧切口相汇合。术者连同下腔静脉壁剪下右肾静脉,连同主动脉壁剪下左肾动脉,低位剪断右输尿管,置右肾于冰水中。

3. 供肾的低温灌注和保存　肾脏缺血后断绝代谢所需营养物质和氧的来源,造成的损害与温度、时间密切相关。正常体温下缺血称为热缺血,缺血 15~30 分钟出现轻或重度功能损害,>45 分钟导致难复性损害,肾脏热缺血<10 分钟术后早期排尿率达 96.6%,>10 分钟者仅 30%。低温可使离体器官对缺血耐受时间延长,4℃下缺血称冷缺血。

> **特别提示** 一般情况下,离体的供肾均需立即表面降温和动脉插管低温灌注处理,直至表面呈均匀的灰白色,静脉流出液体清澈,使其温度立即降至 4℃,清除器官内血液包括免疫活性细胞。临床灌注采用悬吊法,灌洗用量平均单肾 200~500ml,压力保持在 0.98~1.47kPa(100~150 cmH$_2$O),灌注完毕后置于低温保存液内,周围包裹碎冰屑,尽快运送至手术室。

供肾短期保存方法包括简单低温保存和持续性低温脉冲灌注。前者最常用威斯康星大学(UW)液和 Collins 液,含有适量维持渗透压的非渗透性溶质,如葡萄糖、甘露醇或蔗糖,防止低温保存期细胞水肿。

当供肾冷缺血期>30小时,移植后急性肾小管坏死率将增加;>48小时者肾小管坏死将超过80%。持续性灌注法可有效贮存供肾3天或更长时间,且急性肾小管坏死率较低。有学者用间断性灌洗法,白蛋白低温脉冲式灌洗肾脏3天后,改用常温血液灌注3天,再恢复冷灌注3天,可使肾保存时间延长至6天。供肾长时间保存,对致敏后高抗体水平患者提供了更多机会通过扩大的交叉配合试验寻找合适的供肾。此外,灌注保存后供肾急性肾小管坏死率较低,使移植肾功能恢复更快,CsA发挥最大效用,而出现肾毒性、移植肾无功能的风险则减小。在灌洗保存液中加入某些药物,或连续肾静脉逆行充泡沫氧,有助于缺血缺氧损伤的供肾恢复功能,但后者有引起吻合口血栓的危险。

4. 移植前手术　尽管双侧肾切除适应证大为减少,6%受者移植前需行双侧肾切除,包括:①透析、药物难以控制的严重高血压;②伴有或不伴有感染的泌尿道解剖异常(如肾盂积水、输尿管反流);③伴有复发性感染或复发性肉眼血尿并需输血治疗的多囊肾。移植肾或受者原有肾均可发生肾盂肾炎,如果病人已存在膀胱与尿道反流、复发性感染和结石,则更易患肾盂肾炎,应先期切除病肾。一般性高血压用药物控制后不必做双侧切除;多囊肾只有体积较大时才需双侧切除,预防移植后发生出血、感染等;抗肾小球基底膜抗体型肾炎,可切除双肾使血液中抗体下降。

行泌尿系手术主要是纠正泌尿道梗阻、尿流改道,改道时利用结肠为佳。脾切除可提高移植肾存活率,尤其是脾功能亢进、WBC低患者,但手术本身对患者危险性大,术后发生致命性感染的机会增多。

5. 移植肾的植入　植入过程分为受者开腹及髂窝血管显露,血管吻合和输尿管重建。根据肾蒂及髂血管前后排列,一般左供肾植于右髂窝、右供肾植于左髂窝较好,但亦可植于同侧。成人肾移植,通过下腹部斜形或L形切口将移植肾置于髂窝,松解游离髂总、髂内动脉和髂静脉,显露血管壁,周围纤维组织一一结扎,防止发生淋巴瘘或淋巴囊肿。同时在冰水中修剪供肾,取出后立即置于冰屑上以备吻合。

> **特别提示**　可先行供肾静脉与受体髂静脉做端侧吻合,供肾静脉过短时,可采用保存尸体血管、受者自体卵巢或精索静脉延长肾静脉。供肾动脉与受体髂内动脉端端吻合,将其分别修剪成相应斜面,吻合时不要扭转,均匀将动脉4点牵引后连续吻合血管,每1/4动脉缝8～10针。当髂内动脉有明显硬化时,则将肾动脉端侧吻合于髂总(或髂外)动脉,但血流量可能略差于端端吻合。

尸体供肾常遇到血管变异，多支动脉共同开口可用主动脉 Carrel 片、合并开口、或分别与供体血管吻合；变异动脉直径 <2mm 且不带 Carrel 片，供血不到 1/10 肾表面面积，可考虑结扎。2 个吻合口应在 30~40 分钟内完成，开放肾动脉前检查吻合口有无漏血，必要时可再阻断修补，开放后可切开肾纤维包膜为术后组织肿胀减压，但为防止渗血也可不切开包膜。

移植肾血循环建立后 1 分钟内恢复正常色泽，实质充盈饱满，肾动脉及分支迅速出现搏动、触诊有震颤，肾静脉柔软、指压时其直径增大及肾张力增加，输尿管尿流是肾血流的客观指标。否则应迅速找出原因：肾动脉流量不足、肾保存不当和超急排斥。肾动脉搏动微弱、流量不足，可能与吻合技术有关，检查动、静脉吻合口是否通畅、扭曲并予以纠正。若增加输液量、静注甘露醇，肾脏仍保持柔软、充盈度更差，则可能为肾保存不佳或发生超急排斥，应做组织冷冻切片鉴别。如肾小球及小管周围毛细血管充满多型核白细胞，为超急排斥特征，可试用大剂量肝素和类固醇治疗，偶可挽回部分肾功能，但有些患者出现严重中毒症状、血液凝集，应切除肾脏。有些超急排斥反应较轻，开始肾脏色泽正常，并排出尿液，但术后 2~3 天出现高热、无尿、血小板数下降，则可明确诊断。肾保存不佳多发生于脉冲式灌注保存法，或热、冷缺血时间过长，灌注压力和保存液选择不当等引起，病理特征为肾小球内皮细胞坏死，毛细血管内纤维素阻塞，是否切除应视其严重程度而定，大多数可任其保留于体内。

儿童受者则为腹部正中切口，适当游离盲肠、升结肠，显露腹主动脉和下腔静脉。然后将供肾血管分别与其行端侧吻合，并用游离后腹壁层腹膜覆盖、固定移植肾于后腹膜间隙。当使用小儿尸体肾时，经常将双侧肾连同腹主动脉、下腔静脉整块取下，或带腹主动脉瓣的肾动脉和带腔静脉瓣的肾静脉，与受者髂血管做吻合，另行两个输尿管吻合。单肾在移植后增长肥大，其功能能满足生理需要；给受体进行双肾整块移植，能提供较多功能性肾组织。幼儿接受成人供肾时，开放循环后大量血液流入相对较大的移植肾内，可能突然发生血容量不足、低血压甚至休克、心跳骤停等症状。

常用吻合肾盂-输尿管、输尿管-输尿管或输尿管-膀胱重建尿路。输尿管膀胱重建已不再做膀胱前壁切口，而将膀胱顶部肌层切开小口，将输尿管直接吻合于膀胱顶部稍后处黏膜层，横行埋入肌层 1.5cm。改良的黏膜下隧道输尿管-膀胱吻合术，并发症极少。特别注意输尿管残端血供情况，吻合过程中尽可能避免损伤输尿管壁血管，预防术后漏尿、吻合口狭窄等。双支输尿管畸形可行输尿管末端侧侧吻合为1个开口,或分别与膀胱开口吻合。输尿管长段缺损,可行移植肾输尿管与自体同侧输尿管端端吻合、输尿管与膀胱瓣吻合、或膀胱悬吊后输尿管膀胱吻合,均置入双J管。术中如发现膀胱不适宜于输尿管植入,可用 Bricker 导管达到满意的尿液引流。

6.再次肾移植　首次移植肾功能丧失是产生诸多并发症的根源,出现发热、顽固性肾区疼痛、高血压、蛋白尿和血尿,严重感染时需要切除移植肾。适应证包括超急性排斥,加速性排斥控制无效,经B超、活检确定移植肾坏死者,移植肾破裂、破口较大或部分坏死者,移植肾动、静脉栓塞或血管扭转造成肾坏死,输尿管瘘或狭窄并发伤口严重感染经积极治疗无效者。再次移植的突出问题是高敏者显著增加,2、3次肾移植致敏率达40%~60%,良好的配型可以减少术后急性排斥和激素冲击次数。

> **特别提示**　第2次移植部位通常是第1次移植对侧髂窝,或右、左侧下腹部。如果在第1次后1周内可选择同侧髂窝。手术采用下腹斜切口或腹直肌旁切口,根据腹膜后粘连情况,放在腹膜后或腹腔内,但一般不放在肾原位,肾血管分别与髂血管及其分支,或降主动脉、下腔静脉行端端或端侧吻合。

患者曾长期服用免疫抑制剂,不同程度地存在肝纤维化,术后宜选用对肝损害较小药物,FK506、MMF和激素三联方案比较合适,OKT_3、抗 CD_{25} 抗体诱导免疫耐受,可减少急排次数和免疫抑制药物用量。

(三) 术后处理

1.术后一般处理　术后病人安置于消毒隔离室。术毕时常规做创口细菌培养,并留置烟卷引流1~2天。术毕即开始预防应用抗生素数日,根据创口、肾周感染培养,90%可为大肠杆菌或金葡菌。CVP导管不宜久留,容易引起感染。通常导尿管术后24小时拔除,全硅胶导尿管可留置1~3天,术前长期慢性透析患者,膀胱冲洗可清除脱落上皮及少量黏液分泌物。术后1~3天多数受者给予低盐饮食,双J放置5~7天以保证输尿管-膀胱吻合口愈合。术后常规监测血尿常规、肝肾功能、移植肾彩超和血药浓度等。

接受活体供肾的受者,因移植肾血管扩张,术后常即刻出现多尿和钠尿,严重程度与移植前水肿程度相关,但单个肾小球滤过率并不高,氨基马尿酸(PAH)排泌率和滤过分数较低,但对PAH最大肾小管分泌量正常。移植肾功能良好,或经过补液后肾功能恢复者处理比较容易。

> **特别提示**
> 记录每小时排出尿量,以等量5%糖盐液补回,另加30ml/kg的非显性失水;若尿量>400ml/h、出现重度利尿时,应减少葡萄糖液用量,以免发生高血糖症,常用补液方法是5%葡萄糖液和乳酸复方氯化钠液(11.2%乳酸钠液120ml+林格液380ml)交替使用。多数病人在12~24小时后尿量渐减至200ml/h,少数患者持续出现严重利尿(尿量>500ml/h),可适当减少输液量,补充其排出量的2/3。但术后24小时内不宜减少输入量,因为去神经支配的移植肾对脱水耐受极差,可能诱发急性肾小管坏死。

目前还不清楚术后移植肾血管扩张可持续多长时间,一旦渡过此阶段,病人体重会相对稳定,随着食欲好转,体重亦可有所增加。

2. 移植后免疫抑制

(1)常用的免疫抑制剂:临床目前主要有糖皮质激素,非特异性抑制细胞分裂(环磷酰胺、硫唑嘌呤),选择性抑制淋巴细胞嘌呤合成(霉酚酸酯),抑制IL-2基因转录(环孢素、FK506),抑制IL-2对效应细胞作用(雷帕霉素),作用IL-2受体的单抗,抗胸腺细胞球蛋白ALG,抗淋巴细胞球蛋白ALG等。有的术后口服免疫调节的中药(如百令胶囊5~10粒 tid)。

几乎所有受者都使用激素(强的松),通常与其他药物联用,仔细调整其用量,防止并发症出现,如感染、库欣综合征、高血压、淤斑和痤疮等。强的松维持剂量是每天0.5mg/kg,以后减至10mg/d水平。大剂量强的松可抑制儿童发育生长,在最初6月后可隔日清晨1次给药2m/kg不影响发育;此前是移植肾因排斥丧失功能的最危险期,精确的药物剂量尚未确定,儿童也需要每日服药。

环孢素(CsA)是最主要的基础药物,除IL-2途径外,还干扰巨噬细胞释放IL-1和B淋巴细胞增殖。因CsA不良反应包括肾毒性或肝毒性,高血压和脂代谢紊乱,加重移植肾血管收缩、急性肾小管坏死、阻塞性血管病和间质纤维化,增加肿瘤(特别是淋巴瘤)发病率,必须仔细监测调控其血浆水平。每日用量可分为四个等级,即大剂量(口服10~8mg/kg或静注5~4mg/kg)、中剂量(口服6~7mg/kg或静注3~2mg/kg)、小剂量(口服4~5mg/kg或静注1~0.5mg/kg)及超小剂量(口服1mg/kg)。中剂量被选用较多,静脉给药毒性较大,可间断4小时或24小时连续应用;口服CsA常一日2次,也可一日1次或一日3

次,主要根据血药浓度和免疫的个体差异而定。如出现 CsA 肾中毒时,以一日 1 次较好;如血药浓度谷值和峰值相差较大,以一日 3 次服药为佳。Neoral 是 CsA 微乳化新剂型,与 CsA 相比特点是胃肠道吸收,并不受食物(脂肪)、胆汁及酸性物质等影响。Neoral 药物吸收快,最高血浓度较高、出现早,浓度时间曲线下面积明显增加,生物有效率高 CsA 者 29%,改用 Neoral 的剂量仍为 1∶1,较为安全可靠,长期应用剂量可逐渐减至 9%~15%。FK506 是 CsA 替代方案或治疗 CsA 难治性急性排斥。

硫唑嘌呤属 6-嘌呤硫醇类药物,抑制核酸合成,主要副作用为骨髓抑制(WBC 和血小板)、药物性肝炎(黄疸、淤胆),有致畸作用(孕妇禁用),用药期间应常行血常规,WBC < 4.0×10^9/L(中性粒 < 0.75×10^9/L)或 PLT < $(30~60) \times 10^9$/L 时减量,并使用促粒细胞生成因子。出现感染、肾功能恶化和药物不良反应时,可能需临时中止给药或减小剂量;在急性排斥期间不应增加硫唑嘌呤用量。目前硫唑嘌呤有被 MMF 取代趋势,仍可作为相对经济型药物。

霉酚酸酯(MMF)在移植标准免疫抑制方案中逐渐代替硫唑嘌呤,它可选择性抑制 T、B 细胞增殖,不需检测药物浓度,无永久性器官损害,可减少术后急性排斥、激素及抗淋巴细胞抗体用量,对难治性排斥、慢性排斥和移植后慢性肾病有一定作用,主要副作用是腹泻、骨髓抑制和易发 CMV 感染。

雷帕霉素是高效、低毒的新型大环内酯类免疫抑制剂,口服吸收迅速,半衰期为 60 小时,每天用药 1 次,适与 CsA 联用、不宜和 FK506 合用(两者结合相同细胞内蛋白结合受体),可大幅度减少其他药物用量,副作用为高脂血、血小板减少、高血压、腹泻、贫血等,但可能抑制肿瘤发生。

抗淋巴细胞球蛋白(ALG)和抗胸腺细胞球蛋白(ATG)是重要的辅助性免疫抑制剂,特别用于免疫抑制的诱导和激素非依赖性排斥。分别以人外周血淋巴细胞、脾脏、淋巴结和胸腺作为免疫原,通过免疫马等动物制备 ALG 和 ATG,从动物血清中提取活性 IgG 片段肌肉或静脉注射。单克隆抗体(OKL)是杂交瘤分泌,仅对特异抗原作用,较 ALG 和 ATG 优越,特异性阻止 T 细胞增殖和发挥功能。抗体诱导免疫耐受用于预防、推迟或消除术后早期排斥风险,利于移植肾在钙神经素抑制剂治疗前恢复缺血性损伤,治疗激素耐受性排斥时,避免进一步加大激素剂量,但常有畏寒、高热、腹泻,甚至肺水肿等,属 T 细胞被破坏后"细胞因子释放综合征"。

(2)成人常用免疫抑制方案:①标准的环孢素(CsA)+强的松

(Pred)+硫唑嘌呤(Aza)三联疗法:CsA 起始剂量 5~7mg/(kg·d),根据术后血药浓度、肝肾功能调节;Aza 为手术当天或术前口服 1~3mg/(kg·d),起始量可稍偏高,每天维持剂量是 1mg/kg 或更少;Pred 起始剂量 50~100mg/d,每天递减(5~10mg 至 20~30mg/d)维持,术后 3~6 个月减至 10~20mg/d 维持,1 年后每天 7.5~10mg,2 年每天 5.0~7.5mg。②CsA + MMF + Pred 三联疗法:CsA 剂量 3~5mg/(kg·d),MMF 剂量 1.5~2.0g/d,其余不变。③FK506 + MMF + Pred 三联疗法:FK506 替代 CsA,剂量 0.075~0.2mg/(kg·d),其余不变。④雷帕霉素(Rapa) + CsA + Pred 三联方案,Rapa 首剂为 6mg,2mg/d 维持,最佳浓度 5~15μg/L;年龄 >13 岁、体重 <40kg 患者 Rapa 首剂量 3mg/(m^2·d),按 1mg/(m^2·d)来维持。肝脏损伤者维持量减少 1/3,肾功能不全时不必调整药量。

在 CsA 或 FK506 + MMF 等强效免疫抑制下,激素在维持治疗中重要性降低,可及早撤离。CsA 一般在移植当天开始服药,移植后 1~2 天做静脉注射,以后改口服。对热缺血时间过长的供肾,预计术后肾功能较差者,采用延迟用药法,即移植当天及移植后 1~3 天应用常规免疫抑制剂(Pred、Aza 和 ALG 等),等 2~3 天后移植肾功能恢复(血肌酐 <176~264mmol/L)、Pred 减至 20~30mg/d 后开始重叠 2 天应用 CsA,减小药物肾毒性,提高患者和移植肾存活率。免疫抑制时 CsA 血药浓度谷值 3 个月内 200~300ng/ml,第 4~6 个月 100~250ng/ml,>6 个月为 100~200ng/ml 较为适宜。Aza 与 CsA 发挥相加作用,合用别嘌呤醇时应减少 1/4~1/2。

(3)儿童肾移植免疫抑制方案:诱导期冲击治疗 MP10mg/(kg·d)静滴 3~5 天后改为 Pred 口服 1mg/(kg·d);或者 Pred 口服 3~5mg/(kg·d)维持 3~5 天后减量。维持期 Pred 0.5mg/(kg·d),半年内减至 0.15mg/(kg·d),或用隔日给药方法减少副作用,激素与其他免疫抑制剂要终身服用。儿童 CsA 服用 0.15~0.3mg/(kg·d),每天 3~4 次服用。

> **特别提示** 应用免疫抑制剂时必须考虑儿童特点,儿童免疫系统富含"处女"T 细胞,细胞免疫功能更强,更易发生急性排斥,对药物治疗敏感且药物代谢迅速。

免疫抑制药物剂量按体表面积计算,每日 3 次给药对儿童移植受体可能更好。CsA 除肾毒性和高血压外,其他不良反应如多毛、齿龈增生、皮肤粗糙等外观改变对青少年(尤其女孩)更为突出,可引起严重情感压抑甚至严重不依从,可换用 FK506。

(4)移植物免疫耐受诱导：对于某些高危移植患者：PRA＞30%，再次移植，胰肾联合移植，冷缺血＞24小时，供体无心跳或长时间低血压，在术中和术后早期利用多克隆（ATG、ALG）或单克隆抗体（OKT₃、赛尼哌、舒莱等）进行免疫诱导，可以预防和治疗早期亚临床排斥反应、以及被早期移植物失功掩盖的排斥反应，延缓 CsA 和 FK506 应用，诱导移植物耐受，延长移植物存活。OKT₃ 不用于系统性红斑狼疮和糖尿病患者，应尽量减少不良反应。用药前确定患者无水钠潴留，体重增加＜干体重3%，X线胸片无异常。有水钠潴留者应利尿、透析或超滤，预防肺水肿发生。第1、2、3次（日）用药前10～30分钟预防性给予小剂量激素、苯海拉明25～50mg 静注，吲哚美辛25mg 口服，以后可不必预防给药；第1、2次（日）给药后每15～30分钟监测生命体征1次持续4小时。疗程中停用 CsA 或 FK506、减少 MMF 用量，保留原激素用量；疗程结束前1日给予全量 CsA 或 FK506、MMF；密切注意感染发生。

移植后并发症

肾移植后可出现各式并发症，早期有许多是手术造成的。血管并发症＜1%，最常见肾动脉狭窄，可导致术后严重高血压，外科或经皮血管气囊成形术治疗。泌尿系统并发症（＜2%）最常见输尿管-膀胱吻合口尿瘘、输尿管坏死或梗阻，取肾和肾植入时应仔细操作，可将其减少到最低限度。以前术后移植肾床部常出现淋巴囊肿，大囊肿压迫阻塞移植肾输尿管、血管或偶然出现感染。现在解剖受者血管时仔细结扎邻近淋巴管，很少再出现淋巴囊肿，无菌性淋巴囊肿可做腹膜腔内引流，感染时则外引流。免疫抑制药物的并发症，因很少应用冲击治疗，其发生率有所减低，但肺部感染和胃肠疾病最为常见，其他包括库欣样变化、白内障、骨骼无菌性坏死、类固醇性糖尿病、新增肿瘤（主要是恶性淋巴瘤）等。细菌性肺炎是最常见肺部并发症，由病毒、真菌引起肺部感染较以前明显减少。胃肠道并发症可发生在消化道任何部位，因免疫抑制药物副作用干扰，使诊断较为困难。

近期并发症主要为移植肾功能延迟恢复、排斥反应和感染；远期并发症主要包括心血管、血液系统、内分泌代谢、慢性移植肾病、消化系统、恶性肿瘤等。血液系统并发症包括红细胞增多、骨髓抑制、血液流变学变化、深静脉血栓形成等。红细胞增多症发生率为3%～10%，常伴有高血压、面红，甚至引起脑血栓形成，以前使用放血、茶碱等治疗，近年采用 ACEI 或血管紧张素Ⅱ（ATⅡ）受体拮抗剂治疗满意，但易复发。下面介绍数种特殊的并发症。

(一)移植肾功能延迟恢复

移植肾功能延迟恢复以其少尿、无尿为特征,术后1周内需要透析治疗,尸肾移植发生率约为20%~50%,活体肾移植发生率<10%。连续监测受体血清肌酐是术后评估移植肾功能状态的主要指标,如果血清肌酐水平超出基础水平20%,则应追查其原因。导致病因可分为肾前性、肾性和肾后性,术后出现低血容量、低血压、肾动脉吻合口狭窄、血栓形成等是主要的肾前性因素;肾性因素包括急性肾小管坏死、超急性或加速性排斥、钙神经蛋白抑制剂中毒等;肾后性因素主要是尿路梗阻。

> **特别提示** 移植后患者尿液<30ml/h,首先考虑血容量不足。术前1天或手术当天行血透的病人,一般处于轻度脱水状态,若术中补液不足,术毕时常出现少尿。在2~3小时手术过程中需补液体2 000~3 000ml(包括输血)才能维持比较理想的尿量,必要时测定CVP在0.49~0.98kPa(5~10cmH$_2$O)之间。

术后患者脉搏增快、血压下降,在1~2小时内CVP可下降至0,短时间内增加输液后尿量可略增,输液2 000~3 000ml后CVP升到0.39~0.59kPa(4~6cmH$_2$O),这种血流动力学改变是因移植肾开放后血管床容量增加。血容量补足后可用速尿等利尿剂,若经以上处理尿量仍不增加,血压有上升趋势,应减慢、甚至停止输液。

患者继续出现少尿或无尿的原因包括肾后性梗阻或尿外渗、移植肾无功能,应迅速作出鉴别。输尿管可有血块阻塞或吻合口狭窄,首先冲洗导尿管解除血块梗阻,如导尿管通畅则B超检查肾盂、肾盏大小及上尿路积水征象,或经皮、逆行肾盂造影发现输尿管梗阻原因。彩超及血管造影可用于发现血管并发症。如还未发现问题,应作进一步核素扫描检查肾脏功能、评估其灌注及分泌功能,有无尿外渗。若肾区不出现核素,则诊断为肾脏无功能,此时考虑作肾动脉造影进一步明确诊断。超声、核素检查趋向正常提示移植肾急性肾衰竭有望恢复。上尿路梗阻或尿外渗应立即手术纠正,CsA等造成的肾毒性可减少、停止或延缓其使用。

(二)排斥反应

异体肾移植后主要风险是排斥反应,使移植肾丧失功能的排斥常发生在术后3个月内,2年后极少发生,所以在早期,因免疫抑制所致死亡几率最高。排斥反应分4种类型。

1."超急性排斥" 是受体内已形成细胞毒性抗体攻击供体细胞所致,在肾血管吻合开放后即刻发生,使供肾24~48小时内破坏。起初,移植肾色呈粉红色、质地较硬,后随血流减少,其色变蓝、质地变软。尚无有效治疗,术前交叉配合试验能避免这种类型的排斥反应。

2."加速性排斥" 常发生在术后5天内,发生前有良好肾功能,被认为是受者产生针对供体细胞的抗体,但在常规细胞毒性反应难以测出,提示受体致敏后细胞能够引发这个反应。一旦诊断为加速型急性排斥,应尽早进行血浆置换,每次3L、隔日1次,可进行1~3次。

3."急性排斥" 是移植后头3个月内最常见的排斥类型,表现为明显炎性细胞浸润或中、小血管内膜炎,内皮细胞空泡变性和血管壁纤维素样坏死,主要是针对外源抗原产生的细胞免疫,特点是突发尿量减少、血压升高、移植肾区胀痛等,移植肾体积增大、变硬、有压痛,体重增加和肾功能损害等,血肌酐升高超过原值25%,彩超显示移植肾体积增大、阻力指数 >0.75。已用CsA免疫抑制的受者,症状较少出现发热、局部压痛和移植肾肿大;采用强的松和硫唑嘌呤者则较多见。排斥时需调整基础免疫抑制,激素冲击可逆转急性排斥,冲击量一般不超过3g,1个月控制在5g内,预防应激性溃疡和血糖增高。如不奏效,及早使用ALG、ATG或OKT₃。淋巴细胞选择性免疫抑制适应证为①耐激素性排斥反应;②血管性排斥;③肾小管坏死并发CsA肾中毒;④免疫诱导。禁忌证为过敏反应和严重感染。多克隆抗T细胞抗体使用前要做皮试并预防药物过敏,ATG或ALG[10~20mg/(kg·d)]经中心静脉途径缓慢(>4小时)输注,治疗7~14天,停药前2~3天使用CsA。其间监测循环T细胞数来调节剂量,$CD3^+$ 细胞在外周血淋巴细胞比例<10%为宜,当淋巴细胞 $<0.05 \times 10^9/L$ 或 $PLT<50 \times 10^9/L$ 时停药。当ALG达20mg/(kg·d),$CD2^+$ 和 $CD3^+$ 细胞数 $>0.25 \times 10^9/L$ 提示耐药,撤药时 $CD2^+$ 和 $CD3^+$ 细胞数迅速反跳 $>0.25 \times 10^9/L$ 预示排斥复发可能性大。其严重副作用为血小板减少、静脉炎、过敏、血清病等。儿童确诊急性排斥后以4~6mg/kg MP冲击治疗3~5天,或强的松剂量增加到每日2~3mg/kg,然后逐渐减至维持水平,必要时给予抗淋巴细胞球蛋白(ATG)100mg/d或单克隆抗体(OKT₃)5mg/d冲击治疗5~7天。一般在第2次排斥治愈后不增加免疫抑制剂用量;在第1次排斥后,如果肾功能没有正常或接近正常,也不应增加其用量。

4."慢性排斥" 是导致移植肾功能恶化的晚期原因,多为体液因素所致,病理表现为间质淋巴细胞炎性反应、间质纤维化、肾小球硬化、血管内膜增生和肾小管萎缩。诊断通常基于是否出现伴有蛋白尿、舒张期高血压的渐进性肾功能减退,而无其他原因解释。激素对慢性排斥无效,虽有病人在肾功能恶化后仍可维持数年,但最终移植肾,功能将完全丢失。

对于继发排斥反应的移植肾功能恶化,血尿素氮、肌酐升高是最恒定和可靠的依据,肾小球滤过率降低,尿中蛋白含量、淋巴细胞增加,尿钠含量减少。首先用B超排除输尿管梗阻所致的肾功能恶化,排斥反应则是肾椎体隆突和肾窦脂肪消失。如果血CsA高水平,用CsA肾毒性解释肾功能不全最为适宜;减少CsA用量后血清肌酐下降,则肯定这一判断。诊断不清楚时,借助移植肾组织活检来确诊,为肾小管上皮细胞空泡变性、坏死脱落和小管萎缩,伴有间质纤维化。MRI有助于排斥诊断,通过显示组织中水含量和血流量变化,能区分排斥和CsA肾毒性作用,排斥时肾皮质和髓质分界不清;而CsA造成损害的肾皮质和髓质清晰可分。尚无单一诊断结果可准确判定是否存在排斥反应,分析所有临床和辅助检查后,才能对排斥作出正确判断。虽然多数病人都经历排斥反应,但一般都能治愈,不影响移植肾功能和患者生存。在首次排斥治愈后再次出现排斥并不常见,封阻抗体形成后将避免宿主对移植物血管内皮的攻击。

(三) 感染

以前移植后1年内感染发生率为80%,死亡率为40%~70%,随着新型抗感染和免疫抑制药物产生和治疗策略的改进,感染得到较好控制,病情严重的病例数下降。出现肺部感染等临床征象时,一般采取降阶梯治疗方案,立即给予广谱抗生素、抗病毒(更昔洛韦)、抗真菌(氟康唑或两性霉素B脂质体)治疗,随后48~72小时根据微生物学及药敏结果调整抗感染药物和免疫抑制方案。下面介绍几种常见或特殊的病源体感染:

1. CMV感染 多发生术后1~4个月内,活动性感染率为50%~75%,10%~30%有症状。CMV肺炎最常见,是肾移植术后早期主要死亡原因。使用生物免疫抑制剂、MMF等明显增加其感染机会,硫唑嘌呤稍有CMV复制作用,钙调素抑制剂、激素、雷帕霉素不会促使病毒复制。但一旦病毒复制,以上药物抑制T细胞毒性功能,扩大病毒复制。CMV感染严重者还可有肝炎、视网膜炎、多发性神经炎、胃肠道疾病、单核细胞增生性疾病、急慢性排斥、移植后淋巴细胞增生性疾病等。减少患者接触CMV机会(空气传染、移植物或血品),降低排斥、免疫抑制和诱导对其影响。预防性治疗针对肾移植受体,特别是无症状高危和定期复查阳性患者。高危患者包括再次或多次移植、曾大量使用免疫抑制剂或抗淋巴细胞制剂、CMV(-)受体接受CMV(+)供者肾、血清CMV-PP65或CMV-IgM阳性、CMV-IgG滴度增加4倍者。每周进行CMV病原学检查,包括CMV-IgM、IgG和CMV-pp65转为阳性者按高危患者开始预防性治疗。

开始临床表现可不典型,如发热、乏力、咽喉痛、淋巴结肿大、关节肌肉酸痛、脾肿大、白细胞降低等,常用血清抗体测定、定性DNA-PCR、病毒培养等,而血清PP65抗原、PP67、mRNA、定量PCR法检测CMV DNA更加快速准确。当出现肺部间质性感染及X线证据,CMV病原学(+),排除其他机会性病源体感染,联合更昔洛韦、免疫球蛋白有效,基本可判断准确。CMV肺外感染表现,有发生CMV肺部感染的危险,作为病原学(-)者补充诊断依据和合并感染时的鉴别。治疗过程中调整免疫抑制方案极为重要,但需注意引发急性排斥的可能,适当减少CsA(或FK506)、MMF或Aza用量,病情严重者停用全部免疫抑制药物待病情好转后再逐步恢复。抗病毒治疗强调及时和足程,加强支持疗法,并注意病毒耐药性和药物肾毒性。临床常用药物主要有更昔洛韦(GCV)、伐昔洛韦(VGC)、膦甲酸钠(PFA)等,以及增强免疫药物,如干扰素、丙种球蛋白及CMV免疫球蛋白等,与抗病毒制剂联用。GCV是首选CMV感染治疗用药,5mg/kg静脉滴注2小时以上,每12小时重复1次,持续2周或更长时间,直至患者血液、体液或组织标本中检测不到CMV感染存在,以后改为每24小时用药1次维持,用药时间可长达100天。GCV口服制剂生物利用度低(≤10%),如果活动性感染初期即口服治疗,可能导致CMV耐药株。VGC提高10倍生物利用度,吸收率达到60%,口服VGC方便用于移植患者的CMV预防和治疗。当患者出现GCV耐药性疱疹病毒感染时应采用PFA治疗,可有效地抑制所有疱疹病毒(包括CMV),PFA与GCV有协同作用,因药物毒性较大,只在GCV效果不佳时使用,剂量严格按肾功能调整,一般用量为40~50mg/(kg·d),每12小时静注1次,不得少于2小时,连用2~3周或直至治愈。

特别提示 为减低PFA毒性,使用前及使用时患者可水化,静注5%葡萄糖或生理盐水2 000ml/d,并适当利尿。CMV病可能同时双重感染,应积极治疗合并的细菌、真菌、原虫感染。

对于严重的CMV肺部感染,出现感染后7天左右,治疗加强全身支持,保持正常血压,及早使用辅助呼吸,一旦动脉 PO_2 降至 70mmHg,应使用面罩给 O_2 和 BiPAP 辅助呼吸,必要时使用气管插管或切开,采取 SIMV 及 PEEP 模式,利于肺间质炎症消散、水肿吸收,绝不能等到患者已出现 ARDS 时才使用呼吸机。在胸片出现间质性炎症改变前就开始抗病毒治疗。重型 CMV 肺炎病初期即有典型的全身性炎症反应综合征(SIRS),出现高热、酸中毒、高代谢、高分解、心动过速等表现。有人采用连续性血液净化(CBP 或 CRRT)去除大量炎症介质,缓解症状、改善缺氧、水电解质平衡,度过危重期。

> **特别提示** 治疗过程中有患者需要停止免疫抑制,用小剂量激素维持:①胸片显示明显肺间质浸润。②血 CD4/CD8 计数 $<200/mm^3$。③吸氧时动脉血气 $PO_2<70mmHg$。

血淋巴细胞分类 <0.16 者,应每日皮下注射胸腺肽 21(Zadaxin)16mg 直至淋巴细胞比例恢复正常(0.19~0.47)。每日静滴 16~20g 普通免疫球蛋白增强免疫力。

2. EB 病毒感染　移植后患者 EB 病毒感染率为 3%,多数为术前血清学(+)、少数为继发感染,均可导致移植后淋巴增生紊乱(PTLD)。临床表现复杂,以发热、咽峡炎、淋巴结和肝脾肿大、外周血异型淋巴细胞和单核细胞增多,血清显示嗜异性凝集素和特异性抗体等特征。移植肾损伤表现为肾局限单核细胞浸润增生和小管炎症,易与急性排斥相混淆,但 PTLD 仅表现为集聚的单态性淋巴增生而不伴其他细胞。对 EB 病毒感染的防治尚无特异药物,主要是抗病毒和对症治疗。

3. 多瘤病毒感染　在肾移植病人中常见的是 BK 型,70% 正常人存在无症状感染。病毒寄居在肾输尿管内,20% 感染时出现间质性肾炎、输尿管狭窄、肾盂积水及肾小管细胞凋亡等,影响移植肾的长期存活。危险因素包括排斥、钙调蛋白抑制剂及 MMF 使用等。移植肾多瘤病毒感染的病理改变与排斥易混淆,较为特异诊断指标包括:出现在小管内皮细胞(尤其是皮质、髓质外层集合小管)均一的嗜碱性病毒包涵体,尿沉渣检出 decoy 细胞,对抗排斥无反应,移植肾内 B 细胞(CD20)增多、CTL 减少。在感染早期利用活检及病理诊断多瘤病毒引发的间质性肾炎很困难,可利用 PCR 等技术对血中多瘤病毒进行监测及时发现潜伏感染。

(四)心、脑血管疾病

包括急性心梗、心律失常、心肌病、心力衰竭和中风是肾移植术后

1年内死亡最常见原因,约占半数。肾动脉狭窄发生率为2%~6.6%,儿童发生率达15%,由移植肾动脉瘢痕、吻合口内膜增生、供受者体形差别过大、损伤异常的迷走血管、吻合技术不当、老年髂动脉粥样硬化等所致。经彩超、动脉造影、MRI检查,经皮腔内血管扩张术、血管成形或搭桥术,复发性狭窄者可采用血管扩张术+放置支架。

部分肾移植患者术前存在高血压,术后水钠潴留、抗排斥药物、排斥反应、慢性移植肾病、肾动脉狭窄、复发性或新发性肾病、原肾高肾素潴留、红细胞增多症等加剧血压增高,以免疫抑制剂、移植肾功能受损和移植肾动脉狭窄三者最为重要,服用CsA者可高达90%。肾移植后高血压为收缩压≥140mmHg或舒张压≥90mmHg,是肾移植后动脉硬化、冠心病、脑血管以外最重要危险因素,经降压治疗后血压控制在130/85mmHg(无蛋白尿)或<125/75mmHg(伴蛋白尿)。防治措施需要优化激素和CsA方案,控制排斥、高钙血症和肥胖等。药物治疗首选钙通道阻断剂,硝苯地平最好,既减少CsA收缩血管作用又不增加CsA浓度,改善肾移植肾功能。ACEI或血管紧张素Ⅱ(ATⅡ)受体拮抗剂治疗早期病例,合并蛋白尿、心衰、动脉粥样硬化、红细胞增多效果则更佳。β-受体阻滞剂因加重代谢紊乱(升高血甘油三酯,降低HDL)和糖尿病,一般作为二线用药,减轻心脏做功和氧耗,减少心血管疾病的发生,建议用于伴有冠心病患者。长期使用利尿剂配合饮食限钠,但需注意与钙神经蛋白抑制剂同时使用时,可导致低镁血症、诱发痛风;保钾类制剂则导致严重高钾血症。α-受体阻滞剂和中枢性降压药适用于联合用药方案。原肾的高肾素潴留和红细胞生成素过多释放,促进高血压发生,双侧原肾切除是一种可选择方法。使用3种以上降压药物仍难控制高血压,排除移植肾动脉狭窄、慢性排斥反应后,可考虑行双侧原肾切除。

肾移植后高血脂是动脉硬化因素之一,以总胆固醇、极低密度脂蛋白增高为主。激素减量、撤除对降低血总胆固醇有利,饮食治疗最安全但效果不理想,多数患者需药物干预。HMG CoA还原酶抑制剂应用得最多,选择在肾移植早期使用,否则大多不能防止心血管并发症,常用还有胆汁酸衍生物、维生素B_5。纤维酸衍生物主要用于血浆甘油三酯高者,抗氧化剂只用于不能耐受其他降胆固醇药物者。应用上述药物时应考虑与免疫抑制药物的相互作用。

(五)内分泌和代谢异常

患者术前就有不同程度内分泌代谢异常,肾移植后60%患者得到改善或恢复,主要包括糖尿病、高钙/高尿酸血症、低磷/低镁血症、高半胱氨酸血症、代谢性骨病、肾小管功能异常和性功能异常等。

移植后糖代谢异常,主要因免疫抑制剂造成,影响患者预后。

> **特别提示** 移植后糖尿病定义为,移植前无糖尿病史、接受移植后血糖升高,空腹血糖≥7mmol/L 或口服 75g 葡萄糖 2 小时后血糖≥11.1mmol/L,其病理生理学与 2 型糖尿病相似,可按其常规治疗。

挑选口服降糖药应首先考虑其肾毒性和不良反应,例如二甲双胍和阿卡波糖(乳酸酸中毒)、磺脲类(低血糖症),而格列吡嗪(磺脲类)较少引起低血糖,与 CsA 代谢没有相互作用;同时还要考虑对心血管疾病危险因子的防范,如血脂异常、高血压和肥胖等。

肾移植患者可发生骨质疏松或无菌性骨坏死,与类固醇使用有关,骨化三醇联合碳酸钙能抑制破骨细胞,维持骨小梁数量及骨皮质厚度,但不能明显改善远期骨质丢失。血中半胱氨酸轻度升高也较常见,是动脉粥样硬化发生的原因之一,使用维生素 B 和大剂量叶酸或甲酰四氢叶酸的疗效比血液透析患者疗效相对较好。

(六)慢性移植肾病

慢性移植肾病是各种原因导致移植肾结构和功能进行性、不可逆转恶化,是术后 3 个月至 10 年移植肾失功的最主要原因(50%),与 HLA 错配、供肾缺血时间和再灌损伤、急性排斥、高血压、高血脂、移植后糖尿病、CMV 感染、药物肾毒性、吸烟、不遵医嘱等因素有关。临床表现除移植肾功能逐步减退,还常伴蛋白尿和高血压,晚期组织学表现为间质纤维化、肾小管萎缩、慢性血管病变和肾小球硬化等非特异性改变。主要对症治疗如纠正高血压、贫血、高脂血症、治疗蛋白尿等。继发于急慢性排斥、肾功能恢复延迟等如上述处理。钙调蛋白抑制药物剂量根据其血浆水平调节,或换用肾毒性较小的药物,避免急性肾毒性和高血压。减低神经钙蛋白抑制剂浓度、或以 MMF 和雷帕霉素替代 CsA 有利于降低药物肾毒性,延缓慢性肾病的发生和发展。低剂量阿司匹林治疗能有效改善移植肾功能,提高其长期存活率。血管紧张素转化酶抑制剂或血管紧张素受体阻断剂也有利于延缓移植肾的功能减退。通过规范术后随访和个体化用药干预,可使其危害减轻至最小限度,延长肾移植患者存活期。

(七)消化系统并发症

移植后糖尿病患者易发生白色念珠菌性食管炎,通常口服抗生素治疗有效。患有消化道溃疡的病人有 3/4 胃肠出血,尽管移植后预防性使用制酸剂(如西咪替丁、雷尼替丁),数月内仍易出现消化性溃疡(11%),影响因素包括增加激素剂量、脓毒血症或肝炎,常合并多系统疾病,基本死因是脓毒血症,经药物、手术治疗后死亡率可达 50%。随着激素冲击疗法的减少和 H+ 受体阻断剂应用,消化道溃疡发生率下降至 6%。移植后应积极预防消化道溃疡发生;一旦药物无效,立即采用外科手术治疗。预防性溃疡切除术被限用于那些术前有难治性溃疡病史的病人。慢性肝功能障碍是导致肾移植远期病死率升高的重要原因,移植后肝炎可为乙肝病毒、丙肝病毒、CMV 感染所致,或药物性肝炎(如硫唑嘌呤),可造成胆汁淤积、纤维化或胆管消失综合征;同时通过免疫机制损伤移植肾,某些情况下与肾的排斥损伤很难鉴别,可利用免疫荧光标记免疫复合物鉴别。胰腺炎则因免疫抑制剂(如强的松、硫唑嘌呤),或胆源性胰腺炎,1/4 胰腺炎发生在治疗排斥时,病人血清胆固醇、甘油三酯较高,肾硬化发病率也增高。术后早、晚期发病率为 1%,半数以上胰腺炎病人移植肾功能正常,1 年、5 年生存率分别为 74% 和 50%;而无胰腺炎病人移植肾功能正常为 96%、87%。

(八) 恶性肿瘤

肾移植后肿瘤发生率为 1%~2.6%,发生肿瘤危险性随时间延长而迅速增加,术后 15 年危险性为 33%、20 年为 50%。泌尿系肿瘤、肝癌、皮肤癌、淋巴瘤、Kaposi 肉瘤,儿童肾移植并发恶性肿瘤机会增多,最常见为淋巴瘤、皮肤癌、肝癌、肉瘤、甲状腺癌、Kaposi 肉瘤、子宫颈癌、头颈肿瘤、卵巢癌、肾癌等。

(九) 尿路结石

肾移植后尿路结石发生率 0.2%~3%,可因手术本身、代谢异常和感染等造成,与其他尿路结石形成不同,诊断有一定难度。移植肾因摆放不当、输尿管扭曲或被压迫,使尿流过慢、尿液浓缩;输尿管-膀胱吻合口狭窄;在胰肾联合移植中十二指肠与膀胱吻合,胰腺外分泌导致尿液碱化形成膀胱结石。另外,CsA 造成高尿酸代谢和尿酸结石形成,激素增加磷的排泄诱发低磷血症,患者还经常服用钙剂或维生素 D 等。

> **特别提示** 因移植肾去神经化缺乏典型肾绞痛症状,多出现发热、血尿、少尿、肌酐升高、尿培养(+)等,可与输尿管狭窄、尿瘘等同时存在。移植肾位于髂窝,因肠管和骨盆的

> **特别提示**
> 阻挡,且多数为阴性结石,常规X线、B超等影像学对其不敏感。6周内发现的尿路结石多为供肾源性,提倡术前、术中移植肾B超检查,或内镜术中清除。即使术前完善检查仍有结石性肾脏被移植的可能,因此术后严密随访很重要。因移植肾及输尿管解剖的特点,输尿管去神经化不易发生痉挛,利于结石排出。肾结石直径≤4mm,在严密观察下可保守治疗;否则经皮肾造口、顺行性输尿管镜、体外震波碎石术和手术等方法碎石或取石。

(十)中枢神经系统并发症

中枢神经系统并发症发生率成人为11.4%,儿童为17.6%。诱因包括感染、缺氧、肾肝功能不全、电解质及代谢紊乱、排斥和药物蓄积等。高龄、高血压及糖尿病均是其发病的高危因素,可表现为颅内感染、脑血管意外、尿毒症性脑病、精神异常等。以颅内感染排首位(3%~4%),其中CMV、单纯疱疹病毒及真菌感染常见。

> **特别提示**
> 肾功能恢复顺利者应注意纠正水电解质紊乱,补充胶体提高血浆渗透压;肾功能延迟恢复者应量出为入、宁少勿多,控制血压。

CsA和FK506具有神经毒性,部分患者会出现头痛、抽搐、昏迷等脑神经损伤,表现为局灶性或弥漫性脑白质水肿,高血压及高循环容量常是其诱发因素。

术后癫痫可因颅内压增高和脑水肿、脑脊液渗透压增高、脑血管意外、感染、体内和颅内渗透压不平衡等所致,癫痫症状发生早(术后3~14天),表现为全身强直阵挛性发作(大发作)、精神运动性、或肌阵挛性小发作。药物性癫痫可因CsA及FK506等引起,症状温和,停药后可迅速好转,预后良好。感染引起癫痫特点是常高热(39~41℃),癫痫常为大发作,病原学检查常阳性,多见于肾功能延迟恢复,易并发ARDS,死亡率高。应避免使用诱发癫痫发作药物,发生癫痫应立即寻找病因、对症处理。癫痫症状容易控制,安定肌注、苯巴比妥钠抗癫痫,严重者用氯非合剂。

随访和预后

由于各种原因,国内医院对肾移植后随访的重视程度还不够,一定程度上影响受者并发症的及时处理,总结治疗经验和药物不良反应。应对随访制度进行规范管理,建立随访档案。肾移植的人/肾存活率1年为97%/93%,3年为90%/80%,5年为80%/70%,移植后慢性肾病和带肾死亡(肾功能良好)是其长期存活的主要障碍,感染、慢性排斥、肝功能衰竭和心血管疾病是四大原因,而高血压、高血脂、移植后糖尿病和心血管疾病均有直接关系。终末期糖尿病肾病的移植效果较非糖尿病者稍差,导致死亡的主要原因是心血管疾病,欧美国家患者5年、10年存活率分别为86%、74%和97%、95%。

初次接受肾移植患儿1年、2年、5年生存率分别为97%、96%、94%,儿童肾移植失败原因是慢性排斥、血栓形成、原发病复发、患儿不依从性、移植物无功能、感染和肿瘤等,死亡原因包括感染、心肺疾病、肿瘤和移植失败后透析并发症等,死亡时患儿仍有45%移植物功能良好。<2岁移植儿童存活率仍最低,接受活体或尸体肾移植5年存活率分别为80%、52%,有较高的血管栓塞率和不可逆急性排斥,是其早期死亡的主要原因。儿童移植后生长情况有所改善,但多数患儿生长合格率仅为23%,远低于正常儿童标准,与移植时年龄和激素用量有关。患儿年龄越小、移植越早,越有利于身高发育;>12岁的儿童移植后常常不生长或生长幅度很小。激素减少生长激素释放、降低胰岛素样生长因子活性,直接危害软骨生长、减少钙吸收或增加磷的丢失。儿童抗排斥方案应注意减少每日激素用量,隔日给药或逐渐减药至完全停药,使用重组生长激素(rhGH)可提高生长速率,但可能会提高免疫排斥敏感性。

(方天翎)

参考文献

蔡景龙,张宗学.现代瘢痕治疗学.北京:人民卫生出版社,1998
曹月敏.腹腔镜外科学.石家庄:河北科学技术出版社,1998
陈德昌.多器官功能障碍综合征与感染.中华医学杂志.1996,76:246
陈训如,田伏洲,黄大熔.微创胆道外科手术学.北京:军事医学科学出版社.2000
顾玉东,王澍寰,戴德.手外科手术学.上海:上海医科大学出版社.1999
侯春林.带血管蒂组织瓣移位手术图谱(第2版).上海:上海科学技术出版社.1998
黄洪章,杨斌.颅颌面外科学.北京:科学技术文献出版社.2005
黄洁夫.腹部外科学.北京:人民卫生出版社.2002,285~286
黄志强.现代腹腔镜外科学.北京:人民军医出版社.1994
黎鳌.黎鳌烧伤学.上海:上海科学技术出版社.2001
吕新生,主译.腹腔镜手术并发症的预防与处理.长沙:湖南科技出版社.2002
邱海波,杜斌,刘大为,等.全身性炎症反应综合征与多器官功能障碍综合征的临床研究.中华外科杂志.1997,35:402
邵如庆,张爱容,卢德高.电视腹腔镜手术入门.北京:北京科技出版社.2001.
宋广来,巢志复.腹腔镜手术学.上海:复旦大学出版社.2004
苏鸿熙.重症加强监护学.北京:人民卫生出版社.1997
佘守章.临床监测学.广州:广东科技出版社.1997
谭基明.基本外科技术.北京:科学技术文献出版社.2000
王存川.普通外科腹腔镜手术彩色图谱.北京:科学出版社.2005
王炜.整形外科学.杭州:浙江科学技术出版社.1999
韦加宁.韦加宁手外科手术.北京:人民卫生出版社.2003
文元.实用烧伤治疗学.郑州:河南医科大学出版社.2001
吴在德.吴肇汉.外科学.北京:人民卫生出版社.2003
吴在德.外科实习医师手册.北京:人民卫生出版社.2000
邢新.皮瓣移植实例彩色图谱.沈阳:辽宁科学技术出版社.2004

杨志明.修复重建外科学.北京:人民卫生出版社.2000

张斌.盐水张力计运用的生理与病理学基础研究.医学综述.2002,6:347

张斌,段继武,何锦均,等.山莨菪碱对重度创伤患者胃黏膜酸度的影响.中国危重病急救医学.2002,14:107

张斌,王雨平,段继武,等.重度创伤病人胃黏膜酸碱度与细胞因子的关系.创伤外科杂志.2004,6:328

张涤生.颅面外科学.上海:上海科学技术出版社.1997

张涤生.张涤生整复外科学.上海:上海科学技术出版社.2002

张能维,陆少美.主编.普外腹腔镜手术学.北京:人民卫生出版社.1998

邹声泉.实用腔镜外科学.北京:人民卫生出版社.2001

AACP/SCCM Consensus Confeence Committee. Definitions for sepsis and organ failure and guidelines for the use of innovative therapies in sepsis. Chest. 1992,101:1644

American College of Critical Care Medicine. Guidelines for advanced training for physicians in critical care. Crit Care Med. 1997,26:1601

Ammori BJ. Laparoscopic hand-assisted pancreaticoduodenectomy: initial UK experience. Surg Endosc. 2004,18(4):717~718

Anonymous. The SvO_2 study: general design and results of the feasibility phase of a multicenter, randomized trial of three different hemodynamic approaches and two monitoring techniques in the treatment of critically ill patients. The SvO_2 Collaborative Group. Control Clin Trials. 1995, V16N1:74

Batle AE. Multiple, progressive, or sequential systems fallure: a syndrome of the 1970s. Arch Surg. 1975,110:779

Bengmark S, Gianotti L. Nutritional support to prevent and treat multiple organ failure. World J Surg. 1996,20:474

Biffl WL, Moore EE. Splanchnic ischaemia/reperfusion and multiple organ failure. Brit J Anaesth. 1996,77:59

Bone RC. Immunologic Dissonance. A continuing evolution in our understanding of the systemic inflammatory response syndrome and the multiple organ dysfunction syndrome. Am Intern Med. 1996,125:680

Donati A, Cornacchini O, Loggi S. A comparison among portal lactate, intramucosal sigmoid Ph, and $deltaCO_2$ ($PaCO_2$-regional Pco_2) as indices of complications in patients undergoing abdominal aortic aneurysm surgery. Anesth Analg. 2004,99:1024

Faist E, Baue AE, Dittmer H. Multiple organ failure in polytrauma patients. Trauma. 1993,23:775

Fry DE, Pearlstein L, Fulton RL, et al. Multiple system organ failure: the role of uncontrolled infection. Arch Surg. 1980,115:136

Groeger JS, Guntupalli KK, Strosberg M, et al. Descriptive analysis of critical care units in the United States: patient characteristics and intensive care unit utilization. Crit Care Med. 1993,21:279~291

Gullo A; Berlot G. Ingredients of organ dysfunction or failure. World J Surg. 1996, N4:430

Guzman JA, Kruse JA. Gastric intramucosal PCO_2 as a quantitative indicator of the degree of acute hemorrhage. J Crit Care. 1998,13(2):49

Jackson IT, Salyer KE, Monro, W. The atlas of craniomaxillofacial surgery. Philadelphia: Saunders Company. 1982

Kress JP, O'Connor MF, Pohlman AS. Sedation of critically ill patients during mechanical ventilation. A comparison of propofol and midazolam. Am J Respir Crit Care Med. 1996,153:1012

Livingston DH, Mosenthal AC, Deitch EA. Sepsis and multiple organ-dysfunction syndrome: a clinical-mechanistic overview. New Horizons. 1995, 3:257

Lverson RL. Establishment of an administrative core curriculum for critical care physicians Crit Care Clin. 1993,9:437

Marshall JC, Cook DJ, Christou NV, et al. Multiple organ dysfunction score: a reliable descriptor of a complex clinical outcome. Crit Care Med. 1995,23(10):1638

Martin J, Parsch A, Franck M. Practice of sedation and analgesia in German intensive care units: results of a national survey. Crit Care. 2005,9(2):R117

Multz AS, Chalfin DB, Samson IM, et al. A "closed" medical intensive care unit (MICU) improves resource utilization when compared with an "open" MICU. An J Resp Crit Cate Med. 1957,(5pt1):1468

Pastores SM, Katz DP, Kvetan V. Splanchnic ischemia and gut mucosal injury in sepsis and the multiple organ dysfunction syndrome. Am J Gastroenterol. 1996,91:1697

Rangel-Frausto, MS, Pittet D, Costigan M, et al. The natural history of the systemic inflammatory response syndrome. JAMA. 1995,273:117

Ruokenen E, Takala T, Kari A, et al. Septic shock and multiple organ failure. Ctit Care Med. 1991,10:1146

Salyer KE. Salyer & Bardach's atlas of craniofacial surgery and cleft lip and palate. Philadelphia:Lippincott-Raven Publishers. 2000

Sauaia A, Vloore FA, Moore EE, et al. Early risk factors for postinjury multiple organ failure. World J Surg. 1996,20:392

Simini B. Patients'perceptions of intensive care. Lancet. 1999,354:571

Simini B. Pulmonary artery catheters in intensive care. Lancet. 2005, 366:435

Shoemaker WC. Textbook of Critical Care (4th edition). Philadelphia: Sauders. 2000

Shortell SM. Zimmerman JE. Rousseau DM. et al. The Performance of intensive care units:does good management make a difference? Med Care. 1994,32:508

Tilney NL, Bailey GL, Morgarl MD, et al. Sequential system failure of abdominal aortic aneurism: an unsolved problem in postoperative care. Ann Surg. 1973,178:117

Tran DD, Cuesta MA, van Leeuwen PAM, et al. Risk factors for multiple organ failure and death in critically injured patients. Surgery. 1993,114:21